U0196494

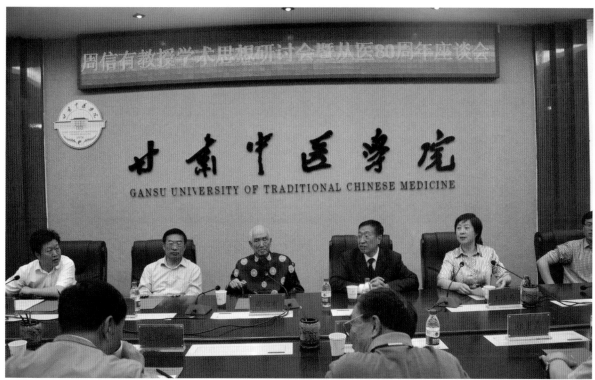

▲ 周信有名老中医从医 80 周年座谈会

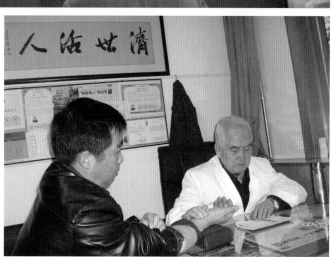

▲ 周信有名老中医精心诊治病患

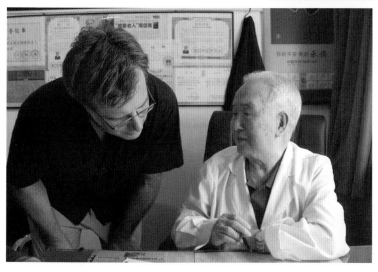

▲ 周信有名老中医给美国访问学者讲授中医知识

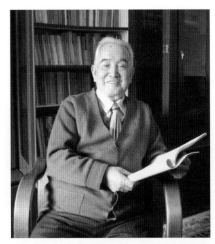

▲ 周信有近照

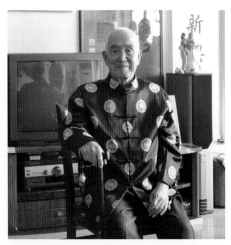

▲ 周信有名老中医 90 华诞留影

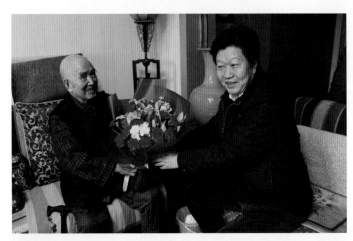

◀ 新年来临之际，李金田校长看望周信有教授

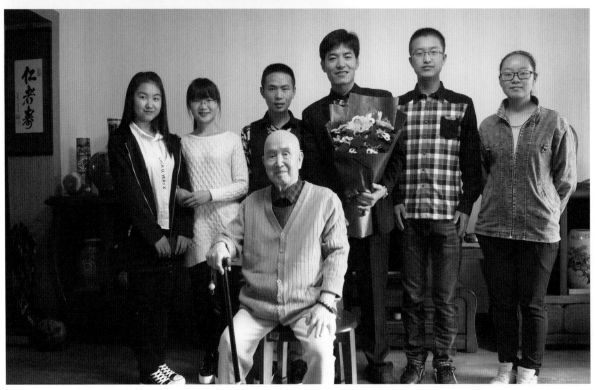

▲ 重阳佳节周信有名老中医和学生们在一起

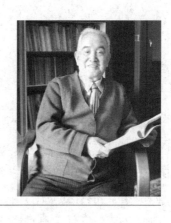

国医大师

周信有 著

周信有医学精华

中国医药科技出版社

内 容 提 要

　　本书分为大医精诚、医论医话、内经精义、用药心得、名医名方、临证心得 6 个部分，系统总结了周信有老中医毕生心得，以启迪后学。全书内容丰富，理法方药俱备，具有极高的学术价值和实用价值，适合广大中医院校师生及临床工作者阅读。

图书在版编目（CIP）数据

　　国医大师周信有医学精华/周信有著 . —北京：中国医药科技出版社，2017.10
　　ISBN 978 - 7 - 5067 - 9218 - 9

　　Ⅰ. ①国…　Ⅱ. ①周…　Ⅲ. ①中医学临床 – 经验 – 中国 – 现代　Ⅳ. ①R289.5

　　中国版本图书馆 CIP 数据核字（2017）第 288312 号

美术编辑　陈君杞
版式设计　张　璐

出版　中国医药科技出版社
地址　北京市海淀区文慧园北路甲 22 号
邮编　100082
电话　发行：010 - 62227427　邮购：010 - 62236938
网址　www. cmstp. com
规格　889×1194mm ¹⁄₁₆
印张　29 ¼
字数　586 千字
版次　2017 年 10 月第 1 版
印次　2017 年 10 月第 1 次印刷
印刷　三河市万龙印装有限公司
经销　全国各地新华书店
书号　ISBN 978 - 7 - 5067 - 9218 - 9
定价　**88.00 元**

序

周信有先生是甘肃中医药大学著名教授，甘肃省著名中医教育家、内经研究专家、中医内科临床大家，全国知名的中医学家。他皓首穷经，韦编三绝，精研《黄帝内经》数十载，是内经学研究领域的开拓者和奠基人之一，特别是对内经阴阳学说、藏象学说和病机十九条理论等均有独到见解，被学界誉为"西北内经泰斗"。

周信有先生15岁时便投拜安东名医李景寰、顾德有门下，跟师侍诊，学习中医。1941年，考取汉医认许证，时年20岁挂牌行医。39岁时调入北京中医学院内经教研室任教。49岁时举家远迁甘肃从事医、教、研工作。早年在临夏基层医院工作3年，后调至甘肃省新医药学研究所工作。1978年国家恢复高考制度，周信有先生积极响应党的号召，参与筹建甘肃中医学院（2015年更名为甘肃中医药大学）。时任中医筹备组组长的他，聘请教师、组织教学、临床带教，凡事亲历亲为，为甘肃中医学院的建立与发展付出了满腔热情和心血。学院建立后，先后担任内经教研室主任、教务处处长等职，积极制定中医药各专业培养方案，组织编写教材，完善中医药教学体系，奠定了甘肃乃至西北中医药高等教育的基础。

周信有先生根据《内经》"病机十九条"精神，提出五脏定位、六气定性的辨证观点，强调主证与病机的一致性，认为疑难杂症病机交互错综，故强调治疗应复方多法、综合运用、整体调节，如寒温并用，升降同调等，组方用药应利用药物之间"异类相使"的特点，合理配伍，将温散、疏化、宣导等法集于一方而兼顾之。对肝病、血液病、冠心病、肺心病、痹证等都有独特疗效，特别是他致力于急慢性肝炎、肝硬化、胆囊炎、胆结石、慢性胃炎、萎缩性胃炎等疾病的临床诊治，挽救了不少危重病人。兰州市团结新村退休老工人杨某，年已60多岁，患肝硬化腹水，曾多次住院治疗，抽腹水数次，病情不但不见缓解，反而加重，已下了病危通知。病人绝望地出院后，又找到周教授诊治，当时病人腹水膨胀，腹大如鼓，肝脾肿大，两胁疼痛难忍，疲乏无力，没有食欲，经化验，蛋白倒置，肝功能异常。周教授精心诊断后开了处方，并让他服用"舒肝消积丸"，服药10副后，病情发生了奇迹般的变化，腹胀减轻，尿量增加，病人脱离了危险，又坚持服药半年，经化验肝功能正常，肝脾也回缩到正常，体力恢复，现已能正常工作。诸如此类病人他也说不清究竟看好了多少。

周信有先生在甘肃中医药大学从事教学与科研工作39年，作为学校历史上第一位被聘为教授的老师，他发表《病机十九条临床解析》等论文47篇，著有《决生死秘要》等著作7部，策划筹建的中国医学史博物馆获国家级优质教学成果二等奖，先后获得首届"中医药传承特别贡献奖""甘肃省名中医"等多项荣誉称号，享受国务院颁发的特殊津贴，晚年曾荣膺"全国健康老人""才艺寿星"等美誉。

周信有先生执教六十年，行医七十五载，扎根西北四十六年。从伪满政府到新中国成立，从建国初期到今天，从祖国的东北到西北，教书育人，治病救人是他永恒的主题，也是他最大的快乐。作为全国知名的中医学家，他医德高尚、医术精湛、精益求精，为祖国医疗卫生事业的发展做出了重要贡献；作为甘肃中医药大学的教授，他治学严谨、博学多识、诲人不倦，为中医药人才的培养付出了毕生的精力；作为桃李满天下的长者，他襟怀坦荡、谦虚谨慎、待人宽厚，为后生晚辈树立了榜样楷模。

仁术勤和，执教六十年桃李芬芳美名传；玉汝于成，行医七十载悬壶济世杏林暖。今年正值先生执教六十年，行医七十五载，他想将毕生的读经心得与临床经验编成《国医大师周信有医学精华》付梓，故约请我写序。我为之志贺，欣然允。观其全书，如醍醐灌顶，先生不仅勤求博采，治学严谨，注重实践，疗效显著，而且兼收并蓄，融通古今，于前人经验多有发挥，对中医内科临床常见病、多发病及某些疑难病证在认识和治疗上有不少独到的见解。读之方知他学识渊博，医术精湛。此书之问世，必将使广大读者能够传承他的学术思想和临床经验，对提高临床能力及中医药事业的发展大有裨益。

老骥伏枥，志在千里，烈士暮年，壮心不已。周信有先生积数十年苦学、勤思和临证实践，日积月累，这是一笔庞大的精神财富。希望每一位读者都能珍惜前人来之不易的宝贵经验，薪火相传，开拓创新，将先生的学术思想和临床经验发扬光大，更好地为人民群众的健康事业服务。浅书上文，爱笔数语，是为序。

甘肃中医药大学校长

2017 年 3 月 5 日书于金城

前言

周信有先生是甘肃中医药大学著名教授，甘肃省著名中医教育家、内经研究专家、中医内科临床大家，全国知名的中医学家。他精研《黄帝内经》数十载，是内经学研究领域的开拓者和奠基人之一，特别是对内经阴阳学说、藏象学说和病机十九条理论等均有独到见解，被学界誉为"西北内经泰斗"。

本书为周信有教授从医 75 年的学术著述、临床验案、用药心得汇编而成，是他学术思想、临床经验和治学特点的精华。全书分为 6 个部分，分别为：大医精诚、医论医话、内经精义、用药心得、名医名方、临证心得。

大医精诚包括周信有名老中医成才之路、养生之道、读书心得、寄语后学；医论医话收录了周老在中医学理论及临床方面的文章近二十篇；内经精义主要从阴阳五行、藏象、经络、病因病机、诊法、治则等方面阐发先生精研《黄帝内经》七十多年的心得体会；用药心得为周老临床用药体会；名医名方总结了周老临床应用得心应手，效如桴鼓的 20 余首自拟经验方；临证心得主要总结了周老治疗中医内科常见病的临床经验。

本书内容广博、涉及医药领域的各个方面，比较系统全面地反映了周信有教授深邃的医学理论、丰富的临床经验、独特的学术见解和曲折的从医轨迹，可供广大中医药临床、科研、教学工作者，以及中医药院校学生、医药爱好者参考阅读。

编者
2017 年 3 月

目录

国医大师周信有医学精华

国医大师周信有医学精华

大 医 精 诚

周信有名老中医成才之路

周信有少年所处的时期，日本帝国主义入侵中国，战争频起，民不聊生，贫病交加。国家的耻辱，民众的苦难激发了他精研国医，悬壶济世的责任感。虽然当时中医学的生存与发展阻力极大，但怀着一颗赤子之心，周信有立志为国家的强盛，为人民的健康，为中医学的发展贡献出自己一生的心血。

15 岁时，他投拜当时安东名医李景宸、顾德有门下学习中医之术。通过临床侍诊，亲聆教诲，耳濡目染，他深得师传，在师父指点下，刻苦攻读中医书卷，数易寒暑。1941 年，日本统治下的伪满政府实行汉医考试，他应试合格，获得《汉医认许证》，取得中医师资格，从此开始了一生的中医生涯，时年 20 岁。

中医学是一个伟大的宝库，书籍繁多，浩如烟海。少年的周信有在老师的指导下，开始从《药性赋》《濒湖脉诀》《汤头歌诀》《医学三字经》等启蒙书开始学习。学习的方法便是熟读强记，在背诵上狠下功夫，直到背得滚瓜烂熟的程度之后，再请老师讲解，以便加深理解。接下来研读《医宗金鉴》和《温病条辨》。周信有对于《医宗金鉴》最为偏爱，说这部书"俾学者易考求，便诵习，实用价值极大，实乃学医者必修之重要书籍。对后来的临证思路的形成产生了深远的影响"。

晋代医家皇甫谧"耽玩典籍，忘寝与食，时人谓之书淫"，李时珍"长耽典籍，若啖蔗饴，遂渔猎群书，搜罗百氏"。周信有也是这样的一位喜好读书的学者。他认为，学习中医学有一个由约到博，由博返约的过程，多读书对于自己能更好地学习和领悟中医学创造了必要的条件。首先，书读得多了，久而久之，自然就有了一些感受。初学中医学的秘诀在于背诵，不仅要背歌诀，而且还要背经典著作的重要原文。要养成背诵、默读的习惯。背，并不是死记硬背，而是要在熟读深思和理解的基础上背。一篇文章如果能够反复不断地熟读、背诵、深思、联想，不仅能够加强记忆，而且能够悟出其中奥妙所在，领会其精神实质。"书读千遍，其义自见"讲的就是这个道理。其次，为全面掌握中医学的理论体系，不仅要重点研读中医学经典，浏览古今大量医书，还要读一些文、史、哲等著作。特别是要学习古代哲学和马克思主义哲学原理。有了渊博的知识，视野宽阔，基础牢靠，进而再在某一专题上深入研究，才能攻关克险，勇攀高峰。古代成名的医家都遵循的是这条路。

周信有有一句格言作为座右铭，以勉励自己，不敢稍懈。此格言是："凡为医者，须略古今，博极医源，精审详究，学不精则不能明其理，学不博而欲为医难矣！"从初学中医学开始，周信有在读书的过程中就非常注意勤查、勤写、善思。凡遇到古典医籍中的生字、难解之词及文义不明之处，便随时查阅字典、辞典，并参考历代各家注释，务求弄懂文义。对于其中不同的学术见解，仔细进行比较，择优而从，以求领会其精神实质。

此外，周信有还勤于记卡片和心得笔记，每读完一本书、一篇文章或一个病证，都随时把自己的收获和体会，以及见解写下来。周信有说："不可忽视这只言片纸。俗话说：'好记性不如烂笔头'，它一可帮你记忆，二可帮你理解，更重要的是，通过多写多记，可以开拓你的新思路，有触类旁通之妙。我在以后的治学过程中，之所以能笔耕不辍，著述众多，与这一时期勤读、善记、收集和积累了大量资料是分不开的。但在写心得笔记时，切忌不加选择地、机械地抄写，要善于思考，善于归纳分析，并提出个人见解，即使是不成熟的见解也要记录下来。这些做法的目的都是为了锻炼自己的独立思维能力。惟如此，方能进益良速，不断进步。"孔子曰："学而不思则罔，思而不学则殆"，孟轲云："尽信书，不如无书"，此皆指"思"在读书中的重要性。

有了一定的中医学基础知识之后，周信有把学习重点放在攻读《内经》一书上。接触《内经》后，周信有便被其博大精深之学术思想所陶醉，对其喜爱尤佳，曾数遍阅览、研习。1960年调入北京中医学院（现为北京中医药大学）后，担任《内经》课教学，从此便开始对《内经》进一步系统、全面、深入的研究。随着研究的深入，他越发体会到中医学有其自身一整套从基础到临床，从预防到治疗的完整理论体系。从中体会到"学习与研究《内经》，就是要研究它的学术思想，研究它认识问题所运用的系统观、整体观、辩证观的思维方法，研究它的理论体系及其对医疗实践具有指导作用的重要理论原则"。通过一番勤奋的精钻深究《内经》原著，加之已有的数十年的临证经验，周信有对中医学的认识达到了一个新的境界，为今后《内经》治学上取得成功打下了坚实的基础。周信有说："我深刻体会到，攻读《内经》是每个有志于中医事业者的必由之路，也是青年中医取得事业成功的必修课。我在学术上所取得的成就，与这一时期的勤奋攻读，精钻深究《内经》经旨是分不开的，《内经》是我学术思想形成的渊源。"

《内经》原著卷帙浩繁，内容庞杂，医理幽微，文辞古奥。周信有毕生致力于《内经》研究，深谙《内经》旨意。他认为：尽管《内经》博大精深，涉猎广泛，但自始至终，贯穿一条主线，这就是统领全书的整体观、系统观和辩证观的哲学思想。这一基本观点，使中医学形成了一套完整而独特的理论体系。形成了中医学在认识疾病和处理疾病时的独特的思维方法：即从宏观的、联系的、动态的角度去观察人体生理和病理，用整体调节的方法去协调阴阳，以达恢复机体平衡，治疗疾病的目的。因此，整体系统观和辩证恒动观是《内经》学术思想的精髓和核心，是中医学独有的、区别于其他任何医学的理论特色。作为现代中医，不论是从事临床、科研，还是教学和理论研究，只有时时处处突出这一特点，才能有所建树，取得成绩。

关于藏象学说，早在20世纪70年代后期周信有便指出："藏象学说把人体看成是最复杂的自动控制系统，对各个脏腑的认识，不受脏腑实体即形态学的束缚，而是以功能系统为单位，着重研究它们之间的联系，并用五行归类和生克制化的理论，阐明机体内脏与外界环境的统一性和机体整体统一性，以及机体各系统自控调节的复杂关系。"藏象学说从阴阳对立统一的辩证观点出发，分析生命活动的实质，认为人体的生命现象和所进行的功能活动，无不包含阴阳对立的两个方面，而这相互对立的阴阳双方，又都无时无刻不处在"阴静阳躁""阳化气，阴成形"的相反相成的矛盾统一运动规律之中，从而促进了人体的生长发育，产生了气化的能动作用，推动了人体的生命活动。此说明藏象学说体现了中医学在生理上的系统观、整体观和方法上的辩证思维理论特点。

对于病机学说的研究，周信有同样强调要突出整体观和系统观。其主编出版的《决生死秘要》一书，就是力求突出中医诊治急症从整体观念出发这一理论特点。序言中说："中医诊断疾病，决断生死，不论望色、辨神、察舌、切脉、审证，都要着眼于整体，了解全身的变化情况，如精神的得失，四肢的寒温，色泽的荣枯，舌色的死活及脉象的虚实等。而且还须结合自然变化，昼夜变化，四时气候变化以及年、月、日、时变化等对疾病的影响，以窥测病机，决断生死预后""这些诊断依据，是病人在整体平衡失调的疾病状态下不断表现出来的动态信息群，医者站在宏观角度上，将这些信息群作为一个整体来认识，进行望、闻、问、切，归纳分析，这本身就是一个复杂的、系统分析的过程，这样分析所得出的结果必然是人体整体功能失调的高度概括。这些活的、不断变化的信息群，却往往是现代医学在诊断疾病时不够重视甚至忽视之处，但它却正体现了中医学理论的独特和科学之处"。

周信有对《内经》经意的阐发，内容丰富、实用；见解独到、新颖、深邃。他将自己毕生研究《内经》的学术成果及治学经验，汇总成《内经讲义》《内经类要》和《内经精义》等著作，以期对后学者学习、领悟《内经》要旨有所帮助。

周信有的学术思想渊源于《内经》。他说："中医学的形成，是在长期医疗实践的基础上，又接受了《内经》唯物观、辩证观的哲学思想的影响，以及由这一思想延伸而成系统论、整体论的观点，这就构成了中医学的方法与理论特点。中医学的发展，必须承袭其自身的理论特点和长处。"

虽然时时强调"发展中医学，必须保持中医特色，发挥所长，推陈致新"，但他认为这并不是说中医学的发展可以离开现代科学的轨道，而是说中医学的发展必须承袭其自身的理论特点和长处，同时亦要与现代科学的成就相联系，使之逐渐转移到中医现代化道路上来。这是历史发展的必然规律。中医、西医两种医学体系共同存在，互相结合与渗透，这反映了时代的特点。西医学是建筑在近代科学的基础上，中医学是建筑在长期医疗实践的基础上，又接受了古代辩证唯物主义思想，两者各有所长，亦各有其不足。我们的态度，应该是用彼之长，补己不足，以促进中医学理论与临床的发展。

关于中西医结合，周信有的观点是：在现代科学发展的时代，中医传统"宏观辨证"的方法，应与建立在现代科学基础上的"微观辨证"的方法有机结合，互相补充，这对发展中医很有必要。但必须明确，中医运用微观辨证，同中医运用传统宏观辨证一样，都必须突出中医学特色，以中医学整体系统的方法为指导，运用中医学理、法、方、药来辨证施治，不能走西医诊断，中医治疗的道路。

怎样才能正确理解微观辨证，周信有认为应从思想上明确两个概念：首先，应正确理解中医学所谓的"宏观"，其确切含义，是对疾病的认识，不是孤立地、片面地只看局部病变，

国医大师周信有医学精华

只重视实验室的微观指标，而是应重视局部病变同整体的关系，着重从宏观方面来动态地观察和分析机体在致病因素作用下所引起的整体性病理反应；在治疗上注重调节机体阴阳，使之恢复相对平衡的关系。也就是通过对机体平衡失调的整体调节，恢复体内自控性，使机体自稳系统达到最佳状态。中医学的"宏观理论"不能单纯理解为"宏观辨证"，它包涵了比宏观辨证更广博更深刻的内在含义，体现了中医学观察人体，研究生命实质的一种认识观和方法观。

其次，要明确"证"是处于一定阶段时的病因、病位、病变性质和邪正力量对比等各种因素的整体反应。这个整体反应，既然有肉眼可见的宏观变化，也必然存在肉眼所看不见的微观变化。因此宏观变化和微观变化都可作为机体整体反应的组成部分，二者关系是相互补充而决不是相互取代。微观辨证是在传统宏观辨证基础上的进一步发展和深化，是传统辨证在更深入的层次上对机体整体病理反应的微观认识，因此，同样体现了中医学的整体观和辨证观思想，两种辨证的结合，就可使我们获得更加广泛、更加深入的信息群，这是对以往四诊的深化和补充，也是对中医学整体观念的深化和补充。这必将使传统辨证更完整，更准确，因而也更加本质地阐明"证"的实质。

在临床上周信有既重视宏观辨证，又不忽视微观辨证。如他认为肝病病人尽管病程不同，证型各异，但在微观辨证方面，常有共同的病理基础，如肝细胞不同程度的变性与坏死，肝纤维组织的增生，肝微循环的障碍等。这些微观病理变化，可以贯穿于肝脏病变的始终，它们有的可以同时反应于宏观表现之中，有的却未能及时得到反应。辨证时，只有既重视宏观证候表现，又不忽略微观病理变化，才能准确把握病机，抓住共性，区别个性，采取更有针对性的治疗措施。这一见解，为我临床采取综合措施治疗各种肝病提供了理论依据。

另外，他还认为"微观辨证"对中医判断临床疗效也提出更为明确的客观指标。以往中医没有实验室指标参照，对疾病疗效的认识只能根据症状改善或消除来判定。现在有了微观指标，对疗效标准的认识就更加客观全面。

综上所述，周信有对发展中医学的认识，既强调必须保持中医特色、承袭其自身的特点和长处，又重视同现代的科学成就相联系，使现代的科学成就更好地为中医临床服务。

在周信有的一生中，无论是在丹东、北京，还是在兰州；无论是少时学医，还是后来任教；无论是天气的风雨暑凉，还是当教务长的公务繁忙；无论是从早年临证处方多宗《医宗金鉴》《温病条辨》，还是到自己"复方多法，综合运用，整体调节"的思想的形成，他从未间断过临床诊疗工作。今天已90岁高龄的他还每周坚持5天以上的临床诊疗工作，每天接诊数十位病人。对于中医临证，他感受颇深，他认为，理论来源于实践，理论离不开实践，实践是检验真理的唯一标准。周信有认为，临床诊疗是中医药最重要的实验室，中医不能没有临床，离开了临床中医搞不出新的东西。

他说：中医药是一个伟大的宝库，我们当代中医药工作者的任务，或者说是历史使命，是继承并发展中医药事业，使中医药更好地为世界人民的健康服务。但如何发展中医药事业，还是应该从临床诊疗工作做起。

首先，中医学形成与发展的历史告诉我们，中医学来源于实践，并根植于实践。中医药学有数千年的历史，是中国人民长期和疾病作斗争的极为丰富的经验的总结，脱离了临床的中医是无本之木、无源之水。

其次，古人早就告诫我们"书上得来终觉浅，绝知此事要躬行"。要发展中医学首先要深刻地、深入地认识中医学。中医学理论博大精深，光凭研习中医学书籍是远远不够的，只有将从书本上所学的知识、所获的认识，付诸于临证诊疗，才能验证自己的认识是否正确。

第三，对于中医学有了一定的认识以后，怎样发展这些认识，怎样让它开花，并且结出丰硕的果实？还必须通过临证诊疗，光从理论的总结中是不会"升华"出新的、有用的理论的。

最后，临证诊疗能建立中医人的自信心。当前由于种种原因使一些不懂中医之人，认为中医"不科学"，甚至批判中医。而我们的一部分中医人，他们多由于未接触过中医临床，未见识过中医"神奇"的疗效，更未感受过每个因现代医学未能治愈，但经过中医药治疗痊愈的病人们的脸上对中医学无限敬仰，及对中医大夫无比感激的眼神和表情，而对中医信心不足，对中医缺乏感情。解决这一矛盾的关键和唯一办法就是临证诊疗。

在临证之余周信有手不释卷，不断地丰富和充实自己的医学理论。攻、补、寒、养各家，内、外、妇、儿各科，从中医到西医，周信有无不精通。长期的临证也使他对各家学说及《内经》思想有了更为客观的认识。立足临床，他对《内经》经意的阐发其概括性和实用性很强。如他认为，临床一切病证都可运用病机十九条作为认识上的指导原则进行辨证施治。

以"诸风掉眩，皆属于肝"为例，他不但从理论上进行阐发，揭示其"自然人体观"的实质，而且还密切联系临床实际，指出肝风内动所表现的"掉眩"病证，有实风与虚风两端：实风之证，总的来说，是肝阳偏亢，肝气疏泄太过，以致阴不制阳，风阳扰动，阳动风生。在临床上，实风一般又可分为两种证型：一为外感热炽，热盛动风，风火兼化，而致拘挛抽搐、神志昏愦。此热为本，风为标，治宜针对邪热炽盛，投以苦寒清泄，以治其本，如大青叶、龙胆草、芩、连等，再酌情辅以甘缓柔润，以柔制刚，缓痉息风，兼顾其标；一为肝失条达，风阳扰动，气血上壅，瘀阻清窍，或气升痰壅，蒙蔽清窍，而致昏仆无识。治宜舒肝解郁，平肝降逆，镇肝息风。同时，对眩晕昏厥之证，尚须考虑上实下虚的病理特点，重视上病下取，一般宜七分下取，以治其本，三分上取，以治其标，投以育阴潜阳、潜镇降逆之品。虚风之证，总的来说，多为肾阴亏损，肝血不足，阴不涵阳，血不荣筋，阴虚阳亢，阳动风生。在临床上，虚风一般又可分为三种证型：①邪热久羁，阴虚风动；②阴虚阳泛，风阳上扰；③血虚生风，肢体震颤。凡此均以虚为本，以实为标，一般应以治虚为主，兼治其标。治宜滋水涵木，育阴潜阳，柔肝息风。可见，由于周信有对"诸风掉眩，皆属于肝"的深刻领会以及能够联系实际灵活运用，构成了他在临床上对痉病和中风的临证思路和用药特点。

多年来，经常有从事中医的青年登门或来函，向周信有索求取得事业上成功之"秘诀"。回顾涉足杏林近70载的成功经验，周信有总结这"秘诀"二字，似乎除"勤奋读书，不断

国医大师周信有医学精华

实践"之外，别无他矣。

在临床实践中，由于周信有不但深谙《内经》旨趣，而且兼通诸家之学，所以能在治疗疾病时高屋建瓴，统观全局，注重对整体病变的纠正。他临证时，思路开阔明达，不受一方一法的束缚，能够"复方多法"，综合运用，整体调节，使各种药的功效有机结合，相辅相成，互相配合。用药上他还善于寒温并用，润燥并用，升降同调，攻补兼施；善于融合温散、疏化、宣导、渗利、祛瘀、清理、扶正祛邪、祛邪安正等诸般治法，集于一方而兼顾之。这种遵古而不泥古，辨证灵活，化裁多变，不拘一格的遣方用药方法，体现了他的学术观点与临证思路特点。而他的"复方多发、综合运用，整体调节"的遣方用药原则，也使其在处理诸多疑难重证时往往得心应手，左右逢源，收到意想不到的效果。

周信有不但医术精湛，而且医德高尚。

"以光明存心，以正大立身；交友以诚信，接人以谦和。守此四则，循而勿失，乃为人之道也。""对病人要有大慈恻隐之心，无欲无求，视同至亲，努力探求，研理务精，处方严谨，一心赴救，乃不失为医之道也。"这便是周信有的人生信条和临证告诫。他用一生的为人处世和治学行医的行为，为这两句话作了的最好的诠释。

治病救人是周信有最大的快乐，病人的康复是周信有最大的满足。他把病人当成亲人，对前来求医的人一视同仁。本着大慈恻隐之心，多年来，不论在诊室还是在家中，不论白天还是黑夜，他总是热情地接待着络绎不绝慕名来诊的每一位病人，一顿饭常常要被打断好几次。周信有就是这样年复一年，赢得越来越多的人们的爱戴。他的病人朋友遍布全国各地。

周信有以他精湛的医术，给了无数病人第二次生命。病人们感激他，视他为亲人，每送匾牌、锦旗谢曰："再造之恩""重生父母"；病人们爱戴他，将他当作自己的朋友，许多被他治愈的病人，常常到诊所去看望他，他们不求医，不索药，只是去探望探望，表达一个曾经是病人对妙手回春的医生的心意。

从1960年到现在，在这半个世纪的时间里，从北京执教到兰州办学，周信有把多半生奉献给了中医学教育事业。常言道，传授一杯水的知识，必须有一桶水的知识作基础。作为一名中医教师，周信有不但知识广博，医学底子深厚，同时还具有丰富的临床经验。

在《内经》授课时，他注重突出中医学的整体性、哲理性和实践性特点。他认为只有牢牢掌握这一总的原则，才能启发学生从更广阔的角度去领会《内经》的深刻含义。理论联系实际是他讲课的一大特色。讲过《内经》的老师，都觉得其难讲，学生们不易接受；听过《内经》课的学生，都觉得其抽象、难懂。但周信有以其渊博的学识，丰富的临床、教学经验，把《内经》中那些高深古奥的经文讲解的生动自然，有条不紊，有理有据，切合实际。不但使学生易于接受，而且使平淡的课堂教学变得生动活泼、跌宕起伏，增加了学生学习的兴趣。学生们说："他把枯燥的经文讲活了。"周信有不但课讲的好，而且和蔼可亲，坐在他的课堂，你会有这样的感觉——看他的笑，如沐春风；听他的声，似淋甘雨！

周信有十分重视中医人才的培养。把自己几十年积累的经验，毫无保留地传授给更多的学生，是周信有一生的心愿。对于学生请教的问题，或是让他修改的论文，他总是详尽入微地给予回答和批改。如今已耄耋之龄的他还常常要求给学生作学术报告。

周信有一生教过的学生无数，他的学生不仅仅是接受了他的学术思想和治病救人的本领，更多的是受到了他那大家的风范和治学行医中点滴事例的熏陶和感染。今天他的弟子遍及海内外，他早年的学生多已成为教授，对周信有来说，真可谓桃李遍地。

周信有是一位誉满杏林、遐迩闻名的中医。除了中医外，四大国粹他样样精通，个个成就非凡。很少有人知道，这位赫赫有名的老中医，还是一位曾叱咤武坛、显名一时的武林高手；是一位力透纸壁、入木三分的书法家；是一位余音绕梁、誉满金城的京剧界著名票友。

周信有出生在一个武术世家，其父周德玉（1889—1959）系名扬山东与关外的少林秘宗拳师，曾在山东牟平，辽宁沈阳、鞍山、安东（现丹东市）等地开馆授徒，其拳法当时有"安东之最"的美称。周信有自幼随父习武，他聪明好学，练功刻苦，极具武学天赋。在父亲的严格督导下，他闻鸡起舞，朝夕苦练，坚持不懈，十易寒暑，终于完整地继承了父亲所传秘宗拳（也叫"迷踪拳"）的全部内容。

1953 年 11 月，首届全国民族形式体育大赛在天津隆重举行，盛况空前。时年 32 岁的周信有代表东北区武术队参赛，其精彩表演赢得掌声如雷，叫好如潮。最终他以过硬的功夫及完美的动作获得了"武术表演优秀奖"和"东北区第一名"。1957 年，在辽宁省武术表演赛上，他被聘为总裁判长；1960 年，他兼任北京中医药大学（原北京中医学院）武术队教练；1980 年，他被聘为甘肃省武术协会副主席；2002 年，中国武术协会给他颁发了《中国武术段位证书》，其所获段位为最高级别的八段。"中国武术八段"，这是对周信有在武术领域所取得的成绩的最终总结。

周信有自幼酷爱书画，其书法自颜楷入门，广泛涉览历代名家碑帖，尤擅行书。一生中虽然医务、教学工作繁忙，但从无间断临池。他的书法用笔严谨规范，书风遒劲浑厚，不乏秀俊和洒脱。在 2006 年由中国书法家协会等单位举办的"纪念红军长征胜利 70 周年中国书法美术大展"中，他的书法作品——毛泽东词《采桑子·重阳》，在两万余件参赛作品中脱颖而出，获得铜奖。

周信有博学多才，兴趣广泛，还喜欢唱京戏，且颇有功底，在兰州京戏票友界名声显赫。他的唱功以须生见长。他的京剧表演技艺精湛、板眼准确、韵味醇厚。所演唱的《打渔杀家》《武家坡》《空城计》《坐宫》《上天台》等剧目，余音绕梁，听后令人回味无穷，叹为观止。

周信有多彩的人生也得到了社会的认可。2001 年，他被中国老年人体育协会、中国老龄协会等单位评为"全国健康老人"；2004 年，被甘肃省政府授予"甘肃省名中医"荣誉称号；2004 年又被兰州市民政局等单位授予"才艺长寿星"。

周信有今年已 90 岁高龄，但行动轻健、敏捷，耳不聋，眼不花，体格检查无任何异常。不但读书、开方时不戴老花镜，而且每周仍坚持 5 个半天的门诊。如今，耄耋之龄的他仍能武一套迷踪拳。

这样的健康人生，除了与他淳朴善良，宽恕仁厚，忠恳平和，淡泊本真的性格及童子习武，终生坚持运动有关外，主要还是得益于他精通岐黄之术，深谙《内经》养生之道。

《素问·阴阳应象大论》谓："是以圣人为无为之事，乐恬淡之能，从欲快志于虚无之守，故寿命无穷，与天地终，此圣人之治身也。"周信有一生为人豁达，处世乐观，谦恭达礼，不逐权利。他爱好广泛，尤其在步入老龄之后，想方设法扩大爱好范围，寻找生活乐趣，培养乐观情绪。同中医学一样，书法亦讲"精、气、神"，是一项很好的涵养精神，陶冶性情的养生之法。周信有酷爱书法，每天都要抽出一定的时间临池挥毫。他把书法当作一种气功运动。

周信有爱好唱京戏，每周有两三个下午，约几位票友，相聚家中，引吭高唱，有时还粉墨登场。他认为，通过演唱，可以陶冶性情，培养乐观情绪。在引吭高唱之时，悠闲自得，其乐融融，任何忧郁烦闷的情绪均化为乌有。同时，在唱的过程中，气运丹田，声发于腔，神气相随，招式相伴；吐纳之间，清气得升，浊气得降，精气得化，气机得顺，形神得养。

周信有饮食有节，起居有常，生活规律。他食量少，不挑食，喜食稍肥之肉，但不多吃。步入老年，他每餐喜饮少量自配保健药酒。他喜爱运动，除了自幼坚持习武之外，还爱好游山玩水，赏花观景。

周信有还强调，老年人形体老化是自然规律，是无法抗拒的，但心理不能老化；老人最怕心理老化，意志消沉，无所作为，精神空虚，无所寄托。他至今不辍工作、学习，并时时告诫自己："病人离不开我，中医学上还有很多宝贵的内容有待我进一步研究。"

观上所为，周信有"法于阴阳，和于术数，食饮有节，起居有常，不妄作劳，故能形与神俱"，并且"恬淡虚无，真气从之，精神内守"。其法合于"真人"，故定能年度百岁而不老！

周信有老有所为。步入花甲之年以后，他仍然坚持门诊医疗，为广大病人服务，每日接诊数十人。并出版7部著作，发表文章近百篇。近年来他对病毒性肝炎、肝硬化、老年病、血液病等进行专题研究，相继研制出治疗病毒性肝炎和冠心病的国家级三类中药新药"舒肝消积丸"和"心痹舒胶囊"，为人类的健康事业作出贡献。

多年来他一直不断地组织、参加各种义诊活动，他的义诊足迹遍及兰州的大街小巷，受到了兰州社会各界广泛的赞扬。2006年8月，甘肃科技报等单位为他颁发了"甘肃中医名家大型义诊特别贡献奖"。

周信有名老中医养生之道

周信有教授行医 70 余年，虽已耄耋之年，却精神矍铄，耳不聋，眼不花，检查血压、血脂、血糖均正常，无任何老年疾病。他虽已 90 高寿，但每周仍有五个半天的门诊，其诊所距家约 3 公里，每次都是骑自行车往返，十几年来未曾间断。他先后荣获"全国健康老人""才艺长寿星""中国百年百名中医临床家""中医药传承特别贡献奖"等称号。

周信有教授主要从事临床与《黄帝内经》的教学与研究，尤其在中医养生研究方面有很深的造诣。笔者曾有幸聆听周老谈及的养生方法报告。他将养生归纳为：运动气血，涵养精神，调节饮食，老有所为。现将其整理如下，以飨读者。

一、运动气血，强体延衰

周信有认为，老年长寿，并不是人类追求的最终目标，老年健康长寿，才是人类追求的最终目标，也是人生的最大幸福。他经常对亲友讲，争取跨过 100 岁高龄。这不是梦想，是能够实现的。他认为人的正常寿命应该活到 120 岁，这符合正常的生物规律，只是因为人们缺乏养生保健知识，而致早年夭折、病死，而不是老死。周老之所以健康无病，是因为他懂得珍惜生命，懂得中医学的养生之道。

周信有认为，运动可以促进人体气血流通，促进人体的新陈代谢，如果人体的气血流通无阻，新陈代谢就旺盛，可起到增强体质和防老抗衰的作用。因此，每个人在一生中一定要养成运动的习惯，特别是到了晚年，更应该养成运动的好习惯。周老之所以身体还如此硬朗，主要原因之一就是长期坚持运动的结果。

周信有出身于武术世家，九岁时就学习武术，一直坚持至今。1953 年国家举行首届民族形式体育表演赛，他代表东北武术队参赛，获得"武术表演优秀奖""东北区第一名"。在晚年的时候，他还荣获"中国武术八段"的称号。因此，他称得起是武术界的前辈。周老认为，传统的武术，是体育运动的最好形式。武术的流派主要有少林、武当两大派。少林武功的风格，大体以刚为主，刚柔相济，突出勇猛轻捷的特点，有暴发力，常显示出一种对抗的精神；武当更讲究"气"，以柔为主，外柔内刚，运动较为舒缓柔韧。他认为中国的武术不论练习哪一派，都必须意志坚定勇敢，要学会"用气""发劲"，要以意统气，气发丹田，意到气到，气到劲到，由内达外，气运全身。这就是所谓的"内练一口气，外练筋骨皮"。中国武术经过千百年来的发展，形成了鲜明的民族特色。它既有舞蹈的审美价值，又有体操的健美功效，同时，又有锤炼意志，健全体魄，防病健身，防身御辱等有舞蹈、体操不能替代的作用。不论年轻人还是老年人，都能够根据自身条件选择一种适合自己的武术套路，老年人可选择太极拳，长期练下去，对强身健体，防老抗衰是大有好处的。

（一）整体运动，形神共养

老年人每天坚持步行，慢跑或骑自行车等，也是很好的运动形式，但有一点，就是每次运动，都要达到一定量和质的要求，其标准就是脉搏的跳动要达到 90 次以上，不超过 100 次，时间长短要根据自身所能承受的时间和习惯而定，不能少于半小时，这样才能起到运动气血和促进新陈代谢的作用。更须注意的是：运动的形式要讲究整体运动，不要拘于一招一式，静止不动的形式，以武术运动最好，无论少林，还是太极，运动起来，都是全身皆动，一动而无不动，四肢百骸动，胸腹肌肉动，其动是"上下相随""左右相应"，这样的运动，才能牵动脏腑经络、营卫气血以及全身的神经系统、淋巴系统皆随之而动，从而"神气合一""形神并养"，真气充沛，达到精神健旺、身强体健、益寿延年的目的。另外，老年人在整体运动的基础上，最好采取温和运动的形式，不多用暴发力不采取对抗、顶撞的用劲特点，这样以太极拳的运动形式最好。

（二）螺旋运动，健身延年

周信有教授根据运动要讲究整体运动的特点，并融入温和运动的形式综合武术少林、武当武功风格之特长，并采纳气功培养真气之要诀，创立"螺旋运动健身法"。特别是老年人或体弱多病的人如能持之以恒，长久锻炼下去，对防病健身，却老延衰，当能收到意想不到的效果。下面介绍周老常用的螺旋运动健身法的一般要求：居中旋转、右旋转、左旋转和左右旋转各 100 次。

动作要领：立身中正，左右旋转，胸腰肩臂，四肢关节，一动全动，旋转灵活，左右相随，起伏自如，外实内虚，刚柔相济，环转圆润，如盘走珠，如大江流水，波浪起伏，滔滔不断，一气呵成，这是一个由慢到快，由快到慢，快慢相间的运动形式。同时意念要下沉，精神要内收，神不外驰，气不内耗，做到肢体与意志、动静结合，增强体质，培养体内元真之气。

按语：螺旋运动，在一动全动的前提下，上肢则是旋腕转膀，下肢则旋踝转腿，身躯则是旋腰转脊，三者结合起来，形成一条根在脚，主宰于腰，而形于手臂的空间旋转曲线。在用劲上，螺转环转的运动形式，就不会发生于手臂直伸直缩，发生"顶抗"比力的缺点。本功易学而难练，欲达到一动全动，旋转灵活，身法自然，动姿准确，则须狠下功夫，方能做到。

二、静坐养生，涵养精神

周信有教授之所以 90 高寿仍能骑车上下班，主要因为他能坚持通过修真养性，即静坐的方法来调摄精神，培养体内的元真之气，达到防病健身，延年益寿的目的。

（一）静坐养生法

要求平身端坐，莫起一念，以意领气，引气下行，息息归根，意守丹田，默念安静，达到意念静止，恬淡虚无的境界。现在来说，这样可使工作繁忙紧张的心态得到松弛平

大医精诚

静，使体内压力荷尔蒙顿时下降，恢复正常，这对防老抗衰，防病健身是非常有益的。静坐的方法源于《内经》，二千多年前《内经》所讲的静坐的方法，修真养性的方法是很质朴的，没有什么玄妙之处，与现在社会上流传的已经神化了的气功是截然不同的。李忠东先生在《静坐能养生》一文中则认为静坐为坐禅。禅有心体寂静而审虑之意，禅定之人通过坐禅可以获得禅味，一心清静，万年俱寂，有效地调节心理，使之达到一种良好的平衡状态。静坐可以澄心，与中医学中"心定则气顺、气顺则血通畅、精气内充、正气强盛"的观念一致。

（二）静坐养生机制

静坐时，脑海中原来活跃的意识渐渐趋于平静，全身精神慢慢松弛，直至"深度放松"，使大脑得以充分的休息。大脑是人体的"司令部"，全身各脏器的活动会随着其功能的加强而更加协调有效。静坐可以改善全身的"体液循环"，补充脸部皮肤的水分，增加其营养，变得容光焕发，头发乌黑，眼睛清澈。静坐能加快体内气体交换的速度，消除神经紧张，放松肌肉，缓和某些病痛症状，使人体内的温度、血液的酸碱度、血压、血糖、血脂以及钾、钠、磷等稳定在一定的范围内。实践证明，静坐有助于肺结核、神经官能症、神经衰弱、心脏病、头痛和失眠等疾病的治疗，另外对增强耐寒和消化能力很有好处。

（三）如何做到静坐

首先要求宽衣松带，身体端正，头朝前，眼微闭，唇暗合，牙不咬，舌抵上腭；前胸不张，后背微圆，上腹内凹，臀部后突；两手仰掌，放置大腿上，右手按在左手上，两拇指相连，按于脐下；两膝不并，脚位分离。其次，呼吸自然，做到呼长而缓，吸短而促，求自然，不用劲，行于不经意之间，把精力注意到脐下。随着呼吸的渐渐变慢加深，心脏的跳动也会相应减慢。静坐者会觉得外界的声音逐渐消失，宇宙一片清静，自然而得适愉悦之妙味。再次，静坐以清晨或临睡前为宜，远离嘈杂的都市人群，找一个环境清静、通风良好的房间，一次最好不少于 30 分钟，入静后要特别注意放松头部和面部。静坐结束后，互搓双手，使之变热，再按摩面部以活血。只要持之以恒，定能获得有病治病、无病强身的效果。

目前，静坐养生在世界上日渐流行，日本的不少寺院清晨会开放大殿，周围的人爱上那里静坐 30~60 分钟，然后再去上班。"这种'晨练'不受活动场地和运动器械的限制，十分方便。""每天静坐半个小时，人变得精神抖擞，充满活力，工作一点也不觉得累。"当双腿盘坐时，原来滞留于腿部的约相当于人体血液总量的近 1/3 的血液，将向上返流。上体的血液供应量一下了增加了 1/3，脏器和大脑就得到了充分的滋润和润养，大脑相对贫血的现象得到改善，神经系统的疲劳就会很快消除，从而恢复正常的工作状态，人的免疫力就可以大大提高。上体的血流量增加，就有助于脏器的清理，同时有助于把体内的毒素和废物排出体外，使人体工作系统保持清洁状态，从而延长人体机器的工作寿命。人体各项器官性能状态优良，有利于人的健康长寿。

（四）情绪乐观，涵养精神

涵养精神，一是指在日常生活中，要善于培养乐观情绪和豁达开朗的精神状态，即老有所乐。《黄帝内经》认为"百病生于一气"，此"气"即指情志失调而言。

周信有认为，生气是患病的重要致病因素，《内经》提出"怒则气上，喜则气缓，悲则气消，恐则气下，惊则气乱，思则气结"的论点。气上、气缓、气消、气下、气乱、气结，即指生气、情志失调而引起的体内生理机能失调所出现的病理变化。比如常说的"怒发冲冠"，即是说大怒会引起人体的气机上逆，气血上冲，从而使头发竖起，结果把头上戴的帽子冲上天空。在日常生活中，好动怒、脾气暴躁的人容易患高血压。《黄帝内经》认为善于涵养精神的人"亦可以百数"，即可以活到百岁以上，并提出养生学说的至理名言，即"恬淡虚无，真气从之，精神内守，病安从来"。这是《内经》调摄精神的养生之道的理论原则。恬者静也，即安静之意；淡者淡泊名利，无欲无求之意，从而达到心中虚无的境界。一切名利思想、忧思杂念，荡然无存，空无所有，能如此，则体内的元真之气，便从之而生。从而达到防老抗衰，延年益寿之目的。气功入静，延年益寿的道理也本于此。

三、多发养生，老有所乐

周信有教授性格乐观，豁达开朗，爱好比较广泛，尤期在晚年的时候，不断扩大爱好范围，寻找生活乐趣，培养乐观情绪。

（一）写书法，陶冶性情

周老一生爱好书法，到了晚年，坚持每天抽出一定时间练书法。中国书法是通过点划线条的形式进行书写，在书写过程中，点线结合，可以书写出各自不同风格的书体，有的风格是以刚为主，用笔苍劲敦厚，刚强有力，有的风格以柔为主，秀润洒脱，环转自如，但不论哪种风格，都给人以美的享受，具有很好的审美价值。同时，在书写的过程中，还可以自如的调节心绪，使自己的精神融汇畅游于其中，悠然自得，意趣盎然，说明这是一种很好的涵养精神、陶冶性情的养生方法。

周老认为，写书法时要头身端正，要运腕、运笔、运气，意念要集中于笔下，并要排除杂念与外界的干扰，同时在运笔取势过程中，要做到笔随意走，意到气到，气到劲到，这实际符合中医"意守""守神"的养生之道，即《内经》所谓的"恬淡虚无，真气从之，精神内守，病安从来"，这实际是一种气功运动，气功疗法，符合中医学"神气合一""神形并养"的养生原则。所以，长期从事写字作画职业的人易长寿。他虽不从事书画职业，但可以把它作为一种养生、陶冶性情的方法，长期坚持下去，对防病健身，延年益寿是大有裨益的。2006 年 9 月，周老的书法作品在"纪念长征胜利 70 周年中国书法美术大展"中荣获铜奖。

（二）唱京戏，其乐无穷

周信有教授还爱好京戏，直到现在，在票友界声誉较高。他每周利用两三个下午，约几位票友界的老友到家中相聚，在京胡伴奏下，引吭高唱，真是其乐无穷！他认为，京戏是一种古老而完美的中国传统文化艺术，博大精深。通过演唱，可以陶冶性情，培养人的乐观情绪。同时，又可以熏陶和增进中国传统文化知识的修养。他体会每当你引吭高唱的时候，悠闲自得，任何忧郁烦闷的情绪均化为乌有，是一种适合老年人娱乐的方法。同时，在唱的过程中，发声行腔，也要讲究用气，即气口，要气发丹田（脐下三寸，为气之根），由下达上，通过肺腔呼吸，出于喉咙，口鼻。通过这样的用气和发声行腔，才能韵味隽永深厚，有底气，而避免声音发自喉咙，行腔轻飘浮浅的行腔方法。无疑，这样的发声行腔，才能悦耳动听。同时，又能起到培养体内的元真之气，增强肺活量，促进血液循环的养生保健作用。这实际又属于中医呼吸吐纳的养生方法，亦可称呼吸疗法，气功疗法，可见唱京戏，既能起到陶冶性情，培养乐观情绪，熏陶传统文化知识的效果，又能起到发声行腔时用传统呼吸吐纳、气功疗法的技巧，而达到"神气合一""形神并养"的养生原则，真是一举两得。同时也须知道，人的肺泡是呼吸吐纳气体交换的具体场所，唱京戏的发声用气呼吸吐纳皆在肺泡里进行，人的肺泡有三亿多个，是吸进氧气，呼出二氧化碳的交换场所。人到中年以后，肺泡的活动功能，随着年龄的增长，而逐渐下降，所以老年容易出现气短、气喘等心肺气虚证，经过长期演唱京戏，发声锻炼，肺泡可以保持活动，避免过早萎缩，就能够达到增进健康，延年益寿的目的。周信有教授实际是集中国传统四大国粹中医、武术、京剧、书法的养生之道于一身的优秀老人，值得骄傲与自豪。

（三）练气功，培养元真之气

除了练书法、唱京戏外，周信有教授每天还要抽一定时间做做气功，其方法简单易行，叫五分钟练功法，即平身端坐，莫起一念，以意导气，引气下行，息息归根，意守丹田（脐下三寸），默念安静，切勿间断。如此五分钟即可，或再多几分钟，每天可作几次，繁忙时可以忙里偷闲，若夜间为失眠而练，可将坐式改为卧式，这样可以起到调节呼吸，排除杂念，涵养精神，培养体内元真之气的作用。

四、德行修养，养生之根

注重德行修养，又是周信有教授的养生秘诀。史志敏先生在论述《德行是养生之根》一文时指出：我国历史上有许多大思想家都把修炼德行放在养生的重要位置，甚至看成是"养生之根"。

（一）古人对德行养生的认识

关于德行养生，古人就有很多的论述。孔子提出"德润身""大德必得其寿""仁者寿""修以道，修道以仁"等观点。老子主张"少私念，去贪心"，认为"祸莫大于不知足，咎莫大于欲得"。孟子提出了"爱生而不苟生"的积极养生观和"富贵不能淫，贫贱不能移，威武不能屈"的美德名言，还积极倡导"老吾老以及人之老，幼吾幼以及人之幼"的尊老爱幼社会风尚。汉代董仲舒指出"养心靠义""夫人有义者，虽贫能自乐；而大无义者，虽富莫能自存""故仁人之寿者，外无贪而内清静，心平和而不失中正，取天在之美以养其身"。唐代

国医大师周信有医学精华

著名禅师石头希迁世称石头和尚，91岁时无疾而终，谥号天际大师。希迁的养生精要便在于养德，养德"不劳主顾，不费药金，不劳煎煮"，却可祛病健身，延年益寿。孙思邈也认为"德行不克，纵服玉液金丹未延寿"。清代养生家石在基认为："善养生者，当以德性为主，而以调养为佐。"

历代养生学家都十分注重道德的养生价值。医家的"德全不危"，儒家的"德润身""仁者寿"，道家的"仁者德之光"，都是把修养德行作为养生的一项重要内容，富贵名利不强求，财情意气不强争，坚持正道，身体力行，在日常生活中培养自己善心仁厚、重义轻利、乐善好施的德行，做一个真正的德高望重的人，必然福寿延年。

（二）修德，志为首，业为贵，善先行

周信有认为，修德，志为首。培养自己具有远大志向和高尚品德，就是为国家、为人民的生活富有、幸福美满，无私奉献，奋斗终生，鞠躬尽瘁，完全彻底地做"一个高尚的人，一个纯粹的人，一个有道德的人，一个脱离了低级趣味的人，一个有益于人民的人"。修德，业为贵。要有言行一致的敬业精神。官有官德，商有商德，医有医德，文有文德，各行各业都有职业道德。著名医学家陈实功在论修德养生时说："凡乡井同道之士，不可生轻侮傲慢之心，切要谦和谨慎，年尊者恭敬之，有学者师事之，骄傲者逊让之，不及者荐拔之，如此自无谤怨，信和为贵也。"修德，善先行。以善为本，不做坏事恶事。常念慈不念恶，常念生不念杀，常念信不念欺，心地善良，广行善事，孝敬父母，尊敬师长，和睦邻里，知足常乐，自然积德行善，福寿延年。元代曾世荣的《修德诗》说得好："正心德是本，修身善为先。德显济世心，跳于方书间。百姓感其恩，忘死救圣贤。正心修身论，从此万古传。施善则神安，神安则寿延，行恶则心恐，心恐则损寿。"

德高寿自长的理论已经得到实践证明。资料显示，巴西医学家马丁斯经过数十年对长寿老人进行研究发现，大凡长寿者，其90%左右的老人都德高望重。

（三）"大德必得其寿"

孔子云："大德必得其寿"即"仁者寿"。养生必先修德。所谓修德，即指超越物质情欲，追求高尚的思想境界，以保持人体内在的和谐、人与自然的和谐及人与社会的和谐，达到益寿的目的。周老有句格言："凡为医者，须略古今，博极医源，精审详究，学不精则不能明其理，学不博而欲为医难矣！"作为他的座右铭。

周信有教授不但医术精湛，而且医德高尚。药王孙真人有曰："医者大道，非仁爱之士不可托，非聪明达理不可任，非廉洁淳良不可信。其德能仁恕博爱，其智能宣畅曲解，处虚实，辨阴阳，定顺逆，贯微达幽者方谓良医"，此言信然哉！当今之医者中，"大医"有几？而吾师之技之德，可称"苍生大医"矣。周老经常告诫弟子"以光明存心，以正大立身；交友以诚信，接人以谦和。守此四则，循而勿失，乃为人之道也""对病人要有大慈恻隐之心，无欲无求，视同至亲，努力探求，研理务精，处方严谨，一心赴救，乃不失为医之道也"。他用一生的为人处世和治学行医的行为，为这几句话作了最好的诠释。多年来，不论在诊室还是在家中，不论白天还是黑夜，他总是热情地接待着络绎不绝慕名来诊的每一位病人，一

顿饭常常要被打断好几次。周老也因此获得"中国百年百名中医临床家""甘肃省名中医""中华中医药学会成就奖"荣誉称号，也赢得越来越多病友的爱戴。

周信有以他精湛的医术、高尚的医德，给了无数病人第二次生命。病人们感激他，视他为亲人，每送匾牌、锦旗谢曰："再造之恩""重生父母""济世活人"；病人们爱戴他，将他当作自己的朋友，许多被他治愈的病人，常常到诊所去看望他，他们不求医，不索药，只是去探望问候，表达一个曾经是病人对妙手回春的医生的心意。

在中医存与弃的问题上，他上书中央领导，强调中医学理论博大精深，奥妙无穷，保存中医，等于保存中华五千年的文化。他在生活或工作上都时时刻刻保持一颗平常心，健康的心态使他无论遇到什么情况都会心平气和地去应对，这样他生活中的不愉快就比别人少了很多。针对社会上有些人出现的不快乐的心理，他指出要用古希腊一位哲学家说过的一句名言："不是事情本身使你不快乐，而是你对这事情的看法使你不快乐"。一生他是这么说的也是这么做的。

周老虽已90岁高龄，但他自感头脑还和以前一样灵活，行动敏捷，耳聪目明，读书看报与开方写字时，连老花镜都不戴，常年坚持看《中医杂志》《中国中医药报》等报刊杂志，不断更新知识，更新理念，总结经验，汲取其他学科的养分，使自己的理论与时俱进，更上新台阶。

周信有认为，勤学习不仅是知识的积累，也是智慧的源泉，更是养神的良策。这样一个心胸开朗，以乐养身，以善养心，以德修行的老人，怎么能不让人敬佩啊！周老以他良好的自身行动和高尚的品德，保持了体内环境的协调平衡，从而达到最佳的生理状态，乃至于如此高寿。

五、少量饮酒，健康长寿

周信有教授20岁时挂牌行医，并开始吸烟，一直吸到57岁时，毅然戒掉。进入晚年的时候，每餐喜饮少量酒，特别是药酒。必要时，他也适当饮用自配的药茶。

（一）自配药酒，防老抗衰

近二十年来，每饮自己配的保健药酒，以防老抗衰，软化血管，扶正抗癌。药味是枸杞子、生山楂、女贞子、淫羊藿、何首乌，以高粱酒浸泡，每日中、晚餐饮2小杯。其中淫羊藿、女贞子、何首乌、枸杞子全系补肾之品，有补肾益精的作用。中医学认为，肾为先天之本，主藏精，为元气之根，生气之源，人之生长发育，全依靠肾阳之温煦，肾精之滋养，故这四味药，自古以来，即被视为益寿延年，养生保健的佳品。饮这种药酒，他认为即可起到防老抗衰的养生保健作用，又可解决饮酒问题，一举两得。

（二）少量饮酒，活血行气

中医学认为，酒是一味药物，其性味属"苦甘辛热"，可"行经络、御风寒、通血脉、行药势"。周老对饮酒有其独特的见解，他认为少量饮酒对人体健康有益，可使小动脉血管扩张，促进血液循环，舒筋活血，并有暂时性的降压效果。明代医家李时珍在《本草纲目》

中指出，酒"少饮则活血行气、壮精御寒、消愁遣兴，通饮则伤神耗血、损胃亡精、生痰动火"。现代科学研究证明，适量饮酒，尤其是养生酒，除了有助于身体的循环系统外，还可以增进心血管健康，降低心脏病病人复发的几率，延缓衰老。

（三）酒不可杂饮，须善自珍摄

周信有认为，酒不可杂饮，因为各种酒含的成分不同，混杂饮用，会使人感到难受；抽烟时不能喝酒，认为烟草中所含尼古丁毒性大，人饮酒后，血液循环加快，尼古丁会随着酒精更快更多地进入血液中，对人体造成更大的危害；服西药时勿饮酒。饮酒要掌握好度，不能过量，过量易患脂肪肝、病毒性肝炎、肝硬化、肝癌、食道炎、食道癌、慢性胃炎、胃及十二指肠溃疡、急、慢性胰腺炎、冠心病等，长期大量饮酒会加重肝脏负担，使肝细胞受损，可加速心率、增加心脏负担，引起心律失常、心绞痛、心肌梗死、猝死等。长期过量饮酒还可引起多种慢性疾病，如营养失调、性功能降低等。

在此，周老提醒长期饮酒者，凡每餐必饮、以酒充饥、以酒解乏、借酒消愁、嗜酒成瘾者应当善自珍摄，饮酒应当适度，切莫贪恋"杯中物"。几十年来，每逢亲朋好友到家，周老必摆酒席，喝点自制药酒，但有一个原则，不论在任何情况下，从不喝醉。每年老干部健康查体，他的肝肾功能、血脂、血糖、血压、心电图等指标在正常范围内。长期的少量饮酒对健康是十分有益的。

近年来，周老丧妻，他精神受到影响，引起血脂偏高，血压偶有波动，他利用每周五个半天上门诊的时间，增饮自己配的药茶（平常饮绿茶），即以决明子、淫羊藿、葛根三味药，加茶叶、冰糖适量，以开水浸泡，当茶饮用，很快血脂下降，维持到正常水平。

六、起居有常，老有所为

周信有认为，老年人要注意起居有常，生活规律。这就是《黄帝内经》所谓的"饮食有节，起居有常，不妄作劳"。日常生活，起居作息，餐饮睡眠，都要有规律，有节奏可循。"不妄作劳"，即提醒人的劳作不要违背常规，应考虑季节、时间、年龄、体力及有无疾病等诸方面因素，不可长时间从事某一种形式的劳作，以防止"久视伤血，久卧伤气，久坐伤肉，久立伤骨，久行伤筋"。要做到劳逸结合，使活动有益于身心。老年人退休后，终日无所事事，消闲游荡，散漫无序的生活方式与心理状态，对身体健康是非常有害的。

（一）春夏养阳，秋冬养阴

在生活起居方面，《黄帝内经》特别强调要"因时之序"而慎起居的道理，即顺应四时节气的变化规律而调节人的生活方式。即《内经》所谓的"法于阴阳，和于术数，饮食有节，起居有常，不妄作劳，故能形与神俱，而尽终其天年，度百岁乃去"。"术数"，即人的养生之术，要效法天地阴阳之气，要顺应天地阴阳之气，重节奏，贵和谐，要与天地阴阳之气和谐，一年四季和谐，一日晨昏和谐，天人相应，节奏同步。做到春夏养阳，秋冬养阴。如在春夏气候转暖阳气升发的季节，要注意保护和培育人体的阳气生发之气，做到内外相应，和谐同步，多做一些户外活动，晨练时间，要在早晨九十点钟，太阳升起以后，自然界阳气生发，内外相应，培育促进，这对增进身体健康是大有裨益的。秋冬季节，随着气候的转冷，要注意保护人体的阳气，趋避寒气。这就是《内经》所谓的"早卧晚起，必待日光""去寒就温，无扰乎阳"。可见天人相应，重节奏，贵和谐的养生之道，反映了中医养生的理论特点，是值得重视的。

（二）睡于子午，阴阳相合

周老每天坚持睡子午觉。"子""午"时是人体经气"合阴"及"合阳"的时候，有利于养阴及养阳。晚上11点以前入睡，效果最好。因为这个时候休息，最能养阴，睡眠效果最好，可以起到事半功倍的作用。午觉只需在午时（13点休息，14点30分起床）休息1个半小时即可，因为这时是"合阳"时间，阳气盛，所以工作效率最好。晚睡前必用温水泡脚，他认为可以促进心肾相交。心肾相交意味着水火相济，对阴阳相合有促进作用，阴阳合抱，睡眠可达到最佳境界。

（三）坚持晨练，通畅经脉

数十年来，周老每天坚持晨练，主要是练武术。清晨，选一空气清新的地方，把拳、剑、刀、鞭的套路系统练习一遍，风雨不误，他强健的身体是与晨练分不开的。周老还喜欢旅游，饱览了祖国的大好河山，就是在兰州，也常到五泉山、白塔山、徐家山、兴隆山等风景区，欣赏四季的景色。他还有准备登西岳华山、中岳嵩山等名山的豪情壮志。他认为在爬山过程中，几乎可天天看到自己在进步，既能在崇山峻岭中呼吸新鲜空气，还能锻炼脚力。他认为"人老脚先衰"，人的脚有劲，就能跑能跳能走，就不易衰老。就练脚劲来说，爬山的效果最好。经常爬山还可以增强下肢力量，提高关节灵活性，促进下肢静脉血液回流，预防静脉曲张、骨质疏松及肌肉萎缩等疾病，而且能有效刺激下肢的6条经脉及许多脚底穴位，使经络通畅，延缓衰老。他的这些兴趣爱好，都与中医学养生之道密切相关，对增进身心健康是大有益处的。

（四）著书立说，老有所为

周老认为，老年人身体老化是自然规律，是无法抗拒的，但心理不能老化。他认为，老年人不是包袱，是资源，是人才库。一个人的智慧和经验，是随着一个人年岁的增高而逐渐积累起来的，所以老年人应该发挥余热，为国家多做一些有益的事情。所以周老认为老有所为，也是很重要的养生方法之一。他在临床、科研以及著书立说方面所取得的成绩，很多是在步入花甲之年以后取得的，曾编写出版9部著作，发表文章近百篇，研制推出治疗乙型病毒性肝炎和肝硬化的"舒肝消积丸"和治疗冠心病和心绞痛的"心痹舒胶囊"。周老虽年已90岁高龄，但仍在继续工作，除每天坚持应诊治病外，还担负着"带徒"的重任。

周老喜欢的古代养生著作有《素问上古天真论》《延年却病笺》《清修妙论笺》。他最喜欢的养生格言是："恬淡虚无，真气从之，精神内守，病安从来"和"户枢不蠹，流水不腐"。他的养生格言是："运动气血，涵养精神"。

周老为人豁达，处事乐观，谦恭达礼，和蔼可亲。与他相处，你会被他老人家那纯朴善良，宽怒仁厚，忠恳平和，淡泊本真的人格魅力所深深感染和震撼，这正是"人品做到极处，无有他异，只是本然"。到了这个年龄，他本该安度晚年了，可他要在自己的有生之年，将最后一点余热发挥到病人身上，正如他自己所言："生命的里程，将我推到了耄耋高龄，来日无多，时不我与！今日夕阳西下，不待扬鞭自奋蹄"，以"千里之志"济世救人，普渡众生。

周信有名老中医读书心得

周信有教授认为读书的关键在"勤奋"二字，自己在中医学上所取得的成就，其中主要原因之一，无非"一生精勤不倦，不敢稍懈"。

周信有教授 15 岁时，便辍学开始习医，投拜当时安东名医李景宸、顾德有门下。学习中医学，仅靠老师指点，而欲窥其全貌，是绝对办不到的，俗话说"师傅领进门，修行在个人"，这初期"修行"，从何入手呢？老师告诫首先必须要读书，于是，周信有教授便遵从师命，开始攻关克险，砥志苦读。在老师的指导下，周信有教授从《药性赋》《濒湖脉诀》《汤头歌诀》《医学三字经》等启蒙书开始学习。其方法便是熟读强记，在背诵上狠下功夫，直到背得滚瓜烂熟的程度之后，再请老师讲解，以便加深理解。接下来攻读《医宗金鉴》和《温病条辨》。而周信有教授对《医宗金鉴》最为偏爱，该书共 90 卷，包括《修正金匮要略注》《修正伤寒论注》《删补名医方论》等内容，它是一部内、外、妇、儿、针灸、正骨等各科齐备的中医学全书。且附有图、说、论、方、歌诀附释等，俾学者易考求，便诵习，实用价值极大，实乃学医者必修之重要书籍。这部书对周信有教授后来的临证思路的形成产生了深远的影响。

周信有教授的体会是书读得多了，久而久之，自然就有了一些体会。初学中医学的秘诀在于背诵，不仅要背歌诀，而且还要背经典著作的重要原文。要养成背诵、默读的习惯。背，并不是死记硬背，而是要在熟读深思和理解的基础上背。一篇文章如果能够反复不断地熟读、背诵、深思、联想，不仅能够加强记忆，而且能够悟出其中奥妙所在，领会其精神实质。俗话说"书读千遍，其义自见"讲的就是这个道理。

初学中医学，在读书的过程中，还要注意勤查、勤写、善思。凡遇到古典医籍中的生字、难解之词及文义不明之处，便随时查阅字典、辞典，并参考历代各家注释，务求弄懂文义。对于其中不同的学术见解，要进行比较，择优而从，以求领会其精神实质。周信有教授还勤于记卡片和心得笔记。每读完一本书，一篇文章或一个病证，都随时把自己的收获和体会，以及见解写下来，不可忽视这只言片纸。俗话说："好记性不如烂笔头"，它一可帮你记忆，二可帮你理解，更重要的是，通过多写多记，可以开拓你的新思路，有触类旁通之妙。周信有教授在以后的治学过程中，之所以能笔耕不辍，著述众多，与这一时期的勤读、善记、收集和积累了大量资料是分不开的。但在写心得笔记时，切忌不加选择地、机械地抄写，同时还要善于思考，善于归纳分析，并提出个人见解，即使是不成熟的见解也要记录下来。这些做法的目的都是为了锻炼自己的独立思维能力。惟如此，方能进益良速，不断进步。孔子曰："学而不思则罔，思而不学则殆"，孟轲云："尽信书，不如无书"，此皆指"思"在读书中的重要性，是很有道理的经验之谈。有了一定的中医学基础知识之后，就应当有步骤、有计划地攻读一些中医经典著作。周信有教授把重点放在攻读《内经》一书上。最初，只是对《内经》浏览过几遍，未曾深钻。在 1960 年调入北京中医学院（现为北京中医药大学），担任《内经》课教学之后，由于教学的需要，便开始对《内经》进行系统、全面、深入的研究。随着研究的深入，越发体会到中医学有其自身一整套从基础到临床、从预防到治疗的完整理论体系。从中体会到学习与研究《内经》，就是要研究它的学术思想，研究它认识问题所运用的系统观、整体观、辩证观的思维方法，研究它的理论体系及其对医疗实践具有指导作用的重要理论原则。通过一番勤奋的精钻深究《内经》原著，使周信有教授眼界大开，为今后《内经》治学上取得成功打下了坚实的基础。因此，周信有教授在讲解《内经》课时深受学生的赞誉；并将毕生《内经》的治学经验汇总成《内经类要》和《内经精义》两本著作；又能在临床实践中逐渐形成具有自己特点的"综合运用，全面兼顾，整体调节"的遣方用药原则。这些学术成就的取得，以及科研成果"舒肝消积丸""心痹舒胶囊"的研制成功，都与这一时期的勤奋攻读，精钻深究《内经》经旨是分不开的。《内经》是周信有教授学术思想形成的渊源。因此，周信有教授深刻体会到，攻读《内经》是每个有志于中医事业者的必由之路，也是青年中医取得事业成功的必修课。

周信有教授指出：青年人很容易看到某些有成就的人成功后的辉煌，但却往往忽视他们在成功道路上长途跋涉时的艰辛。从古至今，一些中医药学前辈通过勤奋而取得辉煌成就的例子比比皆是：皇甫谧"耽玩典籍，忘寝与食，时人谓之书瑶"的忘我境界；李时珍写出"身如逆流船，心比铁石坚，望父全儿志，至死不怕难"的铿锵誓言，以及"长耽典籍，若啖蔗饴，渔猎群书，搜罗百代"的广览博采，无一不向人们证实着知识来源于勤奋，而勤奋孕着成功。周信有教授殷切希望青年朋友们以前贤为榜样，以勤奋为阶梯，刻苦读书，不断进步，努力攀登医学高峰。

周信有教授强调：读书的目的是为了领会医理，掌握医技，其实也就是为了临床实践。读书与实践之间具有相互促进和互为因果的密切关系。读书与实践的关系，就是理论与实践的关系。一方面理论可以指导实践，另一方面实践又可以验证理论。没有深厚的理论根基，就不可能积累丰富的实践经验。

《内经》一书既有丰富的哲理性，又有很强的实践性。在长期的实践中，周信有教授力求以《内经》的理论指导临床实践，并在实践中加深理解。如治疗"再生障碍性贫血"一病，就是在《内经》的"阳生阴长""阳化气，阴成形""形不足者，温之以气"等经文的启发下，而能坚守"补阳益气，滋阴养血"，即所谓"甘温除大热"的治疗原则，并取得良好疗效。又如《素问·举痛论》中解释由于血瘀引起心与背相引而痛的机制时说："脉泣则血虚，血虚则痛"。这句话将血瘀与血虚之间在病理变化上的辩证关系分析得精辟透彻，真是言简意赅。周信有教授认为若一处血瘀，则血脉凝涩不畅，必然导致另一处血虚，血液供养不足，从而组织失养便引起疼痛。因此，在临床上无论是心绞痛，还是闭塞性脉管炎、肢端血管痉挛症、胶原性疾病等，都表现出血瘀与血虚之间相互影响的机制。那么，在治疗上就产生了"血以和为贵"的原则，即通过和营活血，来促进微循环，增加血流量，消除瘀血与缺血的病理状态。这又为活血与补血的辩证关系提供了理论基础。

综上所述，读书与临床，理论与实践，犹如天平上的两个砝码，离开任何一方，都会归于失败。如果说读书靠的是"勤奋"，那么实践需要的是"不断"，即持之以恒，这就是周信有教授寝馈岐黄近 70 年以来，在读书、教学、临床、科研诸方面从未敢稍有懈怠的原因，也是周信有教授事业上之所以取得成就的"秘诀"。周信有教授希望后学以"勤"为径，以"苦"作舟，刻苦攻读，不断实践，登高远望，乘风破浪，临绝顶，达彼岸，为振兴中华医学事业多做贡献。

周信有名老中医寄语后学

多年来，经常有从事中医的青年登门或来函，索求我取得事业上成功之"秘诀"。回顾涉足杏林近 70 载的成功经验，总结这"秘诀"二字，似乎除"勤奋读书，不断实践"之外，别无他矣。

读书的关键在于"勤奋"二字。如果说我在中医事业上取得一些成就，其中主要的原因之一，无非就是"一生精勤不倦，不敢稍懈"罢了。

我 15 岁时，便辍学开始习医，投拜当时安东名医李景宸、顾德有门下。学习中医学，仅靠老师指点，而欲窥其全貌，是绝对办不到的，俗话说"师傅领进门，修行在个人"。这初期"修行"，从何入手呢？老师告诫首先必须要读书，于是，我便遵从师命，开始攻关克险，砺志苦读。

中医学不愧为一个伟大的宝库，书籍繁多，浩如烟海。在老师的指导下，我开始从《药性赋》《濒湖脉诀》《汤头歌诀》《医学三字经》等启蒙书开始学习。其方法便是熟读强记，在背诵上狠下功夫，直到背得滚瓜烂熟的程度之后，再请老师讲解，以便加深理解。接下来攻读《医宗金鉴》和《温病条辨》。而我对《医宗金鉴》最为偏爱，该书共 90 卷，包括《修订金匮要略注》《修订伤寒论注》《删补名医方论》等内容，它是一部内、外、妇、儿、针灸、正骨等各科齐备的中医学全书。且附有图、说、论、方、歌诀附释等，俾学者易考求，便诵习，实用价值极大，实乃学医者必修之重要书籍。这部书对我后来的临证思路的形成产生了深远的影响。

我的体会是书读得多了，久而久之，自然就有了一些体会。初学中医学的秘诀在于背诵，不仅要背歌诀，而且还要背经典著作的重要原文。要养成背诵、默读的习惯。背，并不是死记硬背，而是要在熟读深思和理解的基础上背。一篇文章如果能够反复不断地熟读、背诵、深思、联想，不仅能够加强记忆，而且能够悟出其中奥妙所在，领会其精神实质。俗话说"书读千遍，其义自见"讲的就是这个道理。

初学中医学，在读书的过程中，还要注意勤查、勤写、善思。凡遇到古典医籍中的生字、难解之词及文义不明之处，便随时查阅字典、辞典，并参考历代各家注释，务求弄懂文义。对于其中不同的学术见解，要进行比较，择优而从，以求领会其精神实质。我还勤于记卡片和心得笔记。每读完一本书，一篇文章或一个病证，都随时把自己的收获和体会，以及见解写下来，不可忽视这只言片纸。俗话说："好记性不如烂笔头"，它一可帮你记忆，二可帮你理解，更重要的是，通过多写多记，可以开拓新思路，有触类旁通之妙。我在以后的治学过程中，之所以能笔耕不辍，著述众多，与这一时期勤读、善记、收集和积累了大量资料是分不开的。但在写心得笔记时，切忌不加选择地、机械地抄写，要善于思考，善于归纳分析，并提出个人见解，即使是不成熟的见解也要记录下来。这些做法的目的都是为了锻炼自己的独立思维能力。惟如此，方能不断进步。孔子曰："学而不思则罔，思而不学则殆"，孟轲云："尽信书，不如无书"，此皆指"思"在读书中的重要性，是很有道理的经验之谈。有了一定的中医学基础知识之后，就应当有步骤、有计划地攻读一些中医经典著作。我把重点放在攻读《内经》一书上。最初，只是对《内经》浏览过几遍，未曾深钻。在1960年调入北京中医学院（现为北京中医药大学），担任《内经》课教学之后，由于教学的需要，便开始对《内经》进行系统、全面、深入的研究。随着研究的深入，越发体会到中医学有其自身一整套从基础到临床，从预防到治疗的完整理论体系。从中体会到学习与研究《内经》，就是要研究它的学术思想，研究它认识问题所运用的系统观、整体观、辩证观的思维方法，研究它的理论体系及其对医疗实践具有指导作用的重要理论原则。通过一番勤奋的精钻深究《内经》原著，使我眼界大开，为今后《内经》治学上取得成功打下了坚实的基础。因此，我在讲解《内经》课时深受学生的赞誉；并将毕生《内经》的治学经验汇总成《内经类要》和《内经精义》两本著作；又能在临床实践中逐渐形成具有自己特点的"复方多法，综合运用，整体调节"的遣方用药原则。这些学术成就的取得，以及科研成果"舒肝消积丸""心痹舒胶囊"的研制成功，都与这一时期的勤奋攻读，精钻深究《内经》经旨是分不开的。《内经》是我学术思想形成的渊源。因此，我深刻体会到，攻读《内经》是每个有志于中医事业者的必由之路，也是青年中医取得事业成功的必修课。

青年人很容易看到某些有成就的人成功后的辉煌，但却往往忽视他们在成功道路上长途跋涉时的艰辛。从古至今，一些中医药学前辈通过勤奋而取得辉煌成就的例子比比皆是：皇甫谧"耽玩典籍，忘寝与食，时人谓之书淫"的忘我境界；李时珍写出"身如逆流船，心比铁石坚，望父全儿志，至死不怕难"的铿锵誓言，以及"长耽典籍，若啖蔗饴，渔猎群书，搜罗百代"的广览博采，无一不向人们证实着知识来源于勤奋，而勤奋孕着成功。我殷切希望青年朋友们以前贤为榜样，以勤奋为阶梯，刻苦读书，不断进步，努力攀登医学高峰。

读书的目的是为了领会医理，掌握医技，其实也就是为了临床实践。读书与实践之间具有相互促进和互为因果的密切关系。读书与实践的关系就是理论与实践的关系。读书一方面可以用理论指导实践，另一方面实践又可以验证理论。没有深厚的理论根基，就不可能积累丰富的实践经验。

《内经》一书既有丰富的哲理性，又有很强的实践性。在长期的实践中，我力求以《内经》的理论指导临床实践，并在实践中加深理解。如治疗"再生障碍性贫血"一病，就是在《内经》的"阳生阴长""阳化气，阴成形""形不足者，温之以气"等经文的启发下，坚守"补阳益气，滋阴养血"，即所谓"甘温除大热"的治疗原则，并取得良好疗效。又如《素问·举痛论》中解释由于血瘀引起心与背相引而痛的机制时说："脉泣则血虚，血虚则痛"。这句话将血瘀与血虚之间在病理变化上的辩证关系分析得精辟透彻，真是言简意赅。我认为，若一处血瘀，则血脉凝涩不畅，必然导致另一处血虚，血液供养不足，从而组织失养便引起疼痛。因此，在临床上无论是心绞痛，还是闭塞性脉管炎、肢端血管痉挛症、结缔组织病等，都表现出血瘀与血虚之间相互影响的机制。那么，在治疗上就产生了"血以和为贵"的原则，即通过和营活血来促进微循环，增加血流量，消除瘀血与缺血的病理状态。这又为活血与补血的辩证关系提供了理论基础。

综上所述，读书与临床、理论与实践，犹如天平的两端，离开任何一方都会归于失败。如果说读书靠的是"勤奋"，那么实践需要的是"不断"，即持之以恒。这就是我寝馈岐黄近70年以来，在读书、教学、临床、科研诸方面从未敢稍有懈怠的原因，也权作为我事业上之所以取得成就的"秘诀"吧。我希望后学以"勤"为径，以"苦"作舟，刻苦攻读，不断实践，登高远望，乘风破浪，临绝顶，达彼岸，为振兴中华医学事业多做贡献。

医论医话

崇尚《内经》

综观古代著名医家，莫不咸遵《内经》为圭臬，今之医者也应奉之为准绳，我的学术思想亦源于《内经》。因此，我毕生致力于《内经》研究，深谙《内经》旨意。尽管《内经》博大精深，涉猎广泛，但自始至终贯穿一条主线，这就是统领全书的整体观、系统观和辩证观的哲学思想。这一基本观点，使中医学形成了一套完整而独特的理论体系。同时也形成了中医学在认识疾病和处理疾病时的独特的思维方法：即从宏观的、联系的、动态的角度去观察人体生理和病理，用整体调节的方法去协调阴阳，以达恢复机体平衡，治疗疾病的目的。整体系统观和辩证恒动观是《内经》学术思想的精髓和核心，也是中医学术独有的、区别于其他任何医学的理论特色。

作为中医，不论是从事临床、科研，还是教学和理论研究，都应该时时处处突出这一特点，才能在中医事业上有所建树，取得成绩。早在 20 世纪 70 年代后期，我在论述藏象学说时指出："藏象学说把人体看成是最复杂的自动控制系统，对各个脏腑的认识，不受脏腑实体即形态学的束缚，而是以功能系统为单位，着重研究它们之间的联系，并用五行归类和生克制化的理论，阐明机体内脏与外界环境的统一性和机体整体统一性，以及机体各系统自控调节的复杂关系。"从阴阳对立统一的辩证观点出发，分析生命活动的实质，我认为人体的生命现象和所进行的功能活动，无不包含阴阳对立的两个方面，而这相互对立的阴阳双方，又都无时无刻不处在"阴静阳躁""阳化气，阴成形"的相反相成的矛盾统一运动规律之中，从而促进了人体的生长发育，产生了气化的能动作用，推动了人体的生命活动。此说明藏象学说体现了中医学在生理上的系统观、整体观和方法上的辩证思维理论特点。

对于病机学说的研究，我同样强调要突出整体观和系统观。如我主编出版的《决生死秘要》一书，就是力求突出中医诊治急症从整体观念出发这一理论特点。我在序言中说："中医诊断疾病，决断生死，不论望色、辨神、察舌、切脉、审证，都要着眼于整体，了解全身的变化情况，如精神的得失，四肢的寒温，色泽的荣枯，舌色的死活及脉象的虚实等。而且还须结合自然变化，昼夜变化，四时气候变化以及年、月、日、时变化等对疾病的影响，以窥测病机，决断生死预后""这些诊断依据，是病人在整体平衡失调的疾病状态下不断表现出来的动态信息群，医者站在宏观角度上，将这些信息群作为一个整体来认识，进行望、闻、问、切，归纳分析，这本身就是一个复杂的、系统分析的过程，这样分析所得出的结果必然是人体整体功能失调的高度概括。而这些活的、不断变化的信息群，却往往是现代医学在诊断疾病时所不够重视甚至忽视之处，但它却正体现了中医学理论的独特和科学之处"。

在临床实践中，由于我深谙《内经》旨要，所以能在治疗疾病时高屋建瓴，统观全局，注重对整体病变的纠正。我的"综合运用，整体调节"的遣方用药总原则，就是在《内经》治则思想指导下创立的。它使我在处理诸多疑难重证时往往得心应手，左右逢源，收到意想不到的效果。

除了临床、科研，我还长期从事《内经》教学，已近 40 年。我的许多重要学术精华也往往在教学中得到体现。我认为中医课堂教学同样要突出中医特色。而要突出特色，我认为现行的《内经》教材改革势在必行。教材改革涉及方面很多，但只要紧紧把握突出中医特点这一中心，就不会走向歧途。我在《突出特色，发挥所长，为发展中医事业而努力》一文中指出：《内经》一书中熔铸了我们祖先的惊人智慧和伟大创造，内容涉猎广泛，丰富多彩，它不单纯是研究人体生命的一门科学，其中渗透了古代哲学的内容，而且也综合运用了当时与人体有关的各门自然科学知识，包括天文、历算、地理、气象、生物、物理等。可以把《内经》看作是以医学为主体的，综合性很强的论文汇集。改革《内经》教材要善于揭示它的特色。教改中必须重视 3 个方面：

第一，突出《内经》综合性特点。《内经》一书所具有的各科知识领域之间相互渗透的综合性特点，体现了中医学认识问题的方法是从系统联系的整体观出发，重视各学科之间的相互联系，相互渗透，这是中医学理论的特点，应该继承和发扬。现在看来，这也符合现代的要求。当今世界教育改革，科技革命新的发展趋向，亦是由知识分化逐渐走向一体化、综合化。以往是各学科知识越分越细，而现在是越来越走向综合，打破了学科界限，学科之间相互渗透，相互结合。科学发展，逐渐由分析时代走向系统时代。《内经》一书所具有的综合性、整体性学术特点，实际上是符合世界科技发展新趋势的。在《内经》教材改革时，无论是在选文、分类和按语分析方面，都要突出《内经》综合性特点。

第二，突出哲理性特点。任何科学都是理论与方法的结合，一定的理论总是由一定的方法达到的，独特的理论必定含有独特的方法。中医学正是医疗实践知识与哲学方法相结合而建立起来的独具特色的理论体系。在《内经》一书中有相当多的篇幅深刻地阐发了当时哲学领域的一些重大问题。在整本书中处处都渗透了系统观、整体观和辩证观的哲学思维方法。系统整体的方法，就是分类与联系的方法，强调研究问题，要从整体着眼。整体观念是系统观的中心和出发点。辩证的方法，是把阴阳二分法作为一种认识工具，辩证地、动态地认识分析问题的方法。二种方法的综合，正体现了古代哲学体系的唯物观和辩证观的实质。对《内经》每章所摘取的经文、注释和按语等，就要考虑能够反映中医学这一独具特色的哲理性特点，给以充分发挥。

第三，实践性特点。我一贯认为，经验与哲学，是《内经》理论形成的两大渊源，哲学的合理性与经验的有效性构成《内经》一书的科学价值。改革《内经》教材，也必须突出其实践性的特点。所选摘分类的经文，应以能指导临床实践为衡量标准，对于那些限于目前种种原因而对其实践意义尚未揭示和认识的经文，可以作为某些专门学者整理研究的课题。作为教材，则不应兼收并蓄。选文如此，注释、按语与综述更应如此。切忌由概念到概念，言而无物，空泛乏味，使学生觉得中医学是"玄学"。尤其是摘选和分析病因、病机、诊断、治疗等与临床密切相关的内容时，更需紧密联系临床，突出实践意义，始能让学生透彻理解《内经》实质。

在《内经》授课时，注重时时处处突出中医学的整体性、哲理性和实践性特点。只有牢牢掌握这一总的原则，才能启发和诱导学生从更广阔、深远的角度去领会《内经》的深刻含义。理论联系实际也是我授课的一大特点。长期的临床，能够使我对那些高深古奥的经文，讲解得生动自然,有条不紊,有理有据,切合实际,容易掌握。无怪被同学们誉为"把枯燥的经文讲活了"。

我虽然强调"发展中医学,必须保持中医特色,发挥所长,推陈致新",但并不是说中医学的发展可以离开现代科学的轨道,而是说中医学的发展必须承袭其自身的理论特点和长处,同时亦要与现代科学的成就相联系,使之逐渐转移到中医现代化道路上来。这是历史发展的必然规律。中医、西医两种医学体系共同存在,互相结合与渗透,这反映了时代的特点。西医学是建筑在近代科学的基础上,中医学是建筑在长期医疗实践的基础上,又接受了古代辩证唯物主义思想影响,两者各有所长,亦各有其不足。我们的态度,应该是用彼之长,补己不足,以促进中医学理论的发展。

在现代科学发展的时代,中医传统"宏观辨证"的方法,应与建立在现代科学基础上的"微观辨证"的方法有机结合,互相补充,这对发展中医很有必要。但必须明确,中医运用微观辨证,同中医运用传统宏观辨证一样,都必须突出中医学特色,以中医学整体系统的方法为指导,运用中医理、法、方、药来辨证施治,不能走西医诊断,中医治疗的道路。目前有一种倾向,好像中医一谈微观辨证,就是背离了中医学理论,失去了中医学特点,其实这种顾虑是没有道理的。消除这种误解,应从思想上明确两个概念。首先应正确理解中医学所谓的"宏观",其确切含义,是对疾病的认识,不是孤立地、片面地只看局部病变,只重视实验室的微观指标,而是应重视局部病变同整体的关系,着重从宏观方面来动态地观察和分析机体在致病因素作用下所引起的整体性病理反应;在治疗上注重调节机体阴阳,使之恢复相对平衡的关系。也就是通过对机体平衡失调的整体调节,恢复体内自控性,使机体自稳系统达到最佳状态。中医学的"宏观理论"不能单纯理解为"宏观辨证",而是包涵了比宏观辨证更广博更深刻的内在含义,体现了中医学观察人体,研究生命实质的一种认识观和方法观。

其次,要明确"证"是处于一定阶段时的病因、病位、病变性质和邪正力量对比等各种因素的整体反应。这个整体反应,既然有肉眼可见的宏观变化,也必然存在肉眼所看不见的微观变化。宏观变化和微观变化都可作为机体整体反应的组成部分,二者关系是相互补充而决不是相互取代。微观辨证是在传统宏观辨证基础上的进一步发展和深化,是传统辨证在更深入的层次上对机体整体病理反应的微观认识,同样体现了中医学的整体观和辨证观思想,两种辨证的结合,就可使我们获得更加广泛、更加深入的信息群,这是对以往四诊的深化和补充,也是对中医学整体观念的深化和补充。这必将使传统辨证更完整,更准确,能更加本质地阐明"证"的实质。

我在临床上既重视宏观辨证,又不忽视微观辨证。如我认为肝病病人尽管病程不同,证型各异,但在微观辨证方面,常有共同的病理基础,如肝细胞不同程度的变性与坏死,肝纤维组织的增生,肝微循环的障碍等。这些微观病理变化,可以贯穿于肝脏病变的始终,它们有的可以同时反应于宏观表现之中,有的却未能及时得到反应。辨证时,只有既重视宏观证候表现,又不忽略微观病理变化,才能准确把握病机,抓住共性,区别个性,采取更有针对性的治疗措施。这一见解,为我临床采取综合措施治疗各种肝病提供了理论依据。

另外，我还认为"微观辨证"对中医判断临床疗效也提出更为明确的客观指标。以往中医没有实验室指标参照，对疾病疗效的认识只能根据症状改善或消除来判定。现在有了微观指标，对疗效标准的认识就更加客观全面。

综上所述，我对发展中医学的认识，既强调必须保持中医特色、承袭其自身的特点和长处，又重视同现代的科学成就相联系，使之逐渐转移到中医现代化的道路上来。

阐发病机十九条

病机十九条，是《内经》病机学说的重要内容之一。我长期从事《内经》教学和研究，加上有较丰富的临床经验，使我对十九条有较深的理解。不但在临床上能灵活运用，而且在阐述经义时也辨析精详。所写《病机十九条临证辨析》（下称《辨析》）一文，较全面地反映了我对《内经》病机理论的许多独到见解。现将本文一些主要学术观点综述于后。

一、谨守病机，无失气宜

病机十九条是《内经》论述病机理论的核心内容。它是古代医家在长期医疗实践中把各种疾病所表现的错综复杂的病理机制概括归纳为十九条，作为临证探求病机的理论准则。其言简意赅，颇为实用，临床指导意义颇大。

病机十九条虽繁，然归纳起来，不外五脏病机与六气病机两个方面。一般来说，五脏病机是就其病位而言，六气病机是就其病性而言，然病位与病性又是不可分割的两个方面。言病位则离不开病性，言病性则又离不开病位。所以五脏病机总的来说，不外乎六气之化，而六气的变化，又是脏腑阴阳盛衰失调所表现的病理反应。此即《素问·至真要大论》所谓"夫百病之生也，皆生于风寒暑湿燥火，以之化之变也"。又谓："谨守病机，无失气宜"，"气宜"即指六气变化之机宜，说明五脏病机，主要是六气之化，即肝病化风、肾病化寒、脾病化湿、心病化火、肺病化燥等。这反映了中医病机学说的理论实质。

五脏是人体的实质脏器，六气是自然界的六气变化。运用两者之间的内外联系，构成中医病机学说的理论特点，即张志聪所谓"盖天有六淫之邪，而吾身有六气之化也"，这一理论的形成，主要是运用"天人相应"的整体观念，运用系统联系、五行归类的方法总结出来的。近代也认为自然界存在的物质因素，在人体也同样存在着，这是客观存在的必然法则。如以肝为例："诸风掉眩，皆属于肝"，提示"肝病化风"是肝的主要病机。"风"是天之六气之一，"肝"是人体脏器，肝病所以会化风，是运用五行归类的方法，认为肝与风两者的性能有相近之处，皆具有"木"的属性和特征，而且是内外相应的，亦即它们都具有事物的生发、温煦、振动的性能和特征。此即《素问·五运行大论》所谓："在天为风，在地为木，在气为柔，在藏为肝，其性为暄，其德为和，其用为动，其变摧拉。"其中"暄""柔""和""动"是言两者的正常性能，"摧拉"是言其反常性能。风是春天的主气。春天风和日暖，气候温煦，阳气升动，万物生发，草木滋生，欣欣向荣；肝的生理特性亦是温柔和顺，条达疏泄，主升主动。然其升是微升，其动是微动，其温是微温，犹如春风之温煦和畅，内外相应。肝脏在人体，只有维持温柔和畅，条达疏泄之少阳特性，才能斡旋敷布一身之阴阳气血，而使阳舒阴布，气血和调，意志顺遂，胸襟开朗。肝与风的这种性能与特征，《尚书·洪范》比喻为"木曰曲直"。"曲直"两字含有刚柔相济之义，如木之干挺直，若松柏之挺拔，木之枝屈曲，犹杨柳之垂柔。这提示木有曲直刚柔之双重性。春风肝木之气，只有柔中有刚，曲中有直，才能鼓舞启动，舒发阳气，鼓动生气，发挥正常作用。如果肝与风一反其少阳之特性，就要引起"摧拉"的反常现象。自然界风邪太过，其力就可由柔和而变得急暴，引起催枯拉朽之恶果。同理，人体肝阳，肝气太过，就好像反常之风邪，其力也变得急暴亢奋，有上逆、下迫、横逆、郁结之变。如此，就要引起"掉眩"而出现肢体动摇不定，拘挛抽搐，眩晕昏仆的肝风内动症状。也即《素问·阴阳应象大论》所谓的"风胜则动"。

上述分析，非常形象生动地把自然界之风与人体之肝有机地结合起来，进而阐明了肝病所以化风的道理。明白易懂却又寓意深刻，使学者不但能较透彻地掌握"诸风掉眩，皆属于肝"一条经文的精神实质，而且还能从更高的角度领悟到中医病机理论所蕴含的整体观的内涵。

我对五脏病机的分析，都以"天人相应"的整体观念为准则。

二、审证求因，探求病机

根据病机十九条的理论，认识与掌握疾病的病理机制，必须从分析证候入手。"证"是在致病因素作用下，脏腑的功能失调所出观的病理反映。"有诸内必形诸外"，任何疾病，通过对体表症状的分析判断，就可以测知相应内脏的病理变化情况。所以，病机十九条的每一条病机，都是通过主要证候表现，来审证求因，探求病机。如肝病化风的病机，主要是通过"掉眩"的症状分析得出，即所谓"诸风掉眩，皆属于肝"。同样，肾病化寒、脾病化湿、心病化火、肺病化燥等气机失调的病机，亦是通过"收引""肿满""疮疡痛痒""郁"的症状分析得出。只有通过体表的症状分析，辨明证候性质，才能明确病因、病机，掌握疾病的本质。这反映了中医病机学说的理论特点。

另外，我认为，要加深领会五脏病机，还须结合五脏的阴阳属性进行分析。心、肝皆为刚脏，亦为阳脏。结合"天人相应"运气学说的观点，又称风火之脏。所以在临床上，心、肝之病，多从实化、热化。其病机和证候多表现阳亢气逆、风火炽盛、急暴亢奋的特点。肝阳偏亢、肝气疏泄太过可致阳动风生，而出现"掉眩""强直"的急暴证候。此亦即《素问·脏气法时论》所谓"肝苦急"。心火旺盛，扰动神明，可致神识狂乱，发生"瞀瘛""躁狂""口噤鼓栗"等病证。二者的治疗皆宜苦寒折降，泻其太过，以抑其急暴亢奋之势。同时亦要佐以甘缓滋润，以柔制刚，也即叶天士《临证指南医案》所谓："肝为刚脏，非柔润不能调和也"。又谓："心肝为刚脏，可受柔药"，《素问·脏气法时论》也谓："肝苦急，急食甘以缓之"。脾肾皆为柔脏，亦为阴脏。肾为水脏，为先天之本，内寓元阳、元阴，为生气之源；脾居土位，为后天之本，濡润泽物，为气血生化之源。故在临床上，脾、肾的病变，多表现化源不足，阴阳气血亏损，而呈现虚损危重的证候特征。如肾阳虚损，命火式微，可致寒从中生，关门不固。症见身寒、肢冷、恶寒蜷卧、二便遗泄、遗精滑泄等。治宜补肾填精，温阳散寒，回阳救逆。脾阳受挫，阳虚不运，不能输布津液，运化精微，可发生浮肿、腹胀、便溏、气血虚损等病证。治宜温运脾阳，健脾利湿，益气生血。此即叶天士所谓："脾肾为柔脏，可受刚药"。至于肺介于阳与阴之间，为阳尽阴生之脏，与秋燥之气相应，燥为次寒，故肺病多从燥化。肺又主一身之气，肺气失调，又可发生喘逆，痞闷之证。治宜降肺利气，通调气机。

可见，探求病机，必须从分析证候入手，同时亦要结合五脏阴阳属性，明察"天人相应"之理，揆度内外，以表知里，深入剖析，以洞察真谛，掌握要领。

三、理论联系实际，学以致用

学习病机十九条，决不能空谈理论，从概念到概念。而应理论联系实际，立足临床，学以致用。病机十九条概括性很强，实践性也很强。临床一切病证都可运用病机十九条作为认识上的指导原则进行辨证施治。例如上述分析"诸风掉眩，皆属于肝"的病机时，不但从理论上进行阐发，揭示其"自然人体观"的实质，而且还密切联系临床实际，以使学以致用。肝风内动所表现的"掉眩"病证，有外风与虚风两端：实风之证，总的来说，是肝阳偏亢，肝气疏泄太过，以致阴不制阳，风阳扰动，阳动风生。在临床上，实风一般又可分为两种证型：一为外感热炽，热盛动风，风火兼化，而致拘挛抽搐、神志昏愦。此热为本，风为标，治宜针对邪热炽盛，投以苦寒清泄，以治其本，如大青叶、龙胆草、芩、连等，再酌情辅以甘缓柔润，以柔制刚，缓痉息风，兼顾其标；一为肝失条达，风阳扰动，气血上壅，瘀阻清窍，或气升痰壅，蒙蔽清窍，而致昏仆无识，治宜舒肝解郁，平肝降逆，镇肝息风。同时，对眩晕昏厥之证，尚须考虑上实下虚的病理特点，重视上病下取，一般宜七分下取，以治其本，三分上取，以治其标，投以育阴潜阳，潜镇降逆之品。虚风之证，总的来说，多为肾阴亏损，肝血不足，阴不涵阳，血不荣筋，阴虚阳亢，阳动风生。在临床上，虚风一般又可分为三种证型：①邪热久羁，阴虚风动；②阴虚阳泛，风阳上扰；③血虚生风，肢体震颤。凡此均以虚为本，盛为标，一般均应以治虚为主，兼治其标。治宜滋水涵木，育阴潜阳，柔肝息风。可见，由于我对"诸风掉眩，皆属于肝"的深刻领会以及能够联系实际灵活运用，构成了我在临床上对痉病和中风的临证思路和用药特点。

以上仅举"诸风掉眩，皆属于肝"为例。实际上我对每条病机的剖析都密切联系临床实际，而且融进了我本人大量的临床经验和用药特点。如在辨析"诸逆冲上，皆属于火"条文时，非常详尽地介绍了我在临证时对逆气冲上的治疗经验。火盛为什么会导致逆气冲上？这是与火热之邪的特性分不开的。火曰炎上，热性急迫，所以火盛则会迫使气机上逆，从而导致呕吐、呃逆、喘急、呕血、衄血等证的发生，在治疗上，不但应重视泄火，而且要辅以降冲，泄火与降冲并用，构成了我的用药特点。例如胃之火热盛就可致胃气上逆，而发生呕吐、呃逆，治宜泄火降胃。方用大黄黄连泻心汤，以黄连、黄芩泄胃火，大黄降胃逆。其他如小柴胡合小陷胸汤或橘皮竹茹汤，都有泄火降胃、利胆止呕之功，可随证加减施用。肺之火热盛，可致肺气上逆，而发生呼吸喘急，治宜泄火降肺。方用麻杏甘石汤以宣肺清热平喘。但由于麻杏甘石汤泄火降冲作用不足，可酌加黄芩、知母、瓜蒌、枇杷叶、马兜铃等泄火降肺之品，其效始显。但须知道，胃为燥土，肺为燥金，胃肺火盛、气逆所致之喘急、呕逆，往往易化燥伤阴，引起胃肺阴虚津亏，因此，在泄火降逆的基础上，均需考虑酌加甘寒滋润之品，以滋养胃肺之阴，如沙参、麦冬、玉竹、石斛等。如由火盛引起上窍出血，是由火热亢盛，灼伤血络，迫血妄行，而致呕血、衄血。应治以泄火降冲，凉血止血。方用大黄黄连泻心汤，以大黄推陈出新，泄火降胃，胃气顺则血不上逆而循经，则血自止。这是我对"诸逆冲上，皆属于火"的病机分析与指导临证用药特点。

略谈《内经》阴阳学说

阴阳学说是古代哲学思想体系中的朴素唯物观和辩证法思想。《内经》作者吸取其重要的哲学概念和合理的内涵，使之与医学有机地结合，用以说明人体的组织结构、生理功能和病理变化，并用于疾病的诊断和治疗。如此就更加丰富和发展了古代的哲学思想，并将朴素的辩证法推向了一个新的水平。

《内经》认为，阴阳是宇宙的总规律，是世界一切事物产生、运动和变化的根源。宇宙中一切事物都是在阴阳二气的相互作用下产生的，并且其中存在着阴阳对立统一的矛盾。《内经》谓："天为阳，地为阴""日为阳，月为阴""水为阴，火为阳，阳为气，阴为味"。它将天地、日月、水火、气味分为阴阳，它表示了阴阳相互对立统一的关系，这是自然界中最显而易见的运用阴阳来归类事物属性的方法，不仅无生命的事物可以分属阴阳，而且有生命的事物同样可以分属阴阳。《内经》云："自古通天者，生之本，本于阴阳""人生有形，不离阴阳"。就人体来说，"五脏为阴，六腑为阳""肝、心、脾、肺、肾五脏皆为阴，胆、胃、大肠、小肠、三焦、膀胱、六腑皆为阳"。可见，自然界中一切事物都可以用阴阳来概括分类。

《内经》所说的阴阳，除了指出它们具有对立统一的关系外，还具有另外一些特殊的质的规定，即阴阳两方面各代表了一定的趋向和性态。关于阴阳的两类属性，《内经》用水火的特性来说明，即"水火者，阴阳之征兆也"。因为火性炎热、升腾、轻浮、活动，集中体现了阳性特征；水性寒冷、沉静、下降，正好体现出阴质的本性。实践证明，《内经》所讲的阴阳，不是主观虚构的，而是对客观世界许多特殊矛盾现象的概括。

《内经》认为，不仅事物外部以及一事物与他事物之间表现出阴阳正反对立的辩证关系，而更主要的是所有事物内部都包含着阴阳二者对立的趋势，万物的运动和变化就是在阴阳相互交感的作用下产生的。所以《内经》把阴阳对立统一的规律，看成是万物运动、变化的源泉和宇宙的总规律。此即《内经》所谓"阴阳者，天地之道也，万物之纲纪，变化之父母，生杀之本始，神明之府也"。它清楚地说明，万物的生成、运动、变化和消亡的根源，不在于上帝鬼神，不是超感性的精神本体，而在于自然界物质内部阴阳二者的相互的作用。

唯物辩证法认为，一切事物都包含着两个既对立又统一的矛盾双方，这双方存在着作用和反作用的关系。正是事物的这种矛盾运动推动了事物的运动和发展。关于阴阳的论述表明，《内经》的作者对于事物内部的矛盾性，以及这种矛盾运动是事物运动和发展的源泉，已经有了相当程度的认识。

《内经》认为，阴阳对立统一的辩证关系中，阴阳矛盾双方既处在一个统一体中，阴阳之间就必须维持相互联系和相互合作的统一关系，没有阴和阳二者的统一，事物就不能存在和发展。此即《内经》所谓"阳生阴长""阳化气，阴成形""阴者藏精而起亟也，阳者卫外而为固也"。说明在人体中，阳主生发，阴主成长，只有阳气生发，气化功能旺盛，始能生精化血，促进形体的生长发育。因此说，没有化气，就不能成形，没有成形，也不能化气。人体的整个生命过程，可以概括为"化气"与"成形"互为作用的结果。说明阴阳两者之间任何一方都不能脱离对方而单独存在，这是事物存在的必然法则。此即《内经》所谓"阴中有阳，阳中有阴""一阴一阳，互为其根"。

阴阳的相互对立，就是说阴阳两者之间存在着相互排斥的关系，这主要是说明阴阳之间的斗争性。由于阴和阳的属性与作用相反，且又相互联结、不可分割，这就必然构成了阴阳两方面相互排斥、相互制约的辩证关系。《内经》谓："动静相召，上下相临，阴阳相错，而变由生也"，此"相错"就是指阴阳之间交错地相互作用，表现为阴阳正反对立的两个方面，存在着上下、升降、动静的相互交感，亦即《内经》所谓的"阴阳上下交争"，这实际上是指阴阳的相互排斥而言。万物的运动和变化就是在阴阳相互交感的作用下产生的。可以看出，阴阳相错包含着《内经》作者对作用和反作用的直观了解。

因此，事物内部由于阴阳两方面的相互斗争、相互排斥、相互制约，就促进了事物的消长和转化。即事物内部的阴阳两方面是由于相互排斥、相互制约的结果。一方太过，就会引起另一方的不足；而一方不足，也可导致另一方的太过，形成此盛彼衰，彼消此长，虚实相移的现象。如此就推动事物由成转败或由败转成，促进新旧事物的交替，亦即促进事物由量到质的变化过程，并且由新质而产生新量的发展过程。此即《内经》所言："阴阳上下交争，虚实更作，阴阳相移"。《内经》又谓："夫物之生，从于化，物之极，由乎变，变化之相薄，成败之所由也"，文中的"相薄"，即相互排斥、斗争之义，是说明阴阳的消长转化过程，是阴阳之间矛盾斗争的结果。由此可以看出，阴阳的消长转化，实际上包含着"化"与"变"前后相接的两个过程。其中"物之生"，是指事物的形成、生长和发育的过程；"物之极"，是指事物兴盛到了极点就开始走向衰败，从此使事物渐渐走向死亡和极变的过程，其中包含了质量互变的辩证关系。"变化之相薄，成败之所由也"，说明在事物的"化"与"变"的过程中，亦包含着肯定和否定，"化"起肯定的作用，"变"起否定的作用。正是由于事物内部这两种对立的力量和因素相互斗争，才推动了事物由成转败，或由败转成，引起新旧事物迭相交替。可见，《内经》中虽未明确提出量变和质变的概念，但已接触到量变和质变的问题，并且清晰地论述了矛盾的相互排斥、相互斗争以及矛盾的斗争在事物发展过程中所起的决定性作用，这一点在朴素辩证法的发展史上是很可贵的。

《内经》运用阴阳的对立互根、消长转化的理论，来说明一年四季气候的变化规律和人体的生理功能及病理变化，并用于疾病的诊断和治疗。《内经》认为，一年四季的寒暑变迁，或一天当中气温的变化，都是由于阴阳二气消长转化的结果。《内经》云："四时之变，寒暑之胜，重阴必阳，重阳必阴"；又云："是故冬至后四十五日，阳气微上，阴气微下；夏至后四十五日，阴气微上，阳气微下""阴中有阳，阳中有阴。平旦至日中，天之阳，阳中之阳也；日中至黄昏，天之阳，阳中之阴也；合夜至鸡鸣，天之阴，阴中之阴也；鸡鸣至平旦，天之阴，阴中之阳也。故人亦应之"。说明一年四季中从冬至春及夏，或昼夜当中由夜半至平旦及日中，气候由寒逐渐变热，属于"阴消阳长"由阴转阳的过程；而从夏至秋及冬，或由日中至傍晚及夜半，气候由热逐渐变寒，属于"阳消阴长"由阳转阴的过程。由此说明四季寒暑的推移，一日间昼夜气温的变化，实际上是由于阴阳二气消长转化的结果。

《内经》认为，阴阳之间相互对立、相互制约又相互联系、相互依存，才能够保持阴阳双方的平衡协调关系。《内经》运用阴阳平衡协调的理论来阐述人体的生理功能。例如，人体内的水津与温热，是阴阳相互对立的两个方面，水为阴，火为阳，水火阴阳之间，一升一降，一寒一温，它们相互牵制，相互作用，才能使火温而不亢，水润而不寒，水火既济，发挥其温润全身的作用。《内经》认为阴阳平衡协调作用在人体是非常重要的，提出"凡阴阳之要，阳密乃固。两者不和，若春无秋，若冬无夏，因而和之，是谓圣度。故阳强不能密，阴气乃绝；阴平阳密，精神乃治；阴阳离决，精气乃绝""阴阳匀平，以充其形，九候若一，命曰平人""所谓平人者不病，不病者，脉口、人迎应四时也"。可见，维持人体的阴阳平衡协调，是维护健康不病的关键。本文所言的阴阳平衡，即包括机体内部的阴阳平衡，也包括机体与外环境之间的阴阳平衡。若"两者不和"，阴阳平衡被破坏，即意味着生病。因此，《内经》运用阴阳失调来阐述人体的病理变化。所以，中医学养生与治疗疾病的根本目的，就在于和调阴阳，使之达到"阴平阳秘"的生理状态。即本文所谓"因而和之，是谓圣度"。然而，《内经》所言的阴阳平衡，不是绝对静止的平衡，而是阴阳双方在相互消长制约中所达到的相对平衡状态。

唯物辩证法指出，无论何种事物的运动都采取平衡和不平衡两种状态，这两种状态都是事物存在和发展不可缺少的环节。没有平衡，事物就不可能有一定质的稳定性，也不可能有正常发展。没有不平衡，矛盾统一体就不会破裂，一事物就不可能转化为它事物。可见，《内经》应用阴阳对立统一学说分析人体健康与疾病的矛盾，提出了维持人体阴阳平衡的理论，为中医学和哲学发展都做出了独创性的贡献。

综上所述，《内经》对阴阳对立互根、消长转化几方面关系的分析中，阐明了对立统一规律的一些重要原则，并说明阴阳学说具有明晰的辩证法思想。《内经》运用阴阳学说的辩证思维方法，使之与医学相结合，赋予医学的内涵，而成为中医基础理论的重要组成部分。因此，在中医学理论中，总是运用阴阳的概念将具体的生理、病理现象加以抽象概括，如将动静、寒热、虚实、升降等分别归属于阴阳，构成独具特色的理论系统。所以，《内经》的阴阳学说，它一方面体现了朴素的对立统一的辩证观，另一方面又具有自身的特殊含义和存在价值，为一般矛盾法则所不能替代。关于《内经》阴阳学说的特殊含义，仍然是一个有待于深入研究的课题。

有人认为，《内经》阴阳学说的观点，只了解事物外在的矛盾对立，不能了解事物内在的"矛盾斗争"的自身运动，或者说只强调阴阳互根的一面，而忽略了阴阳斗争的一面。由此而得出结论，认为《内经》阴阳学说最终还是转入了静止的观点，即从原始的辩证唯物观转入形而上学的机械唯物观，不能进入辩证唯物主义等等。显然这种认识，是没有深入领会《内经》阴阳学说的理论实质，因而得出的是一种错误的结论。

略谈《内经》藏象学说

《内经》关于研究脏腑的理论，称为藏象学说。内容主要是研究人体内脏组织器官的生理功能及其相互联系，是中医基础理论的重要组成部分。"藏象"一词，首见于《素问·六节藏象论》。《内经》为何把人体内脏的生理、病理学称之为"藏象"？唐代医家王冰解释说："象谓所见于外，可阅者也。"明代医家张景岳说："象，形象也。藏居于内，形见于外，故曰藏象。"这就清楚地表明，"藏"是指隐藏于活的人体内的脏腑器官，而"象"是内脏器官功能活动在机体外部的表现，是可以通过直观把握的。死人的内脏停止了活动，也就失去了其显露于外的征象，因此说，藏象学说研究的是活的机体，本质上属于动态，死人是谈不到的。《内经》的藏象学说着重研究的正是如何通过活的机体的外部表象来推导人体内部脏腑组织器官的运动和变化规律，从而确定"象"与"藏"之间的相互关系。

《内经》谓："藏象何如？岐伯曰：心者，生之本，神之变也；其华在面，其充在血脉，为阳中之太阳，通于夏气。肺者，气之本，魄之处也；其华在毛，其充在皮，为阳中之少阴，通于秋气。肾者，主蛰，封藏之本，精之处也；其华在发，其充在骨，为阴中之太阴，通于冬气。肝者，罢极之本，魂之居也；其华在爪，其充在筋，以生血气，此为阴中之少阳，通于春气。脾、胃、大肠、小肠、三焦、膀胱者，仓廪之本，营之居也，名曰器，能化糟粕，转味而入出者也；其华在唇四白，其充在肌，此至阴之类，通于土气。凡十一藏取决于胆也。"本文是《内经》藏象学说的理论核心。据此可知，《内经》藏象学说的特点，就是着重于从系统整体的方法和相互联系的观点出发，通过"以表知里"的推导方法，来窥测内脏功能活动的实质。即《内经》所谓"以我知彼，以表知里，以观过与不及之理，见微得过，用之不殆"。《内经》认为，人体的生命活动，是一种极为复杂的整体系统。脏腑的功能活动不是孤立地进行的，而是通过脏腑之间、脏腑与体表组织之间，有着本质性的、结构性的整体联系。脏腑与各个组织器官之间有机联系的总合，构成人体整体生命活动的过程。所以《内经》所研究的脏腑，包括了内脏的功能活动和内脏与体表组织器官之间的联系，以及四时气候对内脏的影响关系等。

《内经》"以表知里"的推导方法，属于系统方法的范畴。人体的所谓"表"，包括机体外部的器官组织，各种生理功能的外部表现，以及疾病的各种外在症状。而人体的所谓"里"，就是机体内部的脏腑组织器官、生理病理过程及其规律。脏居于内，象见于外。内脏的性态、功能作用及其病理变化，可以通过体表组织器官的生理、病理现象加以分析和判断。如以心为例，心脏虽居于内，但其功能的盛衰，可以通过体表组织、血脉充盈的情况和面部气色变化来判断和掌握。如心脏的功能健全，则血脉充盈，上荣于面，则面色红润而光泽；反之，心脏功能虚弱，不能统运血脉，血液不能充盈于脉中，气血虚少，则面色淡白无华；

如果心气不足，运血无力，血脉瘀滞，可致唇绀舌暗，面色青紫。此即《内经》所谓"其华在面，其充在血脉"。这种"由表及里"的推导方法，《内经》称之为"外揣"，谓："故远者司外揣内，近者司内揣外"。

由表及里的推导方法，使它不能孤立地研究每一器官组织本身所具有的形态、物质成分，而只能从整体上、结构关系上来研究人体。着重用相互联系的观点研究各种器官组织之间及它们与外界环境之间的关系，从它们之间相互联系中探究各器官组织的性质和作用。阴阳五行的理论对藏象学说的形成具有相当大的促进作用。《内经》就是运用阴阳来分类脏腑组织的属性，又运用五行归类的方法，以五脏为中心，同行相比，从而形成五脏的功能系统。其方法及运用，主要是根据人体与自然界的统一性原则。即一切事物都具有五行结构，人体五脏也分属五行，按照五行的法则，凡属与五行属性相同而不同类的事物，就可以内外联系，类比推理。这就是类比推理的客观基础。五行类比推理的方法，是以五脏为中心与六腑、体表组织器官和情志活动相联系，这样就形成与五脏相联系的五腑、五体、五华、五充、五官、五色、五神等生理功能系统，并进而从人体扩展到自然界，又形成与五脏相联系的五时、五气、五味、五方、五音等自然界中有关事物。这样就形成包罗极为广泛的从整体出发的五脏功能系统。可见，在这种认识的基础上所形成的藏象学说，就必然表现出从整体观念出发的理论特点。

由此可以看出，运用这种整体联系和类比推理方法所形成的脏腑概念，虽然最初它没有离开解剖的实体，但并没有从脏腑实体的微观结构上去研究，而是着重从功能活动的角度出发，以功能活动为中心，从结构关系上、整体上进行内外联系，去分析脏腑功能活动的实质。例如，《内经》在论肺脏时，对其本身的结构、形态器质未多加说明，却详细地论述了肺脏在机体生命活动过程中如何司呼吸，为"气之本"的作用，《内经》认为，肺主一身之气，凡是与气的作用有关的生理病理现象，诸如气的宣发与肃降，"温分肉，充皮肤，肥腠理，司开合""通调水道"，以及佐心以主治节等功能作用都与肺有关。余脏皆依此类推，其他如心主神明，其充在血脉；肝主疏泄，其充在筋；脾主运化，主肌肉和四肢；肾主闭藏，其充在骨等，都是从功能作用上来加以说明的。不能否认，任何功能活动的产生都是以物质形态为基础的，功能与形态之间是相互依存且不可分割的，然而，由于中医学和西医学对脏腑的认识方法的不同，从而形成了各自不同的理论特点。如西医的解剖生理学，它是从以实物为中心的认识出发，是从以形态结构为中心的认识出发，来认识和阐明内脏的生理功能。它所阐述的功能，离不开解剖的实体，其功能主要代表了实体的属性。而中医学脏腑的概念，它是从以脏腑的功能活动为中心的认识出发，它所阐释的脏腑的功能，不体现在形态结构上，而主要体现在功能系统上，即体现在这种功能在系统运动中所处的位置上。中医学脏腑功能的概念，虽然也包括了一些基本的实物功能的内容，如肺司呼吸，胃主消化等，但主要还是属于系统功能的概念。如前所述心主神明，肝主疏泄、肾主闭藏等，只能是系统功能。中医学的藏象理论包含了许多超结构的联系，如肾主骨，肾开窍于耳等等，其原因就在于此。现代系统论已认识到：在复杂的事物中，有多种多样的联系，诸如系统联系、结构联系、功能联系、起源联系、因果联系等，由于联系的多样性，决定了系统的多样性。中医学的藏象理论，从一个特定的角度出发，认识到人体系统联系的某一侧面，所以它尽管与现代解剖生理系统相去甚远，却同样能自成体系。对中医学脏腑的概念，不应单纯把它看成是某个形态结构的单位，而应当把它看成是某个功能单位，把各个脏腑看成是诸多功能有机地联系而且自成系统的功能单位。

以系统整体联系和类比推理的方法所建立起来的藏象学说，不仅充分地体现了中医脏腑学说的理论特点，而且有效地指导着临床实践。例如：根据五脏与五体的联系，根据肾主骨、肝主筋、脾主肌肉的理论，在临证中，对于筋骨痿软不举之证，则治从肝肾；对于肌肉消瘦、疲乏无力之证，则治从脾胃。若离开以脏腑为根据的辨证施治原则，中医临证诊治就无从入手。

综上所述，可以看出《内经》运用"以表知里"的推导方法建立起来的藏象学说，与现代控制论的暗箱方法在原则上有着一致性。它符合原始的、自发的暗箱方法，属于系统整体方法范畴，又可称之为现象论的研究方法。它是在古人处于无条件解剖人体及打开人体这个"黑箱"的条件下，就自然导致了黑箱方法的运用。就是在不解剖人体，不破坏人体正常生命的条件下，对活的人体进行由表及里的观察，通过外在信息，亦即通过体表的生理现象，去窥测和推知脏腑功能活动的实质。这说明古人虽无"黑箱方法"之名，然而却在行"黑箱方法"之实，只是由于历史条件的限制，还不够完善精确而已。

《内经》的学术成就和对后世医学的影响

　　《内经》是现存中医文献中最古老的一部医学经典著作，它着重从理论上比较全面地总结了春秋战国时期及其以前的医学成就，对后世医学发展起到重大的推动作用。历代以来，凡学有成就的著名医家，皆对《内经》有精深的研究。因此对《内经》的学术成就及理论特点进行认真的探讨，有着很重要的现实意义。

一、《内经》成书的时代背景

　　《内经》的成书年代，约在二千年以前的春秋战国时期（东周时期），但直至西汉年间，仍在不断补充完善，是历经众多医家编写修补而成的。从《内经》所涉及的哲学思想体系来看，《周易》的阴阳学说、《洪范》的五行学说、老庄道家学说和儒家学说等等对其均有影响，这就说明《内经》是以朴素的唯物论和辩证法思想为指导之外，还掺杂了其他的哲学思想，反映了时代的特点。

　　《内经》，全名《黄帝内经》，黄帝，乃《内经》作者托名黄帝之义。《汉书·艺文志》记载，有《黄帝内经》《外经》之分，《外经》已亡佚，所以称为《内经》。张景岳谓："内者性命之道"，方以智云："岐黄曰内经，言身内也"，可见，《内经》是专门研究人体有关生理、病理变化的医学论著，故谓之"内"。"经"有"训经为法""训经为常"之义，按传统习惯，把古书引为典范著作的，称为"经"，一般称为经典著作。由此可见，《内经》是专门论述中医基础理论的古典医学专著。我们研究《内经》，必须对《内经》成书的时代和当时所受哲学思想的影响有所了解，方能窥悉《内经》原旨。

二、历代医家研究《内经》的情况

　　《内经》一书，对中医学的学术思想、疾病预防以及人体生理、病理、脏腑经络、病因病机、诊断、治则、养生等方面，进行了全面的论述，奠定了中医学的理论体系。历代以来，经过反复验证，证明这些基本理论，确能有效地指导临床实践，而且成为中医学不断发展的渊薮。历代医家，凡学有成就的，皆对《内经》有精深的研究，而且在其基础上进一步有所发挥，推动了医学向前发展。

　　隋唐以前，例如秦越人所著的《难经》，进一步阐发了《内经》经脉和脉诊的理论。东汉·张仲景著《伤寒杂病论》，为临床医学辨证施治开拓了道路，但该书的编著，仍是在《素问·热论》六经分证的基础上，综合东汉以前的医学成就，并结合自己的医疗经验编著而成的。正如仲景在《伤寒杂病论》序文中所说："勤求古训，博采众方，撰《素问》《九卷》《八十一难》《阴阳大论》《胎胪药录》，并《平脉辨证》，为伤寒杂病论合十六卷"。晋·

王叔和所著《脉经》，是对《素问》《灵枢》中有关脉诊的整理提高，并参合《难经》《伤寒杂病论》的脉诊部分，编著而成的脉学专书。晋·皇甫谧从《内经》中辑集经脉、刺法分类整理而成《甲乙经》，成为针灸学专书。

宋以后研究《内经》的人颇多，在研究方法上亦有多种多样。有很多著名的医家，由《内经》理论受到启发，并根据个人的实践体会，创出新的学术理论。特别值得一提的是金元四家：刘河间根据《内经》病机十九条大都是火热为病（在病机十九条中火热为病占了九条），并在总结自己治疗热性病的经验基础上，力倡火热病机之说，他认为六气之中，火、热是最重要的致病因素，而且六气都可化火。他著有《素问玄机原病式》一书，来阐发这方面的学术理论。由于他崇尚火热的理论，对于使用寒凉的药物有独到的研究，因此后人称他为"寒凉派"，他在总结治疗热性病的经验基础上，自己化裁了一些古方，创用了一些新方，为后世温病学说的发展开辟了先河。张从正以《内经》理论作根据，认为药物之味的作用，不外"辛、甘、淡三味为阳，酸、苦、咸三味为阴，辛、甘发散，淡渗泄，酸、苦、咸涌泄。发散者归于汗，涌者归于吐，泄者归于下，渗为解表归于汗，泄为利小便归于下"。因此他说："圣人止有三法，无第四法也""三法能兼众法"，因而主张治病应以汗、吐、下三法驱邪为主，后世称他为"攻下派"。李东垣在钻研《内经》的基础上，受到《素问·平人气象论》"人以水谷为本，故人绝水谷则死，脉无胃气亦死"及《素问·太阴阳明论》《素问·阴阳应象大论》中脾胃理论的启发，结合自己的医疗经验，提出了"内伤脾胃，百病由生"的论点，临床治疗中强调培补脾胃，偏重于补气升阳，所创立的补中益气汤，至今仍为后世所常用，著有《脾胃论》以阐述其学术论点，后世称他为补土派。朱丹溪致力攻读《内经》，对《内经》"年四十而阴气自半也，起居衰矣"和"阳道实，阴道虚"的学术论点颇有心得，结合自己的临床实践，倡导"阳常有余，阴常不是"和"相火论"的学说，提出滋阴降火的治疗方法，后世温病学派受他的影响很深。此外，明清时代的著名医家，凡学有成就的，亦皆对《内经》有很深的研究。如著名医家薛己、赵献可、李中梓、张介宾等人对《内经》努力钻研，阐发自己的学术见解，使东垣、丹溪的脾肾理论更趋于系统和完善。特别是张景岳攻读《内经》甚精，著有《类经》与《类经图翼》，以阐发《内经》的理论。他引用《内经》"凡阴阳之要，阳密乃固"和"阳气者，若天与日，失其所则折寿而不彰，故天运当以日光明"等说，以证实阴阳两者，阳居主位，以阐明其"阳非有余"的论点。认为人之生气以阳为主，难得而易失，因而在治疗上强调温补命火、肾阳，反对丹溪苦寒戕伐肾阳之非，而成为温补派之中心人物。以上各医家的医学成就，皆是通过研读《内经》学有心得，并结合临床实践，进一步有所发挥，有的是对脏腑学说的阐发，有的是病因病机，有的是临床医学，各有专长，从而推动了医学的发展。《内经》确为我国重要的文化遗产之一，其学术思想与理论原则，对推动我国医学发展起到重要的作用，值得认真学习与探讨。

三、《内经》的学术成就和理论特点

《内经》是我国古代劳动人民长期与疾病作斗争经验的总结，有着极为丰富的科学内容

和规律性的理论系统，对后世医学发展起到很重要的指导作用。

第一，朴素的唯物论和辩证法思想应用于医学，构成中医学术的整体观。西周在中国哲学史上有两个巨大的贡献，一个是存在于《周易》一书里的阴阳说，另一个是存在于《尚书·洪范》里的五行说。前者代表古代的朴素辩证法思想，后者代表古代的原始的唯物论思想（摘自《哲学研究》1979 年 6 月）。恩格斯说："不管自然科学家采取什么样的态度，它们总还是得受哲学的支配"，这是因为自然科学家"离开了思维便不能前进一步，而且要思维就必须有逻辑范畴"（《马克思恩格斯选集》第 3 卷 533 页）。先秦的医学家，就是运用了当时进步的阴阳五行这种哲学逻辑，来总结医疗经验。

在《内经》中非常重视四时气候的特点及气候变化对人体的影响问题，很早就重视医学气象学问题。这种认识，就是从人与自然界存在着矛盾统一的整体观念出发，认为机体与周围环境息息相关，是个不可分割的整体。进而体验到四时气候的正常变化，是人类和一切生物赖以生存和发展的必要条件，即《内经》之"人以天地之气生，四时之法成"。如果四时气候变化反常，六气太过或不及，而人体的抵抗力又处在低下状态时，就能成为引起外感发病的致病因素。所以中医对外感病的发病规律的认识及其治疗原则的制定，非常重视四时气候季节性的变化特点，即《内经》之"必先岁气，无伐天和"和"审察病机，无失气宜"，这就是所谓，"天人相应"之说，并以此指导临床实践。例如，1955 年石家庄流行乙型脑炎，当时中医根据病人表现及当年气候变化，认为是"暑温"证，以白虎汤治疗，取得很好的疗效，第二年北京地区也流行乙型脑炎，有人仍以白虎汤治疗，效果却不好。究其原因，发现当年北京雨水较多，湿气较重，病人的临床表现也出现"湿邪"症状，认为应该按"湿温"证治疗，选方苍术白虎汤加减等方剂治疗，效果就不同。因此，矛盾统一的整体观，是《内经》对于人和自然关系的辩证认识和重视医学气象学说的思想指导。

《内经》不仅认为机体与周围环境息息相关，而且认为机体也是一个有机联系的整体。《内经》采用了五行学说，按照五行的属性和特征，以逻辑推理的类比法为基础，把与人类生活有关的自然现象同人体的脏腑组织、生理、病理现象做了联系归类。这是以五脏为中心，而联系五体、五官、五季、五气、五味等，从而形成机体与环境的统一性和机体整体统一性的脏腑学说的理论特点。这是古代五行学说与医学实践相结合的产物，它一直比较普遍地为中医临床所应用，而且都收到一定的效果。今天看来，五行归类的方法，虽在一定程度上不无片面性和直观性，但实践证明，它很可能间接地、曲折地反映出某些实际上存在着而现在尚未揭示出来的某种客观联系。

《内经》从朴素的唯物论和辩证法思想的阴阳学说出发，认为人体的一切生理和病理现象都是相互对立的矛盾统一。例如从生理上，脏腑之间，脏为阴，腑为阳；气血之间，气为阳，血为阴；进而营卫、津液、上下、内外，皆各分属阴阳；五脏虽为阴，而各脏又有阴阳之分。而阴阳之间又都处于"阴静阳躁""阳化气，阴成形"的矛盾统一的运动规律之中，从而推动了人体的生命活动。病理上，"阳胜则阴病，阴胜则阳病；阳胜则热，阴胜则寒"，诊断上，"察色按脉，先别阴阳"。治疗上又有"阳病治阴，阴病治阳"等等概念，构成中医学生理、病理、诊断、治疗的理论基础。

综上所述，《内经》运用阴阳五行学说的朴素的唯物论和辩证法思想，构成中医学术的整体观。无论在生理、病理、诊断、治疗等方面都是从整体观念出发，不是孤立地看问题，而是强调彼此间的联系，强调机体的整体性和人与自然界的整体性，无疑这是中医学的理论特点。

第二，提出了脏腑经络学说的基本理论。脏腑经络学说是中医基础理论的核心，它的理论原则，不但是生理、病理学的基础，而且也是临床医学的基础。脏腑经络学说，在《内经》中就已奠定了基础，对后世医学发展起到重要的指导作用。直到今天，仍把它看成是对中医基础理论进行探讨和发掘的重点研究课题。中医的脏腑学说，主要体现了从整体观念出发的特点。它所指的脏腑，不完全是指内脏的实质，而且也包括了内脏的功能和内脏与体表组织器官的联系，以及四时气候对内脏的影响关系等。例如五脏上通七窍，外合筋、骨、脉、肉、皮等。掌握了这些理论，方能从整体上指导临床诊断和治疗。例如脾的功能，主输布水谷精微，运化水湿，为气血生化之源，主肌肉四肢。而脾的这些功用，是与脾与胃相表里，在体合肉，开窍于口，脾主中气，在五行属土，土性敦厚，"其用为化"等这些内外联系的整体作用分不开的。从近代医学来看，脾的这些功用，可能包括消化系统（各种消化酶的作用在内）、水液代谢系统、骨髓造血系统、微循环系统、内分泌系统，而且与机体的能量转化和免疫系统的功能结构有密切关系。由此看出，脾不是一个单一的脏器，而是诸种功能有机联系而且自成系统的功能单位。所以探讨脾的功能实质，必须从脾的各种作用入手，密切联系临床，再进一步找出其共同的物质基础和功能核心。这是我们研究脏腑学说所必须注意的。例如上述脾的一系列作用，主要是与脾的气化作用分不开的。《内经》归结为"其用为化"，张景岳谓"万化所归，土之用也"。结合临床来分析，脾主"化"的作用，实际指的是脾阳、脾气的作用，脾阳充沛，脾气健运，始能腐熟水谷，生精化血，统运营血，升清降浊，精微输布于全身，废浊排除于体外。由此以推动机体的新陈代谢，维持生命活动。李东垣强调土为万物之母，脾胃为生化之源，其道理就在于此。故临床治疗脾的功能失调引起的诸种疾患，多以调补脾阳、脾气为主。这是举脾为例，说明中医脏腑学说的理论特点。我们探讨其他脏腑的功能实质，也必须运用这样的方法，从各脏功能的内外联系入手，寻找其共同的物质基础和功能核心。

可以看出，中医学脏腑的这种整体联系，不全是根据形态学与人体解剖学上的联系，而主要是根据医疗实践，并运用古代朴素辩证的思维方法，即以阴阳五行的理论进行推理归类而总结出来的。

《内经》所奠定的经络学说，与脏腑学说共同组成中医基础理论的核心，而且为近代医学科学的研究开拓了广阔的前景。

第三，确立了病机与治则的理论原则。《内经》在提出脏腑经络理论基础的同时，还提出了病机与治则的理论基础。如《素问·至真要大论》提出了"病机十九条"，以及散载于各篇的五脏与六气病机，阴阳寒热虚实表里升降的病机等。它反映了临床各种疾病病理机制的普遍规律，为辨证施治提供了理论依据，长期以来一直指导临床实践，并在实践中不断丰富和发展。

《内经》病机学说的理论特点，是对疾病的发生、发展、变化和转归的认识，亦贯穿着系统的矛盾统一的整体观。认为人体是个有机的整体，疾病是病因作用于机体的整体反应。疾病是多种多样的，疾病的机制也是错综复杂的，然总的说来，疾病变化的一般机制，最基本、最重要的不外是邪正虚实和阴阳盛衰失调。《内经》认为"邪气盛则实，精气夺则虚""阳盛则热，阴盛则寒"。因此，虚和实是反映邪正交争，即致病因素与机体抗病能力相互对抗消长的病理反映；寒和热是致病因素作用于机体而导致机体阴阳盛衰失调所出现的证候反映。其他如五脏与六气病机等，实际上也不出阴阳虚实的范围。邪正虚实和阴阳盛衰失调是反映机体的整体性功能变化，并不反映某种局部的、具体的形态学变化。比如一个慢性气管炎的病人，其具体变化是支气管壁的炎性病变，但中医根据病人的整体性反映，如口渴不渴，四肢寒温，以及二便、饮食、气色、痰液、舌苔、脉象等情况，以探求病机，辨证分型，定为肺寒、肺热、脾虚，肾虚等。说明中医学对疾病的认识，不是孤立地、片面地只看局部病变，而是重视局部病变同整体的关系，注重从宏观方面来分析机体在致病因素作用下所引起的病理反映，这正是中医的长处，也是《内经》病机学说的理论特点。

正因为中医学认为疾病的发生是机体整体性的功能变化，是阴阳盛衰失调所致，因此在治疗上，就重视对整体性病变的纠正，也就是注重运用不同的治疗法则调整平衡阴阳，和调气血，提高机体抗病能力。它不是单纯着眼于局部或着眼祛除病因，而是着眼于整体。这就是《内经》所谓"谨察阴阳所在而调之，以平为期"和"寒者热之，热者寒之""阳病治阴，阴病治阳"的治疗原则。例如对上述气管炎病人的治疗，不是单纯祛除气管炎症，只专治肺，而是根据全身反应情况，有时需要肺脾同治，有时需要肺肾同治或肺脾肾同治，这样往往可以获得佳效。又如对肿瘤的治疗，中医则不是着重杀灭癌细胞，而是用扶正培本的方法，增强机体的免疫功能，以改善症状，延长寿命。这就是中医学辨证施治的实质和特点。

肝病辨治刍言

余所言之肝病，乃指因情志不遂，肝失疏泄条达所致之胁脘胀痛，胁下癥积，腹胀腹水，食积食滞，饮食减少，面色黧黑，身体虚羸诸证。此概属中医学之"胁痛""癥积""臌胀"等疾病范畴，系西医肝脏系统慢性疾病。

慢性肝病，多表现肝强脾弱、邪实正虚、虚实夹杂之特点。诊治中，必须辨析确当，掌握要领。

一、胁痛、胁下癥积

多见于慢性肝炎，肝硬化初期，肝脾肿大等。若肝失疏泄条达，以致气滞血瘀，则见胁下癥积（肝脾肿大），此为邪实，予以攻补兼施之法，始为切当。对此，古人早有明训。《内经》云："因其重而减少""坚者削之""血实宜决之"；李中梓谓："积之成者，正积自消"，胁下癥块，肝脾肿大，为血瘀而成积，必予舒肝理气、祛瘀消坚，乃治此病之重要原则。但在祛瘀泄实的基础上，亦要兼顾正气，辅以健脾益气，调养气血之品，以增强机体的抗邪能力，即所谓"扶正以祛邪"，这又是中医学治肝病必须从整体出发所应遵循的治疗方法。舒肝理气宜用柴胡、香附、郁金、枳壳；养血柔肝宜用当归、白芍、枸杞子、沙参；祛瘀消坚宜用丹参、延胡索、三棱、莪术、鳖甲、牡蛎；健脾益气宜用黄芪、党参、白术、茯苓、鸡内金、砂仁。

1956 年，余曾治一病人侯某，男，43 岁。于 1956 年 3 月间自觉右胁下疼痛，经东北某医院检查，诊为慢性肝炎疑似合并肝癌，家人为此苦恼，病人又拒绝一切检查，要求中医治疗。余诊时，见病人形体消瘦，面色黧黑，两胁胀闷疼痛，右胁为甚，触之有癥块（肝脾肿大，季肋下四横指，质硬），脘腹满胀，纳食不佳，体倦神疲，舌质暗淡，脉沉弦。余认为，证属肝郁日久，气血瘀滞，积聚不散而为癥，形消体倦乃气血亏损之象。拟调肝化癥，补脾益气，攻补兼施之法。处方：柴胡 9g，炒白芍 20g，丹参 20g，郁金 15g，香附 9g，延胡索 9g，党参 9g，炒白术 9g，黄芪 20g，三棱 9g，莪术 9g，鳖甲 20g，砂仁 9g，炙甘草 6g。水煎服。服药十余剂，症状好转。后又在此基础上加减化裁，又连续服药十余剂，身体逐渐恢复，诸症亦随之消失，经检查肝肿大已缩至肋下二指，质较前变软，脾已摸不到，西医各项化验指标均正常。以后又服中药数十剂。2 年后随访，情况良好。

二、臌胀

亦属慢性肝病范围。《内经》云："臌胀何如？……腹胀身皆大，大与腹胀等也，色苍黄，腹筋起，此其候也。"臌胀命名，是形容腹胀如鼓，腹皮绷急，而这里腹胀又兼见"色苍黄，腹筋起"之征，这说明此腹胀的发生，非纯因气滞，还兼有血瘀、积水等综合因素形成。色苍青，腹筋起，状似蜘蛛（腹壁静脉曲张），为血瘀；腹胀如鼓，为气滞、水停所致；色黄为脾土衰败之征。此病后世亦有称之为蛊胀。一般多见于肝硬化、血吸虫等疾病所出现的腹水体征，是肝功能进行性恶化的结果。可以看出，此病亦表现出邪实正虚的特点。血瘀肝硬，腹水潴留，此为邪实；肝木乘脾，脾虚失运，此为正虚。故治疗此病，亦宜调肝祛瘀，补脾利水，采用攻补兼施的原则。《金匮要略》曰："血不利则为水"，说明肝病所致腹水，除脾虚不运的原因外，还由肝失疏泄条达，气血瘀滞，血不循经，津液外渗，水液潴留而成。因此治疗肝硬化腹水，除补脾利水外，还须通过活血祛瘀，消除血脉瘀滞，以达到利水消肿的目的。这就是《内经》所谓"去菀陈莝"的治疗原则。活血祛瘀法不仅对消除肝硬血瘀有利，而且亦可起到通脉利水的作用。行气祛瘀之药如前所述，其健脾利水之品可用五皮饮、党参、白术等。

1972年曾治赵某，男，48岁。患慢性肝炎已8年有余，近年来腹部胀满，日渐腹大，西医诊为肝硬化腹水。曾住院治疗服用利尿剂，继则抽腹水2次，其腹大不减。苦于无术，转请中医邀余为诊。诊见：腹大如箕，脐眼外突，青筋暴露，臂、颈、胸等外均见蜘蛛痣，面色黧黑，轻度浮肿，脘痞纳呆，泛恶欲呕，呼吸气促，疲倦乏力，形肉瘦削，两胁胀痛，可触到癥块（肝肿大约季肋下二横指，质硬；脾肿大约肋下四横指）。尿少而赤，舌苔黄糙腻，舌质暗淡有瘀斑，脉沉弦。证系肝失条达，血瘀成癥，肝强脾弱，血不利则为水，脾阳虚则湿聚，水不去而潴留于内，故有腹水之患。治宜舒肝化瘀，补脾利水，攻补兼施，标本同治。处方：柴胡9g，当归9g，炒白芍20g，丹参20g，郁金15g，三棱9g，莪术9g，香附9g，党参9g，炒白术9g，大腹皮20g，猪苓15g，茯苓15g，泽泻15g，白茅根20g，水煎服。服药10剂，小便增多，腹围渐减，知饥能食。在此基础上加减化裁，又连服二十余剂，诸症悉退，肝功能亦恢复正常。

根据余40多年的临床经验，治疗慢性肝炎，针对邪实正虚的特点，要始终掌握攻补兼施的治疗原则。在活血祛瘀方面，我通常是轻重药物并用，以当归、白芍、丹参、郁金、延胡索等轻缓药物为常用之品，还辅以三棱、莪术等重品以破血祛瘀，磨削癥积，如此以增强化癥消积的效果。祛瘀药与行气利水药同用，这又是我治疗肝硬化腹水所常遵循的用药准则，往往收到满意的效果。从整体着眼，兼顾正气，培补脾气，这是中医治疗肝病所独具特点的治疗原则，它既可以收到攻邪而不伤正、补虚而不恋邪的效果，又可增强机体的抗邪能力，达到"扶正以祛邪"的目的。

"诸气膹郁，皆属于肺" 之辨析

凡是由于气病引起的呼吸喘急、胸部痞闷之证，都属于肺病范围。而本条所言肺的病机，未从六气之燥言，而竟从气言，说明肺的病机多表现肺气不利，这更具有实践意义。

肺的病机何以多表现出肺气不利？是因肺司呼吸，而主一身之气。如《素问·六节藏象论》谓："肺者气之本"，《素问·调经论》谓："肺藏气"，后世医家谓："肺者气之本，肺气降则诸气皆降"。可见，肺气以降为顺。所以，在临床上，肺的病变主要表现为肺气不利而引起肺气上逆与郁滞的病理特点。肺气上逆则呼吸喘急，肺气郁滞则胸部痞闷。不论喘急与痞闷，均是肺失肃降所致，所以在治疗上，均应以降肺利气为主。肺气降则诸气皆降，故凡降肺之药皆利气，而利气之药皆降肺，就是这个道理。

在临床上，肺气不利所表现的病证，不外虚实两端。肺气实引起的喘急、痞闷，其病机为肺气有余，气滞痰壅，肺失肃降。其症状特点，多表现出痰涎壅盛，呼吸粗迫，咳声有力，病程短，是其鉴别要点。肺气虚引起的喘急，痞闷，其病机为肺气不足，肃降无力，肾失纳摄。其症状特点，表现呼吸气短，气息不续，咳声低微，病程长，是其鉴别要点。故凡属肺病，不论肺虚、肺实，均可导到肺气不利而出现喘急、痞闷的症状。

在治疗上，总的来讲，不能离开虚者补之，实者泻之的治疗原则。但须知道，因肺的病变不论肺虚、肺实均应考虑肺气不利这一病理特点。治疗上凡属肺的病变，均应考虑降肺利气的治疗原则，这是不容忽视的。肺实所致的咳喘、痞闷，固当以降肺利气，开泄气机为主，即属肺虚所致的咳喘、痞闷，亦应在补肺的基础上，佐以利肺调气之品。只有补中有利，补利兼施，才有利于肺气的通调和降，消除咳喘、痞闷的症状。在临床上，肺虚的病证，很少纯虚，多表现虚实夹杂，或虚中夹实。比如肺阳虚所致的咳喘，肺阳虚是本，而肺阳虚所致之寒饮不化，痰浊阻滞，其邪实是标，属本虚标实，虚实夹杂之证。在治疗上，既要考虑补肺益气温阳以治其本，又要考虑佐以蠲饮化痰利肺之品以治其标，这样标本兼治，补利兼施，才能增强治疗效果。这既是有利于缓解病情，消除咳喘症状，收到短期效果；而又有利于扶正培本，恢复肺阳，巩固长期疗效。

谈"胃与肾"的关系

肾为先天之本，阴阳水火之宅，脾胃为后天之本，气血生化之源。脾胃之腐熟水谷，化生气血津液，须赖肾阳的温煦、生化与肾阴的濡润、滋养作用。而肾中所藏的精气，亦有赖水谷精微的不断补充与化育。在生理上，肾与脾胃有着先天与后天的关系。二者相互资助，相互促进，以维持人体的生命活动。在发生病变时，亦常相互影响，互为因果。

脾为湿土，喜燥恶湿，胃为燥土，喜润恶燥。单从肾与胃的关系看，主要表现在水液代谢与阴液的滋生濡润上。肾阴乃一身阴液之源，胃之所以能维持其濡润不燥之特性，须赖肾阴以滋之。而肾为胃之关，肾中阴液又来源于胃。水饮入胃，历经三焦，下达于肾，肾才得蒸水化气，内寄水火。因此在临床上，凡属津液干燥、阴津不足的病证，皆与胃肾有关。《素问·宣明五气》谓"肾恶燥"，后人谓"胃为燥土"，就是说两脏的病多从燥化，而且有着相互影响、互为因果的关系。

一般来讲，肺胃津亏，其证较轻，肾阴亏损，病情较重。常见外感邪热入里，伤津化燥。轻者表现肺胃津亏，症见口燥咽干，渴饮，燥咳，苔黄燥等。治以甘寒滋润之品，如麦冬、沙参、石斛等。方用益胃汤。重者热邪深入下焦，耗阴劫液，肾阴亏涸，症见口燥咽干，唇焦齿槁，舌质干绛等。治以咸寒增液之品，如阿胶、生地黄、玄参、龟甲、鳖甲等。方用三甲复脉汤。可见，胃与肾的关系失调，主要表现阴虚不滋，化燥伤阴。在临床上，实际是关系肺、胃、肾三脏。一般谓上燥则咳，属肺燥；中燥则渴，属胃燥；下燥则结，属肾燥。但也须知道，三者的燥证所见，虽有先后轻重之分，但往往相互影响，交错混杂。如口燥咽干，既可见胃津不足，亦可见肾阴亏涸。因此在治疗上，往往考虑轻重药并用，甘寒润胃，咸寒滋肾相互配合运用，这样既可起到杜渐防变之效果，又可体现中医学综合兼顾的组方原则。另外也应知道，润胃滋肾方法的运用，其范围是很广泛的，不论外感热证、内伤劳热都可应用，运用得当，效如桴鼓。当然有时也要同其他方法配合应用，始为得当。

余曾治金某，1989年因罹急性单核细胞白血病入院。当时病人患高热，体温40℃以上，经连续输血4300ml，化疗等效果不显。已下病危通知。家属延余会诊，症见：体温40℃，面色㿠白，两颧泛红，精神萎顿，神志恍惚，语言低微，口腔有多处黏膜溃疡，皮肤有散见血斑。诉口干口渴不欲饮，心悸气短，眩晕，腰膝酸软，乏力不支。舌质淡红而干、苔黄糙，脉细数。中医辨证，系气血虚损，复感外邪，邪热炽盛，灼阴劫液。当内外合治，滋肾益胃，以滋化源；益气养血，清解祛邪。处方：生地黄30g，玄参20g，阿胶9g（烊化），龟甲30g，沙参15g，麦冬9g，太子参20g，黄芪30g，山茱萸30g，枸杞子15g，板蓝根20g，白花蛇舌草20g，青蒿9g。水煎服，日服3次。连续服药3剂，感染控制，壮热已退，但仍有低热。显然是邪热虽退，阴津不复，阴不济阳，余热遗留。治滋肾益胃，调养气血。

处方：生地黄 20g，玄参 15g，龟甲 30g，阿胶 9g（烊化），沙参 20g，石斛 20g，太子参 20g，黄芪 20g，枸杞子 15g，山茱萸 20g，女贞子 15g，丹参 20g，鸡血藤 20g，青蒿 9g，地骨皮 9g，大枣 10 枚。水煎，日服 3 次。连续服药 20 剂，体温恢复正常，诸症好转。以后的治疗，针对气血两虚，突出培补脾肾，调养气血，兼顾甘咸滋润。在上方基础上，随症加减。另外，以人参研粉吞服，早晚 2 次，每次各服 1.5g。3 个月后，血象基本正常，出院在家坚持服中药治疗，1 年后随访，病情稳定。

"崩漏" 小议

血热、气虚、血瘀三者往往是崩漏最基本、最重要的机制。热者清之，虚者补之，瘀者消之，是其基本法则。血热堤决，迫血妄行，则宜清热、凉血、止血之品如生地黄、熟大黄炭、盐知柏、益母草、生侧柏、生地榆、大小蓟等。此多见于月经过多，经行超前，白带夹血等。

中虚气陷，冲任不固，势必成崩，当以补气为主，参、芪为必需之要药，佐以升举固涩，升其下陷，涩其气血下脱也。以补中益气汤加赤石脂、禹余粮之类。方中应重用参、芪。

有瘀血阻其新血，积而成崩者，则宜用化瘀之中有止血，止血之中有化瘀，如鸡血藤、益母草、三七之类。以达到祛瘀不伤正，止血不滞瘀的目的。诊断血瘀一般以有无小腹痛为主要依据。

临床上最常见的崩漏证，要算是西医学所谓的"功能性子宫出血"了，该病往往因卵巢功能失调引起子宫内膜不正常反应，以致出现月经周期缩短，经期延长，经量过多，体倦乏力，面色㿠白等，多属"中虚气陷型"。治疗当以补脾固肾，益气摄血为主。常用归脾汤加减治之。处方示例：党参15g，炒白术9g，黄芪20g，熟地黄15g，益母草20g，乌贼骨30g，川续断15g，补骨脂20g，五味子20g，阿胶珠9g，艾叶炭9g，陈棕榈炭9g，侧柏叶炭9g，仙鹤草20g。水煎服。

谈"药食五味，不可过偏"

古代医家非常重视对饮食五味的调节，若药食五味过偏，将成为致病因素之一。

《素问·至真要大论》关于饮食五味对人体的作用提出："夫五味入胃，各归所喜，故酸先入肝，苦先入心，甘先入脾，辛先入肺，咸先入肾。久而增气，物化之常也，气增而久，夭之由也。"本文的中心意思，是言药食五味酸、苦、甘、辛、咸在人体各有偏入之脏。药物治疗，就是利用五味之偏，以增强或纠正因病致偏的脏气，从而起治疗的作用。饮食五味，又是脏腑营养的来源，这就是本文所谓"久而增气，物化之常也"。但是，药食五味必须调用得当，不使有偏。倘若久嗜偏食或"矫枉过正"，就会导致有偏盛，有偏盛必有偏衰，因致五脏之气盛衰失调，而引起疾病发生。此即所谓"气增而久，夭之由也"。古代医家非常重视饮食五味的调节，认为这是养生保健的主要方法之一。如能调用得当，不使有偏，寿命之长，可以享有自然寿命，"度百岁乃去"。近代研究人类生命科学，亦重视对饮食疗养的研究。中医学认为，根据五味入五脏，"久而增气""气增而久，夭之由也"的道理，对饮食五味的调节，饮食过饱，恣食肥甘，五味营养摄入过剩，其危害比一般的五味营养摄入不足更为严重。如偏食甘味，摄入过多，特别是蔗糖，易使人发胖，导致衰老加快，亦与心脑血管病、糖尿病等老年多发病的发生有很大关系。故《素问·奇病论》谓："此人必数食甘美而多肥也，肥者令人内热，甘者令人中满，故其气上溢，转为消渴"，"消渴"即指糖尿病。偏食咸味，每易导致高血压、动脉硬化的发生，亦对老年人的健康不利。《素问·宣明五气》谓"咸走血，血病无多食咸"，《素问·五脏生成》谓"是故多食咸，则脉凝泣而变色"，"血病"，即包括心、脑血管疾病的发生。近几年研究发现，老年人摄入过多的蛋白质也会加速机体的衰老。所以，日常饮食，要多食清淡，不要贪食肥甘厚味，要尽量少吃甘与咸，即糖与盐。偏食辛辣，易动火耗血，口干便秘，亦会影响老人健康。所以，适当地限制饮食，调节五味，不使有偏，是养生保健康的重要方法，这就是《素问·生气通天论》谓："是故谨和五味，骨正筋柔，气血以流，腠理以密，如是，则骨气以精。谨道如法，长有天命"。

临床治疗，根据五味入五脏，"久而增气，物化之常"之理，一般应选所宜之味，即"心欲苦，肺欲辛，肝欲酸，脾欲甘，肾欲咸"。如心病多从火化，心火偏亢，宜选苦寒清泄之品，如黄连之类；肝病多从风化，肝气疏泄太过，肝风内动，宜选酸敛抑降之品，如白芍等；脾病多从虚化，脾气虚弱，生血无源，而致运化失职，气血虚损，宜选甘温之品，如参芪之类，以健脾益气，补虚生血。这是五味入五脏所引起治疗作用的临床验证。但所选五味，要调用得当，切中病情，不要过于偏食，偏则为害，"夭之由也"。故《素问·宣明五气》又有"气病无多食辛""血病无多食咸""肉病无多食甘""筋病无多食酸"之禁。说明调节药食五味，要知所宜忌，久服多生流弊，滥用尤为不宜，这是医者所必须知道的。

论五脏虚实病机及其证候特征

人体与外界环境之间、五脏与六气之间是内外相应的。故五脏的病机，主要表现为六气的变化，即《素问·至真要大论》所谓："夫百病之生也，皆生于风寒暑湿燥火，以之化之变也"，即"诸风掉眩，皆属于肝；诸寒收引，皆属于肾；诸气膹郁，皆属于肺；诸湿肿满，皆属于脾；诸痛痒疮，皆属于心"；《内经》中又言："心恶热，肺恶寒，肝恶风，脾恶湿，肾恶燥。"根据五脏与六气之间的关系及其阴阳特性，五脏病机不外乎概括为虚实两端。有的以实证为主，有的以虚证为主，故分别论述如下：

一、心、肝为阳脏，主要表现实证

心肝为阳脏，刚脏，亦称风火之脏，其临床多表现实证。如肝阳偏亢，肝气郁滞，肝气横逆，所致之眩仆、瘛疭、胁痛癥瘕、暴怒惊厥；心脉瘀阻，心火亢旺所致之胸痹心痛、谵妄狂越等，皆属实证范围。一般谓"肝无虚证"，其斯之谓，当然，心肝之病亦有虚者，肝病之虚，必须与肾相联系，因乙癸同源，如肝肾阴虚、阳虚便是。心病之虚，要从气血进行分析。但从五脏虚实来论，心、肝之病要以实为主。下面列举心、肝常见的几种实证、急证，以辨其证候的轻重安危。

（一）中风昏厥

肝阳素旺，又因情志郁怒，肝失条达，肝气逆上，血随气逆，气血上壅，瘀阻清窍，引起突然昏倒，不省人事，牙关紧闭，两手握固，面红气粗，痰声如拉锯，口眼㖞斜，半身瘫痪等证。《内经》亦称"薄厥""大厥"。治宜潜镇降逆，镇肝息风，开窍启闭。经过急救治疗，上逆之气复返下行，人事苏醒，可有生望；如果气血逆而不下，有升无降，一厥不复，预后不佳。中风昏厥亦有由实转虚，症见口张目合，气息微弱，两手撒开。应根据阴脱或阳脱，治以益气固脱，或回阳救逆。

（二）气厥

因忿郁恼怒，情激太过，而致肝阳暴张，阳亢气逆，上干清窍，引起突然昏倒，不省人事，面红气粗，口噤拳握，四肢厥冷，脉浮或沉弦等症。若昏厥时伴呕吐痰涎，喉有痰声，呼吸气促，为气升痰壅，痰气交阻，亦可称为痰厥。治宜平肝降逆，镇肝息风，豁痰开窍。

（三）暑厥

暑热季节，久曝烈日之下，感受暑邪，暑热郁蒸，心火炽盛，内闭心包，上蒙清窍，引起头晕头痛，闷乱烦躁，面色潮红，继而卒仆，不省人事，或有谵妄，舌红而干，脉象洪大。治宜解暑生津，清心开窍。

（四）热闭心包

外感邪热，深入营血，热闭心包，引起高热昏迷，烦躁谵语，重则昏愦不语，或有斑疹，或有抽搐，舌质红绛、苔黄燥。治宜清心开窍，泄热护阴。

（五）湿热痰蒙

因湿热郁蒸，酿成痰浊，内闭心包，上蒙清窍。神昏的特点是神识呆滞，表情淡漠，时昏时醒，缠绵不解，身热不扬，午后热甚，兼有胸闷、恶心。治宜清热化湿，豁痰开窍。

（六）热盛致痉

邪热炽盛，肝经炽热，引动肝风，风火相煽，肝阴暗耗，筋脉被灼，风阳扰动，引起筋脉抽搐发痉，颈项强直，牙关紧闭，角弓反张。风阳上扰，内蒙心窍，而致神志昏愦。若"口张目瞪，昏昧无知""角弓反张，离席一掌"，病属难治。治宜清热止痉，凉肝息风。

二、脾、肾为阴脏，主要表现虚证

脾、肾为阴脏、柔脏。肾主先天，为封藏之本，阴阳水火之宅。脾主后天，为气血化生之源。故脾肾的病证，多表现阴阳气血化源不足，以虚证为多见，此其特征。不论哪一脏腑的疾病，到了后期危重阶段，皆要累及脾肾，导致化源枯竭，阴阳虚脱，方能致死。如上述心、肝实证，为中风昏厥，湿热、暑病、痉病之昏迷、厥脱，均系由实转虚，由闭转脱，累及脾肾，导致阴阳衰竭。而肾为阴阳水火之宅，故皆须由肾辨证施治。

（一）亡阴

温热病后期，常由温热久羁，耗阴劫液，肾阴枯涸，病陷危笃；或在疾病后期，发汗、吐泻过度，失血过多的情况下发生。症见低热大汗，口燥咽干，精神萎顿，呼吸微弱，或神倦瘛疭，舌绛不鲜或干枯而萎，唇焦齿槁，脉细数无力。由于阴阳互根，阴液枯涸，阴损及阳，阳无所附，亦要随之散越。可急服生脉散和独参汤，以益气敛阴固脱，或服三甲复脉汤，益气滋阴，补血复脉。

（二）亡阳

亦多见于外感热病后期，疾病由实转虚，由阳转阴，或久病虚衰；或汗、呕、泻太过，失血过多，以致气无所附，阳气虚脱，病临垂危。症见面色苍白，四肢厥冷，恶寒蜷卧，冷汗淋漓，神情淡漠，甚或昏迷，口开目合，手撒遗尿，舌淡而润，脉微欲绝。《伤寒论》谓："少阴病，恶寒，身蜷而栗，手足逆冷者，不治"，又谓："少阴病，四逆，恶寒而身蜷，脉不至，不烦而躁者死"。治宜回阳救逆，温阳固脱。

（三）阴阳俱脱

病情最重，多属厥脱晚期。症见神志昏迷，目呆口张，瞳孔散大，气少息微，汗出如油，舌卷囊缩，二便失禁，六脉垂绝等。治宜补阳救阴。

（四）喘息气脱

亦多发生于外感病后期危重阶段，或久病肾肺之气衰竭，肾竭不纳，肺竭不敛。症见气脱暴喘，呼吸困难，紫绀。多见于痉病传变之危候。《素问·脏气法时论》谓："肺欲收，急食酸以收之。"治宜补肺敛肾，益气固脱。

（五）气血亏虚

脾胃为后天之本，气血生化之源。久病不愈，劳伤心脾，耗伤气血，血不上荣，可致眩晕时作，甚或眩仆，面色无华，口唇淡白，神疲乏力，心悸失眠，食少纳呆，舌淡红，脉微弱。治宜益气补血，健脾养心。

（六）细审神志，辨别虚实

心实证，热毒炽盛，内陷心营，神志多为神昏谵语，循衣摸床，撮空理线；湿热酿痰，蒙蔽清窍，神志表现多为神志呆滞，时昏时醒，昏则谵语，醒则呆痴，呈似清似昧状态；胃燥热结，上扰心神，神志表现多为神昏谵语，烦躁明显；瘀热阻络，闭塞心窍，神志表现多为昏迷谵语，如狂发狂。虚证昏迷，神志表现多为气微昏睡，呼之不应。

三、肺病的虚实特征

肺病有虚有实：肺的实证，包括外感热证，肺胃燥实，以及痰浊壅肺所致之肺实咳喘。肺的虚证，一般要联系脾肾进行分析。肺为贮痰之器，脾为生痰之源，肾为生痰之根；肺不伤不咳，脾不伤不久咳，肾不伤不喘。故久咳不愈，老年痰喘，多表现肺、脾、肾三脏俱虚，其治也以调补三脏为主。

四、制方原则

归纳五脏病机及其证候特征主要为六气之化。心肝为风火之脏，亦称刚脏。因此，在临床上多表现为阳亢气逆，风火炽盛，急暴亢奋的证候特征。肝阳偏亢，肝气疏泄太过，可致阳动风生，而出现"掉眩""强直"的急暴证候。《素问·脏气法时论》谓之"肝苦急"。心火旺盛，扰动神明，可致神识狂乱，督瘛、躁狂、口噤鼓栗等病证。其治皆宜苦寒折降，以抑其急暴亢奋之势。同时亦要佐以甘缓滋润，以柔制刚。叶天士《临证指南医案》谓："肝为刚脏，非柔润不能调和也"，又谓："心肝为刚脏，可受柔药"。《素问·脏气法时论》谓："肝苦急，急食甘以缓之，以酸泻之。"脾肾皆为柔脏，亦为阴脏。肾主先天，内寓元阳、元阴，为"生气之源"；脾主后天，濡润泽物，为气血生化之源。在临床上，脾肾的病变，多表现化源不足，阴阳元气虚损，严重时，呈现虚损危重的证候特征。如肾阳虚损，命火衰微，可致寒从中生，关门不固，症见身寒肢冷，恶寒踡卧，二便遗泄，遗精滑泄等。治宜补肾填精，温阳散寒，回阳救逆。脾阳受挫，阳虚不运，不能输布津液，运化精微，可发生浮肿，腹胀便溏，气血虚损等病证。治宜温运脾阳，健脾利湿，益气生血。此即叶天士所谓："脾肾为柔脏，可受刚药"。至于肺为乾金，与秋燥之气相应，司呼吸而主一身之气。肺的病变，主要表现肺气失调而发生的喘逆、痞闷等病证，治以降肺利气，通调气机为主。这是五脏病变的一般制方原则。

论疼痛

疼痛是临床常见的自觉症状之一，亦是内科急症常见的主要证候。就疼痛的部位而言，如痛在胸部，病在心肺；痛在上腹脘部，病在脾胃；痛在上腹胁部，病在肝胆；痛在脐腹部，病在大小肠；痛在小腹部，多属肝经及冲任之病；痛在脐右下腹，多属肠痈。就疼痛的性质言，凡起病急骤，痛势剧烈，痛而拒按，热敷不减，烦热渴饮者，为热证、实证；凡发病缓慢，痛势隐隐，痛时喜按，疼痛遇冷加剧，得热减轻者，为寒证、虚证。凡胀痛明显，痛处走窜不定，多属气滞；疼痛剧烈或如针刺，或如刀割，固定不移，多属血瘀。而气滞与血瘀，又往往相兼为患，但要分别主次，权衡轻重。

临床常见内科急症之疼痛，有以下几种：

一、里热结滞，腑气不通

多由于外邪所感，热结胃腑，腑失通降，气血充逆，而致突然腹痛，痛甚不休，持续加重，或阵发剧痛，腹部胀痛、拒按，或腹肌紧张，烦热口渴，大便干结，小溲黄赤，或脘痞呕恶，舌苔黄腻，脉洪数等。若右少腹痛甚拒按，或可触及肿块，则为肠痈。

二、湿热蕴结，肝胆失疏

湿热蕴结于肝胆，而致失于疏泄，甚则结石阻塞，引起右胁疼甚不休，阵发加剧，往来寒热，胸胁苦满，心烦喜呕，口干苦，黄疸，小便黄赤，舌苔黄腻，脉弦滑数。

三、胃络内损，瘀血凝滞

胃脘痛经久屡发，疼痛剧烈，且有定处，痛而拒按，或见黑便，或呕吐黑血，舌质紫暗或有瘀斑，脉细涩。

四、寒邪直中，气机阻滞

多因突受寒凉或恣食生冷瓜果，以致寒凝气滞，引起腹痛急暴，遇冷则剧，得暖则舒，痛处拒按不显，怕冷蜷卧，口不渴，大便溏薄，小便清利，舌苔薄白，脉沉紧。

五、胸阳不通，心脉瘀阻

因胸阳不振，气虚血涩，痰浊、瘀血痹阻心脉，引起心胸部刺痛或绞痛，胸痛彻背，汗出肢冷，时有发作，胸闷气短，心慌，舌质紫暗或有瘀斑，脉细涩或结代。

论 "阳化气，阴成形"

"阳化气，阴成形"，此语出自《内经》，主要是讨论阴阳的性态和作用问题。"阳化气"，是指阳有化气的作用，可使物质由液态（体）变为气态（体），或由固体变为液态（体），或由物质转化成能量的过程，皆谓之化气。根据阴阳的属性，阳是无形的，主动、主热。具有升发、温散之功，故有化气的作用。天地间万物以及人体的生命活动，全赖此阳气的温煦激发，始能机能旺盛，生化不息。在自然界中，春阳升发，启动生机，植物始能生长，大地回春，欣欣向荣；而在人体只有阳气充沛，促进气化功能旺盛，始可生精化血，布散精微，从而促进人体的生长发育。如饮食水谷入胃后，就是依靠脾胃阳气的腐熟熏蒸作用，才能使饮食水谷由固体变为液态（体），并化生为水谷精微，从而布散于周身，营养周身。若人体脏腑的阳气虚衰，生化功能衰退，就须用温补之法，以鼓舞阳气，促进人体的气化功能。"阴成形"，是指阴为有形之质，其属性是相对静止的，凝敛的，故有凝聚成形的作用。无论在自然界，还是在人体，一切有形之质的构成，皆阴精凝结而成。张景岳谓："阳动而散，故化气，阴静而凝，故成形。"由此可见，"阳化气"，实际上是指物质从有形转化为无形，即由物质转变为能量；"阴成形"，实际是指物质从无形转变成有形，即由能量转化为物质。"化气"与"成形"是既相反又相成的两种作用，没有化气就不能成形；反之，没有成形也不能化气。因此，《内经》运用"化气"与"成形"的两种相反相成的作用，来解释人体和自然界中的许多现象。例如，自然界中云雨的形成，就是"阳化气"和"阴成形"的过程；又如人体中的同化与异化，合成与分解，能量的贮存与释放过程，实际上就是"阳化气"与"阴成形"的过程。概括地说，人体生命活动的全过程，就是"化气"与"成形"相互作用的结果。

在"阳化气，阴成形"的两种作用之间，《内经》认为阳居主导地位。在人体，只有阳气生发，气化功能旺盛，始能生精化血，构成有形阴质，即《内经》所言"阳生阴长"。这里包含有无形生有形的辩证法思想，后世医家据此说明阴阳生化之机，阳居主位的道理。张景岳认为："生化之机，则阳先阴后，阳施阴受"；李中梓认为："补气在补血之先，养阳在滋阴之上"，说明对于阴阳气血虚损不足的病证，治宜以温阳益气为先。通过温阳益气，特别是通过温补脾肾之阳，可促进人体的气化功能，则能生精化血，填补气血有形之不足，此为无形生有形也。明·张景岳受《内经》重阳思想影响颇深，认为阴阳之中，阳居主位，人之生气，以阳气为主，阳气为人身之大宝，难得而易失。因此，他在治疗上，重视温补肾阳、命火，而成为"温补派"的代表医家。

从上可以看出《内经》关于阴阳学说所言的阴阳这一对矛盾范畴，它和现代辩证法所说的矛盾范畴相比较，其涵义既有相同的一面，又有其特定的涵义。现代辩证法中所说的矛盾对立的两个方面，是不加任何限定的泛指，因此，该矛盾范畴适用于一切领域，是事物和现象最抽象、最一般的概念。而阴阳这一对矛盾范畴，不仅具有对立统一的属性，把阴阳看作是天地万物运动变化的总规律，即《内经》所谓："阴阳者，天地之道也，万物之纲纪，变化之父母，生杀之本始，神明之府也"。而且还包含着自己的特殊内容，即《内经》所说的"阴静阳躁""阳化气，阴成形"。就是说阴阳相互对立的两个方面，在性态和趋向上各具不同特点，即正反对立。一方面具有阴性特征，呈现静止、凝敛成形的特性；而另一方面必然具有阳性特征，呈现躁动、升散化气的特性。可见，阴阳之间，既体现着对立统一的一般关系，又体现着对立统一的特殊关系。中医学正是运用阴阳之间的特殊关系，来研究和阐释人体的生理、病理、诊断和治疗诸方面的问题，从而形成独具特色的中医学理论。

论"阳道实，阴道虚"

"阳道实，阴道虚"，此语出自《素问·太阴阳明论》。它是根据阴静阳躁、阳刚阴柔的特性及其作用，进而提出的论点。后世医家运用此论点来阐释自然现象和人体的生理、病理现象。后世医家朱丹溪据此创立了"阳常有余，阴常不足"的理论，他在解释自然现象时，认为日为阳，有满无亏，此实也。月为阴，有盈有亏，此虚也；他在解释人体生理现象时，认为女子月经，届月必亏，此虚也；男子精气，应经常保持充满，损者为病，此实也；因此，他在解释人体病理现象时，创立了"阳常有余，阴常不足"的理论。他认为在日常生活当中，由于纵情色欲，房室不节，烦劳过度，而相火易亢，肾精易损，故常常表现出阳常有余，而阴常不足的病理变化与证候表现，恰如《内经》所言："阳气者，烦劳则张""年四十而阴气自半也，起居衰矣"。从而提出了滋阴降火的治疗原则，后世称之为滋阴派。而张景岳对此持有异议。如《类经图翼·求正录大宝论》中说："丹溪引日月之盈亏，以为阳常有余，阴常不足之论，而立补阴大补丸，以黄柏、知母为神丹，家传户用，其害孰甚……天之大宝，只此一丸红日，人之大宝，只此一息真阳，孰谓阳常有余，而欲以苦寒之物伐此阳气，欲保生者，可如是乎。"两家相争的焦点在于：一是倡导滋阴为主，创立滋阴降火的治疗大法；一是倡导温阳为先，创立温补肾阳、命火的治疗原则。正因如此，就形成了金元时代四大医家学术争鸣、创立各家新说的局面，从而推动了中医学向前发展。由此可见《内经》一书，实为中医学术思想的渊薮，纵观中国历代著名医家和医学流派，其理论无不源于此。诚可谓"医家之宗"，万世徽音。

脉诊在诊断上的重要性

诊脉是中医学诊断疾病和判断预后吉凶的重要方法。《素问·脉要精微论》说："微妙在脉，不可不察。"几千年来经过历代医家不断总结和发展，从临床实践中积累了极其丰富的经验，形成了比较系统的理论和独特的方法。实践证明，通过切脉，判断病情的变化和预后转归，具有非常重要的临床意义，值得重视和深入探讨。

脉，指脉道。既是血液汇聚的地方，又是气血运行的道路。正如《素问·脉要精微论》说："夫脉者，血之府也"，《华佗神医秘传》也说："脉为气血之先，气血盛则脉盛，气血衰则脉衰"。

心脏跳动而推动血液在脉管中流动时产生的搏动，称为脉搏。人身气血所以循着脉道而运行不息，主要由于心与脉相连，而脉为血之府。它们在组织上相互勾通，共同组成"心主血脉"的活动整体。同时心脏的搏动，脉道之约束以及血液的质和量，三者在功能上是相互为用的。这种组织与功能关系所体现的"心动应脉"而"脉动应指"的形象，就称为脉象。

脉象的形成，不仅与心、血、脉三者有关，同时与整个脏腑功能活动的关系也很密切。人身气之来源与肺有关，血之生化源于中焦水谷之气；血之运行归心所主，归脾所统，归肝所藏，且赖肺气的调节而后流布经脉，灌溉脏腑，布于全身。血为阴精，而肾主藏精；中焦之营气，化赤为血都必须借命门真火的温养，而后始能生化以充养血脉。所以脉中的血流情况和表现于脉的形象，都与整体脏腑功能活动息息相关。

此外，血不但为神、气的物质基础，而且血与精、气、津、液同属于水谷精微所化，它们之间的关系是既相互资生，又相互影响，所以血液的盈亏和血行的流滞，同营卫、津液、精神等，也有一定的关系。

由于脉为气血运行的道路，又与人体各脏器组织息息相通，而脉与心又密切相连，心为气血运行的动力，心神与各脏腑的功能活动密切相关。所以人体气血的多少，气血运行的情况，脏腑功能活动是否正常，病变过程中正邪的消长等等，都能直接或间接的影响于心脉。因此，通过切脉能够诊断疾病，判断安危。正如《灵枢·逆顺》说："脉之盛衰者，所以候血气之虚实，有余不足"；《素问·脉要精微论》说："夫脉者，血之府也，长则气治，短则气病，数则烦心，大则病进"。又如《诊家枢要》说："脉者，气血之先也。气血盛则脉盛，气血衰则脉衰，气血热则脉数，气血寒则脉迟，气血微则脉弱，气血平则脉治。"

老年人进补药原则及方法

使用传统中药来补益老年人气、血、阴、阳的不足，治疗各类老年人常见疾病，延缓人体的衰老进程，是我国传统养生学说的重要组成部分。

数千年前，我们的祖先就懂得使用中药进补，并积累了丰富的经验，形成了较为系统的理论认识。这些富有民族特色的经验总结和理论知识，不但散见于各种古医籍中，凡文、史、哲和儒、释、道经典亦多有记载。其中所涉及到的古代著名医家和养生家的经验之谈，内容丰富翔实，多经临床考验，实用价值很高。其在人体衰老机制，进食补药的原则及正确使用补药的方法等方面的论述，至今绝大部分仍有指导意义。正确地掌握和运用这些原理，定会使你延缓衰老，减少疾病，增进健康，寿享遐龄。

一、衰老机制的研究

现代医学认为，在人体的生命过程中，40岁是分界线。40岁以前是发育成熟期；40~50岁是重大的转折期，机体由盛变衰，到60岁就进入老年期。全身出现退行性变化，各种老年性疾病随之而来。早在两千年前，中医学对人体的生长、发育、壮盛和衰老的生命过程及其规律性，已有了明确的认识。《黄帝内经·素问》发现女性在"五七"35岁，男性在"五八"40岁，就开始出现衰老的征象；之后，随着年龄的增长，衰老便逐渐明显。男子在60岁或"八八"64岁以后，就可见"天癸竭""齿发去""九窍不利""涕泣俱出""发鬓白，身体重，行步不正"等老态龙钟之象。在这里《素问》还提出了"天年"的概念。"天年"是指人的自然寿命的极限。《素问》指出"度百岁乃去"即"终其天年"之意。《尚书·洪范》解释："一曰寿，百二十岁也"。说明"天年"是120岁。《素问》不但认识到衰老的必然性，还进一步探讨引起衰老的机制。认为，人体的强弱，寿命的长短，主要取决于肾气的盛衰。《素问·上古天真论》指出："丈夫八岁，肾气实，发长齿更；二八，肾气盛，天癸至，精气溢泻，阴阳和，故能有子；三八，肾气平均，筋骨劲强，故真牙生而长极；……五八，肾气衰，发堕齿槁"。可见，肾气在生长、发育、衰老过程中起着主导作用。肾气充盛，人就处在生机勃勃的青壮年时期，肾气虚衰，人就变老，甚至未到老年便出现早衰。现代研究认为肾气与免疫、内分泌、遗传因素有密切关系；而免疫功能减退，内分泌失调，遗传变异，正是肾气虚的表现，也是导致衰老的重要原因。所以中医学认为，肾为先天之本，与人体之强、弱、寿、夭密切相关。

在人体生长发育过程中，所需要之营养物质又皆来源于脾胃，由脾胃所化生。肾所藏先天之精，亦需要脾胃所化生后天之精的不断滋养，才能持续滋养充盛，发挥对人体生长发育的作用。所以，中医学又认为，脾胃为后天之本，气血生化之源，人之强、弱、寿、夭亦与脾胃的功能密切相关。正如《老老恒言》所谓："胃阴弱而百病生，脾阳足而万邪息，脾胃乃后天之本，老年更以调脾胃为切要"。可见，肾与脾同人的生长、发育、寿夭均有着十分密切的联系。所以，历代中医学家在应用补法以抗衰老的认识中，有"补肾不如补脾""补脾不如补肾"及"脾、肾双补"等不同的学术观点。《清宫医案》在防老抗衰和医治老年病方面，倾向于使用脾肾双补之法。宫廷御医，善于补肾以滋先天，补脾以壮后天。充分体现了他们积极、谨慎、稳妥的高超医疗实践水平。

中医学还认为，肾为精血之源，脾胃为水谷气血之海。机体和生命活动，赖以气血的相辅相成，气为血帅，血为气母，相互生化，互为依存。气血和调则精神旺盛，体质强健，百病不生，大凡人体之脏腑功能失调或人体之衰老病死，无不与气血之虚衰失调有关。因此，调补气血，亦为防老抗衰的重要治则之一。

另外，随着机体衰老，脏腑气化功能减退，一些代谢产物、有害物质不能及时从体内排除，易在体内蓄积，反过来又会加速衰老和造成老年病发展的不利因素。如瘀血、湿浊留滞、血清胆固醇、三酰甘油水平升高而引起的动脉硬化、高血压、心脑血管病、糖尿病等，无不与上述发病机制有关。因此，在临床上，以上病证大多表现出本虚标实，虚实夹杂的病理共性。所以，中医在对防治老年病药物的选用方面，重视在补虚的同时，适当地供用行气血、化痰浊、利水道的药物就显得非常必要。这又构成了抗衰老和防治老年病的另一重要方面。

二、老年人进食补药的原则及其方法

随着老龄人口的日渐增多，防治老年病的问题，更加显得重要。如何防治老年病、老年人如何进食补药、进食补药应注意那些问题、采用怎样的方法服用更为妥当，对于上述问题应该有个明确认识。中医学典籍中在这方面不乏记载。

中医学在防老抗衰的研究方面，一贯重视，并极力主张立足防病，以防为主的重要法则。例如《素问·四气调神大论》中讲到，"是故圣人不治已病治未病，不治已乱治未乱，此之谓也。夫病已成而后药之，乱已成而后治之，譬犹渴而穿井，斗而铸兵，不亦晚乎"。对此，元代名医朱丹溪有过很好的解释："未病而先治，所以明摄生之理""有谓治已病不若治未病，愚谓以方药治未病不若以起居饮食调摄于未病"。又如《医学入门》谈到，"与其病后善服药，莫若病前善预防"。这种"治未病"的思想，不仅是指预防疾病而言，还包含有防早老、早衰，未老先防的思想。这种以预防为主的治疗老年病的根本大法，也是我们在进食补药时应该时刻遵循的准则。

中医学在漫长的实践过程中，由于受历史条件及各种哲学思想的影响，在养生学方面形成了许多独具特色的学术流派，如老子的"道法自然"，庄子的"恬淡虚无"，孔子的"自强不息"，荀子的"制天命而用之"，子华子的"流水不腐，户枢不蠹"等养生观，对后世养生家均产生过巨大的影响，同时也造就了中医养生学极其丰富多彩的内涵，涉及到保健、养生、导引、气功、食疗、方药、衣、食、住、行等多种传统养生之术，而用药物进补，仅是防老抗衰中常用的方法之一。古代医家认为，衰老是一自然现象，服补药不是唯一功、法。《养生延命录》认为"虽常服药物，而不知养性之术，亦难以长生也"，主张综合调摄与气功导引并重。创造出许多如"食养与药补结合""养心与药补结合"的方法，《仙传四十九方》创"气功与药物结合"的方法，更具临床意义，昔谓之，"其效甚速"（晋·葛洪），可供老年养生防病借鉴。

我国古代文献中涉及抗衰老，延年益寿药物的资料，在医学专著中，在道家著作、文学作品、随笔杂记以及养生专著中，均有收载。但收载最为详实的，还在中药学专著中。拿我国现存最早、最重要的一部中药经典著作，距今已有二千多年历史的《神农本草经》来说，其中收载药物共365种，分为上、中、下三品，上品120种，中品120种，下品125种。上品药以扶正、补益为主，多属摄生、保健的药物；下品药以祛邪、攻邪为主，多属治病、愈疾的药物；中品其功效则即可"补虚赢"又可"遏病"。

《神农本草经》中，具有"不老""延年""增年""头不白""好颜色""坚骨齿""轻身"等功效的药物，绝大多数集中在上品之中。在此类药物中，有相当一部分在食疗中，被当作食物来看待，"食""药"之间并没有十分严格的界限划分，这可能与中医学"药、食同源，药、食同用，药、食同理"的观点有关，从中药学角度来看，许多食物就是药物，中药与食物有着水乳交融的不解之缘。

所以，中医学在重视药补的同时，亦非常重视食养。药补与食养并重，体现了中医学对防治老年病的独到之处。如《内经》曰："无毒治病，十去其九，谷肉果菜，食养尽之。"《老老余编》又谓："身闲不如心闲，药补不如食补""凡老人有患，宜先以食治，食治未愈，然后命药"。认为在充分了解食物功效的前提下，"调而用之，则倍胜于药也"。这充分肯定了食疗在防老抗衰方面卓越的治疗效果。

中医学对老年人进食补药的方法和注意事项：

第一，历史的教训，必须吸取。在封建社会，许多帝王为了"长生不老""返老还童"，常常乞求于"神仙家"和"炼丹术"，滥用补药，服食金石之品，以为生命从此可以"永葆青春"，甚至"羽化成仙"。然而，事与愿违，演出了不少悲剧。我国历代不少封建皇帝，从秦始皇开始，下至北魏道武帝、唐宪宗、唐穆宗、唐敬宗、唐武宗、唐宣宗等，都因滥服金石之药，而铸成大错。

《诸病源候论》记载了由于少壮之时误服大量的金石之药品，候老年下焦产生虚热，气血津液不足，引发消渴病的案例。

《养生肤语》列举了积劳成疾的西江巡抚以松子代餐而毙命的病例，说明"善养生者，岂徒恃药物已哉"的观点。

《慎疾刍言》谓：各种误补、滥补之风，今日仍是存在，当然也不应一概反对服用补药。正确进补，当补则补，有斯证用斯补，不应当把补药视为万能，也不应为了取悦病人，迎合病人的心理而盲目用补。应顾及到老人年暮力衰，不禁毒药之害，不堪峻药之猛。故凡峻猛有毒之品，若用于老人，无论寒热，均不可轻率从事，误补、滥补反致伤身，历史经验，必须记取。

第二，据证施方，辨证进补。老年人进食补药时，必须因时、因人、因病而异，了解证候，把握病机，据证施方，辨证进补。要选用品优质良的地道药材，反对老人在进食补药时所产生的求愈心切，操之过急，多多益善，奢求滋补，价昂药好，偏信新药的错误心理状态，尤其对市场购买，亲友馈赠，不知方味及药力峻猛的药要"切宜详审"，不可盲目滥用。《华氏中藏经》谓："其于久服方药，在审其宜，人药相合，效岂妄邪，假如脏不足则补其脏，腑有余则泻其腑，外实则理外，内虚则养内，上塞则引上，下塞则通下，中涩则解中，左病则治左，右病则治右，上下左右内外虚实，各称其法，安有横夭者也，故药无不效，病无不愈者，切务于谨察也。"《知医必辨》：补法的应用，并不是盲目地进补，现时有一种错误的观点，以为进补无须辨证，动辄人参、黄芪、熟地……而作者认为"调理病人亦然，有宜清养者，有宜峻补者，有宜补气者，有宜补阴者，必求其当，而后有效"。可见，老年人进服补药，必须在医生的指导下，针对病人具体情况，据证施方，辨证进补，始为得法。

第三，服药进补应顺应自然界阴阳消长变化规律。在漫长的医疗实践中，中医学还注意到服食补药必须顺应一日之中，一年四时之中，自然界阴阳消长变化对人体功能的影响，强调服食补药应当因时、因人、因病而异。了解证候，把握病机，据证施方，辨证进补。《养老奉亲书》对老年人一日的药食做了具体的安排，主张晨起服补肾药，辰时（上午7~9时）服调脾胃药，睡前服治病药，中间再插入饮食和活动，使延年与祛病、营养与锻炼有机地结合起来。在顺应四时服药进补方面，《内经》提出"春夏养阳，秋冬养阴"的治疗原则，这对治疗老年人久治不愈的痰喘病，包括慢性气管炎、肺气肿、肺心病等，有显著的效果。在顺应四时之气以调养饮食五味，《修真秘录》谓："春宜食辛，辛能散也；夏宜食咸，咸能润也，长夏宜食酸，酸能收也；秋宜食苦，苦能坚也；冬宜食甘肥，甘能缓中而长肌肉，肥能密腠理而补中，皆益五脏，而散邪气臭"；《益龄单》谓："春宜脏腑，夏补丹田，秋温脾胃，冬凉上膈"。这是根据"天人相应"的整体观点，顺应四时阴阳之气的消长盛衰变化规律而提出的治疗原则。在进食补药时，如能"合人形以法四时五行而治"（《内经》），则自会收到满意的效果。

第四，扶正补虚，是防老抗衰的重要原则。如前所述，衰老的机制，是随着年龄的增长，脏腑气血功能日渐衰退，机体抗邪防病能力逐渐下降而呈现的自然生理现象。虚者补之，损者益之，利用进食补药来延缓脏腑功能的衰退，提高机体的防病抗邪能力，以达到延年益寿的目的，就成为防老防衰方法中重要又经常采用的有效措施之一。

一般所指益五脏，补虚羸，强力壮骨，都属"广谱"补益作用。其中以培补脾肾尤为重要。因肾主先天，主骨生髓，为精血之源；脾主后天，运化精微，为水谷气血之海。肾与脾都与人之生长、发育、强弱、寿夭有密切的关系。故在扶正补虚，防老抗衰的用药方面，应以培补脾肾的药物为首选。我认为，根据《内经》"阳生阴长""阳化气，阴成形"的原理，以及后世医家张景岳所谓"生化之机，则阳先阴后，阳施阴受"，李中梓"补气在补血之先，而养阳在养阴之上"的学术观点，培补脾肾，主要应以培补脾肾之阳，即温阳益气为主，这也符合《内经》"劳者温之""形不足者，温之以气"的治疗原则。通过温补脾肾阳气，促进气化功能，则自能生精化血，无形生有形，从而起到防老抗衰，延年益寿的作用。如《外台秘要》谓："由于老年以阳虚居多，故用药则以温补为主，且多用丸剂之缓，适当延长用药时间，以无伤正气，去除病根"，张景岳谓："阳强则寿"。在《证类本草》收载114味各类抗衰老补虚药中，温阳益气的药物出现了53次，出现率为最高。当然，温阳益气法对老年人起到延年益寿的作用只是针对老年人整体情况而言，中医还须按个人具体情况调整补阴药与补阳药比例、剂量大小，避免气味单一而引起的"偏胜气增"之患。清代女皇慈禧太后，十分讲究养生驻颜。据其医案记载，慈禧年60岁时，红颜未衰，望之若40岁，其所用养生驻颜之方多达30大类。这些方药集中表现在补肾健脾两大方面。由此可见，脾、肾二脏与抗衰老关系密切，培补脾肾对防老抗衰，延年益寿有着不可忽视的重要作用。

第五，补中有通，开合并济，是老年进补的又一重要原则。《知医必辨》作者认为，"善于补者，补中有开"，开合并济，方能有益无损。《圣济总录》作者在治疗老年病证的选方中，注意了老年多虚多瘀的特点，将活血化瘀方药，广泛用以治疗多种老年病。这提示我们在治疗老年病过程中，不能仅靠培补，必须补中有通，开合相济，才能相得益彰，发挥显著的作用。

现代医学也认为，随着年龄的增长，脏腑气化功能减退，机体会产生一些有害的代谢物质，促使衰老，如自身中毒说、自由基学说、交联键理论等。这就决定了老年病在临床多表现出本虚标实，虚实夹杂的病理特点，因而，在重视补虚的同时，根据辨证，还应适当辅以中药通利之品，以利于气化的升降出入。这也是延缓衰老进程不可忽视的原则。

祛瘀法的合理应用，也对抗衰防老起着重要作用。这是因为，老年其体质多虚，气血运行无力，具有虚中挟瘀的倾向。从细胞水平来看，老年期微血管基底膜增厚，增加了周围血液供应的阻力，改变了细胞周围的环境，最终导致器官老化的功能衰退。因此，防老抗衰，治疗老年病，在扶正补虚的同时，适当配合祛瘀之法，无疑会促使老年人的气血流畅，对保持机体功能旺盛，具有重要意义。

利水排泄法的合理运用，也有利于防老抗衰，老年人气化无力，体内水液代谢和排泄功能都日趋衰退，易停蓄为患，在补虚的同时，适当地用些通利水道之药，以加快代谢废物的排出，使新陈代谢趋于正常，从而延缓衰老。

利水道以调整机体水液代谢，祛瘀以流畅气血，两法合用构成了对机体气血津液代谢平衡的调整。气血津液贵在运行不息，滞则为邪，在重视以补虚为主的同时，适当辅以行气血，利水道药物，则大大有助于气血津液的正常运行，构成了抗衰老和治疗老年病的另一重要方面。

三、老人进补常用方药

老年病的病机特点总结本虚标实，虚实夹杂。因此其用药宜补虚祛邪并施。而补虚多以培补脾肾之品为首选。常用的有：灵芝、黄精、山茱萸、枸杞子、菟丝子、地黄、玉竹、何首乌、肉苁蓉、仙茅、淫羊藿、补骨脂、刺五加、女贞子、旱莲草、蜻蜓、巴戟天、海马、蛤蚧、桑椹、桑寄生、槐角、肉桂、附子、鹿茸、紫河车、山药、茯苓、白术、人参、黄芪等。

行气血、利水道的药物多用当归、丹参、鸡血藤、红花、山楂、泽泻、茯苓等，以助机体气血津液的不断运行，促进新陈代谢迅速恢复正常。

"活血化瘀"药在老年病防治方面的应用，已有多年历史。临床实验研究证明，这一方法对老年人祛疾延寿确有意想不到的效果。如最常见的老年脑血管病，其发病原因为脑脉络瘀阻，由气虚血瘀而引起。实验研究证明，活血化瘀药如丹参、川芎等，有扩张脑血管，降低脑部阻力，增加脑血流量，改善脑细胞代谢、营养的作用。这种活血化瘀药物，无论用于临床治疗还是对中风（脑卒中）易患对象进行预防性治疗，经验证明，都会收到积极效果。

老人进补常用的补方成药，有汤剂和丸、散、膏、丹、药酒之分。在民间广泛流传，确有疗效的传统补方大致亦分为培补脾与肾两大类，计十全大补丸、人参归脾丸、六味地黄丸、金匮肾气丸、左归丸、右归丸、天王补心丹、还少丹、七宝美髯丹、五子衍宗丸、人参再造丸、河车大造丸、人参蛤蚧散等。

另外，需要强调指出的是，中医传统补方，在组方原则上，虽系以补为主，但亦非纯补，而系补中有通，开合并济，正如《知医必辨》所谓："善用补者，补中有开"。根据阴阳，气血互为依附、相互作用的辩证关系，在药物配伍上，要善于补阴以涵阳，扶阳以配阴，或气血兼顾，益气生血。如常用的六味地黄丸和金匮肾气丸，均系通过培补肾阴、肾阳而抗老防衰的代表方剂。大凡补肾药方，皆出于以上方剂的加减化裁。方中用茯苓、泽泻二味以泻水浊，这就形成了补中有泻，寓泻于补，通补开合兼施的方剂。张景岳仿六味、八味之意，创左归丸以补水，右归丸以补火。但更确切的说，左归是育阴以涵阳，右归是扶阳以配阴，蕴含了阴阳互根之旨。又如，补中益气丸、归脾丸为健脾益气以抗衰老的常用方剂。二方均以参、术、芪健脾益气之品为主药。补中益气丸方中复以升麻、柴胡升举阳气，根据升降相因、气血互根、通补兼施的原则，补中益气丸方中又辅以陈皮理气，当归补血和营。此二方均系以补为主，但皆非纯补，而是补中有通，合中有开，阴阳兼顾，气血双补，这符合中医学综合运用，整体调节的组方用药特点，又如，清代名医王清任所创之"补阳还五汤"，系益气化瘀，补中有通的代表方剂，方中重用黄芪以益气补虚为主药，辅以赤芍、川芎、归尾、地龙等品以活血化瘀。原方专为因虚致瘀引起中风偏瘫者而设。现在临床多用于治疗老年心、脑血管疾患，即老年人由于气虚，运血无力，导致血脉瘀滞，以至引起胸痹、中风偏瘫等病证，包括西医学的动脉硬化、冠心病、心绞痛、心肌梗死、脑卒中（缺血性）后遗症、半身不遂、口舌歪斜、肢麻等。现代研制出的诸多防治老年心、脑血管疾病的中成药新产品，都是在"补阳还五汤"益气化瘀、通补兼施的组方原则基础上开发出来的。可见益气化瘀法及其成药的应用，对防老抗衰和治疗老年病起到了不可忽视的重要作用。这也是值得我们今后深入研究的课题。

以上谈的是多年来在临床、民间广为使用、流传的传统方剂。这些补方及成药，经过千百年实践证实，在祛疾延寿和补益延寿方面都有令人信服的效果。至于近些年通过各科研机构研制，而在药店销售的治疗老年病和防老抗衰的补方成药，因品种复杂，名目繁多，就不予枚举。但希望今后对药品的研制工作，必须力求遵循上述的理论原则，要病证结合，审证周详，组方合理，务求实效，严格把关。而老人进服补药时，最好在医生指导下，针对病情，选方购药，切勿滥购误补，不但于病情无益，反致贻害匪浅。

利用传统的中医药理论和方法祛疾增龄，经过数千年实践考验，是确有作用的有效方法。只要我们深入学习，切实掌握要领，身体力行，坚持下去，企慕长寿的理想一定会变为现实。祝愿老年人沧桑多经人不老，老树春来犹着花，尽管两鬓霜花，还能再着新鞭，为社会贡献力量。

中医学关于养生和抗衰老途径的认识

青年人希望青春常驻,老年人希望老当益壮,寿比南山。这是人们所共有的美好愿望。然而,人之有生都要经历生、长、壮、老、死的过程。这是不可抗拒的自然规律。唯一希望的是如何通过养生之道,增强体质,延缓衰老。这是古往今来,上自天子下至庶人都无不孜孜探求的生命奥秘。

前已述及,衰老是不可抗拒的,但是可以预防和治疗的。早在二千多年前,我们的祖先就在积极探索人类生命的运动规律。经过长时期的理论探讨和经验积累,进而提出了系统的防老抗衰、颐养天年的养生方法,形成了中医预防学说和老年医学的理论特色。除用药物补益养生延年外,以下几个方面是抗衰老的重要方法和途径。

一、防老抗衰重在保养精气

这里精气是指促进人体生长发育和生殖繁衍的基本物质。它来源于先天,禀承于父母,为"男女媾精"所成,所以又称先天精气。因精能化气,人体出生后,此精藏之于肾,须赖后天水谷精气的滋养补充,故《内经》亦称肾气。《素问·上古天真论》谓:"女子七岁,肾气盛,齿更发长;二七而天癸至,任脉通,太冲脉盛,月事以时下,故有子……五七,阳明脉衰,面始焦,发始堕……七七,任脉虚,太冲脉衰少,天癸竭,地道不通,故形坏而无子也。丈夫八岁,肾气实,发长齿更;二八,肾气盛,天癸至,精气溢泻,阴阳和,故能有子……五八,肾气衰,发堕齿槁……七八,肝气衰,精不能动,天癸竭,精少,肾脏衰,形体皆极。八八,则齿发去。"可见,人的生长、发育、壮盛和衰老的整个生命活动过程都是此精在发挥作用。因此,古代养生家非常重视保养精气。就是通过养生之道,使精不妄耗,永远保持精气充满,这样就可以增强人体的生活机能,达到防病健身,延年益寿的目的。这就是《素问·上古天真论》所谓:"夫道者,能却老而全形","道"指养生之道;"却老"指能防止、延缓衰老。又谓:"积精全神,益其寿命",《延年却病笺》谓:"圣人爱精重施,则髓满骨坚""无劳尔形,无摇尔精,归心寂静,可以长生"。《千金要方》谓:"凡精少则病,精尽则死"。这里,"积精""爱精""无摇尔精",都是指的通过养生方法来保养精气,使精不妄泄,保持充满。

二、调摄精神是养生的重要方法

中医学认为,通过调摄精神,能够使阳气平和,阴平阳秘,"无摇尔精",从而起到保养精气,增强气化功能,达到防老抗衰的目的。这就是《内经》所谓的"恬淡虚无,真气从之,精神内守,病安从来"。这是《内经》养生学说的理论核心。可以看出,"恬淡虚无"

"精神内守"讲的是调摄精神的方法。它一是指日常生活中，精神上要排除外界事物的干扰，不要妄动七情，要少生私欲杂念；二是指练气功时的意守入静，以神御气而言。"真气从之""病安从来"，是阐述调摄精神能起到精神变物质、物质变动力，使人体内的元真之气充沛旺盛，从而起到防病健身、延缓衰老的积极作用。

（一）涵养精神，培养乐观情绪

在日常生活中，保持乐观情绪和豁达开朗的精神状态，对增强健康、延长寿命是至关重要的。马克思曾说过："一种美好的心情比十副良药更能解除生理上的疲惫和痛楚。"巴甫洛夫在研究精神状态和长寿的关系时也谈到：一切顽固沉重的忧悒和焦虑，足以给各种疾病大开方便之门。中医学对精神因素与疾病的关系，认识更为深刻。认为情志失调是导致内伤疾病的主要致病因素。如《黄帝内经》中谈到："余知百病生一气也，怒则气上，喜则气缓，悲则气消，恐则气下，惊则气乱，思则气结"。又谓："暴怒伤阴，暴喜伤阳……喜怒不节，生乃不固"，明确提出"百病生于气"的论点。如何涵养精神，陶冶性情？《素问·阴阳应象大论》谓："是以圣人为无为之事，乐恬淡之能，从欲快志于虚无之守，故寿命无穷，与天地终，此圣人之治身也"，即是说在日常生活中，要保持精神乐观，意念纯正，清净寡欲，无争无贪，听凭自然，这样就能起到培养阳气、保养精气达到防老抗衰的目的。这实际是老庄道家无为思想的养生哲学。《史记·老子徽》谓："老子无为自化，清净自正。"庄子谓："天无为以之清，地无为以之宁，故两无为相合，万物皆化……故曰天地无为也，而无不为也。"老庄道家无为思想的人生观，在一定程度上代表了春秋战国时期没落贵族的消极颓废思想。但是，《黄帝内经》是从养生防病、健身益寿的角度出发接受了这一学说，并且把它作为调摄精神的方法。

自《黄帝内经》以后，历代著名医家和养生家，对调摄精神这一独具特色的养生之道，结合自己的实践体会，发表过不少精辟论述，丰富了中医养生学说的理论内涵。如张景岳对上述《内经》中"圣人为无为之事"的解释贴切允当，颇有发挥。其谓："但能于动中藏静，忙里偷闲，致远钩深，庶乎近矣"，又谓："镜以察物，物去而镜自镜，心以应事，事去而心自心，此养生之道也"。对老庄道家的无为思想，赋予了积极的思想内涵。《孙真人卫生歌》谓："世人欲知卫生道，喜乐有常慎怒少，心正意诚思虑除，顺理修身去烦恼。"

另外，养生之道又离不开养性与养心——培养高尚情操，加强伦理道德观念。《七部要语》谓："人之察受，性情具焉。性之所感者情也，情之所感者欲也，情出于性，而情违性，欲出于精，而欲害情。"《洗心说》："患生于多欲，祸生于多食，过失于轻慢，罪生于不仁。"《真观论》："人居尘世，难免营求，虽有营求之事，而无得失之心，即有得无得，心常安泰。"《清修妙论笺》又列举百"病"以警人，列举百"药"以抬"病"。其谓"病"，亡义取利是一病；好色坏德是一病；毁人自誉是一病；乘权纵横是一病；以私乱公是一病；轻慢老少是一病；两舌无信是一病；教人作恶是一病等。其谓"药"，动静有礼是一药；起居有度是一药；心无妒嫉是一药；扶持老幼是一药；怜孤恤寡是一药；语言谦虚是一药；不好阴谋是一药；灾病自咎是一药；施不望报是一药，不念旧恶是一药，舍药救疾是一药；随事不慢是一药等。总之，如果把养生分为"心""身"两大方面的话，养性主要指养心，并指导养身，即"养生首养心，调形先调神"。如果我们把调情志，摄精神，戒嗜欲，重修养的原则作为日常生活中一举一动、一言一行必须遵守的规范，久而久之就会形成高尚的情操，为抗老防衰、延长寿命奠定基础。

（二）意守入静，以神御气——真气运行法

《内经》中"恬淡虚无""精神内守"，不只指日常生活中要安闲清静，排除杂念妄想，不受外界事物的干扰，万念俱空，而且也是指导中国独具特色的气功练法的理论原则。即是练气功时必须运用凝思守神、意守丹田、吐纳胎息、以意导气的方法。这又叫做真气运行法。《素问·上古天真论》谓："呼吸精气，独立守神，肌肉若一。"对练气功有高度修养的人来说，练功练到一定程度，就会感到有一股气在身上流动，或出现"内功""热感"。现在通过实验表明，这时人体气的数量、质量有明显的提高。这即《内经》所谓"真气从之"。这说明神与气的关系，神可以指挥气，统御气，从而起到强化人体气化功能的效果，达到自控的目的。气功练法在春秋战国时期早已有之，属于老庄道家的养生方法。真气运行法的称呼是甘肃中医学院李少波先生提出来的，它与气功基本没有什么区别，所不同的就是真气运行法在调息方面，有其分段进行，定期取效和通督的特点，并且容易掌握，而且见效迅速。气功练法的机制主要在于以意导气，引气下行，息息归根，使气聚丹田，以充实下元，发挥真气的潜能作用。明·冷谦启在《修龄要旨》中把练气功的基本方法总结为十六个字："一吸便提，气气归脐，一提便咽，水火相见"。并强调姿势与呼吸、意念的结合。指出"朝夕定心闭目，调息守中"静中求动，可以达到"通和上下，分理阴阳，去旧生新，充实五脏，驱外感之诸邪，消内生之百症，补不足，泻有余"，却病延年的效果。近年来，气功对防老的作用，日益为世界医学所重视。对探索人类生命奥秘，促进世界老年医学的发展，将起到积极的推动作用。

三、传统体育与健康长寿

传统的保健体育主要指武术。我国武术的流派、门类很多、但主要是少林、武当两大派。少林武功的风格大体是以刚为主，刚柔相济，突出勇敢轻捷的特点，有暴发力，常显示出一种对抗的精神；武当则更讲究"气"，以柔为主，外柔内刚，动作较舒缓柔韧。

我们的祖先早就认识到武术有强壮体魄，抗衰防老的作用。如庄子说："吹嘘呼吸，吐故纳新，熊经鸟伸，为寿而已矣。"东汉华佗以"户枢不蠹，流水不腐"的运动观为理论基础，模仿虎的凶猛，鹿的矫健，猿的敏捷，熊的沉稳，鸟的展翅飞翔，创立了五禽戏，这是我国武术的雏形。后来，经过千百年来的发展，我国武术形成了鲜明的民族特色。它既有舞蹈的审美价值，又有体操的健美功效。同时，有防病康复，延长寿命，防身御辱等舞蹈、体操不可替代的作用。另外，武术还具锤炼意志、陶冶情操、涵养精神的作用。就拿练太极拳来说，在练的时候，必须意志坚强，心情舒缓，凝思守神，以神统气，以意导气，方能气随意走，真气充沛，达到锻炼的目的。这些都与中医学理论指导分不开。老年人或体弱多病的

人如能根据自己的年龄、爱好和身体条件，选择一种，持之以恒，长久锻炼下去，对防病健身，抗衰老，可以收到意想不到的效果。

四、调节饮食五味

古云："民以食为天。"饮食五味是人类赖以维持生命活动的物质基础，是气血津液生化的泉源。古代医家非常重视对饮食五味的调节，认为这是养生保健的主要方法之一。《素问·生气通天论》谓："是故谨和五味，骨正筋柔，气血以流，腠理以密，如是，则骨气以精，谨道如法，长有天命"，就是说在日常生活中，若能注意调和饮食五味，则寿命之长，可享有自然寿命，"度百岁乃去"。但是，如果调用不当，饮食无节，寒温失调，反而会导致疾病的发生，成为致病的主要因素。可见饮食五味对人体具有正反两方面的作用。对此，《素问·阴阳应象大论》曰："味归形""味伤形"；《素问·至真要大论》曰："夫五味入胃，各归所喜，故酸先入肝，苦先入心，甘先入脾，辛先入肺，咸先入肾，久而增气，物化之常也，气增而久，夭之由也"。现代老年医学亦认为，人应活到百岁以上，而未活到的一个主要原因，就是饮食调节不当。

中医学有关调节饮食五味的方法，可归纳如下几个方面。

（1）根据五味入五脏的道理，不论药疗或食养，都应五味调用得当，不要久嗜偏食。这就是上文所谓"久而增气，物化之常也，气增而久，夭之由也"，另外，五脏对五味各有宜、忌。要根据五脏的生理、病理情况和宜、忌，知所选择。此即《素问·宣明五气》所谓："气病无多食辛""血病无多食咸""骨病无多食苦""肉病无多食甘""筋病无多食酸"；《灵枢·五味》所谓："肝病禁辛，心病禁咸，脾病禁酸，肾病禁甘，肺病禁苦。"

（2）日常饮食，要多食清淡，不要恣食肥甘厚味与辛辣炙煿之品。因肥性滞，甘性缓，多食之易助湿生热，腻滞生痰，痰浊阻滞脉道，蒙蔽清窍，易患中风、偏枯或消渴之证。《素问·奇病论》谓："此人必数食甘美而多肥也，肥者令人内热，甘者令人中满，故其气上益，转为消渴"，其他如嗜酒、嗜茶太过，均对身体有一定影响。

（3）要饮食有节，勿过饥过饱过冷过热。过饥则摄食不足，营养缺乏，过饱则增加肠胃负担，易引起消化不良，久之可导致胃病；过食生冷，则易损伤脾阳，而致寒湿内生，腹痛泄泻。饮食过热或贪食辛辣之品，亦可使肠胃积热而致大便干燥或酿成痔疮下血等证。

归纳起来，在饮食上要少烟多茶，少酒多水，少食多嚼，少盐多醋，少肉多菜，少糖多果。这样的饮食习惯，有益于增进健康，防老抗衰。

附：食疗歌

> 谷物蔬菜养身宝，饮食多样任君调。
>
> 萝卜消食开脾胃，韭菜补肾暖膝腰。
>
> 芹菜能除高血压，驱寒除湿是胡椒。
>
> 大蒜杀菌可止泻，葱白姜汤治感冒。
>
> 绿豆解暑为上品，健胃补虚吃红枣。

蕃茄补血美容颜，莲藕除烦解酒好。

花生能降胆固醇，西瓜消肿又利尿。

生津伏蛔数乌梅，益肾强腰吃核桃。

山楂减肥降血压，生梨润肺止咳嗽。

桔子理气能化痰，山楂益肾糖尿消。

海带消瘿通脑栓，木耳抗癌又补血。

猪牛羊肝可明目，蘑菇抑制癌细胞。

蜂蜜润燥又益寿，葡萄悦色会年少。

五、生活规律，节制情欲

《素问·上古天真论》谓："饮食有节，起居有常，不妄作劳"，就是指人们的生活要有规律，做到饮食有节，起居作息循乎常规。在劳作中，要有劳有逸，循法度，劳逸结合。能够如此，就可以做到"形与神俱，而尽终其天年，度百岁乃去"。《寿世保元·延年良箴》亦谓："坐卧有时，勿令身怠，可以延年。动止有常，言谈有节，可以延年。"

中医学的养生学说，特别注意节制情欲，慎劳房。认为纵情色欲不知持满，对防老抗衰极为有害。如《素问·上古天真论》谓："醉以入房，以欲竭其精，以耗散其真，不知持满……故半百而衰也"，《延年却病笺》谓："故养生之方，首先节欲"，《阴符经》谓："淫声美色，破骨之斧锯也"，《摄生三要》谓："元精在体，如木之有脂。神依之如鱼得水，气依之如雾覆渊。不知持满，不能保啬，所生有限，所损无穷，未至中年，五衰尽见，面脉俱枯矣。是以养生者，务实其精"。

古代养生家之所以重视对此生殖之精的保全，是因为此精是构成生命活动的基本物质。人之生长发育、生殖繁衍全赖此精发挥作用。因此，通过节欲持满，使精不妄泄，保持充盛，精能化气，气能化神，精盈则气盛，气盛则神全，神全则体健，就能起到防老抗衰的作用。所以古代养生家称精、气、神为人身之三宝，而此三宝是以精为基础。当然，节欲持满，不是教人们绝对禁欲，而是以"适度不贵"。如《延年却病笺》谓："人年六十，当秘精勿泄，若气力尚壮，不可强忍，久而不泄，致成痈疾"；葛洪《抱朴子·极言卷》亦谓："不欲甚劳甚逸，适度为贵，能中和者必久寿"。由此可见，节制情欲，是以适度为贵，不是教人们离开生活，陷入禁欲主义。

总之，中医学关于养生之道的文献，可谓卷帙浩瀚，内容丰富。既有独具特色的理论系统，又有切实可行的养生措施，因此有人称中医学为"养生医学"，是确实有道理的。世界卫生组织认为："所谓健康，不仅在于没有疾病，而且在于肉体、精神、社会各个方面的正常状态。"这恰恰又给中医学防老抗衰的学术观点提供了有力的佐证。综上所述。可以达到健康长寿的方法很多，在日常生活中，只要我们认真地去身体力行，掌握一种或几种养生健身之术，把握养生之道中心与身、形与神的辩证关系，就一定能够收到防病健身之效，而且能够延年益寿。

医论医话

71

内 经 精 义

第一章 阴阳五行

内 容 提 要

　　阴阳五行学说，是我国古代哲学理论的重要组成部分，具有朴素的唯物论、辩证法思想和系统论的观点。它是古代劳动人民在长期的生活生产实践中，通过对自然现象和一些物质运动形式的观察，逐步认识，不断提高，而总结出来的。

　　《内经》一书，是古人在长期医疗实践的基础上，以阴阳五行理论为指导，编著而成的一部古典中医基础理论巨著。它运用阴阳五行学说中的对立互根、相互联系的朴素辩证和系统整体的方法，来把握人体与自然界的系统整体的特性；阐述人体的生理功能，病理变化，并指导临床，运用于临床。所以，它对中医学理论的形成和发展，有着极深的影响，它既有医学的内涵，又属古代哲学的范畴，成为中医学理论中不可缺少的重要组成部分。因此，对《内经》中的阴阳五行学说有必要深加钻研。

　　本章仅撷取《内经》阴阳五行内容中有关对临床实践有指导意义而又能反映其理论实质的原文，进行整理分类，现阐释如下。

第一节　阴　　阳

　　阴阳，是矛盾对立的两个方面。阴阳并不代表某种特定的事物，而是从具体事物与现象中抽象出来的对立双方的概括。它既可代表两个相互对立而又相互联系的有关事物，如天与地，日与月，昼与夜等，又可代表同一事物内部所存在的相互对立的两种趋势，如动与静，升与降，寒与热等。这种相互对立的两个方面，一方面属阴，一方面属阳，即所谓"一分为二"。事物的运动和发展，即由事物内部阴阳对立双方相互作用产生的。而一事物与他事物之间的对立统一、相互影响，又构成事物之间相互联系不可分割的整体关系。这就是事物和现象最抽象最一般的阴阳对立的辩证法则。

　　中医学，就是运用阴阳学说这种对立统一的朴素辩证思想，来说明人体的组织结构、生理功能、病理变化，以及人体与自然界不可分割的整体关系，并指导临床诊断和治疗。

一、阴阳的基本概念

（一）阴阳是宇宙的总规律

【原文】阴阳者，天地之道①也，万物之纲纪②，变化之父母③，生杀之本始④，神明之

府⑤也。治病必求于本。(《素问·阴阳应象大论》)

【提示】说明阴阳是世界一切事物形成、变化的根本规律。

【注释】

①天地之道：天地，指自然界；道，即道理，规律之意。

②纲纪：网的总绳为纲，分支为纪，即纲领之意。

③变化之父母：《素问·天元纪大论》："物生谓之化，物极谓之变。"父母，有根源的意思。

④生杀之本始：生是生长，杀是死亡；本始，即根源之意。

⑤神明之府：变化莫测谓之神，事物昭著谓之明。此处神明，意指阴阳变化难以预测，而其现象却极显著。府，凡物积聚的地方称府。

【语译】阴阳是自然界的总规律，是世界万物的纲领，是一切事物变化的根本，是万物生长和消亡的根源。总之，是一切变化现象的发源处。所以治疗疾病，首先必须辨别阴阳，从根本上解决。

【按语】本文是《内经》论述阴阳的总纲。它提纲挈领地说明了阴阳的基本概念，提出阴阳对立统一是宇宙的总规律，指出世界是物质性的，自然界一切事物的生长、发展和消亡，是事物内部阴阳两方面相互联系、相互作用的结果。这对于指导人们去认识世界，对复杂的事物进行分析综合、执简驭繁，把握事物的本质，具有积极的意义。文中用"天地""万物"这样广阔的概念，主要阐明了阴阳的普遍性；用"纲纪""父母""神明之府"等，主要是强调阴阳的重要性，阐明事物内部的阴阳矛盾规律是事物本身的固有规律，亦是推动事物运动发展的根本原因。

古代医家就是运用阴阳理论来指导医疗实践，并为中医学以内因为主的发病观点，确定了根据，作为施治用药的准则，故谓"治病必求于本"。

【原文】阴阳四时者，万物之终始也，死生之本也。(《素问·四气调神大论》)

出入废则神机①化灭，升降息则气立②孤危。故非出入则无以生、长、壮、老、已，非升降则无以生、长、化、收、藏。(《素问·六微旨大论》)

【提示】说明阴阳的规律是一切生物生长消亡的根本。

【注释】

①神机：《素问·五常政大论》："根于中者命曰神机。"是言人体内在的阴阳升降出入，是生命活动的机枢，即神机之所发也。

②气立：《素问·五常政大论》："根于外者命曰气立。"张景岳："人受天地之气以立命，故曰气立。"是言人体内在的阴阳之气与外界的阴阳之气，必须升则俱升，降则俱降，相互通应，始能化气立命，维持生存。

【语译】四时阴阳的变化，是万物生长、衰老、死亡的终始，是死生的根本。

人体内在的阴阳升降出入运动废止，则生命神机就要消灭；人体内在和外界的阴阳升降不相通应，升降停止，则气化生命就会孤立危殆。所以，如果动物之类，没有阴阳的进退出入，就不可能有生、长、壮、老、已的生命过程；植物之类没有阴阳的上下升降，也就不会有一年四季的生、长、化、收、藏的变化过程。

【按语】万物的产生和消亡，自始至终贯穿着阴阳的矛盾运动。自然界一切器物，无论有生命或无生命的，都是禀承天地阴阳四时之气而成。它们内部从生到灭，都存在着阴阳升降出入的矛盾运动，而且这种矛盾运动必须与外界的阴阳矛盾运动相通应，这就是世界物质的统一性原则。如果阴阳升降出入的矛盾运动一旦停止，生命的存在过程就告结束，器物就要瓦解。

【参考资料】

（1）《素问·阴阳离合论》："阴阳者，数之可十，推之可百，数之可千，推之可万，万之大不可胜数，然其要一也。"

（2）张景岳："大曰纲，小曰纪。"

（3）张志聪："本者，本于阴阳也。人之藏府、气血、表里、上下，皆本乎阴阳；而外淫之风寒暑湿，四时五行，亦总属阴阳二气。至于治病之气味，用针之左右，诊别色脉，引越高下，皆不出乎阴阳之理。故曰：治病必求其本。"

（二）阴阳在性态与功能上的特殊性

【原文】积阳为天，积阴为地；阴静阳躁①；阳生阴长，阳杀阴藏②；阳化气，阴成形③。（《素问·阴阳应象大论》）

【提示】说明阴阳的不同性能与特征。

【注释】

①阴静阳躁：凡事物性态偏于静止的属阴，偏于躁动的属阳。这说明阴与阳有其特殊的性态与功能。张景岳："阴性柔，阳性刚。"

②阳生阴长，阳杀阴藏：张景岳："阳之和者为发生，阴之和者为成实，故曰阳生阴长；阳之亢者为焦枯，阴之凝者为固闭，故曰阳杀阴藏。"意思是说万物生长和杀藏的变化都是阴阳两方面相互作用的结果。

③阳化气，阴成形：此处气指能力，形指物质。意为阳可以生化出能力，阴可以构成有形的物质。李念莪："阳无形，故化气，阴生质，故成形。"

【语译】清阳之气升积于上而为天，浊阴之气凝聚于下而为地；阴主安静，阳主躁动；阳主生发，阴主成长；阳主肃杀，阴主收藏；阳能化气（功能力量），阴能成形（有形物质）。

【按语】本文对阴阳的性态、特征和作用，进行了扼要论述。

"积阳为天，积阴为地"，是古代天体形成学说中的唯物主义观念，是对上帝创造天地的唯心史观的有力批判。

"阴静阳躁"是分析阴阳的性态和特征。指明阴阳学说包含着自己的特殊内容，具有一定的规律性。阴阳对立的两个方面，在性态上各具特点，正反对立。即一方面必然具有阳性特征，呈现躁动的特性；而另一方面必然具有阴性特征，呈现静止的特性。此即所谓"阴静阳跷"。可见，阴与阳之间，既体现着对立统一的一般关系，又体现着对立统一的特殊关系。中医学正是运用这种特殊的阴阳正反对立的概念，来着重研究有关医学领域的生理、病理、诊断和治疗，从而形成中医学的理论特点。

"阳生阴长""阳化气，阴成形"，是言阴阳的正常作用。阳为无形之气，其性温散，具有生发、化气的作用，能使物质由固体、液体变为气体，由有形变无形，产生出能力，促进人体生命活动。阴为有形之质，能凝聚成形，使无形变有形，供给人体的发育成长。人的生命活动，实际就是"化气"与"成形"，合成与分解相互作用的结果。"阳杀阴藏"是言阴阳的反常作用。阴阳和则生物，亢则害物。阳亢则热盛，焦枯害物，故谓"阳杀"；阴盛则寒凝，闭藏壅滞，故谓"阴藏"。本文所言阴质与阳气，是阐发质与能、体与用的辩证关系，对临床有很重要的指导意义。

【参考资料】

（1）《素问·天元纪大论》："天以阳生阴长，地以阳杀阴藏。"

（2）张景岳："此即四象之义。阳生阴长，言阳中之阴阳也。阳杀阴藏，言阴中之阴阳也。盖阳不能独立，必得阴而后成，如发生赖于阳和，而长养由乎雨露，是阳生阴长也。阴不自长，必因阳而后行，如闭藏因于寒凝，而肃杀出乎风霜，是阳杀阴藏也。此于对待之中，而复有互藏之道，所谓独阳不生，独阴不成也。"

（3）李念莪："阳之和者为发育，阴之和者为成实，故曰阳生阴长。此阴阳之治也。阳之亢者为焦枯，阴之凝者为封闭，故曰阳杀阴藏。此阴阳之乱也。"

（三）阴阳的对立统一关系

【原文】阴阳上下交争，虚实更作，阴阳相移。（《素问·疟论》）

故高下相召，升降相因，而变作矣。（《素问·六微旨大论》）

是以升降出入，无器不有。故器者生化之宇[1]，器散则分之，生化息矣，故无不出入，无不升降。（《素问·六微旨大论》）

【提示】说明阴阳相互对立的关系，着重言阴阳的斗争性。

【注释】

[1]宇：张景岳："宇者天地四方曰宇。"这里引申为所在之义。

【语译】阴阳有上下相互交争，虚实更替而作（阳实则阴虚，阴实则阳虚），阴阳虚实相互移易转化的关系。

所以高（天）下（地）之气相互感召，升降互为因果，因而就发生变化了。

阴阳的升降出入运动，任何有形质的器物都有。所以有形的器物，就具有生化的所在。如果形器败散，则其生化之机就无所依附而分离，生化也就停止了。所以任何形物，没有不出入升降的。

【按语】本文是阐明阴阳的斗争性问题。阴阳对立的两个方面，由于属性与作用相反，而且又处于一个统一体中，因而必然存在着相互排斥、相互斗争的关系。例如：上与下，升与降是阴阳对立的两个方面，上升的力量必然与下降的力量相互牵制，而下降的力量亦必然与上升的力量相互拮抗；一方面太过，就会引起另一方面的不足；一方面不足，也会导致另一方面的太过。阴阳的两个方面，总是互相矛盾着、牵制着，此盛彼衰，此消彼长，虚实相移。只有阴阳的不断排斥与斗争，才能推动事物的发展和变化。可见阴阳学说对矛盾的对立斗争在事物发展过程中的作用，亦有了明确的认识。古代医家则根据这一朴素的辩证法思想，来解释自然变化和指导临床辨证治疗。

【参考资料】

（1）张景岳："阳气者，下行极而上，阴气者，上行极而下，邪气入之，则阴阳上下交争矣。阳虚则外寒，阴虚则内热，阳盛则外热，阴盛则内寒。邪之所在，则邪实正虚，故入于阴，则阴实阳虚，入于阳，则阳实阴虚，虚实更作者，以阴阳相移易也。"

（2）张景岳："召，犹招也。上者必降，下者必升，此天运循环之道也。阳必召阴，阴必召阳，此阴阳配合之理也。故高下相召，则有升降，有升降，则强弱相因，而变作矣。"

【原文】天地者，万物之上下也；阴阳者，血气之男女①也；左右②者，阴阳之道路也；水火者，阴阳之征兆③也；阴阳者，万物之能始④也。（《素问·阴阳应象大论》）

天为阳，地为阴，日为阳，月为阴。……阴阳者，数之可十，推⑤之可百，数之可千，推之可万，万之大，不可胜数，然其要一也⑥。（《素问·阴阳离合论》）

【提示】用自然事物现象说明阴阳的对立统一关系，即着重说明阴阳的统一性。

【注释】

①男女：此处系借男女来说明阴阳对立统一的关系。

②左右：即东西方位，我国古代论方向以面南背北为准，故左为东，右为西。日（阳）月（阴）升自东方，落于西方，故说左右是阴阳升降的道路。

③征兆：即象征之意。阴阳是抽象不可见的，但水性寒属阴，火性热属阳，是有形可见的，故说水火是阴阳的征兆。

④能始：王冰："为变化生成之原始。"

⑤推：即推广演绎之意。

⑥其要一也：要，要领。一指阴阳对立统一的关系。吴崐："其要则本于一阴一阳也。"

【语译】天地是在万物的上下；阴阳就像血与气、男与女的相互对峙不可分离；左右为阴阳升降运行的道路；水火是阴阳的象征；阴阳的变化规律，是万物发生和发展变化的根源。

天为阳，地为阴；日为阳，月为阴。宇宙间一切事物，都可用阴阳来比喻、推演，可以由十推演到百，由千推演到万，由万推演到无穷无尽，难以尽数。然而，总的要领只有一个，不外阴阳的对立统一关系而已。

【按语】本文主要是用相互关联的某些事物的对立双方，如血气、男女、水火、日月等，形象地说明了阴阳的性质及二者之间的对立统一关系。如天与地相对，天在上为阳，地在下为阴；水与火相对，水性寒为阴，火性热为阳。其他如血气、男女、左右、日月等，无不可用阴阳来说明之。由于阴阳是性质相对的两个方面，而且又相互联系，因而它们之间的关系，既有相互制约的一面，又有相互依存的一面，任何一方都不能脱离对方而单独存在。如上为阳，下为阴，左为阳，右为阴，没有上即无所谓下，没有左即无所谓右。又如以水火为例，必须火中有水，水中有火。设火中无水，便要燥热太过；水中无火，便要寒凉太过。必须水火互交，阴阳既济。此即古人所谓"一阴一阳，互为其根"。

【参考资料】

张景岳："阳为气为男，阴为血为女。""谓阴阳之道，合之则一，散之则十百千万，亦无非阴阳之变化。……然变化虽多，其要则一，一即理而已。是以人之三阴三阳亦岂有不应乎天地者哉。"

【原文】　四时之变，寒暑之胜[①]，重阴[②]必阳，重阳[②]必阴。故阴主寒，阳主热。故寒甚则热，热甚则寒。故曰：寒生热，热生寒，此阴阳之变也。（《灵枢·论疾诊尺》）

帝曰：其升降何如？岐伯曰：气之升降，天地之更用也……升已而降，降者谓天；降已而升，升者谓地。天气下降，气流于地；地气上升，气腾于天。（《素问·六微旨大论》）

动复则静，阳极反阴。（《素问·六元正纪大论》）

【提示】　举出自然界有关事物说明阴阳转化的道理。

【注释】

①胜：为制胜之意，即寒暑往来，更迭相胜。

②重阴、重阳：即极阴、极阳之意。

【语译】　四季气候的变化，寒暑的更迭往来，都是由于阴发展到极度必转变为阳，阳发展到极度必转变为阴的极则必反的结果。因为阴是主寒的，阳是主热的。所以寒到极点就会转化为热，热到极点就会转化为寒。因此说：寒能转生热，热能转生寒，这就是阴阳相互转化的道理。

黄帝问，天地之气的升降是怎样的？岐伯说：气的升降，是天地之气更相交换而发生的作用。由上升而后下降，这下降是出于天的作用；由下降而后上升，这上升是出于地的作用。天气下降，气就交流于大地；地气上升，气就蒸腾于天空。

动到一定程度会出现静态，阳到极点反而转化为阴。

【按语】　事物的阴阳两个方面，不仅对立互根、互为消长，而且发展到一定阶段，能够相互转化。阴可以转化为阳，阳可以转化为阴。如果说"阴阳消长"是一个量变过程，那么"阴阳转化"便是一个由量变到质变的过程。本文即运用阴阳转化的道理，来解释四季寒暑变迁，云雨形成和人体的某些病理现象。如天气下降，而为雨露，然此天气下降，系由地气上升所转化，即文中所谓"升已而降"。地气上升而为云，然此地气上升，系由天阳之气下交于地所转化，即文中所谓"降已而升"。可见自然界云雨的变化，系天地阴阳之气升降转化的结果。联系到临床，如常见的真寒假热、真热假寒证，其病理机转，亦是阴阳转化所致。亦即本文所谓"寒甚则热，热甚则寒""重阴必阳，重阳必阴"的道理。

【参考资料】

（1）李念莪："冬寒之极，将生春夏之热……夏热之极，将生秋冬之寒；夏至以后，自姤而之坤也。"

（2）张景岳："天无地之升，则不能降，地无天之降，则不能升，故天地更相为用。"

【原文】物生谓之化，物极谓之变。（《素问·天元纪大论》）

夫物之生，从于化，物之极，由乎变，变化之相薄①，成败之所由也。（《素问·六微旨大论》）

【提示】说明阴阳消长转化所导致的化与变的过程。

【注释】

①相薄：张景岳："薄，侵迫也。"相互斗争之义。

【语译】万物的发育生长称为"化"，生长发展至极点则发生"变"。

万物的生长由于化，生长发展到极点就要发生变，变与化之间的相互斗争，是成长与衰败的根本原因。

【按语】阴阳消长转化，实际包含着"化"与"变"前后相接的两个过程。"物之生"是指事物的形成、发育、生长的过程；"物之极"是指事物兴盛到了极点就开始衰败，因而使事物走向死亡，处于极变的过程。这其中包含了质量互变的辩证关系，"变化之相薄，成败之所由也"这句话说明，在事物的"化"与"变"的过程中，亦包含着肯定和否定，"化"起肯定的作用，"变"起否定的作用。由于事物内部这两种对立的力量或因素相互斗争，才推动了事物由成转败，或由败转成，引起新旧事物迭相交替。可见，《内经》虽未明确提出量变和质变的概念，但已接触到量变和质变的问题。

【原文】是故冬至①四十五日，阳气微上，阴气微下；夏至②四十五日，阴气微上，阳气微下。（《素问·脉要精微论》）

阴中有阴，阳中有阳。平旦③至日中，天之阳，阳中之阳也；日中至黄昏④，天之阳，阳中之阴也；合夜⑤至鸡鸣⑥，天之阴，阴中之阴也；鸡鸣至平旦，天之阴，阴中之阳也。故人亦应之。（《素问·金匮真言论》）

【提示】用阴阳消长转化说明气候变化的规律性。

【注释】

①冬至：是二十四节气之一，约当夏历十一月中旬，是冬天。阴气极盛的时候，阴极则阳生，因谓冬至一阳生。

②夏至：亦二十四节气之一，约当夏历五月中旬，是夏天阳气极盛之时，阳极则阴生，因谓夏至一阴生。

③平旦：即清晨，太阳初出的时候。

④黄昏：夕阳西下，尚有微光的时候。

⑤合夜：黄昏后日光已尽的一刹那间，称之为合夜。

⑥鸡鸣：代表夜半之时，民间有鸡鸣半夜的谚语。

【语译】所以冬至后四十五日以至立春，阳气微升，阴气微降；夏至后四十五日以至立秋，阴气微升，阳气微降。

阴阳是互相含储的，阴中含有阴阳，阳中亦含有阴阳。如以昼夜的推移来说，白昼是阳，清晨至中午，是阳中之阳，中午至黄昏，是阳中之阴；黑夜为阴，合夜至半夜，是阴中之阴，半夜至清晨，是阴中之阳。所以人体也同样有阴阳的这一相应规律。

【按语】如前所述，相互对立、相互依存的阴阳双方不是处于静止不变的状态，而是处于不断"阳消阴长"或"阴消阳长"互为消长的运动变化之中；而且这种消长过程发展到一定程度，要向反面转化，阴可以转化为阳，阳可以转化为阴。这里包含着量变与质变的辩证关系。本文就是运用阴阳消长转化的关系，说明气候的变化规律。一年四季的寒暑变迁，或一天当中的气温变化，即是由于阴阳之气消长转化的结果。如从冬至春至夏和由夜半至平旦及日中，气候由寒逐渐变热，这是一个"阴消阳长"由阴转阳的过程；从夏至秋及冬和由日中至傍晚及夜半，气候由热逐渐变寒，这又是一个"阳消阴长"由阳转阴的过程。就人体而言，阴阳两方面也是处于不断地互为消长的运动变化状态之中。在正常状态下，这种"阴阳消长"是处于相对的平衡状态之中的。如果这种"消长"关系超出一定的限度，不能保持相对的平衡时，在人体就是病理状态。

【参考资料】

（1）张景岳："一日之气，自卯时日出地上为昼，天之阳也；自酉时日入地中为夜，天之阴也。然于阴阳之中，复有阴阳。如午前为阳中之阳，午后为阳中之阴也。子前为阴中之阴，子后为阴中之阳也。故以一日分为四时，则子午当二至之中，卯酉当二分之令。日出为春，日中为夏，日入当秋，夜半为冬也。"

（2）张景岳："人之阴阳，亦与一日四时之气同。故子后则气升，午后则气降，子后则阳盛，午后则阳衰矣。"

【原文】阳者，天气也，主外；阴者，地气也，主内。故阳道实，阴道虚①。（《素问·太阴阳明论》）

【提示】阐明阳主外，阴主内，阳道实，阴道虚的理论原则。

【注释】

①阳道实，阴道虚：道，作"规律"解。张景岳："阳刚阴柔也。又外邪多有余，故阳道实；内伤多不足，故阴道虚。"

【语译】阳就像天气一样，是主外的；阴就像地气一样，是主内的。阳刚阴柔，所以阳道常实，阴道常虚。

【按语】古代医家以本文的阴阳、内外、虚实之理，阐释自然现象以及人体的生理和病理变化。从自然现象来讲，则天包乎地，在人体则卫阳之气主捍卫于外，营阴之气主营守于内。故阳主外，阴主内。"阳道实，阴道虚"，古人比作日为阳，有满无亏，此为实；月为阴，有盈有亏，此为虚。并进而创立"阳常有余，阴常不足"之说。结合临床辨证，亦是阳病多有余，阴病多不足。文中所阐明的理论原则，对后世医学发展有重要指导意义。

【参考资料】

朱丹溪："人受天地之气以生，天之阳气为气，地之阴气为血，故气常有余，血常不足。何以言之？天地为万物父母，天大也为阳，而运于地之外，地居天之中为阴，天之大气举之。日实也亦属阳，而运于月之外，月缺也，属阴，禀日之光以为明者也。"

【原文】阴阳之气各有多少，故曰三阴三阳也。（《素问·天元纪大论》）

三阳之离合也：太阳为开，阳明为阖，少阳为枢①。……三阴之离合也：太阴为开，厥阴为阖，少阴为枢②。（《素问·阴阳离合论》）

【提示】说明阴阳分为三阴三阳的理论。

【注释】

①太阳为开，阳明为阖，少阳为枢：指太阳主表，阳明主里，少阳介于表里之间的意思。张景岳："太阳为开，谓阳气发于外，为三阳之表也；阳明为阖，谓阳气蓄于内，为三阳之里也；少阳为枢，谓阳气在表里之间，可出可入，为枢机也。"

②太阴为开，厥阴为阖，少阴为枢：张景岳："太阴为开，居阴分之表也；厥阴为阖，居阴分之里也；少阴为枢，居阴分之中也。开者主出，阖者主入，枢者主出入之间。"王冰："开、阖、枢者，亦气之不等也。"

【语译】阴气与阳气，各有多少之不同，所以有三阴三阳的名称。

因此三阳经的离合，分开来说：太阳主表为开，阳明主里为阖，少阳介于表里之间为枢。同样，三阴经之离合，分开来说：太阴为三阴之表为开，厥阴为三阴之里为阖，少阴位于表里之间为枢。

【按语】阴阳由一分为三，称为三阴三阳，这是对阴阳双方又进行了数量上和等量上的分析，三阴三阳分太、少，又分一、二、三阳和一、二、三阴，这是为了说明阴阳之气各有多少的问题。对三阳来说，含阳成分最多的为太阳，又称三阳；居中的为阳明，又称二阳；最少的为少阳，又称一阳。对三阴来说，含阴成分最多的为太阴，又称三阴；居中的为少阴，又称二阴；最少的为厥阴，又称一阴。这种阴阳成分不等同的情况，乃由阴阳两方面在向对立方面转化之前，表现出的变化的过程所决定，从而出现阴阳之气各有多少的情况。临床上，通过对三阴三阳的辩证分析，以明辨阴阳之气盛衰所引起的病情的复杂变化。

二、阴阳在医学上的应用

（一）说明人体的组织结构

【原文】人生有形，不离阴阳。（《素问·宝命全形论》）

内有阴阳，外亦有阴阳。在内者，五藏为阴，六府为阳；在外者，筋骨为阴，皮肤为阳。（《灵枢·寿夭刚柔》）

夫言人之阴阳，则外为阳，内为阴；言人身之阴阳，则背为阳，腹为阴；言人身藏府中阴阳，则藏者为阴，府者为阳。肝、心、脾、肺、肾五脏皆为阴；胆、胃、大肠、小肠、膀胱、三焦六府皆为阳。……故背为阳，阳中之阳心也；背为阳，阳中之阴肺也；腹为阴，阴中之阴肾也；腹为阴，阴中之阳肝也；腹为阴，阴中之至阴脾也。此皆阴阳表里、内外雌雄相输应①也，故以应天之阴阳也。（《素问·金匮真言论》）

【提示】说明人体组织结构的阴阳区分。

【注释】

①内外雌雄相输应：内外是相对的，雌雄也是相对的。输应，吴昆说："转输传送，而相应也。"总的是说明阴阳之间的相互关系。

【语译】人生有形体，离不开阴阳的规律。

身体内部有阴阳的区分，身体外部也有阴阳的区分。在体内，五脏为阴，六腑为阳；在体表，筋骨为阴，皮肤为阳。

要说人体的阴阳，则身体外部为阳，身体内部为阴；如从身体前后来分，则背部为阳，腹部为阴；从人身脏腑来分，则肝、心、脾、肺、肾五脏都属阴，胆、胃、大肠、小肠、膀胱、三焦六腑都属阳。所以，背部（膈以上）的脏器为阳，心为阳中之阳，肺为阳中之阴；腹部（膈以下）的脏器属阴，肾是阴中之阴，肝是阴中之阳，脾为阴中之至阴。以上这些，都是用阴阳来区别表里、内外、雌雄的相互之间的关系，所以这和自然界的阴阳规律是一样的。

【按语】《内经》认为，一切有生命的现象都充满了阴阳矛盾，人体也不例外。所以人体的各个脏腑组织都可用阴阳来区分。此乃本文所谓"人生有形，不离阴阳"。本文所选经文就是用阴阳来说明人体的部位和脏腑性能。如从整个人体以阴阳来区分，"则外为阳，内为阴"。从腹背来分，"背"向天向上，"腹"向地向下，因此说"背为阳，腹为阴"。从脏腑来分，则五脏藏而不泻属阴，六腑泻而不藏属阳。而五脏之中，心、肺同居膈上，肝、脾、肾同居膈下，膈上为阳，膈下为阴。因此又有心为阳中之阳，肺为阳中之阴；肝为阴中之阳，肾为阴中之阴，脾为阴中之至阴的区别。此处除按照部位来分阴阳外，还结合了五脏的性能来区分。由此还可看出，阴阳对事物的分类是愈分愈细的，阴阳之中可再分阴阳，包含着无数的阴阳对立面。这反映出物质世界纵横交错的复杂关系所表现出来的无限多的层次，具有无穷可分的特性。所以阴阳的推演，可以由简而繁，愈分愈细；但也可以由繁而简，从博返约。正如《素问·阴阳离合论》所说："阴阳者，数之可十，推之可百，数之可千，推之可万，万之大，不可胜数，然其要一也。"

【参考资料】

(1) 张志聪："夫人之始生也，负阳而抱阴，是以背为阳腹为阴。督脉行于背，总督一身之阳，任脉行于腹，统任一身之阴也。"

(2) 王冰："心为阳脏，位处上焦，以阳居阳，故为阳中之阳。肺为阴脏，位处上焦，以阴居阳，故为阳中之阴。肾为阴脏，位处下焦，以阴居阴，故为阴中之阴。肝为阳脏，位处中焦，以阳居阴，故为阴中之阳。脾为阴脏，位处中焦，以太阴居阴，故为阴中之至阴。"

(3)《灵枢·顺气一日分为四时》："肝为牡藏……其时春……心为牡藏……其时夏……脾为牝藏……其时长夏……肺为牝藏……其时秋……肾为牝藏……其时冬。"

(4) 张志聪："雌雄，藏府也，输应，交相接受也，盖藏府之经脉，互相连络，表里外内，循环无端，与天之昼夜、四时出入相应，故以应天之阴阳也。"

（二）说明人体的生理功能

【原文】 动静相召，上下相临，阴阳相错，而变由生也。（《素问·天元纪大论》）

【提示】 说明阴阳对立而又互根的规律是事物变化的根本原因。

【语译】 动与静相互招引，上与下相互接临，阴阳相互交错斗争，于是就产生了事物的变化。

【按语】 本段文字泛指一切事物变化的根源，在于阴阳相互制约、相互联结的规律，其中也包括了人体的生命活动在内。阴阳制约的观点，认为人体内各个相对立的阴阳两个方面，通过正反属性相互拮抗、相互制约的关系，才能维持两方面在不断"阴阳消长"的过程中保持着阴阳的相对平衡，才不致使阴阳处于静止不变的状态。例如人体的水津与温热，是阴阳对立的两个方面。水为阴，火为阳。水火阴阳之间，一升一降，一寒一温，必然要相互牵制，相互作用，才能水火既济，温润全身。所以人体的正常生命活动，就是阴阳两方面保持着相反相成、对立统一协调关系的结果。

【原文】 阴在内，阳之守①也；阳在外，阴之使②也。（《素问·阴阳应象大论》）

阴者，藏精而起亟③也；阳者，卫外而为固④也。（《素问·生气通天论》）

【提示】 用阴阳相互依存、相互为用的关系说明人体生理功能。

【注释】

①守：守卫，保护的意思。

②使：有使令和支使之意。

③起亟：亟，音吉，急切的意思。起亟，为急起而应之的意思。

④固：固密，固护之意。这里是说阳气卫守于外，固护阴气，阴方能固密于内。

【语译】 阴藏于内，是靠阳气在外守卫；阳卫于外，是靠阴精在内支持。

阴精藏于内，随时急起以供应阳气的需要；阳是保卫于外而固护阴精的。

【按语】 本节所选经文，是用阴阳互根的道理来说明人体生理功能。阴精内藏须靠阳气外卫；而阳气外卫又须靠阴精作物质供应，"阴为阳之基""阳为阴之用"，任何一方都不能脱离对方而单独发挥作用。

【参考资料】

（1）张景岳："阴性静,故为阳之守；阳性动,故为阴之使。守者守于中，使者运于外。"

（2）张志聪："阴者,主藏精，而阴中之气，亟起以外应，阳者主卫外，而为阴之固也。"

（3）汪机："外有所召，则内数起以应也。"

（4）张景岳："亟，即气也。观阴阳应象大论曰：精化为气。即此藏精起气之谓。又本神篇曰：阴虚则无气。亦其义也。故此当以气字为解，以见阳能生阴，阴亦能生阳，庶为得理。若诸书释为数字，则全无意义。亟，音气。""阳为阴之卫，阴为阳之宅，必阳气闭密于外，无所妄耗，则邪不能害，而阴气完固于内，此培养阴阳之要，即生气通天之道也。"

（5）李念莪："阴血平静于内，阳气秘密于外。阴能养精，阳能养神，精呈神全，命之曰治。"

【原文】凡阴阳之要，阳密乃固①。两者不和，若春无秋，若冬无夏，因而和之，是谓圣度②。故阳强不能密，阴气乃绝；阴平阳密，精神乃治；阴阳离决，精气乃绝。(《素问·生气通天论》)

阴阳匀平，以充其形，九候若一，命曰平人。(《素问·调经论》)

所谓平人者不病，不病者，脉口③、人迎④应四时也。(《灵枢·终始》)

【提示】说明阴阳对立互根，保持平衡，是维持人体健康的关键。

【注释】

①固：固密，固护之意。见上条注释④。

②圣度：圣人的法度。此处意为和调阴阳是治疗疾病的最高法则。

③脉口：亦称气口，寸口。在桡骨动脉处，属手太阴经。

④人迎：在颈部结喉两旁，属足阳明经。

【语译】关于阴阳协调的关键，在于阳气致密于外，阴气方能固守于内。阴阳是相互依存的，如果阴阳双方不相协调，就好像四季气候中有春天没有秋天，有冬天没有夏天一样。因此，能使不协调的阴阳归于和调，是养生治病的最高法度。所以阳气过于亢盛而不能固密于外，阴气就会因无外卫而耗泄衰竭；只有保持阴气平和，阳气固密，身体精神才能正常；如果阴阳双方分离决绝，精气也就因之而竭绝了。

阴阳得以平衡，才能充实人的形体，九候的脉象也表现一致，才能称为正常之人。

所谓平人，就是正常无病的人。无病的人，他的脉口和人迎脉象，是和四时气候变化相应的。

【按语】本文所提出的阴阳平衡，包括机体内部阴阳平衡和机体与外界的阴阳平衡这两个方面，后者即对外在环境变化的适应性。维持人体的阴阳平衡，是维护健康的关键。"两者不和"，平衡破坏，即意味着生病。因此养生与治疗的根本目的，就在于和调阴阳，使之"阴平阳秘"。即本文所谓的"因而和之，是谓圣度"。但须知道，《内经》所提出的阴阳平衡，不是绝对静止，而是阴阳双方通过正反属性相互对立互根的运动中保持相对平衡。这反映出中医学对哲学作出的突出贡献。

【原文】清阳为天，浊阴为地。地气上为云，天气下为雨；雨出地气，云出天气。故清阳出上窍①，浊阴出下窍②；清阳发腠理③，浊阴走五藏；清阳实四肢，浊阴归六府。(《素问·阴阳应象大论》)

【提示】用取类比象的方法说明人体的生理现象。

【注释】

①上窍：指眼、耳、口、鼻五官。

②下窍：指前后二阴，即尿道、肛门。

③腠理：指汗孔及皮肤肌肉组织间隙。

【语译】清阳之气上升而为天，浊阴之气下降而为地。地气被蒸发可上腾为云，天气凝聚可下降为雨；雨来源于地气，云又出自于天气。所以人体清阳之气亦上升而出于上窍，浊

85

阴之气下降而出于下窍；清阳之气发泄于腠理，浊阴之气内注于五脏；清阳充实于四肢，浊阴内走于六腑。

【按语】本文是运用类比推理的方法，以阴阳升降的关系为基础，来说明自然界云雨形成和人体清阳、浊阴的走注过程。凡属体内轻清之质，如出于上窍的涕、唾、气、液，卫护体表的卫阳之气，以及充实于四肢的清阳之气等，皆属清阳范围；凡属体内重浊之质，如归六腑出下窍的污秽糟粕之物，以及内藏于五脏的精微物质等，皆属浊阴范围。可见清阳与浊阴，不过是两种不同物质属性的对待名词，不是固定不变的。因为清阳与浊阴的属性不同，故其走注的方向也不同。清阳之质轻清，故其走向是向上向外的；浊阴之质重浊，故其走向是向内向下的。二者一表一里，一升一降，构成了表里相济、升降平衡的对立统一关系，从而进行着正常的新陈代谢活动，以维持机体的生育和成长。

【参考资料】

（1）张志聪："阴阳之位，各有上下，而阴阳之气，上下相交，然后云行雨施，而化生万物也。清阳为天，浊阴为地。地虽在下，而地气上升为云，天虽在上，而天气下降为雨。天由云之升而后有雨，是雨虽天降，而实本地气所升之云，故雨出地气；由雨之降而后有云之升，是云虽地升，而实本乎天气所降之雨，故云出天气。此阴阳交互之道也。而人之应之。"

（2）马元台："凡人身之物，如涕、唾、气、液之类，则出乎上窍，耳、目、口、鼻之为七窍者，皆清阳之所出也；有属浊阴者焉，如污秽溺之类，则出于下窍，前阴后阴之为二窍者，皆浊阴之所出也。"

【原文】阳气①者，若天与日，失其所②，则折寿而不彰③。故天运当以日光明，是故阳因而上卫外者也。（《素问·生气通天论》）

阳气者，一日而主外。平旦人气生，日中而阳气隆，日西而阳气已虚，气门④乃闭。是故暮而收拒，无扰筋骨，无见雾露，反此三时，形乃困薄⑤。（《素问·生气通天论》）

【提示】说明人体阳气的重要性以及护养阳气的道理。

【注释】

①阳气：这里指机体的卫外功能而言。

②失其所：所，处所。全句意为阳气在人身失去了它运行的处所。

③折寿而不彰：彰，音章，显明之意；折寿，即短寿之意。高士宗："短折其寿，而不彰著于人世矣。"

④气门：又名玄府，即汗孔。

⑤形乃困薄：薄，虚薄之意，即形体困疲衰弱。

【语译】阳气在人身，就像天体与太阳的关系一样，如果阳气失去它运行的处所，便会夭折寿命而不能生存于世。所以天体的运行，是靠太阳才能显出光明；而人的健康无病，是靠阳气向上向外而发挥卫外作用。

人体阳气，在一日之中（主要指白天）主要是起着保卫人体外部的作用，并随着自然界阳气消长盛衰变化规律而作出适应性调节反应。早晨的时候，人体的阳气开始生发；中午的时候，人体的阳气最为隆盛；傍晚的时候，人体的阳气渐趋虚衰，汗孔也就随之关闭了。所以到了黑夜，阳气收敛内藏，好像门户关闭，以拒外邪。这时就应当休息，不要再施操劳，以扰动筋骨，也不要到外面去接触雾露。如果与此相反，而仍如白天——平旦、日中、日西三时那样工作下去，形体就要困疲衰弱。

【按语】 本文以天与日的自然现象为例，说明人体在阴阳矛盾中，阳气居主导地位，阴居于从属地位。对于唯物辩证法来说，矛盾双方，何者为主导？何者为从属？没有具体限定，而是根据具体情况而定。这反映了阴阳学说的特殊性。文中指出，人体阳气的变化，一般是随着自然界中阳气消长盛衰的变化规律而作出适应性的调节反应。人的生活起居，一定要适应外界阳气的变化规律，要善于"因时之序"，以保护阳气，趋避外邪。所以"暮而收拒，无扰筋骨，无见雾露"的观点，就是强调保护阳气对防病却邪的重要意义。

【参考资料】

(1) 张景岳："平旦人气生，以日初升也；日中阳气隆，以日当午也；日西阳气虚，以日渐降也。人亦应也。故昼则卫气行于阳分二十五度；至日暮而阳气之门闭，而行于阴分二十五度矣。"

(2) 李念莪："天之运行，惟日为本。天无此日，则昼夜不分，四时失序，晦冥幽暗，万物不彰也。在于人者，亦惟此阳气为要。苟无阳气，孰分清浊，孰布三焦，孰为呼吸，孰为运行？血何由生，食何由化？与天之无日等矣，欲保天年其可得乎。"

(3) 高士宗："若不安静，反如平旦、日中、日西三时之动作，则形乃困顿虚薄而为病，所以教人因时序而养阳气者若此。"

(4) 张志聪："若反此而欲如三时之动作，则形体乃为邪所困薄矣。"

(三) 说明人体的病理变化

【原文】 阴胜则阳病，阳胜则阴病。阳胜则热，阴胜则寒。重寒则热，重热则寒。(《素问·阴阳应象大论》)

阳虚则外寒，阴虚则内热。阳盛则外热，阴盛则内寒。(《素问·调经论》)

阳盛则身热，腠理闭，喘粗为之俛仰①，汗不出而热，齿干以烦冤②，腹满死，能③冬不能③夏；阴盛则身寒，汗出，身常清④，数栗而寒，寒则厥，厥则腹满死，能③夏不能③冬。此阴阳更胜⑤之变，病之形能⑥也。(《素问·阴阳应象大论》)

【提示】 用阴阳规律说明人体病理变化。

【注释】

①俛仰：俛即"俯"。马莳："喘息粗气，不得其平，故身为之俛仰。"这里是形容呼吸困难的状态。

②烦冤：即烦闷之意。

③能：音义同"耐"。

④清：这里作"清寒"讲。

⑤更胜：张景岳："更胜，迭为胜负也，即阴胜阳病，阳胜阴病之意。"

⑥形能：形，指病的形状，能，通"态"。形能即指疾病的症状。

【语译】人体阴阳须保持相对的平衡，如果阴气偏胜则使阳衰而病，阳气偏胜则使阴衰而病。阳胜则发为热病，阴胜则发为寒病。但物极必反，寒过甚反会出现热象，热过甚反会出现寒象。

阳虚则产生外寒，阴虚则产生内热。阳盛则产生外热，阴盛则产生内寒。

阳气偏盛则身体发热，腠理闭塞，喘促气粗，甚至呼吸困难而前后俯仰不宁。因为汗不得出，热不得泄，则发热愈甚，终至牙齿也干燥无津，烦闷不安。如见腹部胀满，则为死证。这种阳偏胜的病，在寒冬还能勉强耐受，在炎夏就不能耐受了。阴气偏盛则身寒怕冷，出汗，身体经常清冷，甚至冷得不时寒战发抖，以致四肢厥逆不温。如果四肢厥冷而并见腹部胀满，则为死证。这种阴偏胜的病，在夏天尚可耐受，在寒冬就难以耐受了。这就是阴阳互相胜负变化，所表现出的疾病的症状。

【按语】本文是运用阴阳对立统一的关系失调，以阐明疾病的性质和病理机制。临证中，病理变化和症状表现虽然极其复杂，但却可用阴阳这一概念从根本上进行概括。疾病的发生，是机体遭到致病因素的侵袭，而致人体阴阳失去相对平衡呈现偏盛偏衰的结果。根据阴阳相互制约的原理，阳或阴的一方面偏盛，势必导致另一方面的相对亢盛。阳偏盛了，便会伤阴而出现热证；阴偏盛了，便会伤阳而出现寒证。此即本文所谓"阴胜则阳病，阳胜则阴病；阳胜则热，阴胜则寒"和"阳盛则外热，阴盛则内寒"，是属于由盛而致衰的病理机制，属于实证范围。另外，阴偏虚了，阴不制阳，亦会导致阳亢，亦即"阴虚则内热"，阳偏虚了，阳不制阴，亦会导致阴盛，亦即"阳虚则外寒"。这是由衰而致盛的病理机制，属于虚证范围。至于"重寒则热，重热则寒"，乃属阴或阳偏盛到极点时，向其反面转化，所出现的反常现象，即真寒假热，真热假寒的病证。由此可见，阴阳偏盛偏衰，是临床一切病理变化的高度概括；而寒证与热证，又是阴阳盛衰失调所表现的总的病候反映，尽管临床症状千变万化，不出寒热两端。由于阴阳偏盛偏衰是病理变化的总的机制所在，因此，协调阴阳，便成为治疗疾病的主要法则。

【参考资料】

（1）汪昂："阴何以病？由于阳胜则太热也；阳何以病？由于阴胜则太寒也。"

（2）张景岳："此即上文寒极生热，热极生寒之义。盖阴阳之气，水极则似火，火极则似水，阳盛则格阴，阴盛则格阳。故有真寒假热，真热假寒之辨。此而错误，则死生反掌。"

（3）张景岳："阳胜者火盛，故身热。阳盛者表实，故腠理闭。阳实于胸则喘粗，不得卧，故为俛仰。汗闭于外，则热郁于内，故齿干。阳极则伤阴，故以烦冤腹满死。阴竭者，得冬之助犹可支持，遇夏之热不能耐受矣。阴胜则阳衰，故身寒。阳衰则表不固，故汗出而身冷。栗，战栗也。厥，厥逆也。阴极者，阳竭于中，故腹满而死。阳衰者，喜暖恶寒，故能夏不能冬也。"

（四）用于疾病的诊断

【原文】善诊①者，察色按脉，先别阴阳。（《素问·阴阳应象大论》）

脉有阴阳，知阳者知阴，知阴者知阳……所谓阴阳，去者为阴，至②者为阳；静者为阴，动者为阳；迟③者为阴，数④者为阳。（《素问·阴阳别论》）

【提示】察色按脉，应先辨别阴阳。

【注释】

①诊：即诊断疾病，指各种诊病方法，举凡望、闻、问、切等均可谓之诊。

②至：即来之意，指脉搏的一次搏动开始时。

③迟：指迟脉。呼吸一次，脉搏跳动在三次以下。

④数：指数脉。呼吸一次，脉搏跳动在六次以上。

【语译】善于诊断疾病的医生，无论望色切脉，首先必须辨别阴阳。

脉象有阴阳的区分，能了解什么是阳脉，就能了解什么是阴脉；能了解什么是阴脉，也就能了解什么是阳脉。……所谓脉的阴阳分别是：凡脉去为阴，脉来为阳；脉平静为阴，躁动为阳；脉迟为阴，数为阳。

【按语】中医学认为各种因素导致人体阴阳失调是疾病发生的根本机制，是机体整体性功能改变的病理反应，所以疾病证候尽管千变万化，但总可用"阴证"和"阳证"以概括其基本性质。临证时辨明了疾病的阴阳，就抓住了本质。因此正确的诊断，不论辨别证候，察色按脉，皆须首别阴阳。例如在脉诊上，脉象种类虽多，但总的不外属阴属阳两大类。凡是浮、数、滑、洪大的都属阳；沉、迟、涩、细小的都属阴。在察色上，凡色泽鲜明的属阳，晦暗的属阴。在闻声上，声音洪亮而粗迫的属阳，低微而断续的属阴。故本文说："善诊者，察色按脉，先别阴阳。"

【参考资料】

张景岳："脉有阴阳，最当详辨。必知阳脉之体，而后能察阴脉；必知阴脉之体，而后能察阳脉。阳中有阴，似阳非阳也；阴中有阳，似阴非阴也。辨阴阳未必难，辨真假为难耳。误认者杀人反掌。"

（五）用于疾病的治疗

【原文】谨察阴阳所在而调之，以平为期。……寒者热之，热者寒之，温者清之，清者温之。（《素问·至真要大论》）

审其阴阳，以别柔刚①。阳病治阴，阴病治阳。（《素问·阴阳应象大论》）

诸寒之②而热者③取之阴，热之②而寒者③取之阳，所谓求其属也。（《素问·至真要大论》）

【提示】说明治疗疾病，在于平衡阴阳以治其本。

【注释】

①柔刚：柔，代表正虚；刚，代表邪盛。意即指疾病的虚实。

②寒之、热之：此处是指用寒药、热药治之的意思。

③热者、寒者：此处是指疾病仍为热象、寒象的意思。

【语译】治疗疾病时，应谨慎地观察阴阳偏盛或偏衰之所在而进行调治，以达到阴阳平衡为目的。……寒病用热药，热病用寒药，温性病用清凉药，凉性病用温性药。

审察疾病的属阴属阳，以辨别正邪虚实。阳病可以治阴，阴病可以治阳。

凡用寒药治热病而仍热的，是阴液不足，应当补其阴；用热药治寒病而仍寒的，是阳气不足，应当补其阳，这就是所谓求其根本的治疗方法。

【按语】由于人体阴阳的偏盛偏衰，是病理变化的根本所在，因此，治疗的根本目的，就在于协调阴阳，"以平为期"。

临床治疗，对阳盛的热证，则用寒凉的药物，以损其有余之阳；阴盛的寒证，则用温热的药物，以损其有余之阴。这就是本文所谓的"寒者热之，热者寒之，温者清之，清者温之"的治疗原则，多用于阴或阳偏盛的实证。对阴虚而致阳亢的虚热证，则滋阴以潜阳；阳虚而致阴盛的虚寒证，则补阳以消阴。这就是本文所谓的"阳病治阴，阴病治阳"和"诸寒之而热者取之阴，热之而寒者取之阳"的治疗原则，多用于阴或阳偏衰的虚证。唐代王冰在本文的启示下，提出"寒之不寒，是无水也，壮水之主以制阳光；热之不热，是无火也，益火之源以消阴翳"的治法。现在已成为中医学治疗肾阴虚、肾阳虚的根本原则。

【参考资料】

(1) 张景岳："形证有柔刚，脉色有柔刚，气味尤有柔刚，柔者属阴，刚者属阳。知柔刚之化者，知阴阳之妙用矣，故必审而别之。"

(2) 王冰："阴曰柔，阳曰刚。"

(3) 张景岳："阳胜者，阴必病，阴胜者，阳必病。如至真要大论曰：诸寒之而热者取之阴，热之而寒者取之阳。启玄子曰：壮水之主，以制阳光，益火之源，以消阴翳。皆阳病治阴，阴病治阳之道也。亦上文从阴引阳，从阳引阴之义。"

(4) 张景岳："诸寒之而热者，谓以苦寒治热而热反增，非火之有余，乃真阴之不足也，阴不足则阳有余而为热，故当取之于阴，谓不宜治火也，只补阴以配其阳，则阴气复而热自退矣。热之而寒者，谓以辛热治寒而寒反甚，非寒之有余，乃真阳之不足也，阳不足则阴有余而为寒，故当取之于阳，谓不宜攻寒也，但补水中之火，则阳气复而寒自消也。"

【原文】阴盛而阳虚，先补其阳，后泻其阴而和之；阴虚而阳盛，先补其阴，后泻其阳而和之。……病先起阴者，先治其阴，而后治其阳；病先起阳者，先治其阳，而后治其阴。（《灵枢·终始》）

故善用针者，从阴引阳，从阳引阴，以右治左，以左治右，以我知彼，以表知里，以观过与不及之理，见微得过[①]，用之不殆。（《素问·阴阳应象大论》）

【提示】说明阴阳盛衰、治疗先后的道理。

【注释】

①见微得过：张志聪："见病之微萌，而得其过之所在。"就是说在疾病初起症状并不显著的时候，便能知道疾病之所在。

【语译】对阴邪盛而阳气虚的病证，治疗时应先补阳气，后泻阴邪，以调和阴阳盛衰失调。对阴精不足而阳邪盛的病证，应先补养阴精，后泻阳邪，以调和阴阳盛衰失调。……疾病的发生，如果开始起于阴经，应当首先治疗阴经以治其本，然后再治疗阳经以治其标；如果疾病开始起于阳经，应当首先治疗阳经以治其本，然后再治疗阴经以治其标。

善于运用针法的医生，在针治时，病在阳而治其阴以诱导之，病在阴而治其阳以诱导之；取右侧穴位以治左侧病变，取左侧穴位以治右侧病变；以医生自己的正常生理状态和切身体会，来类比推理病人的异常病理状态；从外表症状，以了解体内的病变，从而判明疾病太过与不及的道理。就能在疾病初起的时候，便能得知疾病的本质所在。能够这样运用，就不致因误诊或治疗不当使病情发展到危险的地步。

【按语】无论针治或用药，协调阴阳，是治疗的根本原则。本文指出，凡阴阳盛衰失调，邪盛正虚，皆宜先补其虚，后泻其实；先顾正气，后治邪气。是因正虚为本，邪盛为标，攻实无难，伐虚当畏。即本文所说："阴盛而阳虚，先补其阳，后泻其阴""阴虚而阳盛，先补其阴，后泻其阳"。病在阴在阳，起有先后者，先者为病之本，后者为病之标，亦必先治其本，后治其标，使阴阳复归协调平衡。

人体的阴阳气血经络是相互贯通的，一般要维持协调平衡的关系。有了一方面的偏盛偏衰，就要影响另一方面的协调而产生病变。因此在针法治疗时，首先必须辨别疾病属阴属阳。病在阳的，阳趋于偏，针治之法，可以从阴以诱导阳，使阴阳和调；病在阴的，阴趋于偏，针治之法，可以从阳以诱导阴，使阴阳和调。这就是阴病刺阳，阳病刺阴；左病刺右，右病刺左，上病刺下，下病刺上的理论根据，有效地指导着临床实践，而且为后世针灸学的发展提供了理论基础。

【参考资料】

（1）张景岳："善用针者，必察阴阳。阴阳之义，不止一端，如表里也，气血也，经络也，藏府也，上下左右有分也，时日衰王有辨也。从阴引阳者，病在阳而治其阴也；从阳引阴者，病在阴而治其阳也。以右治左，以左治右者，缪刺之法也。以我知彼者，推己及人也。以表知里者，有无相求也。"

（2）张志聪："见病之微萌，而得其过之所在。"

【原文】五味阴阳之用，何知？岐伯曰：辛甘发散为阳，酸苦涌泄①为阴，咸味涌泄①为阴，淡味渗泄②为阳。（《素问·至真要大论》）

阴味出下窍，阳气出上窍。味厚者为阴，薄为阴之阳；气厚者为阳，薄为阳之阴。味厚则泄，薄则通；气薄则发泄，厚者发热。（《素问·阴阳应象大论》）

【提示】用阴阳属性说明药物作用。

【注释】

①涌泄：治法中的吐法叫涌，泻下法叫泄。

②渗泄：张景岳："渗泄，利小便及通窍也。"

【语译】药物的五味，各有阴阳，它们的作用如何？岐伯说：辛甘药有发散的作用，属阳；酸苦药有涌泄的作用，属阴；咸味药能涌吐、泻下，属阴；淡味药能渗湿通泄，属阳。

药物中，味属阴，多出于下窍；气属阳，多出于上窍。味为阴，味厚的为纯阴，味薄的为阴中之阳；气为阳，气厚的为纯阳，气薄的为阳中之阴。味厚的有泻下作用，味薄的有通利作用；气薄的有发散宣泄作用，气厚的有助阳生热作用。

【按语】本节所选经文，以阴阳对立属性来阐明药物的性味功能。药物有辛、甘、酸、苦、咸、淡六味（淡附于甘，一般皆称五味）。本文根据其升降浮沉作用的不同，归纳区分为阴阳两类。一般来说，辛、甘、淡有升浮宣散的作用，故为阳；酸，苦、咸有沉降凝敛的作用，故为阴。这是后世药物气味分类的理论根源和依据。但也须知道，在临床用药上，具同一味道的药物，其作用往往是很复杂的。例如，大黄味苦能泻下，黄连味苦能止泻，黄芩味苦能清热，这就说明苦味药并不限于涌泄的作用。

本文所论之气味厚薄，与一般所说的四气五味不同。此处所说的气，是指有温热升散作用的气分药而言，如附子、肉桂、麻黄之类。所说的味，是指有敛降滋腻作用的阴分药而言，如大黄、木通、肉苁蓉之属。因气味有厚薄的不同，因而其升降沉浮的作用，又同中有异，各有特点。不难看出，从药物的气味阴阳推演到药物的四气五味、升降浮沉，是有其一定联系与发展过程的。

【参考资料】

（1）高士宗："咸味润下，主能下泄，能下泄即能上涌，故咸味涌泄为阴。"

（2）张景岳："辛甘酸苦咸淡六者之性，辛主散、主润，甘主缓，酸主收、主急，苦主燥、主坚，咸主耎，淡主渗泄。脏气法时论曰：辛散、酸收、甘缓、苦坚、咸耎。故五味之用，升而轻者为阳，降而重者为阴，各因其利而行之，则气可调而平矣。"

（3）王冰："味有质，故下流于便泻之窍；气无形，故上出于呼吸之门。"

（4）张景岳："此言气味之阴阳，而阴阳之中复各有阴阳也。味为阴矣，而厚者为纯阴，薄者为阴中之阳；气为阳矣，而厚者为纯阳，薄者为阳中之阴。阴味下行，故味厚者能泄于下，薄则能通利。阳气上行，故气薄者能泄于表，厚者能发热也。"

第二节 五 行

《内经》认为，宇宙间一切事物都是按照五行的法则运动变化。五行在最初的时候称"五材"，古人认为它是人们日常生活中所不可缺少的基本物质。据《左传·襄公二十七年》记载："天生五材，民并用之，废一不可。"《尚书大传》记载："水火者，百姓之所饮食也；金木者，百姓之所兴作也；土者，万物之所资生也，是为人用。"后来人们把这五种物质的属性抽象出来，构成一个固定的组合，用五者之间相互资生、相互制约的关系，来阐述事物复杂的联系过程和运动变化，于是形成了五行学说。五行学说与阴阳学说结合后，就成为中国古代的一种完整的哲学思想体系。

《内经》中五行学说的理论特点，就是用五行相生相克、相互联系的道理，来说明人体生理、病理及其与外界环境之间的相互联系，以指导临床实践。这就体现出中医学理论重视整体认识、强调事物之间普遍联系的理论特点，从而形成中医学独具特色的理论系统。

一、五行的基本概念

（一）事物的五行属性推演和归类

【原文】天地之间，六合①之内，不离于五，人亦应之。（《灵枢·阴阳二十五人》）

夫五运②阴阳者，天地之道也，万物之纲纪，变化之父母，生杀之本始，神明之府也。（《素问·天元纪大论》）

天有四时五行，以生长收藏③，以生寒暑燥湿风；人有五藏化五气④，以生喜怒悲忧恐。（《素问·阴阳应象大论》）

【提示】说明五行是宇宙的普遍规律。

【注释】

①六合：上下四方谓之六合。

②五运：运有运行之意。即五行。

③生长收藏：指四时时序的转移，对生物的影响而产生的生长发展规律，即春生、夏长、秋收、冬藏。

④五气：指五脏之气。五脏之气化生五志，心主喜、肝主怒、脾主悲（一般作脾主思）、肺主忧、肾主恐。

【语译】天地之间，宇宙之内，一切事物的变化规律都离不开五行，人也是如此。

五运阴阳是自然界的总规律，是世界万物的纲领，是一切事物变化的根本，是万物生长和消灭的根源。总之，是一切变化现象的发源处。

自然界有四季更迭和五行生克的变化，因此产生了寒暑燥湿风的不同气候，而形成万物春生、夏长、秋收、冬藏的生化过程。人与自然相应，有心肝脾肺肾五脏之气，能化生五志，产生了喜、怒、悲、忧、恐等情志活动。

【按语】《内经》认为世界上许多事物都具有五行属性。五行作为一种功能属性组合带有一定的普遍性。因而明确地把五行作为宇宙的普遍规律提了出来。认为世界上不论任何事物，都按照五行的法则运动变化，如四时气候的变化，以及人体的五脏、五志等。

【参考资料】

（1）张景岳："四时者，春夏秋冬，五行者，木火土金水，合而言之，则春属木而主生，其化以风；夏属火而主长，其化以暑；长夏属土而主化，其化以湿；秋属金而主收，其化以燥；冬属水而主藏，其化以寒。五藏者心肺肝脾肾也，五气者五藏之气也。由五气以生五志，如本论及五运行大论俱言心在志为喜，肝在志为怒，脾在志为思，肺在志为忧，肾在志为恐。天元纪大论亦以悲作思。"

（2）《左传·襄公二十七年》："天（自然）生五材，民并用之，废一不可。"

（3）《国语·郑语》："以土与金、木、水、火，杂以成百物。"

（4）《国语·鲁语》："地之五行，所以生殖也。"

【原文】东方生风①，风生木，木生酸，酸生肝，肝生筋，筋生心②，肝主目。其在天为玄③，在人为道④，在地为化⑤；化生五味⑥，道生智⑦，玄生神⑧。神在天为风，在地为木，在体为筋，在藏为肝，在色为苍，在音为角⑨，在声为呼⑩，在变动为握⑪，在窍为目，在味为酸，在志为怒。怒伤肝，悲胜怒；风伤筋，燥胜风；酸伤筋，辛胜酸⑫。（《素问·阴阳应象大论》）

【提示】以五行之木为中心归类说明自然现象与人体脏器组织。

【注释】

①东方生风：日出东方，为阳生之方，象征着春天；生，有生发、资生之意；故东方生风，意味着春天气候具有旭日东升的温和气象。

②筋生心：张景岳："木生火也。"是间接说明肝与心有相生的关系。以下南方、中央、西方、北方各段中之血生脾、肉生肺、皮毛生肾、髓生肝等皆同此义。

③其在天为玄：张景岳："玄，深微也。天道无穷，东为阳生之方，春为发生之始，故曰玄。"

④在人为道：意即在人必须掌握木行所阐发的天人相应的道理。

⑤在地为化：木旺于春，春天阳气生发，地中植物萌芽生长，故谓在地为化。按以上"其在天为玄，在人为道，在地为化"之句，总的是说明风木之气在自然界和人体所起的生化作用。以后四行虽未记载此句，但举木一行，则其他四行已尽概其中，非独专指木行为言。

⑥化生五味：张景岳："万物化生，五味具矣。"

⑦道生智：意为掌握了五行的规律就能产生智慧，认识自然。

⑧玄生神：变化出乎自然，非人力所能左右称为神，即《素问·天元纪大论》所谓"阴阳不测谓之神"。此处意为，由于五行之气的深远微妙作用而产生了事物的运动发展变化规律。

⑨在音为角：音，指乐音之音阶。我国古代将音阶分为五，名为宫、商、角、徵、羽，统称五音。此句意为在五音中属角音。

⑩在声为呼：声，指发出之声。声亦有五，为呼、笑、歌、哭、呻，是称五声。此句是言在五声中为呼声。

⑪在变动为握：握，指手的紧握拘挛。意为在病变时，则为拘挛抽搐。

⑫怒伤肝，悲胜怒；风伤筋，燥胜风；酸伤筋，辛胜酸：此处概括指出肝病的致病因素，可分为三方面：一是精神的刺激；一是气候变化的影响；一是饮食五味的失调。同时，亦相应地提出了治法。这些治法，均是以五行相克理论为根据的。以下各段均同此义。

【语译】东方主春令，气候温和多风，春风能使草木生发，木气能够生酸味，酸味能生养肝脏，肝气又能滋养于筋，筋又能生养于心，肝气通于目。木在自然界中有微妙深远的作用，在人则要掌握木行所阐发的天人相应的道理，在地则有化生万物的功能，由于化生了万物而产生出五味，掌握了自然的规律就能产生智慧，由于五行之气的玄妙作用而产生了事物的运动发展变化规律。以木为中心的内外联系是，在天则为风，在地则为木，在人体则为筋，在五脏则为肝，在五色则为苍，在五音则为角，在五声则为呼，在人体变动则为握，在七窍则为目，在五味则为酸，在五志则为怒。怒能伤肝，悲能克制怒；风能伤筋，燥能克制风；过食酸味能伤筋，辛味能克制酸味。

【原文】南方生热①，热生火，火生苦②，苦生心，心生血，血生脾，心主舌。其在天为热，在地为火，在体为脉，在藏为心，在色为赤，在音为徵，在声为笑，在变动为忧，在窍为舌，在味为苦，在志为喜。喜伤心，恐胜喜；热伤气，寒胜热；苦伤气，咸胜苦。（《素问·阴阳应象大论》）

【提示】以火为中心归类说明自然现象与人体脏器组织。

【注释】

①南方生热：南方主夏令，气候炎热，故曰南方生热。

②火生苦：凡物经火焚后，其味多苦，故说火生苦。

【语译】从略。

【原文】中央生湿①，湿生土②，土生甘③，甘生脾，脾生肉，肉生肺，脾主口。其在天为湿，在地为土，在体为肉，在藏为脾，在色为黄，在音为宫，在声为歌，在变动为哕④，在窍为口，在味为甘，在志为思。思伤脾，怒胜思；湿伤肉，风胜湿；甘伤肉，酸胜甘。（《素问·阴阳应象大论》）

【提示】以土为中心归类说明自然现象与人体脏器组织。

【注释】

①中央生湿：中央主长夏，长夏指农历的六月，即夏秋交替之际，气候潮湿。故说中央生湿。

②湿生土：张景岳："湿润则土气旺而万物生。"意为土地得湿润之气，才能繁生五谷。所以说湿生土。

③土生甘：土地生长五谷庄稼，五谷之味甘。故说土生甘。

④哕：音越，上声。张景岳："哕，呃逆也。"

【语译】从略。

【原文】西方生燥①，燥生金②，金生辛③，辛生肺，肺生皮毛，皮毛生肾，肺主鼻。其在天为燥，在地为金，在体为皮毛，在藏为肺，在色为白，在音为商，在声为哭，在变动为咳，在窍为鼻，在味为辛，在志为忧。忧伤肺，喜胜忧；热伤皮毛，寒胜热；辛伤皮毛，苦胜辛。（《素问·阴阳应象大论》）

【提示】以金为中心归类说明自然现象和人体脏器组织。

【注释】

①西方生燥：西方主秋令，气候干燥。故说西方生燥。

②燥生金：秋燥之气清肃而紧敛，金之性刚坚而固，其用则一。故曰燥生金。

③金生辛：金属气味多辛辣，故曰金生辛。王冰："凡物之味辛者，皆金气之所生也。"

【语译】从略。

【原文】北方生寒①，寒生水②，水生咸③，咸生肾，肾生骨髓，髓生肝，肾主耳。其在天为寒，在地为水，在体为骨，在藏为肾，在色为黑，在音为羽，在声为呻，在变动为栗④，

在窍为耳，在味为咸，在志为恐。恐伤肾，思胜恐；寒伤血，燥胜寒；咸伤血，甘胜咸。（《素问·阴阳应象大论》）

【提示】以水为中心归类说明自然现象与人体脏器组织。

【注释】

①北方生寒：北方主冬令，气候寒冷，故曰北方生寒。

②寒生水：张景岳："寒气阴润，其化为水。"

③水生咸：咸，盐之味，盐多出于水中，故曰水生咸。

④栗：肢体颤动，俗称为发抖。

【语译】从略。

【按语】以上五段经文是《内经》作者根据物质世界具有统一性的原则，用比类取象的方法，以五行属性为核心，把人体与自然界凡属同一行而不同类的事物，进行类比排列，这样就形成五脏、五体、五官、五志、五方、五时、五色、五味等五大系统。而五行属性相同的事物之间，总会发生相互通应的关系。《内经》就是运用这种五行归类的方法，以五行属性的纵向联系，来说明人体各脏腑组织之间以及人与自然界之间的相互关系。中医学的整体观念，就是基于这种认识而形成的。如春季气候温和多东风，万物生发，草木滋荣。联系到人体，肝属少阳，其气柔顺，有条达疏泄之功，其性相近。所以把方位的东、气候的风、人体五脏的肝等，就归属到木行。《内经》关于五行归类，大体为以上五段文字所概括。现列表介绍如下：

五行归类表

五行	自然界							人体						
	时令	气候	发展过程	方位	五色	五音	五味	脏	腑	五官	形体	情志	五声	变动
木	春	风	生	东	青	角	酸	肝	胆	目	筋	怒	呼	握
火	夏	暑热	长	南	赤	徵	苦	心	小肠	舌	血脉	喜	笑	忧
土	长夏	湿	化	中	黄	宫	甘	脾	胃	口	肉	思	歌	哕
金	秋	燥	收	西	白	商	辛	肺	大肠	鼻	皮毛	悲	哭	咳
水	冬	寒	藏	北	黑	羽	咸	肾	膀胱	耳	骨	恐	呻	栗

【参考资料】

（1）《尚书·洪范》："一曰水，二曰火，三曰木，四曰金，五曰土。水曰润下，火曰炎上，木曰曲直，金曰从革，土曰稼穑。润下作咸，炎上作苦，曲直作酸，从革作辛，稼穑作甘。"

（2）张景岳："按新校正云：详此篇论所伤之旨，其例有三：东方云风伤筋，酸伤筋，中央云湿伤肉，甘伤肉，是自伤者也；南方云热伤气，苦伤气，北方云寒伤血，咸伤血，是伤己所胜也；西方云热伤皮毛，是被胜伤己也；辛伤皮毛，是自伤者也；凡此五方所伤，有此三例不同。愚按北方云燥胜寒，若以五行正序，当云湿胜寒，但寒湿同类，不能相胜，故曰燥胜寒也。诸所不同如此，盖因其切要者为言也。"

（二）五行的生克乘侮

【原文】亢①则害，承②乃制。制则生化，外列盛衰③；害则败乱，生化大病④。（《素问·六微旨大论》）

【提示】说明五行生克制化的基本机制。

【注释】

①亢：太过，偏盛的意思。

②承：张景岳说："承，犹随也，然不言随而言承者，以下言之，则有上奉之象，故曰承。虽谓之承，而有防止之义存焉。"

③外列盛衰：张景岳："夫盛极有制，则无亢害，无亢害，则生化出乎自然，当盛产者盛，当衰者衰，循序当位，是为外列盛衰。"张志聪："外列盛衰者，谓外列主岁之气，有盛有衰。"

④生化大病：谓生化之机失调而产生病变。

【语译】五行之中凡有一行过于亢盛，便要产生损害作用，要有相应的一行随而制之，有了制约才能有生化之机，然后才能有正常的盛衰表现于外。如果亢极无制，就要造成损害，而使生化之机败坏紊乱，产生病变。

【按语】生克制化，是五行学说的基本规律。五行之中每一行都与其他四行发生一定联系，存在着相生、相克的关系。因而五行的关系不是平衡的，而是不断处在此消彼长，此盛彼衰的矛盾状态之中。盛的一行，终会有相应的一行去制约它，才不致亢而为害，这就是"亢则害，承乃制"之意；衰的一行，也必须有相应的一行去资生它，促进它，才不致衰弱过甚，影响生化。故相生与相克，是不可分割的两个方面。五行中的每一行，由于既生它，又被生，既克它，又被克，相反相成，这样在总体上才会呈现出动态均势，达到机体整体的动态平衡。可见五行所达到的平衡，不是绝对的静止，而是建立在运动的基础上，这就是五行生克制化的基本原理，也是本文阐明的精神实质。

【参考资料】

（1）张景岳："造化之机，不可无生，亦不可无制。无生则发育无由，无制则亢而为害。"

（2）张景岳："亢者，盛之极也，制者，因其极而抑之也。盖阴阳五行之道，亢极则乖，而强弱相残矣。故凡有偏盛，则必有偏衰，使强无所制，则强者愈强，弱者愈弱，而乖乱日甚。所以亢而过甚，则害乎所胜，而承其下者，必从而制之。……夫盛极有制，则无亢害，无亢害则生化出乎自然。"

【原文】神在天为风，在地为木；在天为热，在地为火；在天为湿，在地为土；在天为燥，在地为金；在天为寒，在地为水。故在天为气，在地成形，形气相感，而化生万物。（《素问·天元纪大论》）

【提示】说明五行阴阳作用是化生万物的根源。

【语译】阴阳五行的自然变化，是天之六气与地之五行相互作用的。如在天的风与在地的木，在天的热与在地的火，在天的湿与在地的土，在天的燥与在地的金，在天的寒与在地的水是相互作用的。所以在天为无形的六气，在地为有形的五行。这种形气的相互感召，相互作用，就能化生万物。

【按语】天在上为阳，故在天为无形的六气。地在下为阴，故在地为有形的五行。上下相召，形气相感，而化生万物。说明自然界事物的发展变化，是阴阳五行之气相互作用的结果。

【参考资料】

（1）张景岳："气即上文之风热湿燥寒，形即上文之木火土金水，此举五行之大者言，以见万物之生，亦莫不质具于地，而气行乎天也。"

（2）张景岳："形，阴也，气，阳也。形气相感，阴阳合也。合则化生万物矣。故宝命全形论曰：天地合气，命之曰人。正此义也。"

【原文】帝曰：人生有形，不离阴阳。天地合气①，别为九野②，分为四时，月有大小，日有短长。万物并至，不可胜量，虚实呿吟③，敢问其方？岐伯曰：木得金而伐④，水得火而灭，土得木而达⑤，金得火而缺⑥，水得土而绝，万物尽然，不可胜竭。（《素问·宝命全形论》）

帝曰：何谓所胜⑦？岐伯曰：春胜长夏，长夏胜冬，冬胜夏，夏胜秋，秋胜春。所谓得五行时之胜⑧，各以气命其脏⑨。（《素问·六节藏象论》）

【提示】举出客观事物存在相互影响的现象和变化，说明五行相克规律。

【注释】

①天地合气：指天地阴阳之气上下交合。

②九野：即九州。我国古代地区划分的名称。

③呿吟：呿，音屈，张口；吟，闭口。

④伐：砍伐。此处有损伤的意思。

⑤土得木而达：达，通达之意，此处可作"疏松"解。即土能被树木所疏通，为木克土之义。

⑥缺：残缺之意。金属遇火便熔化，而改变原来形状。

⑦所胜：胜是克制、相克之意。王冰："凡五行之气，我克者为所胜，克我者为所不胜。"

⑧所谓得五行时之胜：张志聪："得五行之主时而为胜也，春木合肝，夏火合心，长夏土合脾，秋金合肺，冬水合肾。"就是以五行配合四时，说明相胜的规律。

⑨各以气命其脏：就是各以四时五行之气，以命名所属之脏，如春木属肝，夏火属心等。并且四时气候的变化，也会影响所属脏器。

【语译】黄帝说：人生有形体，离不开阴阳的变化。天地阴阳之气相合，于是大地有九州的划分，气候有四季的不同，月份有大小，昼夜也有长短的区别。万物都有这种阴阳变化，这是无法数量的。人体疾病亦有虚实阴阳开闭的不同，请问用什么方法治疗？岐伯说：要根据五行相克的自然规律，如树木可用金器砍伐，火可用水扑灭，土地能被树木疏松，金属可被火熔化，水流能用土遏止。万物都有这种五行胜克的规律，也是数不胜数的。

黄帝说：什么叫所胜？岐伯道：春胜长夏（木克土），长夏胜冬（土克水），冬胜夏（水克火），夏胜秋（火克金），秋胜春（金克木）。这是五行以时令相克胜的情况，并且四时五行之气又内合影响其所属脏器。

【按语】本文指出五行相制的道理，一是根据五行的自然属性，二是按照五时之气的推移变化而定的。说明五行的理论，是通过自然界实际事物而建立的朴素观念，用以作为指导一般的理论原则与公式，它不是离开客观物质基础而凭空臆造的。因此，它在医学上的应用，也具有一定的实际指导意义。

【参考资料】

（1）《白虎通》："众胜寡，故水胜火也；精胜坚，故火胜金；刚胜柔，故金胜木；专胜散，故木胜土；实胜虚，故土胜水也。"

（2）马元台："五行者，木伐于金，火灭于水，土达于木，金缺于火，水绝于土，万物皆具五行，其胜负之理尽然，非止一物而已。"

（3）马元台："此明胜之为义，不必太过不及，而皆有所胜也。所谓胜者，即五行相克之谓。如春属木，夏属火，长夏属土，秋属金，冬属水。故春胜长夏，木克土也；长夏胜冬，土克水也；冬胜夏，水克火也；夏胜秋，火克金也；秋胜春，金克木也。"

【原文】平气何如而名？……曰：木曰敷和①，火曰升明②，土曰备化③，金曰审平④，水曰静顺⑤。……其不及奈何？……曰：木曰委和⑥，火曰伏明⑦，土曰卑监⑧，金曰从革⑨，水曰涸流⑩。……太过何谓？……曰：木曰发生⑪，火曰赫曦⑫，土曰敦阜⑬，金曰坚成⑭，水曰流衍⑮。（《素问·五常政大论》）

【提示】讨论五行之气平气、不及和太过的情况。

【注释】

①敷和：张志聪："敷布阳和之气，以生万物。"此指木行之正常性能。

②升明：生发显明。张志聪："火性炎上，其德显明。"此指火行之正常性能。

③备化：生化周备之意。张志聪："土主化物，而周备于四方。"此指土行之正常性能。

④审平：审慎平和。张志聪："金主肃杀，得其和平，不妄刑也。"此指金行之正常性能。

⑤静顺：清静柔顺。张志聪："水体清静，性柔而顺。"此指水行之正常性能。

⑥委和：委弱之意。张志聪："木气不及，则不能敷布阳和而委弱矣。"此指木气不足之状。

⑦伏明：潜伏不明之意。张志聪："火气不及，则光明之令不升而下伏矣。"此指火气不足之状。

⑧卑监：低下之意。张志聪："土气不及，则卑下坚守，而不能周备于四方矣。"此指土气不足之状。

⑨从革：顺从变革。张志聪："金性本刚，不及，则从火化，而变革矣。"此指金气不足之状。

⑩涸流：水流干涸。涸，音河，指水干枯。张志聪："水气不及，源流干涸矣。"此指水气不足之状。

⑪发生：此处为生机过度发泄之意。张志聪："木气有余，发生盛也。"此指木气过亢之象。

⑫赫曦：显赫光明。张志聪："赫曦，光明显盛之象。"此指火气过亢之象。

⑬敦阜：敦厚高大，意为大土丘。张志聪："敦，厚；阜，高也。"此指土气过亢之象。

⑭坚成：坚刚成固之意。张志聪："金体坚刚，用能成物。"此指金气过亢之象。

⑮流衍：水流漫溢。张志聪："衍，满而溢也。"此指水气过亢之象。

【语译】五行之气的平气是怎样立名的？……答道：木称为敷和，是敷布阳和之气；火称为升明，是光亮升发明显；土称为备化，是生化万物无所不备；金称为审平，是审慎平和而不肃杀；水称为静顺，是清静柔顺，使万物归藏。……五行之气不及是怎样的？……答道：木称为委和，是不能敷布阳和之气；火称为伏明，是光焰潜伏不明；土称为卑监，是低下而生化无力；金称为从革，是顺从变革而不刚劲；水称为涸流，是源流干枯。……五行之气太过是怎样的？……答道：木称为发生，是生机发泄过度；火称为赫曦，是有如烈焰一样光明显赫；土称为敦阜，是堆砌如土丘；金称为坚成，是坚劲刚固；水称为流衍，是泛滥成灾。

【按语】五行之间，不总是处于正常的相生相克的关系中。五行中的每一行，除表现为"平气"，即正常外，在外界因素的影响下，还可能出现"太过"或"不及"两种异常情况，而对自然界生物会产生不同影响。这主要还是针对时序气候的变化而言。五行之气正常，是谓平气，则万物生化有序，生长化收藏的生长发育过程由此而生。若五行之气不及或太过，失去正常作用，不及则生化无力，过亢则成灾妄刑，均会对自然界生物产生不利影响。

【参考资料】

(1) 马元台："此言岁分平气、太过、不及，而有三气之纪名也。"

(2) 张志聪："纪，年也。三气谓平气之与太过、不及。"

【原文】气有余，则制己所胜而侮①所不胜；其不及，则己所不胜侮而乘之，己所胜，轻而侮之。(《素问·五运行大论》)

太过，则薄②所不胜而乘③所胜也……不及，则所胜妄行，而所生受病，所不胜薄之也。(《素问·六节藏象论》)

有胜之气，其必来复也。(《素问·至真要大论》)

微者复微，甚者复甚，气之常也。(《素问·五常政大论》)

形有盛衰，谓五行之治，各有太过不及也。故其始也，有余而往，不足随之，不足而往，有余从之。(《素问·天元纪大论》)

【提示】说明五行胜克乘侮的道理。

【注释】

①侮：作"欺侮"解，恃强凌弱的意思。此处有反侮、反克之意，即反克其所不胜。如木气过亢，非但不受金气克制，反能去克制金。

②薄：同"迫"，有侵犯的意思。

③乘：乘袭、欺凌的意思。

【语译】 五行中某一行之气太过的时候，不仅要克制自己所胜之气（如木运太过则乘土），而且还要欺侮自己所不胜之气（如木运太过则反侮金）；若某行之气不足的时候，则不仅自己所不胜之气要前来乘袭欺侮（如木被金克），而且本来自己所胜之气也要前来轻视和欺侮它（如土侮木）。

五行之气太过，则侵犯原来自己所不胜的气，而乘袭它所胜的气……五行之气不及，己所胜之气因缺乏制约而妄行，所生之气因缺乏资助而受病，它自己也受着所不胜之气的迫害。

有了胜气，也就必然会有复气，它的机制又是相互为因的。

胜气轻微的，复气也轻微，胜气重的，复气也重，这是五行之气的常规。

五行的盛衰，是说五行之气各有太过与不及，开始是太过的，经过五行胜复机制的作用，则不及随之而至，开始是不及，则有余从之而至。

【按语】 在《内经》中，除了用五行生克关系分析病理变化外，在不少方面是运用五行相乘、相侮的关系，来说明疾病发展演变的病理机转。一般来说，相生与相克，是五行关系协调的正常表现；而相乘与相侮，是指五行之间正常生克关系遭到破坏而出现太过或不及的异常表现。相乘，实即五行相克太过，超过正常制约程度的反常现象。如木气偏亢，而金又不能对木加以正常的克制时，太过的木便去乘土，使土更虚。相侮，是相克的反向，又叫反克。如正常的相克关系是金克木，若金气不足，或木气偏亢，木就反过来侮金，造成关系反常。

胜复机制，是指五行太过、不及所引起的异常偏胜之气，有了胜气则必然会招致一种相反的力量进行报复，将胜气压平下去，谓之复气。如五行之气太过而乘袭己所胜者，那么胜己者定要前来报复，削伐己之太过，使之平复。五行之气不及则胜己者就会来欺侮，可是胜己者的所不胜者又必会进行报复，削伐胜己者之太过，使之平复。有胜必有复，胜气重，复气也重；胜气轻，复气也轻。"有余而往，不足随之，不足而往，有余从之"，正是指的这一运动法则，它包含着作用与反作用的反馈机制，有自行调节使之恢复正常制化的能力。综上可见，在《内经》的五行关系中，包含着两套自行调节机制，一套是正常情况下相生相克的机制，一套是反常情况下的胜复机制。

【参考资料】

（1）《素问·六节藏象论》："未至而至，此谓太过，则薄所不胜，而乘所胜也。命曰气淫。至而不至，此谓不及，则所胜妄行，而所生受病，所不胜薄之也。命曰气迫。"

（2）张景岳："己所胜，我胜彼也；所不胜，彼胜我也。假合木气有余，则制己所胜，而土受其克，湿化乃衰。侮所不胜，则金反受木之侮，而风化大行也。木气不足，则己所不胜者，乘虚来侮，而金令大行；己所胜者，因弱相轻，而土邪反甚也。"

二、五行在医学上的应用

（一）说明内在脏腑、体表组织、环境因素之间的整体关系

【原文】 心之合①脉也，其荣②色也，其主③肾也；肺之合皮也，其荣毛也，其主心也；

肝之合筋也，其荣爪也，其主肺也；脾之合肉也，其荣唇也，其主肝也；肾之合骨也，其荣发也，其主脾也。(《素问·五脏生成》)

【提示】论五脏与形体组织，以及五脏之间相互制约的关系。

【注释】

①合：是配合。是指五脏与五体之间的相互配合关系。张景岳："心生血，血行脉中，故合于脉。"

②荣：系指显露于外的荣华之象。

③主：有制约和监督的意义。张景岳："心属火，受水之制。故以肾为主。"

【语译】 心是与血脉相配合的，其荣华表现在面色，制主心的脏器是肾；肺是与皮肤相配合的，其荣华表现在毫毛，制主肺的脏器是心；肝是与筋相配合的，其荣华表现在爪甲，制主肝的脏器是肺；脾是与肌肉相配合的，其荣华表现在口唇，制主脾的脏器是肝；肾是与骨髓相配合的，其荣华表现在头发，制主肾的脏器是脾。

【按语】本文将五脏与五体的关系有机地联系在一起，这充分体现出中医脏腑学的整体观念，并且有效地指导着医疗实践。实际这种认识，是古人在长期医疗实践中，通过对人体生理现象和病理变化的反复观察而得出的认识，又通过五行归类的方法整理而成的。另一方面，文中还谈到了五脏之间的制约关系，这主要是通过五行相克的规律来说明的。古人用五行归类的方法，把五脏分属于五行，如心火、肺金、肝木、脾土、肾水，又运用五行生克的理论来说明五脏的相互联系和相互制约的关系。中医学的整体观念，就是基于这种认识并以之为方法而建立的。当然，仅用五行生克关系来阐明五脏之间的复杂关系，还有其一定的片面性与局限性。因此在临床实践中，还须从脏腑之间内在联系和相互影响的生理现象及具体病情出发，进行具体分析，而不能受五行生克理论的束缚。

【参考资料】

高士宗："外合外荣者，藏之成，主者，藏之生；五行之理，制而后生。主者生之谓也，火受水制，则水有余而木气旺，木旺则能生火，制之乃所以生之。"

【原文】神在天为风，在地为木，在体为筋，在气为柔①，在藏为肝。其性为暄②，其德为和③，其用为动④，其色为苍。……其在天为热，在地为火，在体为脉，在气为息⑤，在藏为心。其性为暑，其德为显，其用为躁，其色为赤。……其在天为湿，在地为土，在体为肉，在气为充⑥，在藏为脾。其性静兼⑦，其德为濡⑧，其用为化，其色为黄。……其在天为燥，在地为金，在体为皮毛，在气为成⑨，在藏为肺。其性为凉，其德为清，其用为固，其色为白。……其在天为寒，在地为水，在体为骨，在气为坚⑩，在藏为肾。其性为凛⑪，其德为寒，其用为（阙一字），其色为黑。(《素问·五运行大论》)

【提示】以五行属性归纳自然事物与人体脏器，并说明其功用。

【注释】

①在气为柔：气，在此指木行的气化作用而言。柔，张志聪："柔者,风木之气柔软也。"

②其性为暄：性，即性质。暄作"温暖"解。全句意为木行之性温暖。

③其德为和：德，张志聪："德化者，气之祥也。"此处可作"功能"解。全句意为木气的功能表现为平和。

④其用为动：用，即作用。全句意为木行的作用表现为发动。

⑤息：生息，亦即生长之意。

⑥充：充盈之意。张志聪："充者，土气充贯于四旁也。"

⑦静兼：张景岳："脾属至阴，故其性静；土养万物，故其性兼。"意为土性安静而兼养万物。

⑧濡：濡湿之意。

⑨成：成熟、收成之意。

⑩坚：高士宗："在气为坚者，感冬气而万物坚凝也。"

⑪凛：音林，上声。寒冷之意。

【语译】自然（阴阳五行）的变化，木行在天的六气是风，在地的五行是木，在人体是筋，在气化的作用是柔软，在五脏是肝。其性质是温暖，其德行表现为平和，其功用为发动，其颜色为苍（青）色。……火行在天的六气是热，在地的五行是火，在人体是血脉，在气化的作用是生长，在五脏是心。其性质是暑热，其德行表现为显明，其功用为躁动，其颜色为赤色。……土行在天的六气是湿，在地的五行是土，在人体是肌肉，在气化的作用是充盈，在五脏是脾。其性质是安静而兼养万物，其德行表现为濡润，其功用为生化，其颜色为黄色。……金行在天的六气是燥，在地的五行是金，在人体是皮毛，在气化的作用属于成熟，在五脏是肺。其性质是清凉，其德行表现为清肃，其功用为坚固，其颜色为白色。……水行在天的六气是寒，在地的五行是水，在人体是骨，在气化的作用是坚敛，在五脏是肾。其性质是凛冽，其德行表现为寒冷，其功用为（缺一字），其颜色为黑色。

【按语】中医学中的五行学说，以五行属性为核心归类说明人体脏腑组织与自然事物的整体联系的同时，还以类比推理的方法，以五行的特性来解释五脏生理活动的特点。文中所谓的在气为柔、其性为暄、其德为和等，是形容肝与木相配，外应于春，具有温和、生发、条达的特性和作用；在气为息、其性为暑、其德为显等，是形容心与火相配，外应于夏，具有炎热、生长、光明的特性和作用；在气为充、其性静兼、其德为濡等，是形容脾与土相配，外应于长夏，具有濡润、化育、沉静的特点和作用；在气为成、其性为凉、其德为清等，是形容肺与金相配，外应于秋，具有清凉、收成、凝降的特性和作用；在气为坚、其性为凛、其德为寒等，是形容肾与水相配，外应于冬，具有寒冷、闭藏、润下的特性和作用。所以，医学上所沿用的五行，实际是五种不同物质属性的抽象概括，用以说明脏腑组织的性质功用和整体联系。

（二）说明脏腑病理的相互影响

【原文】五藏受气于其所生①，传之于其所胜②，气舍于其所生③，死于其所不胜④，病之且死，必先传行，至其所不胜病乃死。此言气之逆行也，故死。（《素问·玉机真脏论》）

【提示】用五行生克说明疾病的传变情况。

【注释】

①受气于其所生：气，指病气。所生，指我所生者。全句意为受病气于自己所生之脏，也就是子来乘母之义，如肝受气于心。

②传之于其所胜：即传病于我所克之脏。乃按相克之序而传，如肝病传脾，脾病传肾等。

③气舍于其所生：舍是留止之意。此处所生是指生我者而言。意为病气留止于生我之脏，如肝病气舍于肾。

④死于其所不胜：不胜指克我者。此句意为最后传至克己者死，如肝病至肺而死。

【语译】五脏疾病的相互传变，一般是受病气于其所生之脏，传于其所胜之脏，病气留舍于生我之脏，而死于我所不胜之脏。当疾病严重将死时，病气必定先传行，传到其所不胜之脏，病者乃死。这是说的病气的逆传，所以要死亡的。

【按语】本文用五行生克规律说明五脏疾病传变的一般情况。根据五行理论，五脏疾病，有的按相克之序或逆相克之序传变。后者亦称反克，如临床常见的肝气犯胃（木克土），或脾壅肝虚（土侮木）等。即此文中所谓的"传之于其所胜""至其所不胜"。然亦有按相生的关系传变的，一般称为"母病及子"或"子病及母"。临床常见的有水不涵木引起的肝阳上亢，或肝火犯心引起的心火旺盛等。所以在治疗上，《难经·六十九难》总结出"虚者补其母，实者泻其子"的治疗方法。此即文中所谓的"五脏受气于其所生""气舍于其生"，可以看出，根据五行生克理论说明脏腑疾病的相互影响，以及由此总结出的以调整脏腑关系为主的治疗原则，这在一定程度上体现出中医学整体观念的理论实质。但也必须指出，脏腑疾病的病理变化及其传变过程是错综复杂的，仅用五行生克方法进行分析判断，尚有许多缺陷不足之处。因此，不能把它看成是呆板的公式而生搬硬套。还须综合阴阳五行的辩证思想，运用四诊、八纲、辨证施治的理论原则，结合具体病情，进行全面考虑，灵活掌握。绝不可偏执一端，忽视其他，这是必须注意的。

【参考资料】

（1）张景岳："凡五脏病气，有所受，有所传，有所舍，有所死。舍，留止也。受气所生者，受于己之所生者也；传所胜者，传于己之所克者也；气舍所生者，舍于生己者也；死所不胜者，死于克己者也。不胜则逆，故曰逆行，逆则当死。"

（2）余樾："按两言其所生，则无别矣，疑下句衍'其'字，其所生者，其子也，所生者，其母也。"

【原文】夫邪气之客于身也，以胜相加①，至其所生而愈②，至其所不胜而甚③，至于所生而持④，自得其位而起⑤。必先定五藏之脉⑥，乃可言间甚之时⑦，死生之期也。（《素问·脏气法时论》）

【提示】用五行生克说明时令气候对疾病的影响。

【注释】

①以胜相加：含有以强凌弱之意。张景岳："凡内伤外感之加于人者，皆曰邪气，外感六气，盛衰有时，内伤五情；间甚随脏，必因胜以侮不胜，故曰以胜相加也。"

②至其所生而愈：至其所生的时日而愈，如肝病愈于夏、愈于丙丁，为木生火的意思。其他各脏亦同此意。

③至其所不胜而甚：至其所不胜（克己）的时日而病加重，如肝病甚于秋、加于庚辛，为金克木的意思。其他各脏亦同此义。

④所生而持：此处所生指生己者。意为至生己的时日疾病往往呈相持状态，如肝病持于冬、持于壬癸，为水生木的意思。余脏亦同此义。

⑤自得其位而起：就是到本脏当旺的时日，疾病便会好转，如肝病起于春，起于甲乙。余脏亦同此义。

⑥五藏之脉：即五脏之正常脉象，如肝脉弦，心脉钩，脾脉代，肺脉毛，肾脉石。

⑦间甚之时：张志聪："间者，将愈之时；甚者，加甚之时。"

【语译】大凡邪气（指风、寒、暑、湿、燥、火六淫而言）之侵袭到人体，是以强（邪盛）凌弱（正虚）而引起发病的。疾病发展过程中，至其所生的时日则病愈，至其所不胜的时日则病加重，至生己的时日则病势呈相持状态，至本脏当旺的时日则疾病转愈。但必须首先确定五脏的脉象，才可知道疾病向愈或加重的时间，推测生死的日期。

【按语】本文主要是运用五行生克的理论来说明四时气候对疾病发展转归的影响。但文中明确指出，仍须以审脉辨证为主，再结合四时气候的变化来推断，才能正确判断疾病的转归和预后。此即所谓："必先定五藏之脉，乃可言间甚之时，死生之期也。"

【参考资料】

（1）张志聪："以胜相加者，如肝病加于庚辛，心病加于壬癸，所胜之处加临，而病益重也。"

（2）马元台："以胜相加，如肝病由肺而传，心病由肾而传，脾病由肝而传，肺病由心而传，肾病由脾而传之谓也。"

（3）王冰："邪者不正之目，风寒暑湿，饥饱劳逸，皆是邪也，非唯鬼毒疫病也。"

（4）吴鹤皋："客对主而言，此正气为主，则邪气为客也。"

【原文】曰：经言七传①者死，间藏②者生，何谓也？然：七传者，传其所胜也。间藏者，传其子也。何以言之？假令心病传肺，肺传肝，肝传脾，脾传肾，肾传心，一藏不再伤③，故言七传者死。间藏者，传其所生也。假令心病传脾，脾传肺，肺传肾，肾传肝，肝传心，是母子相传，竟而复始，如环之无端，故言生也。（《难经·五十三难》）

【提示】用五行生克理论说明疾病的传变和预后。

【注释】

①七传：历来注家有不同解释。吕广注："七，当为次字之误也，此下有间字，即知上当为次。"纪天锡说："自心而始，以次相传，至肺之再，是七传也。"按吕氏以七作次，这与《素问·玉机真脏论》"至其所不胜，病乃死"的基本精神是一致的，当从吕氏注释为妥。次传与间脏相对，不间脏者，即指以相克之次序传变。

②间藏：疾病的传变情况，以五行相克规律来讲，中间间隔一脏。如肝木克脾土，在木

和土之间的是心火，心就是间脏，肝病传于心，就是间脏相传，实际上就是相生传变。

③不再伤：即不能第二次受病之意。

【语译】问：医经上说，次传的主死，间脏传者主生，是什么道理？答：次传是指依相克的次序传变，即传其所胜之脏。间脏相传是指依相生的次序传变，是母病传其子。这又怎么讲呢？例如心病，由心传肺（火克金），肺传肝（金克木），肝传脾（木克土），脾传肾（土克水），肾传心（水克火），这是五脏已经传遍，接着再由心传肺，因一脏不能再次受病（肺前已受心之传变），所以说次传的预后是不良的。间脏相传，是传其所生之脏。例如心病传脾（火生土），脾传肺（土生金），肺传肾（金生水），肾传肝（水生木），肝传心（木生火），这是按母子相生的关系传变，最后又回到开始病传之脏，周而复始，如环无端。所以说这种传变预后是良好的。

【按语】本文仍是用五行生克规律，说明疾病的传变和预后。一般地说，依相克次序传变的则预后较差，依相生次序传变的则预后较好。这与前面所引《素问·玉机真脏论》"五脏受气于其所生，传之于其所胜"的原文精神基本是一致的。

【参考资料】

（1）徐灵胎："七传，依相克之序，历过七脏也。"

（2）吕广："间藏者，间其所胜而相传也，心胜肺，脾间之；肝胜脾，心间之；脾胜肾，肺间之；肺胜肝，肾间之；肾胜心，肝间之，此谓传其所生也。"

（3）张山雷："然止可以一脏传一脏言之耳，乃曰周而复始，如环无端，意以病机作走马灯看，不几展转传变，永无终了之期，是岂可与言病理之真耶。"

（4）《素问·平人气象论》："脉反四时及不间脏，曰难已。"

（5）丁锦："此言五脏传变生克之义，传其所胜者，谓传于所受克之脏，如心病传肺，是火克金，肺又传肝，是金克木，肝又传脾，是木克土，脾又传肾，是土克水，肾复传心，是水克火，心又欲传肺，是七传也。"

（三）用于诊断和治疗

【原文】望而知之者，望见其五色①，以知其病；闻而知之者，闻其五音②，以别其病；问而知之者，问其所欲五味③，以知其病所起所在也；切脉而知之者，诊其寸口，视其虚实，以知共病，病在何藏府也。（《难经·六十一难》）

【提示】论通过望闻问切从五行所属的色、音、味等变化而判断病情。

【注释】

①五色：即青、赤、黄、白、黑五色。

②五音：角、徵、宫、商、羽是谓五音；呼、笑、歌、哭、呻是谓五声。在此包含有音与声两种含义。

③五味：即酸、苦、甘、辛、咸五味。

【语译】望而知之，就是通过望察病人所显现的青、赤、黄、白、黑五色变化，从而知道疾病情况。闻而知之，就是听病人发出的呼、笑、歌、哭、呻五种言语声音变化而辨别疾

国医大师周信有医学精华

106

病。问而知之，就是问病人对酸、苦、甘、辛、咸五味的嗜好情况，而推知疾病的起因和病变部位所在。切脉而知之，就是切诊寸口之脉，视察脉象的虚实，以判断疾病发生在哪一脏腑。

【按语】本文主要阐明五行在诊断上的应用。古代医家通过五行归类的方法，把内在脏腑与体表各组织器官之间紧密联系在一起。临床上，通过望、闻、问、切，从病人面色、声音、口味、脉象等各方面的变化，可以测知病属何脏何腑。如面现青色，多属肝风；赤色，多属心火；黄色，多属脾湿；白色，多属肺寒；黑色，多属肾虚；面色苍白，两颧红赤，为火旺克金之征，多见于肺痨病后期。又如五官、五体的病变，根据五行所属，都与脏腑是内外相应的。根据"有诸内，必形诸外"的原理，均可通过病人体表组织器官的异常变化，而推断内在脏腑病变的实质。可见五行在诊断上的应用，就是综合望、闻、问、切所得，根据五行所属和生克乘侮规律来推断病情的。

【参考资料】

（1）杨玄操："五音者，谓宫、商、角、徵、羽也，以配五脏。假令病人好哭者，肺病也；好歌者，脾病也。故云闻其音知其病也。"

（2）杨玄操："问病人云好辛味者，则知肺病也；好食冷者，则知内热。故云知所起所在。"

（3）杨玄操："切，按也。谓按寸口之脉，若弦多者，肝病也；洪多者，心病也；浮数则病在府；沉细则病在脏。故云在何脏也。"

【原文】黄帝问曰：合人形以法四时、五行而治①，何如而从②？何如而逆②？得失之意，愿闻其事。岐伯对曰：五行者，金、木、水、火、土也。更贵更贱③，以知死生，以决成败，而定五脏之气，间甚④之时，死生之期也。（《素问·脏气法时论》）

【提示】说明结合四时五行规律判断治疗预后情况。

【注释】

①法四时、五行而治：张志聪："法于四时五行而为救治之法。"就是按照四时五行生克的规律，而确定治疗法则。

②从、逆：从，指顺从，即疾病向愈；逆，指逆转，即疾病恶化。

③更贵更贱：张景岳："五行之道，当其王（同旺）者为贵，当其衰者为贱。"指五行配合时日，如木当旺于春季及甲乙日，衰于秋季及庚辛日。更，即更替交换之意。

④间甚：张景岳："间甚，即轻重之谓。"

【语译】黄帝问道：结合人的形体脏腑，取法四时五行的规律定出治疗法则，为什么有的病愈，有的病反恶化？这其间治法的得失道理，请讲给我听。岐伯回答说：五行是金、木、水、火、土，其配合时日有当旺当衰的不同，所以疾病也有好转和加重的不同趋向。根据这个道理，可以推知病人的生死，决断疾病的成败；还可判定五脏之气的盛衰，而预知疾病向愈或加重的时间和生死转归的日期。

【按语】本文的主要精神，是指出在临床处理疾病时，必须根据病人的形体情况和具体

内经精义

107

病情，并结合四时气候变化及五行生克的法则，进行全面考虑，以判断疾病的轻重安危，并制定完整的治疗方案。这就是本文所谓的"合人形以法四时、五行而治"的精神所在。这种既从病人的具体病情出发，又联系到客观环境对疾病的影响，进行通盘考虑的观点，正是中医学整体观念的理论特点。

【参考资料】

高士宗："贵者，木王于春，火王于夏；贱者，木败于秋，火灭于冬。"

【原文】 因不知合之四时五行，因加相胜①，释邪攻正，绝人长命。（《素问·离合真邪论》）

【提示】 说明结合四时五行，进行正确诊治的重要性。

【注释】

①因加相胜：丹波元简："盖谓不知五胜之理反补之，此则加相胜者，乃释邪攻正也。"意思是说，在治疗上不知抑制相胜，相反地加强了相胜的一面，也就是助补了邪盛的一面，而损伤了正气的一面，犯了原则错误。

【语译】 由于不知道结合四时五行规律而盲目施治，因而错误地助长了相胜的邪气一方。结果释放了邪气而攻伐了正气，这就会造成死亡事故。

【按语】 学习本文，可以体会到临床治疗中除了一般辨证外，还必须结合四时五行、邪正盛衰，从而才能得出更正确的诊断，增强治疗效果。此与《素问·五常政大论》中所说的"必先岁气，无伐天和"的精神是一致的。如果不知用此，而违反岁气，"损其不足，补其有余""虚虚实实"，则必造成治疗错误，临证时应千万注意。

【参考资料】

张志聪："此言不知三部九候者，因而不知合于四时五行之道，六气之加临，五运之相胜，邪反释之，正反攻之，则绝人长命矣。"

【原文】 经言上工①治未病，中工①治已病者，何谓也？然：所谓治未病者，见肝之病则知肝当传之于脾，故先实其脾气，无令得受肝之邪，故曰治未病焉。中工者，见肝之病，不晓相传，但一心治肝，故曰治已病也。（《难经·七十七难》）

【提示】 用五行生克说明"治未病"的道理。

【注释】

①上工、中工：古称医者为医工，上工即上等的医工，也即技术高明的医生。中工即中等的医工，即技术一般的医生。

【语译】 医经上说：上等医工能知道疾病发展情况，而预先治疗尚未发作的病；中等医工只知治疗已经发作的病，这是怎么讲的？答道：所谓治未病，例如看到肝脏有病，就知道肝病将会传于脾，于是预先充实脾气，使脾土不受肝木之病邪的克制，所以说上工能治未病。中工则不然，见到肝病，不懂得疾病相传变的道理，只是一心一意地治肝病，这就是所说的治已病。

【按语】 中医学治未病的思想包括两个方面：一是疾病未发生前，预防疾病的发生；一是疾病发生后，预防疾病的进一步发展传变。本文所述，是疾病发生后按五行相克规律防止疾病进一步发展。根据五行生克规律，一脏有病，除了对本脏治疗外，还须兼顾他脏，以调整其相互关系，控制病情发展，这体现了从整体观念出发的治疗原则。后世根据本文精神，在医疗实践中又有了充实和发展，并制定出更多的治疗方法。如从五行相生关系来说，确立有"滋水涵木""培土生金""补火生土""金水相生"等法；从五行相克关系来说，确立有"壮水制火""清金制水""培土制水""扶土抑木"等法。这些方法，对防止病情发展，提高治疗效果，都是行之有效的，为临床所重视。但是，不是说所有治疗方法都离不开五行，还应从脏腑之间的内在联系和相互影响的具体病情出发加以灵活掌握。

【参考资料】

（1）《金匮要略》："上工治未病，何也？师曰：夫治未病者，见肝之病，知肝传脾，当先实脾。中工不晓相传，见肝之病，不解实脾，惟治肝也。"

（2）张山雷："见肝有病，而即预防其传为侮土，是亦治病时容有此一种法则，本非谓凡治百病，皆当以此为准。……然后知此等议论，未必即是医学中之上乘禅。"

【原文】虚者补其母①，实者泻其子②，当先补之，然后泻之。不虚不实，以经取之者，是正经自生病③，不中他邪也。当自取其经④，故言以经取之。（《难经·六十九难》）

【提示】用五行生克说明补母泻子的治疗法则。

【注释】

①虚者补其母：徐灵胎："母，生我之经，如肝虚则补肾经，母气实则生之益力。"

②实者泻其子：徐灵胎："子，我生之经，如肝实则泻心经也，子气衰则食其母益甚。"

③正经自生病：即正经自病。吕广："此皆从其脏内自发病，不从外来也。"是说本脏的原发病，并非由于他脏传变而来。

④自取其经：徐灵胎："正经自病……自取其经，即于本经所当刺之穴，不必补母泻子也。"

【语译】凡是虚证就补其所属的母方，实证则泻其所属的子方，在治疗步骤上，一般应当先用补法后用泻法。如果不属虚实相传的病变，就在本经取穴治疗，因为这是本经自生的病，不是受他经病邪的影响，因而只须在本经上取穴治疗（不必在他经补母泻子），所以说是以经取之。

【按语】本文根据五行相生而提出"虚者补其母，实者泻其子"的治疗法则。虽是言针法，而后世在药物治疗上也以此为常用法则。如肺气虚之咳喘，常用补脾益肺法，按五行术语称为"培土生金"，即是"虚者补其母"之意。又如肝郁火旺常由心火旺引起，即《难经·七十五难》所谓"子能令母实"，常用泻心降火之法治疗，即是"实者泻其子"之意。当然治疗时亦可根根病情，直接治疗本脏，灵活应用各种治疗方法。

【参考资料】

滑伯仁："先补后泻，即后篇阳气不足，阴气有余，当先补其阳，而后泻其阴之意，然于此义不属，非阙误，即衍文也。"

读经心悟

阴阳五行学说是我国古代人们对自然规律的哲学总结，是具有朴素的唯物论、辩证法思想和朴素系统论思想的观点。后来被引用到医学领域，作为阐发医学理论和指导临床实践的理论工具，于是就演变为医学上的阴阳五行学说。

中医学应用阴阳属性的对立互根和消长转化的基本观点，来说明人体的生理活动和病理变化，并指导临床辨证施治。它认为人体的生命现象和所进行的功能活动，无不包含阴阳对立的两个方面：如脏腑、气血、营卫、津液、上下、内外等，都有阴阳之分。五脏虽为阴，而各脏又分有阴阳。这表示阴阳互相含储，具有无穷可分的特性。同时，阴阳对立的两个方面，又都无时无刻不处在"阴静阳躁""阳化气，阴成形"的相反相成、矛盾统一的运动规律之中，从而促进了人体的成长发育，推动了生命活动。并认为疾病的发生，是病因作用于机体引起阴阳盛衰失调的结果，是整体性功能改变的反映。疾病的发生和其病理变化虽然错综复杂，然其一般机理，最基本、最重要的不外是阴阳盛衰失调。这就是《内经》所说的"阴胜则阳病，阳胜则阴病，阳胜则热，阴胜则寒"。因此在治疗上，就很重视对整体性病变的纠正，注重运用不同的治疗法则以调整平衡阴阳，和调气血，提高机体抗病能力。这就是《内经》所谓"谨察阴阳所在而调之，以平为期"和"寒者热之，热者寒之""阳病治阴，阴病治阳"的治疗原则。于此可见，《内经》的阴阳学说，对中医学理论的形成和发展以及指导临床实践，起到重要的积极作用。

五行学说则是通过五行归类及生克制化的理论来说明人体的生理活动、病理变化，以及诊断治疗。它应用在医学上，主要体现了从事物内部的结构关系及其整体上把握事物的思想。它以逻辑推理的类比法为基础，把与人类生活有关的自然现象同人体的脏腑组织、生理、病理现象作了联系归类，并按照五行相生相克、相互联系的规律，阐述人体生理、病理和辨证治疗。从而形成机体与环境的统一性和机体整体统一性的理论特点，以及不受脏腑实体即形态学的束缚，而以功能系统为单元的、着重研究它们之间的联系的脏腑学说的理论系统。

阴阳与五行的理论相结合，构成中医学说的系统观与整体观，这正是中医学的理论特点和实质所在。中医学正是在此理论观点的指导下，而逐渐形成与发展起来的。

第二章 藏 象

内 容 提 要

中医学关于人体脏腑组织的生理功能及其相互联系的理论，称为藏象学说。藏象学说是中医基础理论的重要组成部分。何以称为藏象？古代"藏"通"脏"，是指内在脏腑，并有藏的含义；"象"是指形态和表现于外的现象。"脏居于内，形见于外，故曰藏象。"(《类经三卷·藏象类二》) 藏象一词首见于《素问·六节藏象论》，内有"帝曰：藏象何如？岐伯曰：心者生之本，神之处也，其华在面，其充在血脉，为阳中之太阳，通于夏气"一语。据此可知，藏象的特点，是着重于从系统整体的运动和相互联系的观点出发，通过"以表知里"的推导方法，来窥测内脏功能活动的实质。所以它所研究的脏腑，包括了内脏的功能活动和内脏与体表组织器官的联系，以及四时气候对内脏的影响关系等。

《内经》所研究的脏腑，不是以形态结构为基础，而是以整体功能为基础，用五行归类的方法，以五脏为中心，从人体到自然界，进行内外联系，从而形成五脏、五体五官、五志、五时五方、五气、五味的生理功能系统。在这种系统整体方法指导下所形成的脏腑概念，虽然最初离不开解剖的实体，但它实际是以整体功能为出发点，通过类比归类而建立起来的脏腑理论系统。这反映了藏象学说的理论特点。

本章内容主要介绍脏腑的功能以及脏腑和体表组织器官之间的相互关系。精、神、气、血、营、卫、津液是维持人体生命和脏腑功能活动的物质基础，其产生又有赖脏腑功能活动来化生，所以亦为藏象学说的重要内容。其他如人体生长发育盛壮衰老的规律，饮食五味与内脏的关系，以及消化、吸收、排泄过程等人体内脏的生理活动，均属于藏象的范围。

第一节 脏 腑

脏腑的内容，包括五脏（心、肝、脾、肺、肾）、六腑（胆、胃、大肠、小肠、膀胱、三焦）与奇恒之腑（脑、髓、骨、脉、胆、女子胞）。本节重点介绍脏腑的功用性能，以及脏腑之间，脏腑与组织器官之间的关系。

一、脏腑功能综述

【原文】五藏之象，可以类推。(《素问·五脏生成》)

不引比类，是知不明也。(《素问·示从容论》)

夫圣人之治病，循法守度，援物比类，化之冥冥①。（《素问·示从容论》）

【提示】提出用类比推理方法对脏腑功能进行认识的特点。

【注释】

①化之冥冥：张景岳："握变化于莫测之间。"是言于复杂的疾病现象，通过思考分析，加以掌握。

【语译】五脏的气象，可以类比推求。

不能引物比类，则知道不是高明的医生。

高明的医生治病，能够遵循法度，引物比类，对于复杂病情，通过思考分析，掌握奥妙。

【按语】《内经》探讨人体内脏的性质、功能，一般是采用比类取象的认识方法。一是如前所述，通过观察机体外部表征，以表知里。现在看来，这符合原始自发的暗箱方法，属于整体系统方法的范畴；一是在"人与天地相参"的思想指导下，运用"以此知彼"的类比方法，从观察自然现象所发现的运动规律，推及到人体，来类比推测人体生命的运动规律，现在又称作"自然人体观"。该方法的运用就是以五行归类的方法，同行相比，内外联系，从而形成五脏的生理系统。《内经》就是运用这种"比类""类推"的认识方法，来探讨机体内部的运动规律。这就是文中所谓"援物比类""五藏之象，可以类推"的认识方法，它充分体现出《内经》在认识方法上的理论特点。

【原文】黄帝问曰：愿闻十二藏之相使①，贵贱②何如？岐伯对曰：悉③乎哉问也，请遂言之。心者，君主之官也，神明出焉；肺者，相傅④之官，治节⑤出焉；肝者，将军之官，谋虑出焉；胆者，中正之官，决断出焉；膻中⑥者，臣使⑦之官，喜乐出焉；脾胃者，仓廪⑧之官，五味出焉；大肠者，传道⑨之官，变化出焉；小肠者，受盛⑩之官，化物⑪出焉；肾者，作强⑫之官，伎巧⑬出焉；三焦者，决渎⑭之官，水道出焉；膀胱者，州都⑮之官，津液藏焉，气化则能出矣。凡此十二官者，不得相失也，故主明则下安，以此养生则寿，殁世⑯不殆⑰，以为天下则大昌；主不明则十二官危，使道闭塞而不通，形乃大伤，以此养生则殃，以为天下者，其宗⑱大危，戒之戒之！（《素问·灵兰秘典论》）

【提示】用比类取象的方法，以当时国家各级行政职能作比喻，来阐明十二官的生理功能和心的主导作用。

【注释】

①相使：是相互作用的意思。

②贵贱：是有主有次的意思。张景岳："君臣上下之分。"

③悉：详尽的意思。

④相傅：古代朝廷的宰相。

⑤治节：治理调节。

⑥膻中：有两种说法：一是指心包络，一是指两乳中间的部位。此处系指心包络。

⑦臣使：传达君主命令和意志的官员称为臣使。

⑧仓廪。廪，音"凛"。仓廪，即贮藏粮食的仓库。

⑨传道：道同"导"。传道即传送运输之意。

⑩受盛：受，承受；盛，音成，容纳之意。

⑪化物：是消化食物、分别清浊之意。

⑫作强：动作强而有力。

⑬伎巧：伎通"技"；巧指智巧。伎巧即技巧灵敏之意。

⑭决渎：渎音读。张景岳："决，通也；渎，水道也。"即疏通水道的意思。

⑮州都：州，古代与"洲"通用；都，指聚会的地方。州都，犹言水液聚汇之处。

⑯殁世：终生之意。

⑰殆：危殆，即危险之意。

⑱宗：宗族，在此亦有指国家之意。

【语译】黄帝问道：请告诉我人体内部十二脏器之间的相互关系和功能，对于人体作用的重要性如何？岐伯回答说：心脏好像一国的领袖，主宰人体生命活动，产生精神意识；肺好像辅助君主的宰相，能朝会百脉，调节一身气机；肝脏好像勇智兼备的将军，能发挥谋略；胆的性能就好像中正不阿的官吏，具有决定判断的能力；膻中（心包）好像贴近君主的内臣使者，能表达心的意志；脾胃的作用好像管理粮仓的官，饮食五味的营养就是从这里向外输送的；小肠好像受盛物品的官吏，胃传来的腐熟食物，由它分别清浊，吸收精华；大肠好像传送的官吏，将小肠传来的糟粕变为粪便，排出体外；肾好像作用强力的官吏，技巧从这里发出；三焦好像疏通河道的水利官，管理全身水液正常通行；膀胱好像州都之官，是水液聚汇蓄藏的地方，经过气化作用，始能排出尿液。以上十二官之间的关系，必须相互协调，不能失调。因心为君主之官，具有主宰的作用，所以心的生理功能正常（"主明"），则其他脏器也能发挥正常作用（"下安"）。以此来调养身体，就可以长寿，终生不会发生疾病。如同一个国家，领导英明，天下就能太平昌盛。如果心的生理功能失常（"主不明"），则其他脏器的功能活动就会发生紊乱失调（"十二官危"），使气血的道路闭塞不通，身体就会受到很大损伤，这样就会影响人的健康和寿命。如同一个国家，如果领导不明，官吏失职，国家就有灭亡危险。这是必须要引以为戒的。

【按语】本文所述十二官功能，是藏象学说的重要内容。心，本文一是说人的精神意识活动发之于心，一是说机体内脏的功能活动由心支配。肺主气，心主血，气与血相辅相成。血脉循行虽为心所主，但必须借肺之宗气推动，才能循行不息。此即《素问·经脉》所谓"肺朝百脉"，亦即本文所谓肺主"治节"之义。肝，本文以比类取象的方法，以将军智勇兼备的性能来形容肝脏刚柔相济、条达疏泄的性能。胆，从本文所述胆的性能来看，是说胆的作用与人的性情有关。胆气壮则刚直果断，中正不偏。胆气虚则怯弱怕事，优柔寡断。肝为阴脏，胆为阳脏，肝虽有勇而主谋虑，但必须得胆阳之气刚强果断的辅助作用，才能勇谋果断相互为用，而人的精神意识才能正常表现，肝胆的疏泄作用才能正常发挥。膻中在这里是指心包络。心包络属于心脏外围，故有保护心脏的作用，古人认为能代心受邪。脾和胃在功能上有着极为密切的联系，故本文将它们合在一起讨论。胃主消化，脾主吸收；胃主降，脾

113

主升，共同完成消化营养任务。故后世称"脾胃为后天之本"。小肠有分别清浊的作用。大肠有传导的作用。因肾主"作强"，而出"伎巧"，故在临床上，肾精亏损，不但骨骼痿软，胫瘦体倦，而失"作强"，并且脑力亦失去"伎巧"，呈现头晕目眩，精神颓废，健忘失眠等症。治以补肾填精之药物，能收到良好治疗效果。三焦总司人身之气化功能，三焦气化失调，可导致水道不通，水饮停聚，腹水潴留。膀胱有贮存和排泄小便的作用。本文所谓"津液藏焉"，是指由津液分离出来的小便而言。而膀胱的贮尿和排尿作用，又须依靠肾的气化作用，即本文所谓"气化则能出矣"。

以上所述，是《内经》中论述脏腑功能的重要内容，也是中医藏象学说的理论基础。可以看出，古人对脏腑功能的认识，在一定程度上也是基于古代解剖学的研究。如以上所述各个脏腑，实际皆包含各个脏腑组织的形态实质。正如《灵枢·经水》说："夫八尺之士，皮肉在此，外可度量切循而得之，其死可解剖而视之。其脏之坚脆，腑之大小，谷之多少，脉之长短……皆有大数。"但必须指出，古人对脏腑功能的认识，并不完全依赖于形体解剖学，它是通过长期的生活与医疗实践，对活着的人体进行观察研究，并运用古代朴素的辩证思想和系统整体的方法加以归纳而总结出来的。因此，它的特点，是以整体功能为基础的，这与西医以解剖学的器官组织为基础有很大的差别，这一点必须有明确认识。

【参考资料】

（1）徐灵胎："心为一身之主，脏腑百骸皆听命于心，故为君主；心藏神，为主神明之用。"

（2）薛生白："肺主气，气调则脏腑诸官听其节制无所不治，故曰治节出焉。"

（3）张景岳："肝属风木，性动而急，故为将军之官；木主发生，故为谋虑所出。""肾属水而藏精，精为有形之本，精盛形成，则作用强，故为作强之官。水能化生万物，精妙莫测，故曰伎巧出焉。"

（4）李念莪："十二脏内有膻中而无包络，十二经内有包络而无膻中，乃知膻中即包络也。""胀论云：'膻中者心宫城也。'贴近君主，故称臣使。脏腑之官莫非王臣，此独泛言臣又言使者，使令之臣，如内侍也。""胃司受纳，脾主运化。"

（5）张志聪："脾胃运纳水谷，故为仓廪之官。五味入胃，脾为转输，以养五脏气，故五味出焉。"

（6）张景岳："小肠居之下，受盛胃中水谷，而分别清浊，水液由此而渗入前，糟粕由此而归于后。脾气化而上升，小肠化而下降，故化物由此出焉。"

（7）吴昆："伎言技。作强，作用强力也。伎，系能力。巧，精巧也。"

（8）孙思邈："三焦者，合而为一，有名无形。"

（9）《素问·刺法论》："脾者，谏议之官，知周出焉。"

（10）《灵枢·玉版》："胃者，五脏六腑之海也，水谷皆入于胃，五脏六腑皆禀气于胃。"

（11）《灵枢·营卫生会》："上焦出于胃上口，并咽以上，贯膈而布胸中，走腋，循太阴之分而行，还至阳明，上至舌……""中焦亦并胃中，出上焦之后，此所受气者，泌糟粕，蒸津液，化其精微，上注于肺脉，乃化而为血，以奉生身，莫贵于此，故独得行于经隧，命曰营气。""下焦者，别回肠，注于膀胱而渗入焉。故水谷者，常并于胃中，成糟粕而俱下于大肠，而成下焦，渗而俱下，济泌别汁，循下焦而渗入膀胱焉。"又曰："上焦如雾，中焦如沤，下焦如渎。"

（12）《吴医汇讲》："夫三焦者，即胸隔腹内之空处也。"

（13）《难经·三十八难》："曰：藏唯有五，府独有六者，何也？然：所以府有六者，谓三焦也？有原气之别焉，主持诸气，有名，而无形，其经属于手少阳，此外府也，故言府有六焉。"

（14）《医学正传》："三焦者，指腔子而言，包涵于肠胃之总司也。"

（15）王太仆："得气海之气化，则溲便注泄；气海之气化不及，则闭隐不通，故曰气化则能出矣。"

【原文】曰：藏各有一耳，肾独有两者，何也？然：肾两者，非皆肾也，其左者为肾，右者为命门。命门者，诸神精之所舍，原气之所系也，故男子以藏精，女子以系胞①，故知肾有一也。（《难经·三十六难》）

【提示】说明肾与命门的关系及其主要功能。

【注释】

①胞：指女子胞，即子宫。

【语译】问道：五脏各有一个，其中唯独肾有两枚，这是什么道理呢？答道：肾有两枚，并不都称肾，其左边的为肾，右边的便称为命门。命门是人体神气和精气所在的地方，人身的元气也系予命门，所以在男子来说，是用以蓄藏精气，在女子则用以维系子宫，所以说肾脏仍只有一个。

【按语】命门作为内脏的名称，始于《难经》。命门的位置，左为肾右为命门之说，也从本难开始。本文所言，是指有肾与命门的区别，而在功能上并没有区别。故本文结尾言"故知肾有一也"。至于这里所谈到的命门的作用，实际还是指肾的作用而言。肾主藏精，精充则神充，故谓"神精之所舍""精化为气"，故原气亦系于命门。而精神和气血都是关系到人的生死存亡的，故而曰"命门"，亦即生命门户之义。这里所言的"左肾"，实际是指的"肾阴""肾水"，是言其物质基础；"右命"，实际是指的"肾阳""命门之火"，是言其功能表现。阴阳水火，则反映了肾脏功能对立统一的两个方面，言火则水在其中，言水则火在其中。如《石室秘录》说："命门者，先天之火也，此火无形，而居于水之中。"可见命门火就是指的肾阳。因此在临床上，命门火衰的病人，其病证与肾阳不足是一致的。补命门火的药物，就是温肾阳的药物。

"男子以藏精，女子以系胞"，是言男女生殖系统的功能亦归属于肾。证之临床，男子遗精，属虚者治以固肾涩精之法，属火者治以滋肾阴泻相火之法；女子胎不安，或易滑胎流产者，在治疗过程中，亦多要兼顾及肾。

【参考资料】

（1）《难经·八难》："诸十二经脉者，皆系于生气之原，所谓生气之原者，谓十二经之根本也，谓肾间动气也，此五藏六府之本，十二经脉之根，呼吸之门，三焦之原，一名守邪之神。"

（2）《难经·三十九难》："五藏亦有六藏者，谓肾有两藏也，其左为肾，右为命门。命门者，精神之所合也，男子以藏精，女子以系胞，其气与肾通，故言藏有六也。"

（3）《医贯》："命门为十二经之主，肾无此，则无以作强，而伎巧不出；膀胱无此，则三焦之气不化，而水道不行矣；脾胃无此，则不能蒸腐水谷，而五味不出矣；肝胆无此，则将军无决断，而谋虑不出矣；大小肠无此，则变化不行，而二便闭矣；心无此，则神明昏，而万物不能应也，正所谓主不明则十二官危也。"

（4）张景岳："左尺主肾中真阴，右尺主肾中之真阳，而命门为阳气之根，故随三焦相火之脉，同见于右尺则可，若谓左肾为肾，右肾为命门则不可也。虽然，若分而言之，则左属水，右属火，而命门当附于右尺；合而言之，则命象极，为消长之枢纽，左主升而右主降，前主阴而后主阳，故水象外暗而内明，坎卦内奇而外偶，肾两者，坎外之偶也，命一者，坎中之奇也，一以统两，两以包一，是命门统主乎两肾，而两肾皆属于命门，故命门者，为水火之府，为阴阳之宅，为精气之海，为死生之窦。"

【原文】上焦出于胃上口，并咽以上，贯膈而布胸中，走腋，循太阴之分而行，还至阳明，上至舌，下足阳明，常与营俱行于阳二十五度，行于阴亦二十五度，一周也。故五十度而复大会于手太阴矣。（《灵枢·营卫生会》）

中焦亦并胃中，出上焦之后[①]，此所受气者，泌糟粕，蒸津液，化其精微，上注于肺脉，乃化而为血，以奉生身，莫贵于此，故独得行于经隧，命曰营气。（《灵枢·营卫生会》）

下焦者，别回肠[②]，注于膀胱，而渗入焉。故水谷者，常并居于胃中，成糟粕而俱下于大肠，而成下焦，渗而俱下，济泌别汁[③]，循下焦而渗入膀胱焉。（《灵枢·营卫生会》）

上焦如雾，中焦如沤[④]，下焦如渎。（《灵枢·营卫生会》）

【提示】说明三焦的部位和功用。

【注释】

①上焦之后：张景岳："后，下也。"是言中焦的部位，起于上焦的下面。一般说来，中焦的部位，从胃上口（贲门），下至胃下口（幽门），包括上腹部及脾胃两脏。

②回肠：在小肠之下段，上接空肠，下连大肠。

③济泌别汁：济，渗滤的意思；泌，流质由细孔渗透而出曰泌，如云分泌；济泌，就是滤过的意思。济泌别汁，是言水液经过滤过，以分别清浊，使分泌出来的水液渗入膀胱。

④沤：音欧，作"渍"解，浸渍的意思。即用水浸物，使之柔软渗透之义。

【语译】上焦所分布的部位，起于胃之上口（贲门），上至咽部以上，贯于膈上而分布于整个胸部，其旁行则横走于腋下，沿着手太阴肺经的通路循行，复还又循着手阳明大肠经通路由臂而上行到舌下，其下行交于足阳明胃经。上焦之气经常地与营气共同运行于十四经脉之中，白天环行于全身二十五周次，夜间环行于全身二十五周次，这是一周。所以昼夜共环行五十周次以后，于次日的寅时又复总会于手太阴肺经。

中焦的部位是在胃中（指胃中腕的部分），起于上焦的下面，中焦能够将所受纳的水谷之气，经过消化的过程，分泌出糟粕下移于肠中，蒸化出津液，并把化生的水谷精微，向上传注到肺脉，而后化为血液，以营养全身，维持生命，人体再没有比这种物质更为宝贵的了。所以独得能够运行于经脉之中，这叫做营气。

下焦起于胃下口，将经过消化的饮食物传送至回肠，由后阴排出，又将水液渗注于膀胱。所以饮食水谷经常都是先贮存在胃中，经过腐熟消化，精微被吸收，形成的糟粕部分，则都下输至大肠，这一输送过程，成为下焦的主要功能。随糟粕一起下输的水分，则经过小肠泌别清浊的过程，将浊液沿下焦渗入膀胱。

上焦气浮于上，像雾露一样弥漫灌溉于全身；中焦有消化腐熟水谷的作用，如同水中浸物一样；下焦有排泄大小便的作用，好像沟渠一样。

【按语】本文所述，上焦部位实包括胸部及心肺两脏，其作用亦主要概括了心肺两脏的作用。心合血脉，肺主气，血脉与气，相辅相成。营行脉中，循经脉而行，须赖肺之宗气的推动，而输布于全身。另外，卫气的敷布，津液的输散，水道的疏通，皆须赖肺气的宣发与肃降作用，而通达于一身之上下内外，以维持各组织器官的正常功能。中焦部位包括脐以上的腹部和脾胃两脏。其作用亦主要概括了脾胃两脏的作用，有腐熟水谷、运化精微和化生气血津液的作用。故循脉而行的营气，亦出于中焦所化。所以《灵枢·营卫生会》又云："营出于中焦。"下焦部位包括脐以下的腹部、阴部和大小肠、膀胱、肝、肾等脏器。因此，下焦的作用，亦概括了这些脏器的作用在内。而本节经文主要讨论大小肠和膀胱的排泄作用。其中小肠分别清浊的理论，主要始自本文。

本文句末"上焦如雾，中焦如沤，下焦如渎"，是概要说明三焦的功用性能。"上焦如雾"，一指胸中之气而言，包括宗气和呼吸之气；一指上焦有布气作用，由中焦所化的水谷精气及吸入的自然之气，必须经由肺气的宣发作用而敷布于全身，若雾露之弥漫灌溉，无处不达。"中焦如沤"，是指中焦脾胃有消化腐熟水谷、化生气血津液的作用。"下焦如渎"，指的是下焦大小肠、膀胱的排泄作用。

【参考资料】

(1)《医学入门》："观三焦妙用，而后知脏腑异而同，同而异，分之则为十二，合之则为三焦。"

(2) 孙思邈："三焦者，合而为一，有名无形。"

(3)《医学正传》："三焦者，指腔子而言，包涵于肠胃之总司也。"

(4)《吴医汇讲》："夫三焦者，即胸膈腹内之空处也。"

(5)《难经·三十一难》："三焦者，水谷之道路也，气之所终始也。上焦者，在心下膈，在胃上口，主纳而不出，其治在膻中，玉堂下一寸六分，直两乳间陷者是。中焦者，在胃中腕，不上不下，主腐熟水谷，其治在脐旁。下焦者，当膀胱上口，主分别清浊，主出而不纳，以传导也，其治在脐下一寸，故名曰三焦，其府在气街。"

【原文】黄帝问曰：余闻方士[①]，或以脑髓为藏，或以肠胃为藏，或以为府，敢问更相反，皆自谓是，不知其道，愿闻其说。岐伯对曰：脑、髓、骨、脉、胆、女子胞，此六者地气之所生也，皆藏于阴，而象于地，故藏而不泻，名曰奇恒之府②。(《素问·五脏别论》)

【提示】说明奇恒之腑的命名和性能。

【注释】

①方士：懂得方术的人，古称方士。在本文应作"医生"解释。

②奇恒之府：奇，作"异"字解；恒，作"常"字解。"奇恒之府"犹言不同于一般的六腑。

【语译】黄帝问道：我听到懂得方术的人讲，对脏腑的认识各有不同，有的把脑和髓称为脏，有的把肠胃称为脏，也有的把肠胃和脑髓都称为腑，假使有人提出同他们相反的意见来质问，他们又都自以为是，究竟是什么道理呢？希望你告诉我。岐伯回答说：脑、髓、骨、脉、胆、女子胞，这六者是禀承地气而生的，都能贮藏属阴的精气，是人体功能活动的资源，它们的作用好像大地生育万物一样，所以它们的作用是主贮藏而不输泄，称为"奇恒之府"。

【按语】脑、髓、骨、脉、胆、女子胞，所以称为奇恒之腑，主要是根据它们的功能和形态特点而决定的。因为在性能上，它们主贮藏阴精，与五脏功能近似；而在形态上又都是中空，与六腑又相近似，根据这种似脏似腑，而又非脏非腑的特点，所以命名为奇恒之腑。

【参考资料】

(1) 张景岳："凡此六者，原非六府之数，以其藏蓄阴精，故曰地气所生，皆称为府。然胆居六腑之一，独其藏而不泻，与他府之传化者为异。女子之胞，子宫是也，亦以出纳精气而成胎孕者为奇。故此之者，均称为奇恒之府。"

(2) 高士宗："奇，异也；恒，常也。言异于常府也。"

二、内脏与精神活动、体表组织器官、外界四时的关系

【原文】帝曰：藏象何如？岐伯曰：心者，生之本，神之变①也；其华在面，其充在血脉，为阳中之太阳，通于夏气。肺者，气之本，魄之处也；其华在毛，其充在皮，为阳中之太阴②，通于秋气。肾者，主蛰③，封藏④之本，精之处也；其华在发，其充在骨，为阴中之少阴⑤，通于冬气。肝者，罢极⑥之本，魂之居也；其华在爪，其充在筋，以生血气，其味酸，其色苍，此为阳中之少阳⑦，通于春气。脾、胃、大肠、小肠、三焦、膀胱者，仓廪之本，营之居也，名曰器⑧，能化糟粕，转味而入出者也；其华在唇四白⑨，其充在肌，其味甘，其色黄，此至阴之类，通于土气。凡十一藏，取决于胆⑩也。(《素问·六节藏象论》)

【提示】说明内脏与精神活动、体表组织器官以及外界四时气候的关系。

【注释】

①变：变化，犹言活动。《黄帝内经太素》作"处"，与下文的居、处意义统一。

②阳中之太阴：张景岳："肺金以太阴之气而居于阳分，故为阳中之太阴，通于秋气。"林校云："按太阴，《甲乙经》并《太素》作'少阴'，当作少阴。肺在十二经虽为太阴，然在阳分之中，当为少阴也。"可作参考。

③蛰：音折，作"藏"字解，如虫类之伏藏于土中。肾主水，内含元阳，故谓肾主蛰。

④封藏：收藏的意思。

⑤阴中之少阴：张景岳："肾为阴脏,而有坎中之阳，故为阴中之少阴，而通于冬气，冬主水也。"林校云："按全元起本并《甲乙经》《太素》'少阴'作'太阴'，当作太阴。肾在十二经为少阴，然在阴分之中，当为太阴。"可作参考。

⑥罢极：罢，音疲，义亦同；罢极即疲极而耐劳之义。张景岳："人之运动，由乎筋力，运动过劳，筋必罢极。"

⑦阳中之少阳：张景岳："木旺于春，阳气未盛，故为阳中之少阳。"林校云："按全元起本并《甲乙经》《太素》作'阴中之少阳'，当作阴中之少阳。"可作参考。

⑧器：犹言器皿。

⑨唇四白：指口唇四周的白肉处。

⑩取决于胆：李东垣："胆者，少阳春生之气，春气升则万化安，故胆气春升，则余脏从之，所以十一脏取决于胆也。"

【语译】黄帝问道：人体内脏的功能活动表现在外部的现象是怎样的呢？岐伯回答说：心脏是生命活动的根本，主持精神思维活动；它的荣华显露在面部，它的功能充盈血脉，为阳中之太阳，与时令中的夏气相应。肺是一身之气的根本，是藏魄的所在，它的荣华表现于毫毛，它的功用能充养于皮肤，为阳中之太阴，与时令中的秋气相应。肾主蛰藏，是闭藏的根本，也是人体精气储藏的所在；它的荣华表现于头发，它的功用能充养于骨髓，为阴中之少阴，与冬气相应。肝是主筋的，是人体在劳动中产生耐劳作用的根本（亦即为人体主持运动的根本），是藏魂的所在；它的荣华表现于爪甲，它的作用能充养于筋膜，肝主藏血，所以能生养血气，肝属木，故其味酸，其色青，为阳中之少阳，与时令中的春气相应。脾、胃、大肠、小肠、三焦、膀胱等脏器，是贮运水谷的根本，是营气产生的地方，所以称之为器，它们能吸收水谷的精华，排泄水谷的糟粕，所以它们是转化水谷之味而主吸收排泄的；它们的荣华表现在口唇四围，其功用能充养于肌肉，其味甘，其色黄，这些脏器均属至阴之类，与土气相通。以上十一脏的功能是否正常，皆取决于胆。因为胆与春气相应，而主升发之气，胆气升则余脏从之，故谓十一脏取决于胆。

【按语】本文所述，体现出中医藏象学说以内外联系阐述脏腑功能的理论特点。也反映出中医学脏腑从整体观念出发的理论实质。

心脏是精神思维活动的地方，为生命活动的根本。心主血脉，为推动血液循行的枢纽。故由血脉的盈虚、面部色泽的变化，可以测知心脏的盛衰。在五行中，心属火，与夏热之气相应。肺为气之本，司呼吸之气，宗气亦积于胸中，而为气之海，为一身之动力所在，故能主治节，贯心脉；营卫津液，皆须赖肺气之推动而布达全身，肺气宣发，营卫津液始外达于皮肤，行其温煦濡养、抵御外邪之功。在五行中，肺属金，与秋燥之气相应。肾亦为人身元阳封藏之本。元阳即指命门之火，为温养与推动脏腑功能活动的热能来源。肾为封藏之本，有两方面的含义：一是肾主藏精；一是肾中藏有元阳。肾所藏之精，有生殖之精与五脏六腑之精，是生命起源和维持生命活动的基本物质。肾精充沛，则发色荣润光泽，骨髓化生有源，骨骼坚韧有力。这说明肾与发和骨有着密切的关系。在五行中，肾属水，为寒水之脏，与冬寒之气相应。肝为"罢极之本"，因肝主藏血，肝血充足，肝气不衰，"淫气于筋"，筋肉得养，则肢体筋肉健强有力，就会劳动持久而耐于疲劳。爪为筋之余，肝血充足，筋强力壮，爪甲亦红润而坚韧。在五行中，肝属木，为风木之脏，其气条达疏畅，与春天少阳生发之气相应。脾、胃、大肠、小肠、三焦、膀胱等脏器的功用，虽各有不同，但又共同承担饮食物的受纳消化、吸收、排泄的作用，故本文皆称之为"仓廪之本"，而且合并在一起讨论。至于"其华在唇四白，其充在肌"之文，主要还是指脾与口唇、肌肉的联系而言。在五行中，脾属湿土，与长夏之气相应。

综上所述，根据"有诸内必形诸外"的原理，中医学对内脏功能的认识，主要是通过对体表现象的观察，以"以表知里"的指导方法为基础，来窥测内脏功能的实质，而且亦要联系外界四时气候变化对内脏的影响，这就是本文所谓"藏象何如"的实际意义。在这种认识的基础上，从而形成以五脏为中心，分别与体表组织、精神活动、四时气候相联系的生理系统。这种内外联系主要体现在各组织器官功能上的联系，而不是形态结构上的联系。而机体内在的机制与机体外部的表征必然有着确定性的相应关系。因此通过体外的表征，根据体表的各种功能现象之间的联系，以表知里，就可以推知内在脏腑功能活动的实质及其联系。如肾主骨，其华在发，肾气的盛衰正可以通过体表骨骼的强弱和发色的荣枯反映出来。肾精充足，则骨骼坚韧有力，发色润泽；肾精不足，骨软无力，发色枯晦易脱落。这正反映了现象与本质的联系。所以在临床上，见到腰脊不举、发枯易脱的病证，治疗必须从补肾入手。可见《内经》用整体系统的方法所建立起来的脏腑理论，有效地指导着临床实践。

【参考资料】

（1）李东垣："胆者少阳春生之气，春气升则万物化安，故胆气升则余脏从之，所以十一脏取决于胆。"

（2）程杏轩引《医参》云："勇者气行则止，怯者着留为病，经言最宜旁通。凡人之所畏者皆是也，遇大风不畏则不为风伤，遇大寒大热不畏，则不为寒热中，饱餐非出于勉强，则必无留滞之慰，气以胆壮，邪不可干，故曰十一脏取决于胆。"

【原文】 心之合①脉也，其荣②色也，其主③肾也；肺之合皮也，其荣毛也，其主心也；肝之合筋也，其荣爪也，其主肺也；脾之合肉也，其荣唇也，其主肝也；肾之合骨也，其荣发也，其主脾也。（《素问·五脏生成》）

【提示】 说明五脏和体表组织的关系，以及五脏之间相互制约的关系。

【注释】

①合：是配合之义。

②荣：荣是荣华，五脏精华表现于外的色泽。

③主：受制约的意思。

【语译】 心与脉相互配合，心的荣华表现于面部色泽，心受肾的制约。肺与皮相互配合，肺的荣华表现于皮毛，肺受心的制约。肝与筋相互配合，肝的荣华表现于爪甲，肝受肺的制约。脾与肉相互配合，脾的荣华表现于口唇，脾受肝的制约。肾与骨相互配合，肾的荣华表现于发，肾受脾的制约。

【按语】古人把五脏分属于五行，如心火、肺金、肝木、脾土、肾水，又运用五行生克的理论来说明五脏的相互联系和相互制约的关系，从而形成脏腑之间的整体功能联系。中医所采用的整体系统的方法，就是基于这种认识形成的。但必须知道，如果仅用五行生克关系来阐明五脏之间的复杂联系，也是不够的。在医疗实践中，还必须结合脏腑的生理病理现象，进行具体分析。举例来说，如心与肺的关系，从其生理活动与病理变化的意义上来讲，不是单纯表现在肺受心制约的关系方面，而还表现在心与肺、血与气的相辅相成的功能活动关系方面，表现在心肺两脏气血关系失调而发生病变的关系方面。其他各脏之间的关系也是如此。因此，我们对五脏关系的认识，不能受五行生克理论的束缚。

【原文】五藏所藏：心藏神，肺藏魄，肝藏魂，脾藏意，肾藏志，是谓五藏所藏。(《素问·宣明五气》)

肝藏血，血舍魂……脾藏营，营舍意……心藏脉，脉舍神……肺藏气，气舍魄……肾藏精，精舍志。(《灵枢·本神》)

【提示】说明神志藏于五脏，而舍于五脏之精。

【语译】五脏各有所藏：心是藏神的，肺是藏魄的，肝是藏魂的，脾是藏意的，肾是藏志的。这就是五脏所藏的五神志，所以又称五脏为五神脏。

肝有藏血的作用，魂是寄附于血液的……脾有藏营的作用，意是寄附于营气的……心有藏脉的作用，神是寄附于血脉的……肺有藏气的作用，魄是寄附于气的……肾有藏精的作用，志是寄附于精气的。

【按语】上述血、营、脉、气、精等，皆属精之类，为五脏所藏。精为人体赖以维持生命活动的物质基础，而神志是在精的物质基础上产生的精神意识活动，故神志亦藏于五脏。在临证中，心病出现心烦不寐，喜笑不休，神昏谵语等；肝病出现暴躁易怒，昏愦惊厥等；肾病出现健忘失眠、精神衰颓等，都说明五脏与精神活动是密切相关的。

至于前人把神志活动分为五类，归于五脏，是按照五行归类的方法形成的。五神志中以神为主，神藏于心，其他则从属于神。说明前人把大脑皮层的功能归之于心，因而精神思维活动的病变就从"心"论治。至于其他脏器，则中医学认为以肾和肝脏与精神活动的关系较大。中医学这一理论，有待应用现代科学知识分析整理提高。

【参考资料】

张景岳："营出中焦，受气取汁，变化而赤是谓血，故曰脾藏营。"

三、五脏六腑相互配合的关系

【原文】五藏六府，心为之主……肺为之相，肝为之将，脾为之卫。(《灵枢·五癃津液别》)

【提示】说明五脏之间分工合作的关系和功用。

【语译】五脏六腑，心主神明，而是其中的主宰……肺朝百脉，主治节，而为心之相。肝有条达气机、抵御外邪的作用，而为心之将。脾主运化精微，营养脏腑肌肉，卫护全身。

【按语】本文说明在心的主宰下，五脏之间相互作用的关系。可参看《素问·灵兰秘典论》。

【参考资料】

（1）张景岳："肾主骨而成立其形体，故为心之主外也。"

（2）《灵枢·师传》："肝者，主为将，使之候外，欲知坚固，视目小大……脾者，主为卫，使之迎粮，视唇舌好恶，以知吉凶……"

【原文】肝生于左，肺藏于右，心部于表①，肾治于里，脾为之使，胃为之市②，鬲肓③之上，中有父母，七节之傍，中有小心④。（《素问·刺禁论》）

【提示】说明肝、肺、心、肾、脾、胃、心包络等脏器的相互关系及其作用。

【注释】

①心部于表：心主血脉，血脉运行于全身，分布于体表。

②市：集市的意思。

③鬲肓：鬲是横膈膜，肓是膈上心下的部位。

④小心：有二说，一指心包络，如马莳："心为君主，为大心；而包络为臣，为小心。"二指命门，如吴昆："此言七节，脊椎中部第七节也，其旁乃两肾所系，左为肾，右为命门，命门者，相火也，相火代君行事，故曰小心。"按《内经》无右肾为命门之说，今从马氏作"心包络"解。

【语译】肝主发生，其气升于左；肺主敛降，其气藏于右；心主血脉，血脉运行周身，故心气分布于表；肾藏精，为生命之本，故肾气主治于里；脾主为胃输布水谷精微，以营养全身，是为使节；胃为水谷之海，纳入饮食，容集于胃，所以胃好像集市一样；膈和肓的上面是心、肺的居处，心主全身之血脉，肺主一身之气，心肺两脏主宰荣卫气血，所以说是人之父母；胸椎七节之傍，有代心行令的心包络，所以称为小心。这就是脏与脏之间的关系。

【按语】人体之五脏，各有专司，分工合作，构成五脏的整体功能。"肝生于左，肺藏于右"，这是古人结合自然现象的观察，比类取象，而得出的一种认识方法。自然界太阳之气升于东而降于西，故东南方为阳，西北方为阴。肝属木，外应于东方，故肝气自左而升；肺属金，外应于西方，故肺气自右而降。结合人体诊脉部位来讲，肝脉位于左关，心脉位于左寸，此肝、心之气自左而升；肺脉位于右寸，此肺气自右而降。这种以人和自然界相应的方法来认识人体脏腑的活动性能，体现了中医脏腑学说从整体观念出发的理论原则，而且有效地指导着临床实践。

【参考资料】

（1）张隐庵："七节之傍，膈俞之间也，小，微也，细也，中有小心者，谓心气之出于其间，极微极细。"

（2）张景岳："人之脊骨共二十一节，自上而下当十四节之间，自下而上是为第七节，其两傍者，乃肾俞穴，其中则命门外俞也，人生以阳气为本，阳在上者谓之君火，君火在心；阳在下者，谓之相火，相火在命门，皆真阳之所在也，故曰七节之傍，中有小心。"

【原文】肺合①大肠，大肠者，传导之府。心合小肠，小肠者，受盛之府。肝合胆，胆者，中精之府②。脾合胃，胃者，五谷之府。肾合膀胱，膀胱者，津液③之府也。少阳属肾，肾上连肺，故将④两藏。三焦者，中渎⑤之府也，水道出焉，属膀胱，是孤⑥之府也。是六府之所与合者。(《灵枢·本输》)

【提示】说明脏腑相合的关系。

【注释】

①合：配合。

②中精之府：胆是贮藏精汁的脏器。六腑除胆以外都是贮藏或传输浊物，唯胆汁精而不浊，所以称为中精之府。

③津液：在此是指尿液。

④将：读去声，统率的意思。

⑤中渎：就是水道。

⑥孤：孤独，没有对象配合的意思。

【语译】肺与大肠相配合，大肠是输送糟粕的器官。心与小肠相配合，小肠是承受胃中食物的脏器。肝与胆相配合，胆是贮藏精汁的器官。脾与胃相配合，胃是受纳与消化水谷的器官。肾与膀胱相配合，膀胱是蓄积尿液的脏器。手少阳三焦是通行水道的器官，所以它隶属于肾。肺为水之上源，故肾又上连于肺，所以肾脏能统率三焦与膀胱两个脏器。三焦犹如行水的沟渠，有疏通水道的作用，它又下通膀胱，而和膀胱有直接联系，但以六腑与五脏相配，三焦没有对偶，所以称为孤腑。以上是六腑与五脏的相合关系。

【按语】五脏为阴，六腑为阳。阳者主表，阴者主里，五脏与六腑相合，亦谓之脏腑阴阳表里相合。脏腑相合，这里反映出脏腑功能的整体性。这主要是前人通过长期的医疗实践，并用朴素辩证系统整体的推理方法加以联系而得出的认识，是指导中医临床实践的基本理论之一。如心与小肠相合，心火亢盛，可移热于小肠，引起尿短亦灼痛，甚至溺血；小肠之热，亦可出现心烦、舌糜等证。肾与膀胱相合，膀胱开合失调，引起的尿频、遗溺等证，多从治肾入手。

四、脏与腑在功能共性上的主要区分

【原文】所谓五藏者，藏精气而不泻也，故满而不能实也。六府者，传化物而不藏，故实而不能满也。所以然者，水谷入口，则胃实而肠虚，食下则肠实而胃虚，故曰实而不满，满而不实也。(《素问·五脏别论》)

夫胃、大肠、小肠、三焦、膀胱，此五者，天气之所生也，其气象天，故泻而不藏。此受五藏浊气，名曰传化之府，此不能久留，输泻者也。(《素问·五脏别论》)

【提示】概括说明脏与腑在功能上的主要区别。

【语译】 所谓五脏的功用，是贮藏无形的精气，以滋养机体，而不泻出体外。所以五脏虽应经常保持精气充满，却不能像有形之物那样地充实于其中。六腑的功用是消化、吸收饮食营养，并将糟粕传送排出体外，而不使停留，所以它虽常常有水谷充实，但传化不藏，而不能充满。这是因为：水谷入口后，则胃中实而肠中虚，食物下移后，则肠中实而胃中虚。所以说六腑是"实而不满"，五脏是"满而不实"的。

胃、大肠、小肠、三焦、膀胱，这五者是禀承天气而生，它们的作用像天一样健运不息，所以是泻而不藏。它们承受五脏的浊气，行使输泻功能，所以叫做传化之府。这种功能是不能片刻停的，而要不间断地输送精微，排泄糟粕。

【按语】 本文主要讨论脏与腑功能的主要区别。古代医家把具有贮藏水谷精微功能的器官，归属为一类，是为五脏。五脏所藏的精微物质，要为人身组织器官所利用，成为维持生命活动的基本物质。所以五脏的精气要经常保持充满的状态，绝不能因充满而壅实，故称"满而不能实"。如果五脏精气不能充满，便会导致阴精虚损，须通过补益之法，填补阴精，使其恢复。

古代医家把具有传导水谷功能的器官，归属为一类，是为六腑。六腑中的水谷之物，要不断地被消化、吸收，糟粕之物被传导而排出体外。所以说："六腑者，传化物而不藏。"后世医家又称"六腑以通为用"。因此，如果六腑的传导功能失调，便会导致气机阻滞，饮食不消，痞满燥实。须通过通腑攻下之法，以顺通气机，消除积滞，使之恢复六腑"泻而不藏"的正常生理状态。近代根据"六腑以通为用，以降为顺"的理论原则，用通腑攻下法治疗急腹症，取得良好效果。

【参考资料】

（1）张景岳："五脏主藏精气，六腑主传化物，精气质清，藏而不泻，故但充满而无所积实；水谷质浊，传化不藏，故虽有积实，而不能充满。"

（2）王冰："精气为满，水谷为实。五脏但藏精气，故满而不实；六腑则不藏精气，但受水谷，故实而不能满也。"

【原文】 五藏者，所以藏精神血气魂魄者也；六府者，所以化水谷而行津液者也。此人之所以具受于天也，无愚智贤不肖①，无以相倚②也。（《灵枢·本脏》）

【提示】 进一步说明五脏和六腑的主要功能。

【注释】

①不肖：无才无德的人。

②倚：张景岳："倚，偏也，一曰当作异。"当作"异"字解。

【语译】 五脏的功能，是藏精、神、血、气、魂、魄的；六腑的功能，是消化饮食物而运行津液的。这些作用是人禀受于先天的本能，不论是愚笨或聪明，有德行或无德行的人，都没有什么不同的。

【按语】 前文言五脏是主"藏精气而不泻"的，本文进一步阐明五脏所藏之精实包括精、神、血、气、魂、魄而言。所谓神、魂、魄，是人的精神活动的体现；精、血、气是维持生命活动的基本物质，而气又是精的功能表现。这样就把五脏主藏精气这一生理功能的物质基础与功能表现皆概括在内，成为五脏整体的功能活动。

前文言六腑是主"传化物而不藏"的，本文进一步阐明六腑对饮食物不但有传送排泄的作用，而且具有对饮食物的腐熟、消化以及对水谷津液的吸收、输布作用。五脏所藏的精、神、血、气、魂、魄，它们的物质基础，就是来源于六腑所化的水谷精微，分输于五脏而成。六腑之所以有传化水谷的功能，又有赖于五脏功能的正常活动。因此可以看出，脏腑之间虽有分工，但在功能上又是相互为用、密切合作的，是一个统一的机能体系。

五、脏腑和五官七窍的关系

【原文】五藏常内阅①于上七窍②也。故肺气通于鼻，肺和则鼻能知香臭矣；心气通于舌，心和则舌能知五味矣；肝气通于目，肝和则目能辨五色矣；脾气通于口，脾和则口能知五谷矣；肾气通于耳，肾和则耳能知五音矣。五藏不和，则七窍不通。六府不和，则留为痈。（《灵枢·脉度》）

【提示】说明五脏与五官七窍的关系。

【注释】

①阅：阅历，即经历通达的意思。

②上七窍：目二，耳二，鼻二，口舌一，共为七窍。

【语译】五脏的精气，经常由内而分别通达于面部的七窍。所以，肺气通于鼻窍，肺气调和，鼻就能嗅知香臭；心气通于舌，心气调和，舌就能辨知五味；肝气通于目，肝气调和，目就能辨别五色；脾气通于口，脾气调和，口就能辨知饮食的滋味；肾气通于耳，肾气调和，耳就能闻知五音。如果五脏功能失调，就会导致七窍闭塞不通；如果六腑功能失调，就会导致气血阻滞于肤腠而发生痈肿。

【按语】中医学认为体表组织器官的功能，是内源于五脏。五脏的功能正常，散精滋养于五官七窍，则五官七窍才能发挥正常作用。因此，内脏有病，也会影响体表各器官的正常作用。临床治疗时，五官的病变，亦应从内脏论治。如伤风鼻塞，嗅觉不灵，治宜宣肺透窍；心火上炎或痰迷心窍所致之舌赤红肿、舌强语謇治宜清心降火，豁痰开窍；肝火上炎或阴血不足所致之目赤肿痛、眼目干涩，治宜清肝泻火，补血养肝；脾虚失运，食滞不化，所致之食欲不振、口淡乏味，治宜健脾消滞；肾虚耳鸣耳聋，治宜从补肾入手。说明五官的病变，离开五脏去探求治疗方案就无从入手。这些都是前人对人体生理、病理和临床治疗的整体认识。所以了解五脏与五官七窍在生理上的内外联系，对临床诊断与治疗是有很大的意义的。

【参考资料】

《灵枢·五阅五使》："鼻者肺之官也；目者肝之官也；口唇者脾之官也；舌者心之官也；耳者肾之官也。黄帝曰：以官何候？岐伯曰：以候五藏。故肺病者喘息鼻张；肝病者眦青；脾病者唇黄；心病者舌卷短，颧赤；肾病者，颧与颜黑。"

【原文】五藏六府之精气，皆上注于目而为之精。精之窠为眼，骨之精为瞳子，筋之精为黑眼，血之精为络，其窠气之精为白眼，肌肉之精为约束②。裹撷③筋骨血气之精而与脉并为系，上属于脑，后出于项中。(《灵枢·大惑论》)

【提示】说明眼的各部组织和内脏的关系。

【注释】

①窠：音科。张景岳："窠者，窝穴之谓。眼者，目之总称，五脏六腑之精气皆上注于目，故眼为精之窠。"

②约束：在这里指眼胞，今名"眼睑"，因其能开能合，故以为名。

③裹撷：裹，是包罗的意思。撷音协，通"襭"，以衣袖收物谓之襭。故"裹撷"是形容将许多东西包罗一起之意。

【语译】人体五脏六腑的精气都向上输注汇集于眼部，而成为有视物作用的精明。这些精气汇聚的窠穴，便成为眼；其中肾与骨髓之精注于瞳孔；肝与筋之精注于黑眼部分；心与血之精注于眼的血络部分；肺气之精注于白眼部分；脾与肌肉之精注于眼胞部分；包罗筋、骨、血、气的精气，与脉络合并，便形成了目系，在上连属于脑，在后便通于后项部。

【按语】从五官与五脏的关系来讲，目是属于肝的。然五脏六腑的精气都必须上注于目，从而产生精明视物作用。因而便形成了五脏的精气和眼睛各部组织之间的配合关系。后世根据这个理论，又将眼分为五轮，即黑眼为风轮，血络为血轮，眼胞为肉轮，白眼为气轮，瞳子为水轮等。我们了解了眼和内脏的配合关系，就可根据这个理论，测知眼病的原因，拟出治疗法则。如对瞳孔的疾病多以治肾为主；黑眼有病多以治肝为主；白眼有病多以治肺为主；脉络有病多以治心为主；眼胞有病多以治脾为主。

六、四海之输的作用

【原文】胃者，水谷之海①，其输②上在气街③，下至三里④；冲脉者，为十二经之海，其输上在于大杼⑤，下出于巨虚之上下廉⑥；膻中者，为气之海，其输上在于柱骨之上下⑦，前在于人迎⑧；脑为髓之海，其输上在于其盖⑨，下在风府⑩。(《灵枢·海论》)

【提示】说明人身四海的功能，及其所主的主要输穴。

【注释】

①海：汇聚的意思，如人海、学海。

②输：与"腧""俞"二字同。周身之经穴称为腧穴。张景岳："输，运也，脉注于此而输于彼。"又说："神气之所行出入者，以穴俞为会也。"这就说明人体腧穴是经脉气血输注出入的枢纽。

③气街：即气冲穴，耻骨缝际上边外开二寸。

④三里：足三里穴，在外膝眼下三寸。

⑤大杼：穴名，属足太阳膀胱经，在项后第一胸椎下去脊各一寸五分处。

⑥巨虚之上下廉：巨虚之上廉，即上巨虚穴，在足三里穴下三寸；巨虚之下廉，即下巨虚穴，足三里穴下六寸。皆足阳明胃经腧穴。

⑦柱骨之上下：柱骨，指颈椎骨而言。柱骨之上，指项后发际内五分宛宛中的"哑门穴"；柱骨之下，指项后第七颈椎下陷中的大椎穴。张景岳："柱骨，项后天柱骨也。忧恚无言论曰：颃颡者分气之所泄也。故气海运行之输，一在颃颡之后，即柱骨之上下，谓督脉之瘖门、大椎也；一在颃颡之前，谓足阳明之人迎也。""瘖门"即哑门穴。

⑧人迎：穴名，在结喉两旁各一寸五分，属足阳明胃经腧穴。

⑨盖：指头顶正中心"百会穴"，属督脉经腧穴。

⑩风府：在项后入发际一寸处，亦督脉经腧穴。

【语译】胃是饮食水谷汇聚之处，称为水谷之海。胃的经气输注出入的重要穴位，上在气冲穴，下在三里穴；冲脉是十二经脉汇聚之处，称为十二经之海，冲脉的经气输注出入的重要穴位，上在大杼穴，下出于上下巨虚穴；膻中是气的汇聚之处，称为气海，膻中的经气输注出入的重要穴位，上在柱骨上下的哑门穴和大椎穴，前在人迎穴；脑是髓液汇聚之处，称为髓海，其经气输注出入的重要穴位，上在头顶中央，即百会穴，下在风府穴。

【按语】古人认为胃、冲脉、膻中、脑是人体后天给养和精神气血的来源和汇集的地方，所以称之为四海。并说明了他们在功能上的重要性。由胃所化的水谷精微，是脏腑赖以给养的泉源，人身气血也是由水谷的精气所化，所以《灵枢·动输》又称"胃为五脏六腑之海"，《灵枢·玉版》称"胃者，水谷气血之海"。冲脉起于胞中，与月经通行有关，故又云"冲为血海"。这里所说的膻中，是指胸中而言。因膻中为肺所居，肺主一身之气，故称胸中为气海。髓为肾精所化，髓藏骨中而为骨髓，诸髓皆汇集于脑，称为脑髓。关于脑髓的功能，本节经文最后一段云："髓海有余，则轻劲多力，自过其度；髓海不足，则脑转耳鸣，胫酸眩冒，目无所见，懈怠安卧。"由此看出，脑髓一主耳目聪明，一主肢体运动。由于肾主骨生髓，髓通于脑，肾与脑的关系密切，故临床遇到脑海空虚、头晕目眩、精神颓靡、记忆减退等病证，多从治肾入手。

第二节　精、神、气、血、脉、津液

精、神、气、血、脉、津液，是维持生命活动的物质基础。神、气又是生命活动的功能表现，是人体生命的根本。它们虽各有不同之处，但又是一个不可分割的整体。它们与脏腑、经络有着相互依存、相互作用和相互影响的密切关系，所以是脏腑的重要组成部分。

一、精、气、津液、血、脉的来源和功用

【原文】两神相搏①，合而成形，常先身生，是谓精。何谓气？岐伯曰：上焦开发，宣五谷味，熏肤，充身，泽毛，若雾露之溉，是谓气。何谓津？岐伯曰：腠理发泄，汗出溱溱②，是谓津。何谓液？岐伯曰：谷入气满，淖泽③注于骨，骨属④屈伸，泄泽⑤补益脑髓，皮肤润泽，是谓液。何谓血？岐伯曰：中焦受气取汁，变化而赤，是谓血。何谓脉？岐伯曰：壅遏⑥营气，令无所避⑦，是谓脉。（《灵枢·决气》）

127

【注释】

①两神相搏：两神，犹言阴阳，这里是言男女两性之精；搏，此处作"交合"解；两神相搏，即男女之精媾和。

②溱溱：音臻，泽润的意思，形容汗出的状态。

③淖泽：淖音闹，湿浊的意思，土与水合和，必濡湿污浊，谓之泥淖；泽，濡润的意思。淖泽，这里形容液的性质湿润而稠浊。

④骨属：指骨关节而言。王冰注《素问·阴阳应象大论》谓："骨属者，为骨相连属处。"

⑤泄泽：泄，渗出的意思。泄泽，是形容渗出而润泽的意思。

⑥壅遏：堤防之意，这里是指脉管能约束营气，使其循行于一定的径路。

⑦避：回避，指营气的循行，受脉道约束而不能散溢。

【语译】男女之精媾和后，结成一个新的形体（胚胎），这形成新形体以前的物质，就叫做精。什么叫气呢？岐伯说：上焦进行开发作用，将饮食五谷精华，散布到全身，以温润皮肤，充养身体，润泽毛发，好像雾露弥漫灌溉草木一样，这便叫做气。什么叫津呢？岐伯说：皮肤腠理宣散发泄，微微渗润而出的汗液，就叫做津。什么叫液呢？岐伯说：水谷入胃，化生的精微之气充满全身，浓稠滑腻部分，渗注于骨和关节里，濡润骨节，能使骨节屈伸灵活；渗润到脑髓里去，能补益脑髓，渗布于皮肤，能使皮肤润泽，这就叫做液。什么叫血呢？岐伯说：中焦接受饮食水谷，吸取其中的精汁，经过气化作用，将其变化成为赤色的液体，这就叫做血。什么叫脉呢？岐伯说：像堤防一样，约束着营气血液，循着一定的通道运行，使其不得妄行，这就是脉。

【按语】本文之精，系指男女生殖之精，是形成胚胎的原始物质，当胚胎形成以后，这先天父母之精便成为胎儿自身之精。所以"精"是禀赋于先天而培育于后天，是人类生殖繁衍后代的基本物质。

气的含义有二，一指流通着的微小难见的物质，如水谷之气（即饮食精微）、呼吸之气等；一指脏腑组织的功能活动。本文所述之气，是指饮食水谷的精微而言。水谷之气虽来源于中焦，必须借肺气的宣发作用而布达全身，以维持脏腑组织的正常功能。

津液，是泛指体内一切正常的水分和液体而言，它具有滋养和润泽的作用，是维持生命活动的重要物质之一。津是体液中清而稀薄的部分，其性属阳，可随气布散于肌肤腠理之间，以温养肌肉，润泽皮肤。如果发泄在皮肤之外的，便称它为汗，下输膀胱而出的，便称它为尿。但既成为汗或尿液之后，已属于人体废料的一部分，与津液的本质是不同的。液是体液中较稠浊的部分，其性属阴，所以它流注于关节、骨腔、脑髓、空窍等处，能滑润关节，补益脑髓，濡养五官孔窍。液在耳、目、口、鼻等器官，可以转化为泪、涕、唾、涎等。津与液同为水谷精微所化，是同类而异名，关系至为密切。因此在临床上，"亡津"也可说"伤液"，"脱液"也可谓"伤津"，所以津和液不能分割开来看。后世医家往往将津液两者相提并论，也就是这个道理。

血是由水谷之精微通过中焦脾胃气化作用变化而成，血中含有营气，为血液中具有营养价值的主要成分。故在生理上或病理上常把营和血联系在一起合称为"营血"。血循行于脉中，藉心、肺的作用而运行于全身，以营养脏腑组织，维持人体生理功能。故《素问·脉要精微论》谓："脉者，血之府也。"

精、气、津、液、血、脉六者，除脉为体内的组织系统外，其余五者均系脏腑功能活动的物质基础。人体生命活动的维持，主要依靠脏腑的功能活动，而脏腑的功能活动又依赖精、气、血、津、液作为物质基础，这说明它们与脏腑之间有着密切而不可分割的关系。同时，精、气、血、津、液五者之间也是相互为用，相辅相成，不可分离的。如精与气之间，精为气之母，气为精之用。气与血之间，有"血为气母，气为血帅"之说。津液与血的关系亦甚密切，有"津血同源"之说。可见，精、气、血、津、液之间有着不可分割的密切关系。

【参考资料】

（1）《素问·宣明五气》："五藏化液：心为汗，肺为涕，肝为泪，脾为涎，肾为唾，是为五液。"

（2）张景岳："津液本为同类，然功有阴阳之分，盖津者液清者也，液者津之浊者也，津为汗而走腠理，故为阳，液注骨而补脑髓，故属阴。"

（3）《灵枢·五癃津液别》："五谷之津液和合而为膏者，内渗于骨空，补益脑髓。"

【原文】 水谷皆入于口，其味有五，各注其海。津液各走其道。故三焦出气①，以温肌肉，充皮肤，为其津；其流而不行者为液。（《灵枢·五癃津液别》）

【提示】 说明津与液的来源、性质和功用。

【注释】

①三焦出气：指由三焦散布出的水谷精气。因营、卫、津液皆由水谷精微所化生，故水谷之气，亦概括营卫津液在内。如卫出上焦，营出中焦等。

【语译】 饮食水谷皆由口进入人体，其味有酸苦甘辛咸五种，五味的精微，分别进入五脏，而输注于四海，以滋养全身。由水谷精微化生的津液，各循其一定的通道流行分布于不同部位。因而，由三焦散发出的精气，凡温润肌肉，充养皮肤的，叫做津；其质稠浊，流而不行，内注濡养的，就是液。

【按语】 由此看出，津与液同源异流，各走其道。津质清稀，故其性属阳而走表；液质稠浊，故其性属阴而走里。

【参考资料】

（1）张景岳："各注其海者，人身有四海，脑为髓海，冲脉为血海，膻中为气海，胃为水谷之海也。五藏四海，各因经以受水谷之气味，故津液随化而各走其道。"

（2）《太素》杨注云："五味走于五藏四海，肝心二藏主血，故酸苦二味走于血海。脾主水谷之气，故甘味走于水谷海。肺主于气，故辛走于膻中气海。肾主脑髓，故咸走髓海也。"

（3）马元台："水谷皆入于口，其味有五，各上注其气于气海之中，积为宗气。"

二、血、气、精、神、经脉、卫气、意志在人体的功用

【原文】人之血气精神者，所以奉①生而周于性命者也；经脉者，所以行气血而营②阴阳，濡筋骨，利关节者也；卫气者，所以温分肉，充皮肤，肥腠理，司开阖③者也；志意者，所以御④精神，收魂魄，适寒温，和喜怒者也。是故血和则经脉流行，营复⑤阴阳，筋骨劲强，关节清利矣；卫气和则分肉解利⑥，皮肤调柔，腠理致密矣；志意和则精神专直⑦，魂魄不散，悔怒不起，五脏不受邪类；寒温和则六腑化谷，风痹不作，经脉通利，肢节得安矣。此人之常平也。（《灵枢·本脏》）

【提示】说明血气精神经脉卫气意志在人体的功用。

【注释】

①奉：奉养、供养的意思。

②营：张景岳："营，运也。"即是运行的意思。

③开阖：指汗孔的开闭。

④御：统驭的意思。

⑤复：循环往复。

⑥解利：柔顺通利。

⑦专直：专，是专一；直，是正。就是说思想专一而无妄念。

【语译】人身的血、气、精、神，是奉养生命而周全性命的根本；经脉是通行气血而营运阴阳的道路，以濡润筋骨，滑利关节；卫气温养肌肉，充润皮肤，肥盛腠理，司理汗孔的启闭；志意统驭精神，收聚魂魄，调节适应气候的寒温变化，以及和调喜怒等情志活动。所以，血气和顺，则经脉之气就流行无阻，阴阳之气得以往复营运于周身，阴阳和调，因而筋骨也就坚强有力，关节的活动也就轻利灵活了；卫气调和则肌肉之间就柔顺通利，皮肤调和而柔润，腠理也能细致而固密；志意和顺则精神就专一而没有妄念，魂魄（神志）也不致散乱失常，懊悔愤怒等情绪也就无从产生，如是则五脏健康而不致产生疾病了；气候的寒温变化如能调适，则六腑运化水谷的功能就正常，外不致受风邪侵袭而发生风痹，而能保持经脉通利，肢体关节健康。以上都是人身的正常情况。

【按语】血气精神，是生命活动的根本。血亦精之类，为有形的阴质，气为生命的动力，神指精神意识。它们之间的关系是相互为用，不可分离的。精为神之宅，有精则有神；精血又为气之母，气为精之用；而神又是生命活动的最高主宰。四者之间相互资生，相互为用。

本文阐述了血脉、卫气、精神的功能及其正常生理活动对人体健康的重要作用。并突出说明内在调摄精神，外在适应自然界气候变化，亦是养身防病的重要方法。体现出机体内外协调的整体思想。

【参考资料】

张景岳："阴阳应象大论曰：精化为气，故先天之气，气化为精；后天之气，精化为气；精之与气，本自互生，精气既足，神自旺矣。虽神自精、气而生，然所以统驭精气而为运用

之主者，则又在吾心之神。"

三、营卫的来源和功用

【原文】岐伯曰：人受气于谷，谷入于胃，以传与肺，五藏六府，皆以受气。其清①者为营，浊①者为卫，营在脉中，卫在脉外，营周不休，五十而复大会②，阴阳相贯③，如环无端。卫气行于阴二十五度，行于阳二十五度，分为昼夜，故气至阳而起，至阴而止④。（《灵枢·营卫生会》）

【提示】说明营卫的来源、性质、循行部位和会合等问题。

【注释】

①清、浊：不是指质，而是指其性能而言。清，含有柔顺的意思；浊，含有刚悍的意思。唐容川说："清浊以刚柔言，阴气柔和为清，阳气刚悍为浊。"

②五十而复大会：五十，是指营卫在一昼夜中各在人身运行五十周次。大会，是指营气与卫气的会合。古人认为，营行脉中，卫行脉外，昼行二十五周，夜行二十五周，但各行五十周次后，复会于手太阴肺经。

③阴阳相贯：营行脉中，十二经脉运行之次，一阴一阳，一表一里，迭行相贯，终而复始；卫气昼行于阳，夜行于阴，亦是阴阳相贯。

④气至阳而起，至阴而止：起，谓醒寤；止，谓睡眠。谓卫气行至阳分，人皆睡醒而活动于外；卫气行至阴分，人皆休息睡眠而停止活动。

【语译】岐伯说：人体和精气，仰受于水谷饮食的精微，食物入胃，经过消化，精微被吸收，传注到肺，再由肺输送到全身，因而五脏六腑皆得禀受水谷精气的营养。水谷精气中作用柔顺的部分，是为营气，作用刚悍的部分，是为卫气。营气流行于脉中，卫气运行于脉外，它们在全身营运周流而不休止，各自运行五十周次后，便再总会合一次。在阴分阳分之间，互相贯通，如圆环一样，没有终始点。卫气夜行于阴分二十五周次，昼行于阳分二十五周次。所以卫气行至阳分，人便醒起活动，卫气行至阴分，人便静止卧息。

【按语】本文重点说明营卫的生成、性能和循行部位。古代医家认为人身卫阳之气白天运行于外（阳），故人在白天精神兴旺，能够进行各种活动；人身卫阳之气夜间运行于里（阴），故人在夜晚神疲体倦，而需要休息睡眠。这是生理的常态。相反，如果人身阳气夜不敛藏，而浮动于外，就要引起失眠等证候，此多为阴虚阳亢的表现。在治疗上，就需要育阴潜阳，以使人身阳气按照正常规律活动。

【参考资料】

《难经·一难》："营卫行阳二十五度，行阴亦二十五度，为一周者，故五十度复会于手太阴。"

【原文】荣①者，水谷之精气也，和调于五藏，洒陈②于六府，乃能入于脉也，故循脉上下，贯五藏，络六府也。卫者，水谷之悍③气也，其气慓疾滑利④，不能入于脉也，故循皮肤之中，分肉⑤之间，熏于肓膜⑥，散于胸腹。（《素问·痹论》）

131

【提示】说明营卫的来源、性质、功用和分布。

【注释】

①荣：同"营"。

②洒陈：散布的意思。

③悍：勇或急的意思。

④栗疾滑利：张景岳："栗，急也。"栗疾滑利，形容卫气运行急速流利。

⑤分肉：皮内近骨之肉，与骨相分者，故名为分肉。

⑥肓膜：肓音荒。肓膜，即指肉理之间、体内空腔、脏腑之间的脂膜而言。张景岳："肓者，凡腔腹肉理之间，上下空隙之处皆谓之肓。"

【语译】营是水谷所化生的精气，它和调于五脏，布散于六腑。这是因为它能注入经脉，故而循着经脉运行于一身之上下，贯输于五脏，联络于六腑。卫气是水谷所化之精气中的悍烈部分，它的性能急速而滑利，不能入于脉中，故而循行于皮肤之中，分肉之间，温润肓膜，散布在胸腹。

【按语】本文是进一步说明营卫的来源、循行部位、性质和功用问题。对于营卫的性质，本文进一步指出营为"水谷之精气"，卫为"水谷之悍气"。"精气"在这里指的是营的性质而言，《灵枢》称之为"精专"之气。如"营气"篇谓："精专者，行于经遂，常营无已，终而复始。"因营之性精专，乃得行于脉中，此与前文"清者为营""营行脉中"的道理是一致的。卫之性"栗疾滑利"，故称为"水谷之悍气"，则又是对前文"浊者为卫"的进一步说明。本文还说明卫具有阳气的特点，有"熏于肓膜"的温煦作用，这就表明卫气不但向外有温煦皮肤分肉、固密腠理、抵御外邪的作用，而且向内亦可"熏于肓膜"，温暖胸腹。所以又称之为卫阳之气。因此，如果外邪侵入人体，卫气便起而与之相争，从而产生恶寒发热的现象。如果卫气战胜邪气，便继以汗出，恶寒发热消除而解。如果卫不胜邪，病就向里发展，而转为里证。

【参考资料】

(1) 张景岳："卫行脉外，故主表，而司皮毛之开阖。"

(2)《灵枢·卫气》："其浮气之不循经者为卫气，其精气之行于经者为营气。"

(3)《素问·生气通天论》："阳气者，若天与日，失其所则折寿而不彰……是故阳因而上，卫外者也。"

(4)《素问·调经论》："皮肤致密，腠理闭塞，玄府不通，卫气不得泄越，故外热。"

【原文】营气者，泌其津液，注之于脉，化以为血；以营四末①，内注五藏六府，以应刻数②焉。卫气者，出其悍气之栗疾，而先行于四末、分肉、皮肤之间而不休者也。(《灵枢·邪客》)

【提示】本文说明营卫在人体的循行部位以及它和气血的关系。

【注释】

①末：即四肢。

②刻数：古人以铜壶盛水，滴水计时，中有刻度，漏水满百刻，适为一昼夜。以此作为

计时的标准。

【语译】营气的来源，是饮食精微分泌出的津液，注入经脉之中，而变化成为血液（营亦血之类），外则营养四肢，内则注入五脏六腑，其运行与昼夜刻数相应。卫气则因其栗悍滑利之性，而先运行于四肢、分肉、皮肤之间，而不休止地运行着。

【按语】本文突出说明营与血的关系。营与血皆为中焦水谷精气所化，同行于脉中，通常是营血并称。何以又称为"营气"？营有荣养与营运之意，一般来说，营是血液中质轻而且是具有营养价值的主要成分，故一般又有"营为血之清，血为营之浊"的说法，后世亦称"营为血之气"。证之临床，一般是血虚营亦虚，血瘀营亦瘀，和营即和血，养血亦养营，是不能截然分开的。

【参考资料】

张景岳："荣气出于中焦，中焦者受水谷之气，泌其津液，变化以为血脉，外而四支，内而藏府，无所不至，故其运行之数，与刻数皆相应也。"

四、宗气的来源和功用

【原文】谷始入于胃，其精微者，先出于胃之两焦①，以溉五藏，别出两行②营卫之道。其大气之抟③而不行者，积于胸中，命曰气海④。出于肺，循喉咽，故呼则出，吸则入。（《灵枢·五味》）

【提示】本文除说明营卫之生成外，又指出宗气的生成。

【注释】

①两焦：指中上两焦。指入胃的饮食水谷，经过中焦脾胃的消化吸收，上输于上焦心肺，经过心、肺的作用而达于全身。

②两行：指营卫运行于两条道路，即营行脉中，卫行脉外。

③抟：音团，结聚的意思。

④气海：指胸中的部位，是为上气海。

【语译】饮食水谷入胃以后，经过消化，其中的精微物质，先从胃出于中上两焦，输布于全身，以溉养五脏六腑，又分为营气和卫气而运行于两条道路。至于由水谷之精气与吸入自然界空气相合而成的大气则抟聚不散，积于胸中，又称为宗气，故称胸中为气海。这宗气，是自肺而出，循行于咽喉而呼则出吸则入的。

【按语】营气、卫气、宗气皆由水谷精气所化，而宗气则是水谷精气与吸入的自然清气相结合而成的。三者的来源与分布部位，如下表所示：

```
水谷——胃——      ┌──→营气——脉中
                 ┤
化生出水谷精气    ├──→卫气——脉外
                 │
                 └──与天气合并→宗气——胸中
```

【参考资料】

张景岳："真气即元气。气在天者，受之于鼻，而喉主之；气在水谷者，入于口而咽主之。然钟于未生之初者，曰先天之气，成于已生之后者，曰后天之气。气在阳分者，即阳气（卫在阳分，故亦称阳气）；气在阴分者，即阴气（营在血脉之内，故亦称阴气）；气在表者，曰卫气；气在里（指脉里）者，曰营气；在脾曰充气；在胃曰胃气；在上焦曰宗气；在中焦曰中气；在下焦曰元阴、元阳之气。"

【原文】故宗气积于胸中，出于喉咙，以贯心脉，而行呼吸焉。（《灵枢·邪客》）

【提示】说明宗气的功用。

【语译】所以宗气积聚于胸中，自肺而出，循行于咽喉，它有贯动心脉，而行呼吸之气的作用。

【按语】从本节经文看出，宗气积于胸中，为肺所司，主要具有动力的作用。凡肺之司呼吸、发声音，心之主持血脉运行，以及将水谷精微布散于全身，皆须依赖此气的推动作用。故此宗气之命名，有为十二经尊主之义。如《素问·平人气象论》说："胃之大络，名曰虚里，出于左乳下，其动应衣，脉宗气也。"因此，如果宗气不足，除表现呼吸少气、语言低微等症状外，尚可出现唇绀肢冷之血脉瘀滞症状。《灵枢·刺节真邪论》说："宗气不下，脉中之血，凝而留止。"

五、脉、髓、筋、血、气的归属及血液的功用

【原文】诸脉者，皆属于目；诸髓者，皆属于脑；诸筋者，皆属于节①；诸血者，皆属于心；诸气者，皆属于肺；此四支八谿②之朝夕③也。故人卧血归于肝，肝受血而能视，足受血而能步，掌受血而能握，指受血而能摄。（《素问·五脏生成》）

【提示】说明脉、髓、筋、血、气各有所属和血液的功用。

【注释】

①节：指骨节。

②八谿：谿同"溪"，山峡之水曰谿，在此有"虚"之含义。故八谿又称八虚，是指人体筋骨、分肉罅隙之处，即指上肢两肘、两腋，下肢两胯、两腘的重要关节而言。

③朝夕：早晚的意思。

【语译】人身所有的经脉都和眼睛有联系；全身所有的骨髓都和脑有联系；所有的筋都和骨节有联系；所有的血液都统属于心；所有的气都归属于肺；这些脉、髓、筋、血、气运行出入于四肢八溪之间是早晚不休的。所以，当人睡卧之时血归于肝脏，肝开窍于目，肝得血养后目才能看东西；足得血养才能行走；掌得血养才能把握；指得血养才能摄取物品。

【按语】本文所述脉、髓、筋、血、气在人体具有重要的作用，而其作用的发挥，主要是依靠它们各自的连属关系而构成的整体功能。五脏六腑之精、十二经脉皆上注于目，始能构成目的视觉。肾主骨生髓，而全身之骨髓又皆上通于脑，汇为脑髓，脑始有主持肢体运动与聪明思维之功。由于全身诸筋皆与骨节相连属，始能构成肢体的运动作用。由于全身的血液、脉管皆统属于心，始能构成血液的循环。由于肺为气之海，而主一身之气，所以肺才有贯心脉行呼吸的动力作用。可见以上的这些作用，是靠它们各自的连属关系而实现的。本文

"人卧血归于肝"，以及《灵枢·本神》"肝藏血，血舍魂"的两段经文，是肝藏血理论的主要依据。再加上王冰"肝藏血，心行之，人动则血运于诸经，人静则血归于肝脏"的注释，则使肝藏血的理论臻于系统。

【参考资料】

（1）《灵枢·口问》："目者，宗脉之所聚也。"

（2）《素问·痿论》："宗筋主束骨而利机关也。"

（3）《素问·痿论》："心主一身之血脉。"

（4）《素问·气穴论》："肉之大会曰谷，小会曰谿。"

（5）《灵枢·邪客》："凡此八虚者，皆机关之室，真气之所过，血络之所游。"

（6）《灵枢·九针十二原》："所谓节者，神气之所游行出入也。"

（7）张景岳："朝夕者，言人之诸脉髓筋血气，无不由此出入，而朝夕运行不离也。"

六、三阴三阳经的气血多少

【原文】夫人之常数^①，太阳常多血少气，少阳常少血多气，阳明常多气多血，少阴常少血多气，厥阴常多血少气，太阴常多气少血，此天之常数^①。（《素问·血气形志》）

【提示】说明三阴三阳经气血各有多少。

【注释】

①常数：言人身正常气血多少之数。最后之常数是指人身阴阳气血多少之数，亦合乎天地间阴阳之气的多少盛衰之数。

【语译】人身的气血多少，是有一定的正常之数的。如太阳经常多血少气，少阳经常少血多气，阳明经常多气多血，少阴经常少血多气，厥阴经常多血少气，太阴经常多气少血，人身气血多少之数亦合乎天地间阴阳之气的多少盛衰之数。

【按语】十二经气血多少的理论，是根据十二经脉阴阳消长盛衰的不同性质确定的。气为阳，血为阴，十二经气血多少，实际是指的阴阳之气的盛衰多少。如太阳常多血少气，是因太阳为盛阳，阳盛极则阴生，血为阴，故太阳常多血；气为阳，阳盛极则衰，气也随之而衰，故少气。少阳常少血多气，是因为阳始于少，阳气方生，阴气已衰，故常少血；阳气始生，逐渐壮盛，故常多气。阳明为气血化生之源，故多气多血。少阴常少血多气，是因少阴之阴方生，尚未到盛的阶段，故少血；少阴属肾，为生气之源，故多气；厥阴常多血少气，是因厥阴属肝，肝主藏血，下合冲任，故多血；厥阴在三阴中为阴之尽，阳之始，由阴尽而生微阳，故少气；太阴常多气少血，是因太阴为阴极则阳生，故多气，阴极则衰，故少血。

人身脏腑经络都是表里相合、阴阳相应的。所以十二经脉气血虽有多少的差异，但其间通过表里相合的关系，从而亦趋于均衡协调。如太阳经多血少气，则少阴经少血多气；少阳经少血多气，则厥阴经多血少气。其中唯阳明经是气血生化之源，所以气血皆多。

十二经气血多少的理论，对于临床治疗有一定的指导意义。尤其对于针灸治疗，凡气多血少之经，针刺时勿过伤其血；血多气少之经，勿过伤其气。如《素问·血气形志》说：

135

"刺阳明，出血气；刺太阳，出血恶气；刺少阳，出气恶血；刺太阴，出气恶血；刺少阴，出气恶血；刺厥阴，出血恶气也。"

十二经脉的气血多少，在《内经》中凡三见：一见于本节经文，再见于《灵枢·五音五味》，三见于《灵枢·九针论》。三者所述，略有不同，一般均以本节经文的论述为准则。

【参考资料】

（1）马元台："此言阴阳各经有气血之多少……此虽人之常数，实天有阴阳太少所生，故曰此天之常也。"

（2）张景岳："十二经血气各有多少不同，乃天禀之常数，故凡用针者，但可泻其多，不可泻其少，当详察血气而为之补泻也。"

七、精神魂魄的形成及思维活动的过程

【原文】黄帝问于岐伯曰：愿闻人之始生，何气筑为基？何立而为楯？何失而死？何得而生？岐伯曰：以母为基，以父为楯①，失神者死，得神者生也。黄帝曰：何者为神？岐伯曰：血气已和，荣卫已通，五脏已成，神气舍心，魂魄毕具，乃成为人。（《灵枢·天年》）

【提示】说明人之始生，形质与神气的来源问题。

【注释】

①以母为基，以父为楯：基，基础的意思。楯音盾，《说文》："阑槛也。"这里作"墙壁"解。是说人之始生，以母亲的阴精作基础，以父亲的阳精作外卫，男女媾精，孕育成形。

【语译】黄帝问于岐伯说：我很愿知道人在开始孕育时期，譬犹建筑房屋，以什么气筑成为基础？用什么去建立它的墙卫？失去了什么就会死亡？得到了什么才能维持生存？岐伯说：人在孕育胚胎时期，以生母的阴精为基础，以生父的阳精为墙卫，媾成形质，而产生神气，失去了神气就会死亡，有了神气才能生存。黄帝说：什么是神？岐伯说：人在初生的时候，血气已经调和了，荣卫的运行已经通顺了，五脏已经形成了，然后主持生命活动、作为生命活动表现的神气就随之产生，而舍居于心脏，神既产生，魂魄从属于神，亦随之具备了，这样才得成为人。

【按语】本节经文主要讨论生命来源于物质这一基本理论。形与神俱，乃构成人的生命活动。而其中物质是基础，精神是表现，形神之间，必须相互为用，才能维持生命活动。物质在先，精神在后，这是《内经》基本理论中的朴素唯物观点。

【参考资料】

（1）马元台："方其始生，赖母以为之基，坤道成物也；赖父以为之楯，阳气以为捍卫者也。"

（2）张景岳："神之为义有二：分言之，则阳神曰魂，阴神曰魄，以及意志思虑之类皆神也；合言之，则神藏于心，而凡情志之属，惟心所统，是为吾身之全神也。夫精全则气全，气全则神全，未有形气衰而神能王者，亦未有神既散而形独存者，故曰失神者死，得神者生。"

【原文】故生之来谓之精，两精相搏谓之神，随神往来者谓之魂，并精而出入者谓之魄，所以任物者谓之心，心有所忆谓之意，意之所存谓之志，因志而存变谓之思，因思而远慕谓之虑，因虑而处物谓之智。（《灵枢·本神》）

【提示】主要叙述神的来源、内容及活动情况。

【语译】所以，生命的本源叫做精；由于男女之精的交合，构成身形而产生新的生命力，就叫做神；随着神的活动而活动的精神意识叫做魂；依傍着精在人体出入活动的感觉意识叫做魄；所以能够担任判断事物职能的叫做心；心里对某种事物的忆想叫做意；主意已经决定，而欲决心贯彻，叫做志；因有意志而反复思考叫做思；通过思考由近及远的慎重考虑叫做虑；经过深思远虑而定出相应的处理方法叫做智。

【按语】以上所说的神、魂、魄、意、志、思、虑、智等，都是属于精神意识与思维活动的范围，其中神是主要的，其他则从属于神。神来源于精，这是《内经》的基本观点。神、魂、魄三者，是属于精神意识范围，其中包括梦寐中的下意识活动，以及人体的本能感觉，如听觉、视觉、皮肤的冷热痛痒感觉等。意、志、思、虑、智等，是叙述思维活动的几个阶段，这几个阶段是人认识思维由浅及深逐渐深化的过程。

【参考资料】

（1）张景岳："凡万物生成之道，莫不阴阳交而后神明见，故人之生也，必合阴阳之气，瞒父母之精，两精相搏，形神乃成，所谓天地合气，命之曰人也。"

（2）张志聪："心为君主之官，神明出焉，天地之万物，皆吾心之所任。"

（3）张景岳："忆，思忆也，谓一念之生，心有所向而未定者曰意。"

（4）杨上善："所忆之意，有所专存，谓之志也。"

（5）杨上善："专存之志，变转异求，谓之思也。"

第三节　人的生殖发育壮盛和衰老过程

中医学认为，人的生殖机能和生长发育，以及少壮衰老的全部生命过程，主要是由肾精和肾气所决定的。然又须依赖水谷之精的不断培育和补充，才能不断滋生充盛，而发挥其推动生命活动的作用。

一、胚胎时期的发育情况

【原文】人始生，先成精，精成而脑髓生，骨为干，脉为营[①]，筋为刚[②]，肉为墙[③]，皮肤坚而毛发长，谷入于胃，脉道以通，血气乃行。（《灵枢·经脉》）

【提示】说明胚胎时期的发育，始于先天精气，既生之后则必须依靠后天谷食之精的充养。

【注释】

①营：张志聪："营者，犹营舍，所以藏气血者也。"

②刚：刚劲的意思。指筋束骨而利关节，筋力刚劲，则动作健强。

③墙：张景岳："肉像墙垣。"

【语译】人身在孕育初期，先由男女媾精而形成自身之精。精成后再发育而生脑髓，然后再发育而生骨、脉、筋、肉、皮等组织，构成身形。其中骨犹木之有干，作为人身的支架；脉为气血的营舍；筋力刚劲，使动作健强；肉包围于躯壳之外，犹城墙之卫护于外；皮肤坚韧而固于人体之最外层。同时，毛发亦生长很长。既生之后，每天不断地摄取饮食水谷，由中焦脾胃化为水谷精微，输布全身，由此脉道通顺，血气运行，所以能单独生存了。

【按语】本文主要说明精是构成人的生命的原始物质，此精即指的是父母先天之精。人之初生，孕育胚胎，至构成身形，均是由于此精的作用，而促使生长发育的。文中言胎儿生长发育过程，虽未言及五脏，其实五脏已包含其中。既生以后，又须赖饮食水谷之精的供养，以维持整个生命活动。所以说在母体是先天生后天；出生以后，则又赖后天以养先天。但这种先天精气，是在人体整个生长衰老的过程中起着决定性作用的。

二、老壮少小之别

【原文】黄帝问于伯高曰：……有老壮少小，别之奈何？伯高对曰：人年五十已①上为老，二十已上为壮，十八已上为少，六岁已上为小。（《灵枢·卫气失常》）

【提示】叙述从年龄上区别老壮少小。

【注释】

①已：通"以"。

【语译】黄帝问伯高说：人的年龄有老壮少小的不同，如何区别呢？伯高回答说：人的年龄到了五十岁以上称为老，到了二十岁之上称为壮，到了十八岁以上称为少，到了六岁以上称为小。

【按语】本文所述老壮少小的年龄标准，与《千金方》引《小品方》的记载有所不同。《小品方》："凡人年六岁已上为小，十六岁已上为少，三十岁已上为壮，五十岁已上为老。"录此以供参考。

三、人的生殖发育壮盛和衰老过程

【原文】女子七岁，肾气盛，齿更发长；二七而天癸①至，任脉②通，太冲脉③盛，月事以时下，故有子；三七，肾气平均④，故真牙⑤生而长极；四七，筋骨坚，发长极，身体盛壮；五七，阳明脉衰，面始焦⑥，发始堕；六七，三阳脉衰于上，面皆焦，发始白；七七，任脉虚，太冲脉衰少，天癸竭，地道不通⑦，故形坏而无子也。

丈夫八岁，肾气实，发长齿更；二八，肾气盛，天癸至，精气溢写⑧，阴阳和⑨，故能有子；三八，肾气平均，筋骨劲强，故真牙生而长极；四八，筋骨隆盛，肌肉满壮；五八，肾气衰，发堕齿槁；六八，阳气衰竭于上，面焦，发鬓颁白⑩；七八，肝气衰，筋不能动，天癸竭，精少，肾藏衰，形体皆极；八八则齿发去。肾者主水，受五藏六府之精而藏之，故五藏盛乃能泻；今五藏皆衰，筋骨解堕^⑪，天癸尽矣，故发鬓白，身体重，行步不正，而无子耳。(《素问·上古天真论》)

【提示】说明肾气对人的生殖机能和盛衰过程所起的作用。

【注释】

①天癸：肾属水，为先天之本。癸是十干之一，也属水。因此，天癸即指先天元阴之气。人初生时，此元阴之气尚微，待其既盛，则精血随之而至，故先天天癸先成熟，而后精血继之。所以近代有人称其为促进生殖机能发育物质，即性腺激素之类。

②任脉：为奇经八脉之一，主胞胎。

③太冲脉：一般称为冲脉，亦奇经八脉之一，起于胞中，为血海。

④平均：张景岳："平均，充满之谓。"

⑤真牙：也称智齿，就是最后的两对臼齿，俗称尽头齿。

⑥面始焦：焦与"憔"字通，即憔悴之意。足阳明、手阳明经脉皆行于面，故阳明脉衰，经气不能营于头面，而致面焦发脱。

⑦地道不通：就是月经停止来潮。

⑧写：与"泻"同，作"泄"字解，是说肾气充盛，则精满外泄。

⑨阴阳和：指男女交合。

⑩颁白：颁与"斑"同。颁白，犹言黑白相杂。

⑪解堕：同"懈堕"，懈堕无力的意思。

【语译】女子到了七岁，肾气渐充盛起来，牙齿开始更换，头发也长得很好；到了十四岁时，天癸发育成熟，任脉通畅，太冲脉旺盛，月经按时而行，所以能够生育子女；到了二十一岁时，肾气充满，故智齿生长，牙齿也长全了；到了二十八岁时，筋骨坚强，毛发长极，身体非常盛壮；到了三十五岁时，阳明经脉之气开始衰退，面部开始憔悴，头发也开始脱落；到了四十二岁时，三阳经脉之气皆衰退了，因此整个面部憔悴，头发也开始发白；到了四十九岁时，任脉空虚，太冲脉衰微，天癸衰竭，月经断绝，所以形体衰老而不能再生育了。

男子到了八岁时，肾气开始充实，头发长得很好，牙齿开始更换；到了十六岁时，肾气旺盛，天癸发育成熟，精气充满，能够排精，此时男女交合，便能够生育子女；到了二十四岁时，肾气充满，筋骨坚强，智齿生长，牙齿也生长齐全了；到了三十二岁时，筋骨盛壮，肌肉丰满而壮实；到了四十岁时，肾气衰退，头发脱落，牙齿枯槁；到了四十八岁时，阳气衰竭于上部，面容憔悴，发鬓花白；到了五十六岁时，肝气衰退，筋骨活动不便，天癸枯竭，精气衰少，肾脏衰退，身体形态明显衰弱；到了六十四岁时，牙齿头发都脱掉了。肾脏是主水（包括天癸）的脏器，并接受五脏六腑之精而把它贮藏起来。所以五脏之气旺盛，肾脏才有精液泄出；现在年老五脏之气都已衰退，筋骨已经懈堕无力，天癸也衰尽了，所以鬓发白，身体沉重，走路也不稳健，也就不能再生育子女了。

【按语】一切事物发展变化的规律，都经历着生、长、衰、老、已的必然过程。人体由生长发育而壮盛，由壮盛而转向衰老，以至于死亡，也是经历着这样的过程。本文突出说明

内
经
精
义

肾对人体的生长、发育、壮盛和衰老的全过程起着决定性作用。因为肾主藏精，精化为气，肾气的盛衰，决定着生命盛衰的不同阶段，故称肾为先天之本。文本也叙述了肾脏之精与五脏六腑之精相互依存的关系。"五脏六腑之精"来源于饮食水谷，经过脏腑的消化吸收变化而成，内养于脏腑，成为脏腑又精。肾脏之精，须赖后天饮食水谷所化的脏腑之精的培育供养，才能不断滋生充盛。所以五脏六腑的精气旺盛，则肾气亦随之旺盛，而肾脏之精才能溢泻；而肾气旺盛，促进生长发育，脏腑之精也会源源不断化生。说明先后天之精有着不可分割的密切关系。故五脏六腑之精亦藏之于肾。

从本文看出，男女的生殖机能，主要决定于天癸的作用。天癸即先天癸水，亦即元阴之气。人之初生，此真阴之气尚微，待其发育成熟，才有月事以时下和精气溢泻的生理现象，于此男女交媾，才能有子；等到天癸衰竭，则精少和地道不通，男女就都失去了生育能力。从本文"天癸"的作用来看，相当于西医学性腺的生理作用。

正因为肾对人体有生育、繁殖的作用，所以临床上医治妇女月经不调、不孕或男子遗精、阳痿、精冷等证时，常常从肾脏着手，辨其阴阳而调之。

【参考资料】

（1）张景岳："七为少阳之数，女本阴体，而得阳数者，阴中有阳也……八为少阴之数，男本阳体而得阴数者，阳中有阴也。"

（2）张志聪："此复申明先天之癸水，又藉后天之津液所资益也，肾者主水，言肾藏主藏精水也，受五藏六府之精而藏之者，受后天水谷之精也。"

四、火对人体正气盛衰的影响

【原文】壮火之气衰①，少火之气壮②。壮火食③气，气食③少火；壮火散气，少火生气。

（《素问·阴阳应象大论》）

【提示】说明亢盛之火与平和之火对人体正气的影响。

【注释】

①壮火之气衰：火指阳气，壮火即亢盛的阳气；之，语助词，贯通上下文；气衰，指正气衰弱。

②少火之气壮：少火，即和平之阳气；气壮，正气旺盛。

③食：食气的"食"字作"侵蚀"解；气食的"食"字，作"仰求、饲养"解。

【语译】亢盛的火，能消耗正气，使正气衰弱；温和的火，则能助长正气，使正气壮盛。因为亢盛的火能够侵蚀正气，而温和之火却能饲养正气，所以说亢盛的火能耗散正气，温和的火能生养正气。

【按语】本文主要讨论太过之火与平和之火对人体正气的影响。火即是阳气，阳气平和，即为少火，天地万物均需此阳和之火以温养，人体亦不例外，即是说机体的正常活动，需要一定的"火力"（热能），故谓"少火生气"。阳气亢盛，即为壮火，亢盛之火不但不能生物，反能害物，从而使正气衰弱，故谓"壮火散气"。朱丹溪所谓"气有余便是火"，即指此壮火而言；张景岳所谓"气不足便是寒"是言其反面。《素问·生气通天论》所说"阳气者，烦劳则张"，是指由于烦劳过度，而引起阳亢化火，亦指此壮火而言。

【参考资料】

（1）张景岳："火，天地之阳气也，天非此火不能生物，人非此火不能有生，故万物之生，皆由阳气，但阳和之火则生物，亢烈之火反害物，故火太过则气反衰，火和平则气乃壮。"

（2）马元台："盖以气味太厚者，火之壮也。用壮火之品，则吾人不能当之而反衰矣，如用乌、附之类，而吾人之气不能胜之，故发热。气味之温者，火之少也，用少火之品，吾人之气渐尔生旺而益壮矣，如用参、芪之类，而气渐旺者是也。何以壮大之气衰也，正以壮火能食吾人之气，故壮火之气自衰耳。何以少火之气壮也，正以吾人之气能食少火，故少火之气渐壮耳。惟壮火能食吾人之气，此壮火之所以能散吾人之气也；食则必散，散则必衰，故曰壮火之气衰。惟吾人之气，为能食少火之气，此少火之所以能生吾人之气也；食则必生，生则必壮，故曰少火之气壮。"

（3）恽铁樵："少火为春生之气，壮火为夏长之气。少火由主而长，故气壮而生气，壮火盛极将衰之候，故气衰而食气。"

第四节　饮食的消化吸收和五味各走五脏

后天给养，来源于饮食水谷。饮食入胃，经过消化，其精微营养物质，经由脾吸收转输，再经过心肺的作用，而达于全身。气血津液，也是由于水谷精气所化。全身脏腑组织，禀承水谷精气的营养，才能维持正常的功能活动。所以，饮食物的消化吸收及其在人体的输布过程，是要通过各脏腑的分工合作来完成的，但其中脾胃起着主要的作用，故称脾胃为后天之本。

一、食物的消化吸收过程

【原文】 食气入胃，散精于肝，淫[①]气于筋。食气入胃，浊气[②]归心，淫精于脉，脉气流经，经气归于肺，肺朝百脉[③]，输精于皮毛。毛脉合精，行气于府[④]，府精神明，留[⑤]于四藏，气归于权衡[⑥]，权衡以平，气口成寸，以决死生。（《素问·经脉别论》）

【提示】 说明食物入胃后，精气的输布过程。

【注释】

①淫：王冰："淫溢精微入于脉。"即是浸淫溢满的意思。

②浊气：张景岳："浊，言食气之厚者也。"是指食物精华浓厚部分。

③肺朝百脉：朝，朝会之意，即是说全身血脉都须流经肺脏。王冰："肺为华盖，位复居高，治节由之，故受百脉之朝会也。"

④府：这里是指膻中。张景岳："府者，气聚之府也，是为气海，亦曰膻中。"

⑤留：李念莪："留当作流。"

⑥权衡：秤锤曰权，秤杆曰衡。就是平衡协调的意思。

【语译】饮食入胃，经过消化，把一部分精微输散到肝脏，滋养于全身之筋。饮食入胃后，把所化生的另一部分浓厚的精气，输送至心。再由心将此精气输注到血脉里去，血脉中的水谷精气沿经脉流行；全身的经脉之气均归于肺，所以百脉皆朝会于肺；再由肺把精气输送到全身皮毛，皮毛和经脉的精气会合；再将此精气输送于胸中气海，心脏便能发挥它的神明作用。因而精气周流于其他四脏，脏气得养，才能平衡协调。由于脏气平衡协调，然后脏气才能反映于气口而成一寸之脉。故诊察气口脉象的变化，可以决断疾病的死生。

【按语】这一节经文，说明饮食精微的输布，必须通过脉道而达于全身。因为心主血脉，肺主气，故运行血脉，输送营养，主要与心肺的作用有关。故文中有"浊气归心""肺朝百脉"之说。从本文看出，血液的循环过程是，从心→脉（脉气）→经（经气）→肺→皮毛。可以隐约看出，这里面包含了大循环、小循环的作用在内。不过古人的这种认识，是不十分明确的。

肺主气，而朝百脉，脉之大会聚于气口，而气口又为手太阴经脉所属。故脏腑气血盛衰，可以反映于气口，而作为诊病的依据。

对文中"行气于府"的府字，历代注家有不同解释。如吴鹤皋认为是"玄府"，即汗孔；王冰根据《素问·脉要精微论》"夫脉者，血之府也"之文，认为此"府"字是指血脉；而张景岳、马元台等都认为是指气海膻中；也有人认为是指六腑的，如张志聪和高士宗。本文是根据张景岳等的解释。

【参考资料】

(1) 张景岳："肝主筋，故胃散谷气于肝，则浸淫滋养于筋也。"

(2)《灵枢·阴阳清浊》："受谷者浊，受气者清。"

(3) 张志聪："脉气者，水谷之精气而行于经脉中也，经，大经也，言入胃之谷气，先淫于脉，百脉之经气，总归于大经，经气归于肺，是百脉之气皆朝会于肺也。"

(4) 张景岳："肺主毛，心主脉，肺藏气，心生血，一气一血，称为父母，二脏独居胸中，故曰毛脉合精。"

(5) 张景岳："藏府之气既得其平，则必变见于气口而成寸尺也。"

(6)《素问·脉要精微论》："夫脉者，血之府也。"

(7) 王冰："府，聚也。言血之多少，皆聚见于经脉之中也。"

二、水饮的吸收输布过程

【原文】饮入于胃，游溢①精气，上输于脾，脾气散精，上归于肺，通调水道，下输膀胱。水精四布，五经②并行。合于四时五藏阴阳，揆度③以为常也。（《素问·经脉别论》）

【提示】说明水饮在人体吸收、输布、排泄的过程。

【注释】

①游溢：吴昆："游，流行也；溢，涌溢也。"即散布的意思。

②五经：五脏的经脉。

③揆度：度量的意思。

【语译】水饮入胃，散布其精气，上行输送于脾，再通过脾的作用散布精气，向上输送到肺。由于肺气肃降，通调水道，下行输送到膀胱。这样就使水之精华四布于皮毛，并输布流行于五脏及其经脉。水饮在体内这种升降代谢过程，是符合四时五脏阴阳变化规律的，并可由此衡量脏气的正常生理现象。

【按语】本节经文，主要说明水饮在体内的升降代谢过程。饮入于胃以后，由脾上输于肺，再经过肺气宣降作用，将清者四布周身，浊者下输膀胱，这就是后世所说"肺为水之上源"的理论根据。近代临床用宣肺行水或降肺利水的方法，来治疗某些水液停留的病证，就是在这一理论指导下产生的。

【参考资料】

本句末句马元台断句为"合于四时五藏，阴阳揆度，以为常也"。注云："合于四时五藏及古经阴阳揆度等篇之常义也。"

三、五味各走五脏

【原文】黄帝曰：愿闻谷气有五味，其入五脏，分别奈何？伯高曰：胃者，五藏六府之海也，水谷皆入于胃，五藏六府皆禀气于胃。五味各走其所喜：谷味酸，先走肝；谷味苦，先走心；谷味甘，先走脾；谷味辛，先走肺；谷味咸，先走肾。谷气津液已行，营卫大通，乃化糟粕，以次传下①。(《灵枢·五味》)

【提示】说明胃为五脏六腑之海，以及五味和五脏的关系。

【注释】

①以次传下：指饮食物入胃后，经过消化吸收，直到糟粕排除体外，是按次由上而下次第进行的。

【语译】黄帝说：希望听你讲解一下饮食中的五味进入人体，是怎样分别归于五脏的。伯高说：胃是五脏六腑精气的发源地，因一切饮食物都要先入胃中，五脏六腑皆禀受于胃所消化的水谷精微，而发挥其机能活动。饮食中的五味，各有其所喜归的脏器。凡是谷味酸的，入胃之后，先归于肝；味苦的，先归于心；味甘的，先归于脾；味辛的，先归于肺；味咸的，先归于肾。这些饮食五味化生的精微津液都已运行，营卫亦大大地通利，才能发挥它的正常作用，而剩下的糟粕，就被按次向下排出体外。

【按语】本文论述了胃在人体中的重要作用。因为"五脏六腑，皆禀气于胃"。所以后世医家将脾胃视为"后天之本"，并用"得胃气则生，失胃气则亡"的理论，判断疾病的预后。

五味和五脏的关系，根据其性味的不同，而有不同的亲合性，这里面也包括了药物的性味在内。后世医家在此基础上，根据临床实践，进一步创立了药物归经学说，这对后世医学发展有着重要的指导意义。

四、精气味形的相互关系

【原文】阳为气①，阴为味②。味归③形，形归气，气归精④，精归化⑤；精食⑥气，形食味，

143

化生精，气生形。味伤形，气伤精；精化为气，气伤于味。（《素问·阴阳应象大论》）

【提示】主要以阴阳互根来说明精、气、味、形的相互关系。

【注释】

①气：前者以气、味相对而言的"气"字，是指有升散、温热作用的气分药而言；后面几个"气"字，皆指气化功能而言。

②味：前者以气、味相对而言的"味"字，是指有敛降滋补和苦寒泄下作用的阴分药而言，如熟地黄、肉苁蓉、天冬、大黄之属，亦称味厚之品；后面几个味字，皆指饮食五味而言。

③归：前一"归"字，有作用于之意，即由此作用于彼，可用"此→彼"作表示，如味→形；后面几个"归"字，有依赖于之意，即由彼作用于此，可用"此←彼"作表示，如形←气。

④精：指体内的精微物质，由饮食物的精华变化而成。

⑤化：即生化，气化的意思，与"气"有同意。

⑥食：张景岳："食，如子食母乳之义。"有依靠供养的意思。

【语译】以药食之气味分阴阳，气无形而升，故为阳；味为有形之质而降，故为阴。饮食五味能够滋养形体，而形体的生成，又有赖于气化，而气化功能的产生又须依赖于精，而精又是由气化而产生的；所以说精的产生全依靠气化作用，形体的充实有赖于饮食五味的滋养，由于气化作用而产生精，真气充沛，机能旺盛，则生精化血以成形，而且形充体健。然而，如果饮食太过，反能损伤形体，气偏盛可以阳亢化火而损耗阴精；因此，精可以化生为气，而气又可以因饮食五味太过而受损伤。

【按语】本文首句"阳为气，阴为味"，是讨论药食气味分属阴阳的问题。由于气味阴阳所属不同，而其对人体的作用亦异。又讨论气、精、味三者对形体的影响，如"味归形""形归气""形食味""味伤形"之句皆属之；至于"味伤形""气伤精""气伤于味"之句，是讨论气、味反常所发生的病理变化。

文中反复重点讨论了精与气的生化过程及两方面相互转化的关系。如"气归精""精归化""精食气""化生精"等句皆属之。可以看出，精与气的相互依存和转化，这里寓有质与能、体与用的对立统一的辩证关系，是中医基础理论的重要内容，对后世医学发展有深远的影响。如张景岳所说的"善补阳者，必于阴中求阳，则阳得阴助而生化无穷；善补阴者，必于阳中求阴，则阴得阳升而泉源不竭"和"善治精者，能使精中生气；善治气者，能使气中生精"等理论，就是从这里发展起来的。

读经心悟

藏象学说是中医基础理论的重要组成部分，它主要是讨论人体各脏器的生理功能及其相互关系的理论。

藏象学说把人体复杂的内脏器官，根据其生理特点的不同，分成五脏、六腑、经络等组织系统。以五脏为中心，进行严密分工合作，各有所司，而又相互影响，相互配合。

精、神、气、血、津液，是生命动力、精神表现和维持生命活动的物质基础。它们之间存在着体与用、质与能、形与神的对立统一关系，是一个不可分割的整体。它们又与脏腑、经络有着相互依存、相互作用的密切关系，所以是脏腑内容的重要组成部分。

人的生命活动来源于精，精是构成人生命活动的原始物质。人的生命盛衰过程，以及生殖机能的有无，主要是由肾精和肾气所决定的。肾脏之精又须赖水谷之精的培育滋养，先后天之精存有不可分割的密切关系。

后天给养，来源于水谷之精，气血津液，亦由水谷精气所化。饮食入胃后的消化及营养的吸收输布过程，是要通过各脏腑的分工合作来完成。但其中脾胃起到主要作用，故称脾胃为后天之本。

总之，藏象学说的理论，不是把人体看作是由各个分离的若干器官的组合，而是各个器官、各个组织密切联系而组成的整体，并与自然环境有密切联系，成为一个内外统一的整体。藏象学说的这种整体观念，是中医藏象学说的主要特点，应予认真学习和研究。

第三章 经 络

内 容 提 要

经络学说是中医基础理论的重要组成部分，它的理论原则，不但是生理、病理学的基础，而且也是临床医学的基础。对指导中医临床实践，有着重要的意义。因此，学习中医学，对这一学说的研究，是不可缺少的一环。《内经》中关于对经络的理论论述颇详，占很大篇幅。故学习经络理论，必须研读《内经》中有关经络的内容。

第一节 经络的概念、组成和功用

经络是人体气、血、津液运行的通道，也是体内脏腑与体表组织器官内外联系的通路。经又称经脉，是主干，分为正经、奇经两大类；络也称络脉，是支干，其较大的分支称别络，还有更细小的分支，称为浮络、孙络等。故经络分布于人体内外、上下，内贯脏腑，外达肌表，网络全身，犹如路径一样，无处不至。

经络的内容包括经脉和络脉两部分，计有十二经脉（正经）、奇经八脉、十五别络，以及经别、经筋等。

十二经脉，即手三阴经、手三阳经、足三阴经、足三阳经。它是循行表里、通达上下的正经，每一正经都与体内一脏或一腑相连属。脏和腑的表里关系，即通过经脉的相互络属而联系的，故疾病的发生和传变亦可以通过经络相互影响。体表组织器官和经脉本身的病变，可以影响其所连属的脏腑；而内脏的病变亦会通过与其有关的经脉反映到体表。因此在治疗上可通过调整内脏的机能活动，来治疗体表器官和经脉的病证；反之，亦可通过对体表经络的治疗，而使内脏的病变向愈。同时，脏腑的病变，亦可根据其脏腑表里相传的原理进行治疗。

奇经八脉，是冲、任、督、带、阳维、阴维、阳跷、阴跷的总称。由于它们不与脏腑直接相连属，与十二正经有区别，故称奇经。

奇经八脉出入于十二经脉之间，它具有调节正经气血的功能。凡十二经脉中气血满溢时，则流注于奇经八脉，蓄以备用，好比江河水溢，流入湖沼一样。总之，十二经与八脉是互相调节联系的。

【原文】 经脉为里，支而横者为络，络之别者为孙。（《灵枢·脉度》）

经脉者，常不可见也……一脉之见者，皆络脉也。（《灵枢·经脉》）

【提示】经脉与络脉的区别。

【语译】经脉在体内深部，其分支纵横交错在浅表部的叫络脉，由络脉再分出的更细小的分支叫孙络。

经脉多是看不见的（因在里位深）……能看见的脉，都是络脉（因在表位浅）。

【按语】"脉度"篇之经文关于经络的区别有两层含义：一是指经脉在里，络脉在表；一是指经脉是主干，络脉是支脉。文中虽未明说经脉为干，但与"支……为络"相对，则不言而喻。同样，虽未明说络脉在表，但从"经脉为里"相对，亦不言而喻。至于"经脉"篇以可见与不可见区别经脉与络脉，以部位深浅来区分的。此处所谓可见之络脉，即指皮下静脉而言。

【原文】经有十二，络有十五，余三络者，是何等络也？然：有阳络，有阴络，有脾之大络。阳络者，阳跷之络也；阴络者，阴跷之络也，故络有十五焉。（《难经·二十六难》）

脉有奇经①八脉者，不拘于十二经，何也？然：有阳维，有阴维，有阳跷，有阴跷，有冲，有督，有任，有带之脉。凡此八脉者，皆不拘于经，故曰奇经八脉也。（《难经·二十七难》）

【提示】经络的组成。

【注释】

①奇经：杨玄操："奇，异也。比之八脉，与十二经不相拘制，别道而行，与正经有异，故曰奇经也。"虞庶："奇，音基也。奇，斜也，奇，零也，不偶之义。"奇经是十二经以外的经脉，因其无脏腑表里配偶，与正经有别，故谓之奇经。

【语译】经脉有十二，络脉有十五，那么除十二经的十二络外，其余三络是什么？答道：是阳络、阴络和脾之大络。所谓阳络，即阳跷之络，阴络即阴跷之络，故而络脉为十五。

经脉中有称为奇经八脉的，不属于十二经范围，那是什么脉呢？答道：有阳维脉、阴维脉、阳跷脉、阴跷脉、冲脉、督脉、任脉、带脉。这八条经脉都不属于十二正经之内，所以称为奇经八脉。

【按语】经络包括经脉、络脉两部分。经脉又分为正经与奇经两大类，为经络系统的主要部分，即本章重点介绍的内容。正经，即手太阴肺经、手厥阴心包经、手少阴心经、手阳明大肠经、手少阳三焦经、手太阳小肠经、足太阴脾经、足厥阴肝经、足少阴肾经、足阳明胃经、足少阳胆经、足太阳膀胱经等十二经。奇经，即督、任、冲、带、阴跷、阳跷、阴维、阳维八脉。络脉，是经脉别出的分支，其中又有别络、浮络、孙络之别。本节经文所说的十五络脉，即系别络。别络有本经别走邻经之意，是阴经与阳经之间联系的纽带，为络脉中最大的支路。除十二经各有一别络外，再加阴络、阳络（《灵枢·经脉》中阴、阳络与《难经·二十六难》所指不同，乃以任脉之别"尾翳"、督脉之别"长强"为阴、阳二络）和脾之大络合计为十五别络。络脉中浮行于浅表部位的称为浮络；络脉之最细小的分支称为孙络。此外，经络系统还包括经别、经筋等。经别是十二经脉别出的正经，属经脉范围，起加强表里两经联系，并通达正经未循行之器官部位以补正经之不足之作用；经筋则有联络肢体百骸，

147

主司关节运动的作用（实即将体表肌肉按十二经脉循行部位进行分类命名的一种系统）。

经络体系，就是这样由经而络、由干而支，经脉伏行深部，络脉浮行浅表，再从支络中分出更细小的分支，而网络全身，将全身脏器、孔窍、皮肉、骨骼等紧密地联络为一个统一的整体。

因为十五络是直接由经脉分支别行的络脉，是经气与络气交会之处，故十五络亦是重要的经穴，在针灸治疗上很重视十五络穴。现将十五络的经穴名称附后：

手太阴之络名列缺，手少阴之络名通里，手心主（厥阴）之络名内关，手太阳之络名支正，手阳明之络名偏历，手少阳之络名外关，足太阳之络名飞扬，足少阳之络名光明，足阳明之络名丰隆，足太阴之络名公孙，足少阴之络名大钟，足厥阴之络名蠡沟，任脉之络名尾翳（鸠尾。本节所引《难经》之文，认为系指阴跷之络名照海），督脉之络名长强（本节所引《难经》之文，认为系指阳跷之络名中冲），脾之大络名大包。

【原文】夫十二经脉者，内属于藏府，外络于肢节。（《灵枢·海论》》

经脉者，所以行血气而营①阴阳，濡筋骨，利关节者也。（《灵枢·本脏》）

【提示】阐明经络的生理功用。

【注释】

①营：张景岳："营，运也。"

【语译】十二经脉，在体内连属五脏六腑，在体外连络四肢全身骨节。

经络的功能是运行气血，营运阴阳，濡养筋肉骨骼，滑利关节。

【按语】经文中虽只言经脉，实则也包含了络脉。因经脉为干，络脉为支，经络是一个不能分割的完整体系。经络的生理作用，有联系人体各组织器官，内属脏腑，外络肢节，网络全身，构成有机统一整体的作用。而气血所以能够通达全身，发挥温煦滋养脏腑组织、抗御外邪、保卫机体的作用，亦必须通过经脉的传注。

【原文】凡十二经络脉者，皮之部①也。是故百病之始生也，必先于皮毛。邪中之则腠理开，开则入客于络脉，留而不去，传入于经，留而不去，传入于府，廪②于肠胃。（《素问·皮部论》》

【提示】阐述病邪沿经络由表传里的次序。

【注释】

①部：此处作"部位分属"解。

②廪：音凛，粮食仓库。此处作"留积"之义解。

【语译】凡是十二经的络脉，都是分属于皮肤的各个部分。所以说外邪中人，导致百病的发生，都是先由皮毛开始的。邪中于人体后，腠理开泄，腠理开则邪气侵入于络脉；留而不去，就内传侵入于经脉；再留而不去，就内传于腑，而积留于肠胃。

【按语】本节经文指出外邪从皮毛腠理侵入人体，是沿着络脉、经脉到腑传脏的途径，逐渐由表向里传变。反过来讲，如果内脏发生病变，同样也会循着经络通路反映到体表。由于经络的联系，脏腑病变也可以相互影响。可见经络在病理上的作用，突出地表现于疾病的发生和传变。如肝胆疾患的两胁疼痛，胃火的牙龈肿痛，肝病影响脾胃，肾阳虚水气凌心、射肺等，都是与经络的循行传注有关。

【原文】夫十二经脉者，人之所以生，病之所以成，人之所以治，病之所以成，学之所始，工^①之所止^②也。(《灵枢·经别》)

经脉者，所以决死生，处百病，调虚实，不可不通。(《灵枢·经脉》)

【提示】说明经络的功用及对人体的重要意义。

【注释】

①工：作"工巧于事"解。

②止：按朱注："止者，必至于是而不迁之意。"

【语译】十二经脉的作用，是关系到人体之所以能生存，疾病之所以能发生，病人之所以得其治疗，疾病之所以能痊愈的。学习医学要从经络开始，提高医术也要注重于经络。

经脉的作用，可以决断人的生死存亡，处治诸种疾病，调整机体虚实。不可不通晓。

【按语】本文归结说明经络学说在生理、病理、诊断、治疗等各方面都有着极其重要的意义，成为临床的理论指导，必须深加研究与学习。

第二节　十二经脉的循行和主病

十二经脉，有手经、足经、阴经、阳经之分，即手太阴肺经、手厥阴心包经、手少阴心经、手阳明大肠经、手少阳三焦经、手太阳小肠经、足太阴脾经、足厥阴肝经、足少阴肾经、足阳明胃经、足少阳胆经、足太阳膀胱经。这是根据各经所联系内脏的阴阳属性，以及在肢体循行位置的不同而定的。阳经属腑，行于四肢的外侧，阴经属脏，行于四肢的内侧；手经行于上肢，足经行于下肢。十二经脉的走向和互相交接规律是：手三阴，从胸走手，交手三阳；手三阳，从手走头，交足三阳；足三阳，从头走足，交足三阴；足三阴，从足走腹，交手三阴。其循行交接是阴阳相贯，手足衔接，逐经相传，环周不休。其交接之序是：手太阴肺经→手阳明大肠经→足阳明胃经→足太阴脾经→手少阴心经→手太阳小肠经→足太阳膀胱经→足少阴肾经→手厥阴心包经→手少阳三焦经→足少阳胆经→足厥阴肝经→手太阴肺经。下面按此次序分别介绍十二经的循行部位及主病。

一、手太阴肺经

【原文】肺手太阴之脉，起于中焦^①，下络大肠，还循胃口^②，上膈，属肺，从肺系^③，横出腋下，下循臑内^④，行少阴心主^⑤之前，下肘中，循臂内上骨下廉^⑥，入寸口^⑦上鱼，循鱼际^⑧，出大指之端；其支者，从腕后直出次指内廉，出其端。是动则病肺胀满，膨膨而喘咳，缺盆^⑨中痛，甚则交两手而瞀^⑩，此为臂厥^⑪。是主肺所生病者，咳，上气喘渴，烦心，胸满，臑臂内前廉痛厥，掌中热；气盛有余，则肩背痛风寒，汗出中风，小便数而欠^⑫；气虚则肩背痛寒，少气不足以息，溺色变。为此诸病，盛则泻之，虚则补之，热则疾之，寒则

149

留之，陷下⑬则灸之，不盛不虚，以经取之。盛者，寸口大三倍于人迎⑦，虚者，则寸口反小于人迎也。（《灵枢·经脉》）

【提示】手太阴肺经的循行部位及主病。

【注释】

①中焦：三焦之一，此处是指部位而言，即上至膈，下至脐的中脘部分，也即上腹部。

②胃口：此指胃之上口，即贲门。

③肺系：即气管。

④臑内：上臂内侧。

⑤少阴心主：指手少阴经与手厥阴经。

⑥廉：作"边缘、边侧"讲。

⑦寸口、人迎：寸口即气口，在腕后动脉处（即桡动脉）。人迎在结喉旁动脉处（即颈动脉）。

⑧鱼际：手大指本节后，掌侧隆起的肌肉叫鱼，鱼部的边缘叫鱼际。又腧穴名。

⑨缺盆：即锁骨上窝。又经穴名。

⑩瞀：音茂，眼睛模糊不清；又心中昏乱貌。

⑪臂厥：病名，厥作"逆"解。气逆、两手交叉于胸前的叫臂厥。

⑫小便数而欠：作"小便次数多而量少"解。

⑬陷下：张景岳："阳气内衰，脉不起也。"

【语译】肺手太阴经脉，起点于中焦，向下联络大肠，再向上回绕胃的上口，上贯膈膜，入属肺系（气管），再自气管横走腋下，沿上臂内侧，从手少阴与手厥阴二经的前面，下达肘中，顺着前臂内侧，经掌后高骨（即桡骨小头）下缘，入寸口动脉处，再沿拇指本节后隆起的肌肉边缘（鱼际），出达拇指尖端；它的支脉，从腕后直走食指拇侧的尖端（与手阳明经脉衔接）。

本经脉变动而发生的病变表现，为肺部膨膨胀满而喘气，作咳，缺盆部疼痛，甚至因喘咳过剧，而两手交捧于胸部；视觉模糊，这叫做"臂厥"。凡本脏所发生的病证，有咳嗽气上逆而不平，喘息口渴，心烦不安，胸部满闷，臑臂部内侧前缘作痛，或厥冷，或掌心发热。本经气盛有余的实证，为肩背疼痛，如感冒风寒，则为自汗出的中风证（系指风伤于卫的太阳中风即桂枝汤证，非指昏仆、半身不遂的中风），小便次数多而尿量少等症状。本经气虚不足的虚证，为肩背疼痛怕寒，气短呼吸气促，小溲变色。所有这些病证，属实的就用泻法，属虚的就用补法，属热的刺针就要快些，属寒的就要留针，阳气不足脉陷不起的就用灸法，不实不虚的就取治本经。凡是实证（盛）则寸口的脉象比人迎的脉象大三倍，虚证则寸口的脉象比人迎的脉象小。

【按语】归纳上述：手太阴肺经属于肺，络于大肠。其体表循行始于锁骨外侧端下方之中府穴，沿上肢屈侧面之桡侧下行，止于拇指桡侧端的少商穴。其主症为咳嗽、喘逆、气短、胸满而烦；肩背痛，外感风寒而汗出，尿频短赤；上肢屈侧前缘（循行部位）疼痛，或厥冷，或掌心发热。

文中所谓"是动"病、"所生病"，历代医家有不同解释。张隐庵注："夫是动者病因于外，所生者病因于内，凡病有因于内者，有因于外者，有因外而及于内者，有因内而及于外者，有内外之兼病者。"此处所谓"外"指经脉，"内"指脏腑。即"是动"病系经脉感受外邪而发之病；"所生病"系脏器因内伤而发之病。而《难经·二十二难》谓："经言是动者，气也，所生病者，血也。邪在气，气为是动，邪在血，血为所生病。"则又是以气病、血病的先后来分的。徐灵胎不同意此说，认为"经脉"篇是动诸病乃本经之病，所生之病，则以类推而旁及他经者……并无气血分属之说。实际上，《内经》中经脉证候分为"是动"、"所生"，是中医学早期以经络为主结合脏腑病变，对疾病证候进行归纳的一种形式，应当活看，不能局限于气血先后，也不必拘泥于内外之分。综而言之，应辨证分析，审证求因，结合脏腑经络的功能，来判断疾病的病因、病位、病机、性质。事实上，在《内经》的基础上，后来中医学辨证有了很大发展。

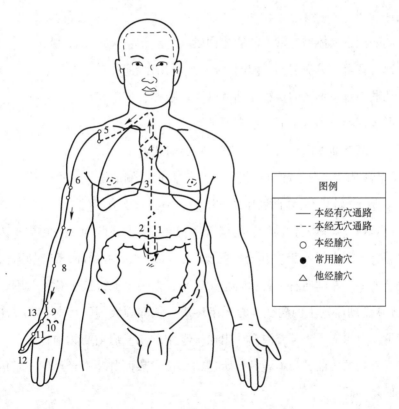

图 3 - 1　手太阴肺经脉循行示意图

图例
—— 本经有穴通路
- - - 本经无穴通路
○ 本经腧穴
● 常用腧穴
△ 他经腧穴

1. 起于中焦，下络大肠　2. 还循胃口　3. 上膈　4. 属肺　5. 从肺系横出腋下　6. 下循臑内，行少阴、心主之前　7. 下肘中　8. 循臂内上骨下廉　9. 入寸口　10. 上鱼　11. 循鱼际　12. 出大指之端　13. 其支者，从腕后直出次指内廉，出其端

二、手阳明大肠经

【原文】大肠手阳明之脉，起于大指次指①之端，循指上廉，出合谷②两骨之间，上入两

151

筋之中，循臂上廉，入肘外廉，上臑外前廉，上肩，出髃骨^③之前廉，上出于柱骨之会上^④，下入缺盆，络肺，下膈，属大肠；其支者，从缺盆上颈，贯颊，入下齿中，还出挟口，交人中，左之右，右之左，上挟鼻孔。是动则病齿痛，颈肿。是主津液^⑤所生病者，目黄，口干鼽衄^⑥，喉痹^⑦，肩前臑痛，大指次指痛不用；气有余则当脉所过者热肿；虚则寒栗不复^⑧。为此诸病，盛则泻之，虚则补之，热则疾之，寒则留之，陷下则灸之，不盛不虚，以经取之。盛者，人迎大三倍于寸口，虚者，人迎反小于寸口也。（《灵枢·经脉》）

【提示】手阳明大肠经的循行部位及主病。

【注释】

①大指次指：是指大指侧的次指，即食指，又名示指。

②合谷：穴名，在手大、次两指的歧骨（即一、二掌骨）间。

③髃骨：为肩胛骨的上部，与锁骨接合处。又穴名，即肩髃穴。

④柱骨之会上：指颈椎骨之最隆起者，即第七颈椎处（大椎穴）。古称六阳皆会于督脉之大椎，故此称会。

⑤津液：此处泛指人体富有营养的液体物质。

⑥鼽衄：鼽，音求，鼻流清涕。衄同"衂"，鼻出血。

⑦喉痹：凡喉中壅塞不通的疾患，都可以称为喉痹，如咽峡肿痛，甚至项外漫肿，喉中有块物如拳，影响食咽，汤水难下，语言不出等。

⑧寒栗不复：寒栗即发寒战，不复是难以转温的意思。

【语译】大肠手阳明经脉，起自食指尖端，沿食指拇侧的上缘，通过第一、二掌骨之间（合谷穴），上人腕上（拇指后）两筋中间凹陷处，沿前臂上方，进人肘外侧；再沿上臂外侧前缘，上肩，出肩峰（肩髃穴）前缘，与诸阳经相会于柱骨的大椎上；再向下入缺盆，联络肺脏，下贯膈膜，入属大肠本腑。其分出的支脉，从缺盆上走颈部，通过颊部，入下齿龈；又从内外出绕至上唇，左脉向右，右脉向左，交叉于人中，上行挟于鼻孔两侧（与足阳明经脉衔接）。本经脉变动而发生的病变，为牙齿疼痛、颈部肿大等。凡本经所主津液发生的病证，为眼睛发黄，口内作干，鼻流清涕或出血，喉中肿闭，肩前与臑内作痛，食指疼痛不能活动。本经经气有余的实证，为本经循行所过的部位发热而肿。本经经气不足的虚证，往往发寒战，难以回复温暖。

以上这些病证，属实的就用泻法，属虚的就用补法，属热的刺针就要用疾刺法，属寒的刺针就要用留针法，经气不足的就要用灸法，一般不实不虚的病，就在本经取治。凡是实证（盛）则人迎的脉象比寸口的脉象大三倍，虚证则人迎的脉象比寸口的脉象小。

【按语】归纳上述：手阳明大肠经属于大肠，络于肺。体表循行始于食指桡侧端之商阳穴，沿上肢伸侧面之桡侧上行，循经肩峰、颈部、颊部，于人中穴处交叉，止于对侧鼻翼旁之迎香穴。其主症为牙痛、咽喉肿痛、鼻衄、口干、目黄，以及颈、肩、上肢伸侧前缘（本经循行部位）疼痛等。

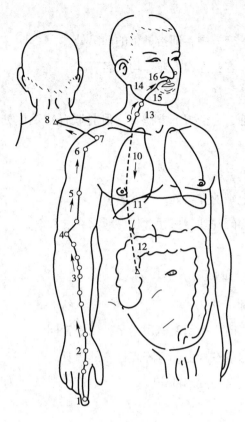

图 3 - 2 手阳明大肠经脉循行示意图

1. 起于大指次指之端 2. 循指上廉，出合谷两骨间，上入两筋之中 3. 循臂上廉 4. 入肘外廉 5. 上臑外前廉 6. 上肩 7. 出髃骨之前廉 8. 上出于柱骨之会上 9. 下入缺盆 10. 络肺 11. 下膈 12. 属大肠 13. 其支者，从缺盆上颈 14. 贯颊 15. 入下齿中 16. 还出挟口，交人中，左之右，右之左 17. 上挟鼻孔

三、足阳明胃经

【原文】胃足阳明之脉，起于鼻之交頞中①，旁纳太阳之脉，下循鼻外，入上齿中，还出挟口，环唇，下交承浆②，却循颐③后下廉，出大迎②，循颊车②，上耳前，过客主人②，循发际，至额颅；其支者，从大迎前下人迎②，循喉咙，入缺盆，下膈，属胃，络脾；其直者，从缺盆下乳内廉，下挟脐，入气街④中；其支者，起于胃口⑤，下循腹里，下至气街中而合，以下髀关⑥，抵伏兔⑦，下膝膑⑧中，下循胫⑨外廉，下足跗⑩，入中指⑪内间；其支者，下廉三寸而别，下入中指外间；其支者，别跗上，入大指间，出其端。是动则病洒洒振寒⑫，善呻⑬，数欠⑭，颜⑮黑，病至则恶人与火，闻木声则惕然而惊，心欲动，独闭户塞牖⑯而处；甚则欲上高而歌，弃衣而走，贲响腹胀，是谓骭厥⑰。是主血所生病者，狂疟温淫⑱，汗出，鼽衄，口㖞⑲，唇胗⑳，颈肿，喉痹，大腹水肿，膝膑肿痛，循膺、乳、气街、股、伏兔、骭外廉、足跗上皆痛，中指不用；气盛则身以前皆热，其有余于胃，则消谷善饥，溺色黄；气不足则身以前皆寒栗，胃中寒则胀满。为此诸病，盛则泻之，虚则补之，热则疾之，寒则留之，陷下则灸之，不虚不盛，以经取之。盛者，人迎大三倍于寸，虚者人迎反小于寸口也。

（《灵枢·经脉》）

【提示】足阳明胃经的循行部位及主病。

153

【注释】

①交頞中：頞即鼻梁。交頞中，即指鼻梁的凹陷处。

②承浆、大迎、颊车、客主人、人迎：均穴名。

③颐：在口角两旁腮的下部。

④气街：人体部位名称，在少腹下方横骨（耻骨联合）两侧处，即腹股沟。又穴名，即气冲穴。

⑤胃口：此处指胃之下口幽门。

⑥髀关：在大腿前方上端的交纹处。又穴名。

⑦伏兔：大腿前方肌肉隆起部，形如兔伏，故名。又穴名。

⑧膑：膝盖。

⑨胫：自膝至踵（踝）叫胫。

⑩跗：足面，即足背部。

⑪指：这里指足趾。古时手指足趾概用指字，以下皆同。

⑫洒洒振寒：好像冷水洒在身上，有阵阵惊寒的感觉。

⑬呻：即指呻吟，因病苦而发出的声音。

⑭数欠：屡屡呵欠。

⑮颜：指额部。

⑯牖：音友，即窗户。

⑰骭厥：骭，音竿，指小腿胫部。骭厥，就是气自胫上逆的意思。

⑱狂疟温淫：疟疾温病，因发高热而如狂，故称狂疟。淫，太过的意思；温淫亦即发高热的温病。

⑲喎：口歪斜叫喎。

⑳唇胗：胗音疹，唇部疮疡。

【语译】胃足阳明经脉，起于鼻梁凹陷部，旁纳足太阳经脉，下循鼻外，入上齿龈内，复出环绕口唇交叉于唇下沟的承浆穴处；再退沿腮下后方出大迎穴，沿颊车，上行耳前，过客主人穴，沿发际至额颅。分出的支脉，从大迎前下走人迎，沿喉咙入缺盆，下膈膜，入属胃腑，联络脾脏。直行的脉，从缺盆下行乳内侧，继续向下挟脐而行，直至气街（腹股沟）部；又一支脉，从胃的下口幽门部，走腹内，下至气街，与前脉汇合，再由此下行至髀关，直达伏兔，下至膝盖，沿胫骨前外侧至足面，入足中趾内侧与次趾之间；又一支脉，从膝下三寸，别走中趾外侧；又一支脉，从足而走入足大趾，出大趾尖端（与足太阴经脉相接合）。

本经脉变动而发生的病变是：身上像被凉水所洒而阵阵惊寒，常常呻吟，屡屡呵欠，额部黯黑。病发时，厌见人和火光，听到木声就惊怕，心跳动不安，只想闭门关窗独自坐在屋中；剧烈时，则想要攀登高处歌唱，脱掉衣服乱跑，且腹胀而鸣响，这叫"骭厥"。凡是本经所主之血而发生的病证，为发高热而神志昏乱的疟疾，以及热甚的温病，自汗出，鼻流清涕或出血；口角歪斜，口唇生疮，颈肿，喉痹，腹因水停而肿大，膝膑部肿痛，沿侧胸、乳部、气街、伏兔、胫外缘、足背上等处都发痛，足中趾不能屈伸。本经气盛的实证，身前胸腹部都发热，胃热有余而消烁水谷，容易饥饿，小溲黄色。本经气虚的虚证，身前胸腹部都觉得寒战，胃中有寒则胀满。上述这些病证，凡是实证就用泻法，虚证就用补法，热证针刺时要用速刺法，寒证针刺时要留针，经气下陷脉弱的要用灸法，一般不盛不虚的病，取治于本经。凡是实证（盛）则人迎的脉象比寸口的脉象大三倍，虚证则人迎的脉象比寸口的脉象还要小些。

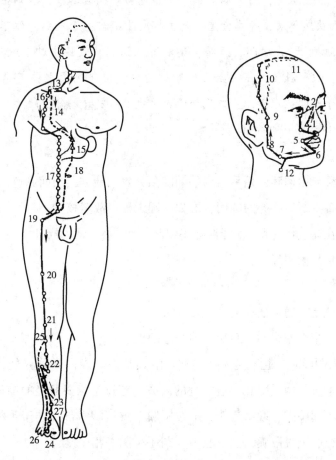

图 3 - 3 足阳明胃经脉循行示意图

1. 起于鼻之交頞中 2. 旁纳太阳之脉 3. 下循鼻外 4. 入上齿中 5. 还出挟口，环唇 6. 下交承浆 7. 却循颐后下廉，出大迎 8. 循颊车 9. 上耳前，过客主人 10. 循发际 11. 至额颅 12. 其支者，从大迎前，下人迎，循喉咙 13. 入缺盆 14. 下膈 15. 属胃络脾 16. 其直者，从缺盆下乳内廉 17. 下挟脐，入气街中 18. 其支者，起于胃口，下循腹里，下至气街中而合 19. 以下髀关 20. 抵伏兔 21. 下膝膑中 22. 下循胫外廉 23. 下足跗 24. 入中指（按：指应作足趾，以下足经均同）内间（按：应作次指外间） 25. 其支者，下廉三寸而别 26. 下入中指外间 27. 其支者，别跗上，入大指间，出其端

【按语】归纳上述：足阳明胃经属于胃，络于脾。其体表循行始于眼眶下的承泣穴，沿颧部至口周，循下颌骨至下颌角，分成两支：一沿耳前上行止于额角部的头维穴；一支沿颈前外侧下行，经锁骨上窝至胸腹前面及下肢前缘而下，止于足次趾外侧端的厉兑穴。其主症为高热寒战、鼻衄唇疹、咽喉肿痛、精神失常、惊狂、脘腹胀满、肠鸣、腹水、面肌瘫痪，

以及沿胸、乳、腹股沟、大腿前面、小腿前外缘、髌膝及足背（本经循行部位）疼痛或足趾运动障碍等。

四、足太阴脾经

【原文】脾足太阴之脉，起于大指之端，循指内侧白肉际^①，过核骨^②后，上内踝前廉，上踹^③内，循胫骨后，交出厥阴^④之前，上膝股内前廉，入腹，属脾，络胃，上膈挟咽，连舌本^⑤，散舌下；其支者复从胃，别上膈，注心中。是动则病舌本强，食则呕，胃脘痛，腹胀，善噫，得后与气^⑥则快然如衰，身体皆重。是主脾所生病者，舌本痛，体不能动摇，食不下，烦心，心下急痛，溏瘕泄^⑦，水闭，黄疸，不能卧，强立，股膝内肿、厥，足大指不用。为此诸病，盛则泻之，虚则补之，热则疾之，寒则留之，陷下则灸之，不盛不虚，以经取之。盛者，寸口大三倍于人迎；虚者，寸口反小于人迎也。（《灵枢·经脉》）

【提示】足太阴脾经的循行部位及主病。

【注释】

①白肉际：又称赤白肉际，是手足内外侧阴阳分界的地方，阳面赤色，阴面白色。

②核骨：足大趾本节后凸起的圆面，形如半圆果核，故名核骨。

③踹：音揣，在此应作"腨"，即俗称小腿肚。

④厥阴：此处指足厥阴经。

⑤舌本：即舌根。

⑥得后与气：就是得通大便和矢气。

⑦溏瘕泄：溏，指大便稀薄。瘕泄，即今之痢疾。

【语译】脾足太阴经脉，起于足大趾尖端，沿大趾内侧赤白肉分界处，过大趾本节后的核骨；上行足内踝前方，两上腿肚，沿胫骨的后方，穿过足厥阴肝经的前面，上行股内侧的前缘，直抵腹内，入属脾脏，联络胃腑，上过膈膜，挟行咽喉部，连于舌根，散在舌下。有一支脉，从胃腑别行，上过膈膜，注于心中（与手少阴经相衔接）。

本经脉变动而发生的病变，为舌根强硬，食后即呕，胃脘疼痛，腹内作胀，屡屡噫气。如能大便通利或放屁后，则感到很轻松，好像病情一下减退了，只觉身体困重。凡属本脏脾所生的病证，为舌根疼痛，身体不能动摇，食物不下，心内烦扰，心下掣引作痛，大便稀薄，或为痢疾，或尿闭水液不得排泄，或面目一身尽黄，不能安睡，勉强站立，股膝内侧发肿或厥冷，足大趾不能活动。上述这些病证，凡是实证就用泻法，虚证就用补法，热证用速刺法，寒证需要留针，经气不足脉陷下的用灸法，不实不虚的取治于本经。凡是实证（盛）则寸口脉象比人迎的脉象大三倍，虚证则寸口脉象比人迎脉象小。

【按语】归纳上述：足太阴脾经属于脾，络于胃。其体表循行始于足大趾内侧端之隐白穴，沿足内侧、循小腿内侧中部（胫骨后缘）及大腿内侧前缘上行，经腹胸前外侧，止于腋下第六肋间处的大包穴。其主症为食欲不振、脘腹胀痛、倦怠、腹泻、呕吐、噫气、黄疸、舌根痛或强直，下肢内侧（本经循行部位）肿痛或厥冷。

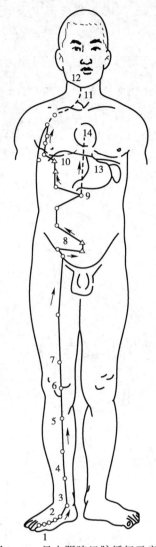

图 3－4　足太阴脾经脉循行示意图

1. 起于大指之端　2. 循指内侧白肉际，过核骨后　3. 上内踝前廉　4. 上端（按应作腨）内　5. 循胫骨后　6. 交出厥阴之前　7. 上膝股内前廉　8. 入腹　9. 属脾络胃　10. 上膈　11. 挟咽　12. 连舌本，散舌下　13. 其支者，复从胃，别上膈　14. 注心中

五、手少阴心经

【原文】心手少阴之脉，起于心中，出属心系①，下膈，络小肠；其支者，从心系上挟咽，系目系②；其直者，复从心系却上肺，下出腋下，下循臑内后廉，行手太阴心主③之后，下肘内，循臂内后廉，抵掌后锐骨④之端，入掌内后廉，循小指之内，出其端。是动则病嗌干⑤，心痛，渴而欲饮，是为臂厥。是主心所生病者，目黄，胁痛，臑臂内后廉痛厥，掌中热痛。为此诸病，盛则泻之，虚则补之，热则疾之，寒则留之，陷下则灸之，不盛不虚以经取之。盛者，寸口大再倍⑥于人迎；虚者，寸口小于人迎也。（《灵枢·经脉》）

【提示】手少阴心经的循行部位及主病。

【注释】

①心系：张景岳："心当五椎之下，其系有五，上系连肺，肺下系心，心下三系连脾、

肝、肾，故心连五脏之气，而为之主。"说明心系为由心至其他脏器的联系脉络，约即心上之大血管。

②目系：眼球内连于脑的脉络，可能包括视神经及出入眼球之血管。

③手太阴心主：指手太阴经及手厥阴经。

④锐骨：掌后小指侧的高骨，即尺骨茎突。

⑤嗌干：嗌即食管。此处嗌干泛指咽喉食道上部有干燥的感觉。

⑥再倍：犹言两倍。

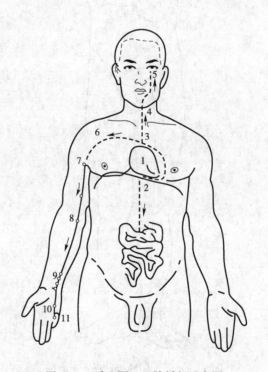

图3-5 手少阴心经脉循行示意图

1. 起于心中，出属心系 2. 下膈，络小肠 3. 其支者，从心系 4. 上挟咽 5. 系目系 6. 其直者，复从心系却上肺，下出腋下 7. 下循臑内后廉，行手太阴心主之后 8. 下肘内，循臂内后廉 9. 抵掌后锐骨之端 10. 入掌内后廉 11. 循小指之内，出其端

【语译】心手少阴经脉，起于心中，出属心系，下过膈膜，联络小肠。它的支脉，从心系上挟咽喉，连系到"目系"。它直行的脉，从心系上行于肺部，向下走腋窝下，沿上臂内侧后缘，从手太阴和厥阴之经的后方，下行肘内，循着前臂的内侧后缘，直达掌后小指侧高骨的尖端，入掌内后方，沿小指内侧至指尖（这一支脉与手太阳经脉接合）。

本经脉变动而发生的病变，为喉咙干燥，心痛，口渴欲饮，并且有臂厥的现象，两手交叉于胸前。凡本脏心所发生的病证，为眼睛发黄，胁肋疼痛，臑臂内侧后缘疼痛或厥冷，掌心热痛。上面这些病证，属实的就用泻法，属虚的就用补法，属热的用速刺法，属寒的需要留针，经气不足而脉陷的就用灸法，不实不虚的取治于本经。凡是实证（盛）则寸口的脉象比人迎的脉象大两倍，虚证则寸口脉象比人迎的脉象小。

【按语】归纳上述：手少阴心经属于心，络于小肠。其体表循行始于腋窝的极泉穴，沿上肢屈侧面的尺侧下行，止于小指桡侧端的少冲穴。其主症为心前区疼痛，咽干口渴，上肢屈侧后缘（本经循行部位）疼痛或厥冷，掌心发热。

六、手太阳小肠经

【原文】小肠手太阳之脉，起于小指之端，循手外侧，上腕，出踝①中，直上循臂骨下廉，出肘内侧两筋之间，上循臑外后廉，出肩解②绕肩胛，交肩上，入缺盆，络心，循咽，下膈，抵胃，属小肠；其支者，从缺盆循颈上颊，至目锐眦③，却入耳中；其支者，别颊上頔④抵鼻，至目内眦⑤，斜络于颧。是动则病嗌痛，颔⑥肿，不可以顾⑦，肩似拔，臑似折。是主液所生病者，耳聋，目黄，颊肿，颈、颔、肩、臑、肘臂外后廉痛。为此诸病，盛则泻之，虚则补之，热则疾之，寒则留之，陷下则灸之，不盛不虚，以经取之。盛者，人迎大再倍于寸口；虚者，人迎反小于寸口也。（《灵枢·经脉》）

【提示】手太阳小肠经的循行部位及主病。

【注释】

①踝：此指手腕后小指侧的高骨，义与"髁"通。

②肩解：肩后骨缝，即肩关节部。

③目锐眦：眼外角。

④頔：眼眶下叫頔，在颧骨内连及上牙床的部位。

⑤目内眦：即眼内角。

⑥颔：音汉，俗名下巴颏，面部下方生须处。

⑦不可以顾：言颈项难于转侧。

【语译】小肠手太阳经脉，起于小指外侧指尖，沿手外侧至腕，过锐骨直上，沿前臂骨下缘，出肘后内侧两筋之间；再沿上臂外侧后缘出肩后骨缝，绕行肩胛，相交于肩上，入缺盆，联络心脏，沿食道，下膈膜，至胃，下行入属小肠本腑。有一支脉从缺盆沿颈上颊，至眼外角，转入耳内。又一支脉，从颊别走眼眶下部，至鼻，行眼内角，斜行而络于颧骨部（这一脉与足太阳经相衔接）。

本经脉变动而发生的病变，为喉咙痛，下颏肿，头难以掉转，肩痛像被人拉拔，臑痛似折断了一样。凡属本经主液所生的病证，为耳聋，目黄，颊肿，颈、下颏及肩、臑、肘、臂等部的外侧后缘疼痛。上述这些病变，是实证就用泻法，是虚证就用补法，是热证就用速刺法，是寒证须留针，经气不足而陷下的可用灸法，不实不虚可在本经取治。凡是实证（盛）人迎的脉象比寸口的脉象大两倍，虚证则人迎的脉象比寸口的脉象小。

【按语】归纳上述：手太阳小肠经属于小肠，络于心。其体表循行始于小指尺侧端之少泽穴，沿上肢伸侧面的尺侧上行，循肩胛，经颈侧上行至颊，止于耳前的听宫穴。其主症为耳聋，咽喉肿痛，颔下颈肿而不能转侧，上肢伸侧后缘（本经所循）疼痛等。

内经精义

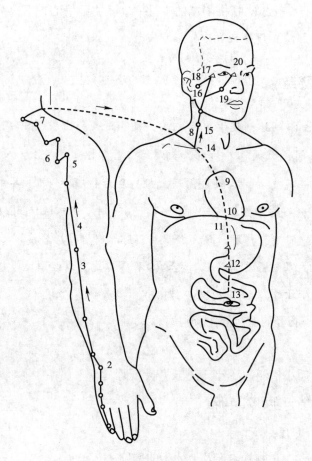

图 3 – 6　手太阳小肠经脉循行示意图

1. 起于小指之端　2. 循手外侧上腕，出踝中　3. 直上循臂骨下廉，出肘内侧两筋之间　4. 上循臑外后廉　5. 出肩解

6. 绕肩胛　7. 交肩上　5. 入缺盆　9. 络心　10. 循咽　11. 下膈　12. 抵胃　13. 属小肠　14. 其支者，从缺盆　15. 循

颈　16. 上颊　17. 至目锐眦　18. 却入耳中　19. 其支者，别颊上䪼抵鼻　20. 至目内眦　21. 斜络于颧

七、足太阳膀胱经

【原文】膀胱足太阳之脉，起于目内眦，上额，交巅①，其支者，从巅至耳上角，其直者，从巅入络脑，还出别下项，循肩膊②内，挟脊，抵腰中，入循膂③，络肾，属膀胱；其支者，从腰中下挟脊，贯臀④，入腘中；其支者，从膊内左右，别下贯胛，挟脊，内过髀枢⑤，循髀外，从后廉下合腘中，以下贯踹内，出外踝之后，循京骨⑥至小指外侧。是动则病冲头痛，目似脱，项如拔，脊痛，腰似折，髀不可以曲，腘如结，踹如裂，是为踝厥⑦。是主筋所生病者，痔，疟，狂，癫疾，头囟⑧、项痛，目黄，泪出，鼽衄，项、背、腰、尻⑨、腘、踹、脚皆痛，小指不用。为此诸病，盛则泻之，虚则补之，热则疾之，寒则留之，陷下则灸之，不盛不虚，以经取之。盛者，人迎大再倍于寸口；虚者，人迎反小于寸口也。(《灵枢·经脉》)

【提示】足太阳膀胱经的循行及主病。

【注释】

①巅：指头顶正中最高处。

②肩膊：指肩胛骨部位。

③膂：背部夹脊两侧的肌肉叫膂。

④臀：音屯，身后腰下，大腿上方的肌肉部分，俗称屁股。

⑤髀枢：髀，音闭，大腿。髀枢即髋关节部分，亦指股骨外方最隆起部（即股骨大转子部）。

⑥京骨：足小趾本节后外侧突出之半圆骨（即第五跖骨粗隆）。又穴位名。

⑦踝厥：病名，其症状可能包括腘如结，踹如裂。

⑧囟：音信，囟门，俗称脑门、顶门。

⑨尻：音考，平声。指脊背的骶尾骨部分，亦有指臀者。

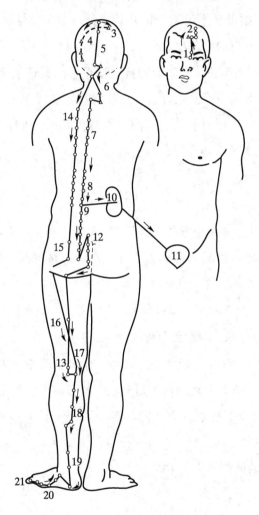

图3-7 足太阴膀胱经脉循行示意图

1. 起于目内眦 2. 上额 3. 交巅 4. 其支者，从巅至耳上角 5. 其直者，从巅入络脑 6. 还出别下项 7. 循肩膊内，挟脊 8. 抵腰中 9. 入循膂 10. 络肾 11. 属膀胱 12. 其支者，从腰中下挟脊贯臀 13. 入腘中 14. 其支者，从膊内左右，别下贯胛，挟脊 15. 内过髀枢 16. 循髀外从后廉 17. 下合腘中 18. 以下贯踹内 19. 出外踝之后 20. 循京骨 21. 至小指外侧

【语译】膀胱足太阳经脉，起于眼内角，上过额部，交会于巅顶。由此分出一支脉，从巅顶至耳上角。直行的脉，从巅顶入里络脑，回出下行项后，沿肩膊内侧，挟行于脊柱两旁，直达腰中，并沿脊柱两旁的肌肉（膂）深入内腔联络肾脏，入属膀胱本腑。还从腰中分出一

支脉，挟脊柱，穿过臀部，直入腿腘窝中。又一支脉，从左右肩膊内侧，通过肩胛，挟脊柱，由内经髋股部，沿大腿外后缘下行，与前一支脉会合于腘窝中，再向下通过小腿肚，出外踝之后方，沿小趾本节后之隆起（京骨），至小趾尖端外侧（与足少阴经脉相接）。

本经变动而发生的病变，为气上冲而头痛。痛剧时，眼珠胀得似要脱出，颈项有如被拉拔，脊柱疼痛，腰痛如折，髋股关节不能屈曲，膝腘部如被结扎，足踹痛如裂开一样，这叫踝厥。凡属本经主筋所发生的病证，为痔疮、疟疾、癫狂、头、囟、项都痛，目黄、流泪，鼻流清涕或出血，项、背、腰、尻、腘、踹、脚等部均疼痛，足小趾不能活动。上述这些病变，是实证就用泻法，是虚证就用补法，是热证就用速刺法，是寒证需要留针，经气不足而陷下的可用灸法，不实不虚可在本经取治。凡是实证（盛）人迎的脉象比寸口的脉象大两倍，虚证则人迎的脉象比寸口的脉象小。

【按语】归纳上述：足太阳膀胱经属于膀胱，络于肾。其体表循行始于眼内眦旁之睛明穴，上行沿头顶至枕部，继续下行循颈后、脊柱两侧及下肢后面至外踝后方，沿足外侧止于小趾外端的至阴穴。其主症为眼球胀痛、流泪、鼻衄、疟疾、癫狂、头痛，项、背、腰、臀及下肢后面腓肠肌（本经所循）疼痛等。

八、足少阴肾经

【原文】肾足少阴之脉，起于小指之下，邪①走足心，出于然谷之下，循内踝之后，别入跟中，以上踹内，出腘内廉，上股内后廉，贯脊，属肾，络膀胱。其直者，从肾上贯肝膈，入肺中，循喉咙，挟舌本，其支者，从肺出络心，注胸中。是动则病饥不欲食，面如漆柴②，咳唾则有血，喝喝③而喘，坐而欲起，目䀮䀮④如无所见，心如悬⑤，若饥状，气不足则善恐，心惕惕如人将捕之，是为骨厥⑥。是主肾所生病者，口热、舌干、咽肿，上气，嗌干及痛，烦心、心痛，黄疸，肠澼⑦，脊股内后廉痛，痿厥，嗜卧，足下热而痛。为此诸病，盛则泻之，虚则补之，热则疾之，寒则留之，陷下则灸之，不盛不虚，以经取之。灸则强食生肉⑧，缓带披发⑨，大杖重履⑩而步。盛者，寸口大再倍于人迎。虚者，寸口反小于人迎也。（《灵枢·经脉》）

【提示】足少阴肾经的循行部位及主病。

【注释】

①邪：音义同"斜"。

②漆柴：漆，此处指黑色。漆柴即指烧焦的柴炭，是形容面色憔悴，黯黑无光。

③喝喝：嘶哑的声音，形容喘声。

④䀮䀮：音荒，目花视物不清。

⑤悬：形容心虚的感觉。

⑥骨厥：病名，多见骨枯爪痛。这里包括"是动则病"以下所述各证。

⑦肠澼：即痢疾。

⑧强食生肉：食欲强增可生长肌肉。

⑨缓带披发：宽松腰带，披散头发（古人平日是将头发梳扎为髻的）。目的是不束缚身体，使气血流畅。

⑩大杖重履：大杖指结实的拐杖。重履指穿两双鞋，因古人睡觉多另换睡鞋，体弱的人起床不脱换，再加上一双鞋，故称重履。此句之意，是说体弱的人在家休养时，也要经常走动，进行轻微活动。

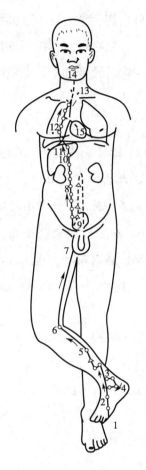

图3-8 足少阴肾经脉循行示意图

1. 起于小指之下，邪走足心 2. 出于然谷之下 3. 循内踝之后 4. 别入跟中 5. 以上踹（按：踹应作腨）内 6. 出腘内廉 7. 上股内后廉 8. 贯脊，属肾 9. 络膀胱 10. 其直者，从肾 11. 上贯肝膈 12. 入肺中 13. 循喉咙 14. 挟舌本 15. 其支者，从肺出络心，注胸中

【语译】肾足少阴之脉，起于足小趾之下，斜走足心，出内踝前大骨下陷处的然谷穴，沿内踝后转走足跟；再向上循小腿肚内侧，经腘弯内缘，上大腿内后缘，贯穿脊柱，入属肾脏，并下络膀胱。直行的经脉，从肾上行通过肝膈，进入肺中，沿喉咙，而挟舌根两侧。另有支脉从肺分出，联络心脏，注于胸中（与手厥阴经脉接连）。

本经变动而发生的病变，为虽觉饿而不想吃，面色憔悴黯黑无光，咳唾带血，喘息有声，不能平卧。坐着而站起之时，便眼花而视物不清，心中空荡不安，好像饥饿时的感觉一样。气虚者，则常感恐惧，心惕悸害怕好像有人来捕捉一样，这叫做"骨厥"。凡属本脏肾所发生的病证，如口热，舌干，咽肿，气向上逆，喉干且痛，心烦，心痛，黄疸，痢疾，脊股内侧后缘疼痛，痿软厥冷，喜卧，足心热而痛。上述这些病证，属实的就用泻法，属虚的就用

内经精义

补法，是热证就用速刺法，是寒证就需要留针，经气不足而下陷的就用灸法，不实不虚的取治于本经。使用灸法可以增强食欲，促进肌肉生长，经常在家静养，生活方面穿戴装束都可随便一些，不时扶着手杖拖着鞋子在家里进行轻微的活动。所谓盛，是寸口脉象比人迎的脉象大两倍；虚是寸口的脉象比人迎的脉象小。

【按语】归纳上述：足少阴肾经属于肾，络于膀胱。其体表循行始于足心的涌泉穴，沿足内侧、内踝下后方上行，继循下肢内侧后缘上行，至腹胸行于前正中线旁，止于锁骨内侧端下方的俞府穴。其主症为口热舌干，咽喉肿痛，饥不欲食，心烦胸痛，喘促咳血，黄疸腹泻，精神萎靡嗜睡，以及腰脊、大腿内后缘疼痛，下肢无力，足心发热等。

九、手厥阴心包经

【原文】心主手厥阴心包络之脉，起于胸中，出属心包络，下膈，历络三焦①。其支者，循胸出胁，下腋三寸，上抵腋下，循臑内，行太阴、少阴②之间，入肘中，下臂，行两筋之间，入掌中，循中指，出其端。其支者，别掌中，循小指次指③，出其端。是动则病手心热，臂肘挛急，腋肿，甚则胸胁支满，心中憺憺④大动，面赤，目黄，喜笑不休。是主脉所生病者，烦心，心痛，掌心热。为此诸病，盛则泻之，虚则补之，热则疾之，寒则留之，陷下则灸之，不盛不虚，以经取之。盛者，寸口大一倍于人迎；虚者，寸口反小于人迎也。（《灵枢·经脉》）

【提示】手厥阴心包经的循行部位及主病。

【注释】

①历络三焦：历是挨次经历的意思。心包络和三焦相表里，故和三焦连络，称"历络三焦"。

②太阴、少阴：指手太阴与手少阴两经。

③小指次指：即无名指。

④憺憺：音淡，形容心中畏惧而悸动不宁的状态。

【语译】心包手厥阴经脉，起于胸中，出属心包络，下过膈膜，依次联络上、中、下三焦。有一支脉，从胸走胁，当腋缝下三寸处，上行抵腋窝，沿上臂内侧，行于手太阴、手少阴两经中间，入肘中，下行前臂掌侧两筋之间，入掌内，沿中指直达指尖。又一支脉，从掌内沿无名指直达指尖（与手少阳经脉相接合）。

本经脉变动所发生的病变，为手心发热，臂肘部拘挛，腋下肿，甚则胸胁部支撑胀满，心中憺憺震动，面色赤，眼目黄，喜笑不休。凡属本经所主之脉发生的病证，为心内烦扰，心痛，掌心发热。上述这些病证，属实的就用泻法，属虚的就用补法，是热证用速刺法，是寒证需要留针，经气不足而陷下的就用灸法，不实不虚的取治于本经。所谓盛，是寸口的脉象比人迎的脉象大一倍；虚是寸口的脉象比人迎的脉象小。

【按语】归纳上述：手厥阴心包经属于心包，络于三焦。其体表循行始于乳头外侧的天池穴，沿上肢屈侧面的正中下行，止于中指尖端的中冲穴。其主症为心悸、心烦、胸闷心痛、神志失常，以及上肢屈侧（本经所循）疼痛、掌心发热等。

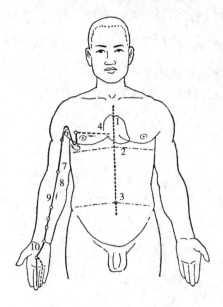

图3-9　手厥阴心包经脉循行示意图

1. 起于胸中，出属心包络　2. 下膈　3. 历络三焦　4. 其支者，循胸　5. 出胁，下腋三寸　6. 上抵腋下　7. 循臑内，行太阴、少阴之间　8. 入肘中　9. 下臂，行两筋之间　10. 入掌中　11. 循中指，出其端　12. 其支者，别掌中，循小指次指，出其端

十、手少阳三焦经

【原文】三焦手少阳之脉，起于小指次指之端，上出两指之间，循手表腕①，出臂外两骨之间，上贯肘，循臑外，上肩而交出足少阳之后，入缺盆，布膻中，散络心包，下膈，循属三焦。其支者，从膻中上出缺盆，上项，系耳后直上，出耳上角，以屈下颊至𬺚。其支者，从耳后入耳中，出走耳前，过客主人前，交颊，至目锐眦。是动则病耳聋浑浑焞焞②，嗌肿，喉痹。是主气所生病者，汗出，目锐眦痛，颊痛，耳后、肩、臑、肘、臂外皆痛，小指次指不用。为此诸病，盛则泻之，虚之补之，热则疾之，寒则留之，陷下则灸之，不盛不虚，以经取之。盛者，人迎大一倍于寸口；虚者，人迎反小于寸口也。（《灵枢·经脉》）

【提示】手少阳三焦经的循行部位及主病。

【注释】

①手表腕：即手与腕的表面。薛生白更进一步指出，手表腕为手表之腕阳池穴。

②浑浑焞焞：焞，音沌；浑浑焞焞，形容听觉失聪，耳鸣的症状。

【语译】三焦手少阳经脉，起于无名指尖端，上行无名指外侧缘，沿手背至手腕，走行前臂外侧两骨的中间，向上通过肘部，沿上臂外侧上行肩部，交叉出行于足少阳经的后面，进入缺盆，分布于胸正中部（膻中），和心包络连络，下过膈膜，循序联属上、中、下三焦。有一支脉，从膻中上行走出缺盆，上走项部，连绕耳后，直上耳上角，再屈曲下行，过颊部至眼眶下。又一支脉，从耳后进入耳中，再出走耳前，经过客主人穴前，同上述支脉在颊前相交，至眼外角（与足少阳经脉衔接）。

本经脉变动所发生的病变，为耳聋、耳鸣，听觉不清，咽喉肿痛，阻塞不利。凡属本经所主之气发生的病证，为自汗出，眼外角痛，颊痛，耳后、肩、臑、肘、臂部的外缘皆痛，无名指不能活动。上述这些病证，属实的就用泻法，属虚的就用补法，是热证用速刺法，是寒证需要留针，经气不足而陷下的就用灸法，不实不虚的取治于本经。凡属实证（盛），是人迎比寸口的脉象大一倍；虚证是人迎的脉象比寸口的脉象小。

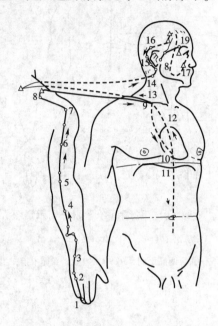

图 3-10　手少阳三焦经脉循行示意图

1. 起于小指次指之端　2. 上出两指之间　3. 循手表腕　4. 出臂外两骨之间　5. 上贯肘　6. 循臑外　7. 上肩　8. 而交出足少阳之后　9. 入缺盆　10. 布膻中，散络心包　11. 下膈，循属三焦　12. 其支者，从膻中　13. 上出缺盆　14. 上项　15. 系耳后，直上　16. 出耳上角　17. 以屈下颊至䪼　18. 其支者，从耳后入耳中，出走耳前，过客主人前，交颊　19. 至目锐眦

【按语】归纳上述：手少阳三焦经属于三焦，络于心包。其体表循行始于无名指尺侧端之关冲穴，沿上肢伸侧面的正中上行至肩，循颈外侧，经耳后，过颞，止于眉梢外侧端的丝竹空穴。其主症为耳聋耳鸣，咽喉肿痛，眼外角、颊部、耳后、侧头等部痛，以及肩、肘上肢伸侧疼痛。

十一、足少阳胆经

【原文】胆足少阳之脉，起于目锐眦，上抵头角，下耳后，循颈，行手少阳之前，至肩上却交出手少阳之后，入缺盆。其支者，从耳后入耳中，出走耳前，至目锐眦后。其支者，别目锐眦，下大迎，合于手少阳，抵于䪼，下加颊车，下颈，合缺盆，以下胸中，贯膈，络肝，属胆，循胁里，出气街，绕毛际①，横入髀厌②中。其直者，从缺盆下腋，循胸，过季胁③，下合髀厌中，以下循髀阳④，出膝外廉，下外辅骨之前，直下抵绝骨⑤之端，下出外踝之前，循足跗上，入小指次指之间。其支者，别跗上，入大指之间，循大指岐骨内，出其端，还贯爪甲，出三毛⑥。是动则病口苦，善太息，心胁痛，不能转侧，甚则面微有尘⑦，体无膏泽⑧，足外反热，是为阳厥。是主骨所生病者，头痛，颔痛，目锐眦痛，缺盆中肿痛，腋下肿，马刀侠瘿⑨，汗出振寒，疟，胸、胁、肋、髀、膝外至胫、绝骨、外踝前及诸节皆痛，小指次指不用。为此诸病，盛则泻之，虚则补之，热则疾之，寒则留之，陷下则灸之，不盛不虚，以经取之。盛者，则人迎大一倍于寸口；虚者，人迎反小于寸口也。（《灵枢·经脉》）

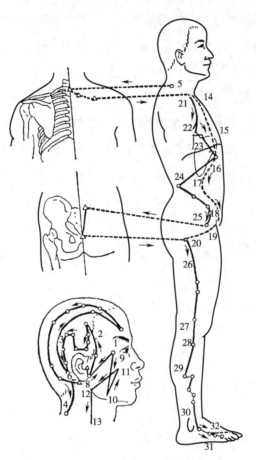

图 3 - 11　足少阳胆经脉循行示意图

1. 起于目锐眦　2. 上抵头角　3. 下耳后　4. 循颈，行手少阳之前，至肩上却交出手少阳之后　5. 入缺盆　6. 其支者，从耳后入耳中　7. 出走耳前　8. 至目锐眦后　9. 其支者，别目锐眦　10. 下大迎　11. 合于手少阳，抵于𬹼　12. 下加颊车　13. 下颈，合缺盆　14. 以下胸中，贯膈　15. 络肝　16. 属胆　17. 循胁里　18. 出气街　19. 绕毛际　20. 横入髀厌中　21. 其直者，从缺盆　22. 下腋　23. 循胸　24. 过季胁　25. 下合髀厌中　26. 以下循髀阳　27. 出膝外廉　28. 下外辅骨之前　29. 直下抵绝骨之端　30. 下出外踝之前，循足跗上　31. 入小指次指之间　32. 其支者，别跗上，入大指之间，循大指岐骨内，出其端，还贯爪甲，出三毛

【提示】足少阳胆经的循行部位及主病。

【注释】

①毛际：阴毛分布之处。

②髀厌：即髀枢部，俗称大转子骨，即髋关节部。

③季胁：胸胁下两侧的软肋部，亦称季胁，相当于 11、12 肋软骨部分。

④髀阳：髀关节的外侧，相当于股骨大转子的部位。按文中所指，即股（大腿）外侧。

⑤绝骨：外踝直上三寸许腓骨的凹陷里，腓骨至此似乎中断，故称绝骨。又悬钟穴别名。

⑥三毛：足大趾爪甲后二节横纹前。

⑦面微有尘：形容面部灰黯，像有灰尘蒙住一般。

⑧膏泽：油润的意思。

⑨马刀侠瘿：中医学疮名，即瘰疬病。生于腋下，形如马刀（蛤蜊类动物）的名为马刀；生于颈旁、耳下，累累相连如贯珠的名侠瘿。两处病变常相关连，即颈腋部淋巴结核。

【语译】胆足少阳经脉，起于眼外角，上至头额角，下行耳后（又折回至前额，复回行至耳后），沿颈部行走于手少阳经之前，至肩上又交叉到手少阳经之后，进入缺盆。它的支脉从耳后入耳内，出走耳前，至眼外角后方。又一支脉从眼外角走大迎，与手少阳经会合至眼眶下，再下折至颊车，下行颈部，与前述入缺盆的脉会合，然后再下走胸中，穿过膈膜，联络肝脏，入属胆腑，沿着胁里，至少腹气街部走出，绕过阴毛际，横入髀厌（髋关节）中。直行的脉，从缺盆下行腋部，沿胸经过季胁，与上一支脉在髀厌中会合，再向下沿髀股外侧出膝外侧，下行外辅骨（腓骨）之前，直下至外踝上之骨陷处，再下出足外踝之前，循足背上面走入足小趾、四趾间（足第四趾的外侧端）。又一支脉由足背走足大趾，沿大趾的次趾侧骨缝（1、2蹠骨间），至大趾尖端，再回经爪甲，出爪甲后的三毛处（与足厥阴肝经衔接）。

本经脉变动所发生的病变，为口苦，常要叹气，胸胁部作痛，身体不能转动，病重的面部像有灰尘蒙住一样，体肤枯槁不润，足外侧发热，这叫"阳厥"。本经主骨所生的病证，为头痛，下颔痛，眼外角痛，缺盆中肿痛，腋下肿，发生瘰疬（马刀侠瘿），汗出寒战，发疟疾，胸、胁、肋、髀股、膝的外侧，直至胫骨、绝骨处、外踝前，以及凡本经所经诸关节都痛，足四趾不能活动。上述这些病证，属实的就用泻法，属虚的就用补法，属热证的用速刺法，属寒证的就要留针，经气不足而陷下的就用灸法，一般不实不虚的，取治于本经。凡属实证（盛），是人迎的脉象比寸口的脉象大一倍；虚证是人迎的脉象比寸口的脉象小。

【按语】归纳上述：足少阳胆经属于胆，络于肝。其体表循行始于眼外眦旁之瞳子髎穴，经过耳前后及颞部，沿项后下行肩部，由肩前循侧胸腹部、下肢外侧下行，止于足第四趾外侧端的窍阴穴。其主症为疟疾发热恶寒，口苦，颈、腋下瘰疬，偏头痛、眼外角痛、胸胁痛，以及股、膝、小腿外侧（本经循行部位）疼痛等。

十二、足厥阴肝经

【原文】肝足厥阴之脉，起于大指丛毛①之际，上循足跗上廉，去内踝一寸，上踝八寸，交出太阴之后，上腘内廉，循股阴②，入毛中，过阴器③，抵小腹，挟胃，属肝，络胆，上贯膈，布胁肋，循喉咙之后，上入颃颡④，连目系，上出额，与督脉会于巅。其支者，从目系下颊里，环唇内。其支者，复从肝，别贯膈，上注肺。是动则病腰痛不可以俯仰⑤，丈夫癀疝⑥，妇人少腹肿，甚则嗌干，面尘，脱色。是主肝所生病者，胸满，呕逆，飧泄，狐疝⑦，遗溺，闭癃⑧。为此诸病，盛则泻之，虚则补之，热则疾之，寒则留之，陷下则灸之，不盛

不虚，以经取之。盛者，寸口大一倍于人迎，虚者，寸口反小于人迎也。(《灵枢·经脉》)

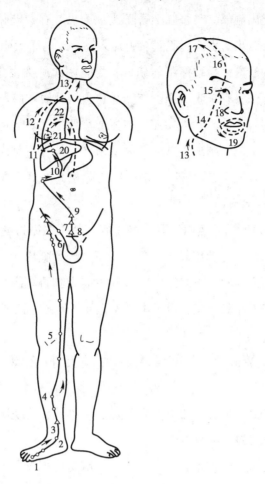

图 3 - 12　足厥阴肝经脉循行示意图

1. 起于大指丛毛之际　2. 上循足跗上廉　3. 去内踝一寸　4. 上踝八寸，交出太阴之后　5. 上腘内廉　6. 循股阴　7. 入毛中　8. 过阴器　9. 抵小腹　10. 挟胃　11. 属肝络胆，上贯膈　12. 布胁肋　13. 循喉咙之后　14. 上入颃颡　15. 连目系　16. 上出额　17. 与督脉会于巅　18. 其支者，从目系下颊里　19. 环唇内　20. 其支者，复从肝，别贯膈　21. 上注肺

【提示】足厥阴肝经的循行部位及主病。

【注释】

①丛毛：足大趾二节（第一趾骨跖骨关节）后方横纹处，颇多毛，故名丛毛。

②股阴：股内侧。

③过阴器：《甲乙经》作"环阴器"。阴器，即指外生殖器。

④颃颡：颃音杭；颡音嗓。颃颡为咽上腭与鼻相通的空腔部位，即软腭后鼻咽腔部。

⑤俛：俛即"俯"字。

⑥㿉疝：㿉音颓，阴囊肿大叫㿉。㿉疝为疝气之一种，指外生殖器溃肿流脓病证。

⑦狐疝：疝气之一种。阴囊忽大忽小，疝气时上时下似狐之出没无常。类于腹股沟斜疝。

⑧闭癃：小便不通称闭，淋沥不畅称癃。

【语译】肝足厥阴经脉，起于足大趾丛毛边际，沿足背内上缘，至内踝前一寸处，再上至内踝上八寸，交叉到足太阴经后方，上行腘窝内缘，沿大腿内侧，进入阴毛中，环绕阴器，行至小腹与胃经并行，入属肝脏，联络胆腑，上行穿过膈膜，散布胁肋，再沿喉咙后面，上入上腭后，连于目系，上出额部，与督脉会合于头顶中央。有一支脉，从目系下行颊里，环行唇内。又一支脉，从肝分出，别穿过膈膜，上注入肺中（与手太阴肺经脉衔接）。

本经脉变动所发生的病变，为腰痛不能俯仰，男子阴囊肿大发生"癀疝"。女子为少腹肿，病重者咽喉干，面部像蒙有灰尘一样没有光泽血色。凡属本脏肝所发生的病证，为胸中满闷，呕吐气逆，泄泻完谷不化，发生狐疝，遗尿或小便不通。上述这些病证，属实的用泻法，属虚的用补法，是热证用速刺法，是寒证需要留针，经气不足而下陷的就用灸法，一般不实不虚的取治于本经。凡属实证（盛），是寸口的脉象大一倍于人迎；虚证是寸口的脉象比人迎小。

【按语】归纳上述：足厥阴肝经属于肝，络于胆。其体表循行始于足拇趾外侧端之大敦穴，沿足内侧、循小腿内侧（由前缘转至中部）上行，经大腿内侧正中，绕行外阴部，经小腹、侧腹部，止于胸部第六肋间乳下之期门穴。其主症为胸胁胀满，呕逆，腹泻，腰痛，疝气，遗尿或小便不通；妇女小腹胀痛，以及本经循行部位局部症状等。

第三节　奇经八脉的循行和主病

奇经，包括督脉、任脉、冲脉、带脉、阴维脉、阳维脉、阴跷脉和阳跷脉。奇经不与脏腑相连属，为正经以外之经脉，故称为奇经。

奇经与正经一样，在人体起着重要作用。奇经八脉交贯于十二正经之间，除进一步密切了经脉之间的联系、构成经络系统的主干外，主要是起着调节正经气血的作用。凡十二经脉中气血满溢时，则流注于奇经八脉，蓄以备用，好比江河水溢，流入湖沼一样。

奇经八脉，散见于《内经》《难经》等各篇章中。其中有的记载还略有不同，但以《难经》的记载较详。故本节除任脉外，均采《难经》之文。现将奇经八脉的循行部位和主病分述如下。

一、督脉

【原文】督脉者，起于下极之俞①，并于脊里，上至风府②，入属于脑。（《难经·二十八难》）

督之为病，脊强而厥。（《难经·二十九难》）

【提示】督脉的循行部位与主病。

【注释】

①下极之俞：指躯干最下，前后二阴之间的会阴穴。

②风府：穴名，在项后正中线入发际一寸宛宛中。

【语译】督脉起于躯干最下方，两阴之间的会阴穴处，并行于脊柱之内，上行至风府穴处，深入连属于脑。

督脉发病，脊部强直，甚或产生昏厥。

【按语】督，有总督的意思。督脉行于后背正中，因六条阳经都与督脉交会于大椎，能起到总督一身阳经的作用，故称督脉，又称为"阳脉之海"。督脉在体表的循行部位，起于尾骨尖下方处长强穴，沿脊正中线上项，循头正中线由项经顶、额、鼻、唇，止于上齿龈处的龈交穴，与任脉相接。本节所引《难经》原文，关于督脉的循行部位，与《素问·骨空论》不尽相同，但因其循行于后背正中，总督诸阳，且有经穴相配，在针灸学上很为重要，故引为正文。

督脉病变，"脊强而厥"。所谓脊强，主要为脊柱强直，甚则角弓反张；厥，是指逆乱，神志不清。本证在肝阳化风而致痉厥时往往见之，虽非督脉本病，然见此症状，其与督脉当有密切关系，所以在治疗时不可不注意督脉。

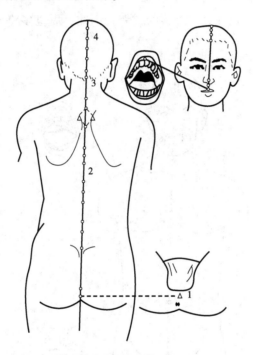

图 3 - 13　督脉循行示意图

1. 起于下极之俞　2. 并于脊里　3. 上至风府入脑　4. 入属于脑上巅

二、任脉

【原文】任脉者，起于中极①之下，以上毛际，循腹里，上关元②，至咽喉，上颐，循面入目。……任脉为病，男子内结七疝③，女子带下④瘕聚⑤。(《素问·骨空论》)

【提示】任脉的循行与主病。

【注释】

①中极：穴名，在脐下四寸处。

②关元：穴名，在脐下三寸处。

③七疝：系指冲疝、狐疝、癫疝、厥疝、瘕疝、㿗疝、癃疝等七种疝病。

④带下：狭意指女子白带不正常的病证，广义则指妇科病。

⑤瘕聚：病名。指气体聚积而成的腹内包块，其症为部位不固定，时有时无，时痛时止。

【语译】任脉起于中极穴之下（会阴穴），上行至阴毛际（曲骨穴），沿腹内正中线上至关元穴，经腹胸到咽喉部，再上抵两颐，沿面部进入目下（承泣穴）。……任脉的病变，在男子可发生七种疝病，女子则发生带下异常和腹部瘕聚。

【按语】任有"担任"的意思。这条经脉行于胸腹部的正中，能总任一身之阴经，故有"阴脉之海"之称。任，还有"任养"之意。其脉起于胞中，能通调月经，孕育胎儿，故又有"任主胞胎"之说。任脉在体表的循行，起于会阴穴，沿胸腹正中线上行，止于下颌正中之承浆穴，与督脉相连。任脉病变与胸腹部证候、泌尿生殖系统疾患及妇科病有关。主症为月经不调，白带异常，流产不孕，疝气腹痛，少腹包块等。

督任二脉循行于身之前后，居于正中，在《灵枢·营气》中，与手足三阴三阳连系成为整体循环，并且各有专穴，在针灸学上很为重要。因此，后世多将任、督与十二正经相提并论，称为十四经。

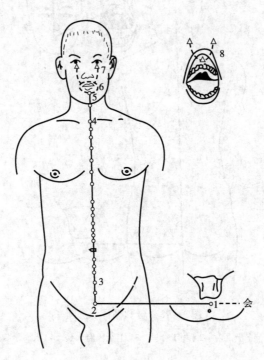

图 3－14　任脉循行示意图

1. 起于中极之下　2. 以上毛际　3. 循腹里，上关元　4. 至咽喉　5. 上颐　6. 循面　7. 入目　8. 络舌

三、冲脉

【原文】冲脉者，起于气冲，并足阳明之经（《素问·骨空论》为"并少阴之经"），挟脐上行，至胸中而散也。（《难经·二十八难》）

冲之为病，逆气而里急。（《难经·二十九难》）

【提示】冲脉的循行及主病。

【语译】冲脉起于少腹股际的气冲穴（又名气街），与足阳明经并行向上，挟脐两旁上

行，至胸中分散。

冲脉的病变，是气由少腹向上冲逆而感腹中拘急。

【按语】冲脉，有总领诸经气血之功，为十二经气血之要冲，故冲脉又有血海、十二经之海等称呼。

冲脉的循行路线，《内经》中记载颇多。本节所引《难经》原文与《素问·骨空论》所载基本相同。因义较为简明，故引为正文。其他如《灵枢》中的"五音五味""海论""逆顺肥瘦""动输"，以及《素问》中的"痿论"等均有论述。综合其说，冲脉起于胞中，其循行大抵分为在体内与在体表的两方面。在体内循行的一支，上行于背脊之里；在体表的分为两支，一支沿腹挟脐上行，至胸中而散，一支沿大腿内侧下行，而抵足跗。

冲脉和任脉、督脉均起于胞中，故有"一源而三歧"之说。这三条经脉主要与人的生殖机能和月经来潮有关，故谓"冲为血海，任主胞胎"。所以调理冲任，是治疗月经病的重要方法。

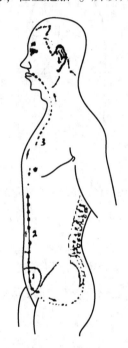

图 3 – 15　冲脉循行示意图

1. 起于气冲，并足阳明（按：并少阴）之经　2. 挟脐上行　3. 至胸中而散

四、带脉

【原文】带脉者，起于季胁[①]，回身一周。(《难经·二十八难》)

带之为病，腹满，腰溶溶[②]若坐水中。(《难经·二十九难》)

【提示】带脉的循行部位及主病。

【注释】

①季胁：最下、最短的肋骨处，即第十一、十二肋软骨处。

②溶溶：形容水波的荡漾，此处形容病人无力之状态。

【语译】带脉起于胁肋下季胁部，围绕腰身一周。

带脉病变为，腹部胀满，腰部弛散无力，如坐水中一样，有畏寒的感觉。

【按语】关于带脉的循行，《内经》中无明确论述。仅《灵枢·经别》提到："足少阴之正，至腘中，别走太阳而合，上至肾，当十四椎（第二腰椎）出属带脉。"只说了带脉起点，未谈及循行路线。他如跷脉、维脉之循行，《内经》亦未详，故均引《难经》论述为正文。

带脉的循行部位，讲得更具体一些，是起于季肋下部，斜下到带脉穴，沿髂骨上缘，横行绕腰身一周，犹如束带。能够总束阴阳诸经，因以为名。若带脉之气虚，失其约束之职，则病带下，子宫脱垂，以及腹胀腰软等病。

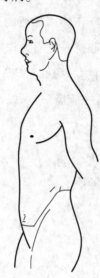

图 3－16　带脉循行示意图

1. 起于季肋　2. 回身一周

五、阳跷脉

【原文】阳跷脉者，起于跟中，循外踝上行，入风池[1]。（《难经·二十八难》）

阳跷为病，阴缓而阳急。（《难经·二十九难》）

【提示】阳跷脉的循行及主病。

【注释】

①风池：穴名，在风府穴两旁之凹陷处。

【语译】阳跷脉起于足跟，沿外踝上行，入脑后的风池穴。

阳跷脉发病，下肢阴（内）侧弛缓，而阳（外）侧拘急。

【按语】跷，有轻健跷捷之义。跷脉的生理功能与筋肉屈伸运动有关，并控制眼睛的开合。阳跷脉的作用，即令人阳气充足，轻健跷捷，故名阳跷。

阳跷脉的循行，起于足跟外侧（申脉穴），沿外踝上行，经下肢外侧，腹部旁侧，循胁肋后方，顺腋缝上肩，沿颈外侧上夹口角，抵眼内眦（睛明穴），与阴跷脉会合，再沿足太阳膀胱经上额，止于项后（风池穴）。从阳跷脉的循行部位及其生理功能来看，其病变主要与运动、神经系统有关，如眼睑开合异常，瘛疭抽搐，癫狂，失眠等。由此可见，所谓"阴缓而阳急"，古人称为外踝上拘急，仅属举例而已，其所包括的病证表现，远不止此。

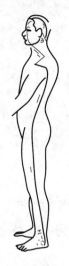

图 3 - 17　阳跷脉循行示意图

1. 起于跟中　2. 循外踝上行　3. 入风池

六、阴跷脉

【原文】阴跷脉者，亦起于跟中，循内踝，上行至咽喉，交贯冲脉。(《难经·二十八难》)

阴跷为病，阳缓而阴急。(《难经·二十九难》)

【提示】阴跷脉的循行及主病。

【语译】阴跷脉也起于足跟，沿内踝上行，至咽喉部，交贯于冲脉循行部位。

阴跷脉发病，下肢阳（外）侧弛缓，而阴（内）侧拘急。

【按语】阴跷脉的生理作用，是使人阴血充足，轻健跷捷，故名阴跷。

阴跷脉的循行，起于足跟内侧（照海穴），沿内踝上行，循下肢内侧，至外阴部，经腹部、胸部、颈部，上面颊鼻两侧，止于眼内眦，与阳跷脉会合。阴跷脉所主病证，与阳跷脉相对，系下肢内侧拘急，外侧弛缓；其他如目瞑、嗜卧等亦属之。

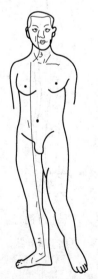

图 3 - 18　阴跷脉循行示意图

1. 起于跟中　2. 循内踝　3. 上行至咽喉，交贯冲脉

七、阳维脉

【原文】阳维起于诸阳会也。(《难经·二十八难》)

阳维为病苦寒热。(《难经·二十九难》)

【提示】阳维脉的起行及主病。

【语译】阳维脉起于诸阳所会之处。

阳维脉的病变,为发寒热。

【按语】维,有维系之义。关于维脉的生理功能,《难经·二十八难》谓:"阳维、阴维者,维络于身。"即是说维脉有维系调节阴阳诸经的作用,阳维脉维系三阳经,阴维脉维系三阴经。

关于维脉的循行,《内经》无明文可考,《难经》亦不详。据后代明李时珍《奇经八脉考》记载,阳维脉的循行,起于外踝下(金门穴),沿足少阳胆经上行,循下肢外侧,经侧腹部,从腋后上肩,沿足少阳胆经走头侧,止于头角。在循行过程中,先后与手足太阳、手足少阳、阳跷、督脉等经脉交会。

关于维脉病变,《难经·二十九难》中总括指出"阳维维于阳,阴维维于阴,阴阳不能自相维,则怅然失志,溶溶不能自收持"。即总的病证,系由阴阳不能相互维系而致,症见怅然若失,全身无力而不能自持。至于阳维脉的具体病证则为恶寒发热而长期不退。

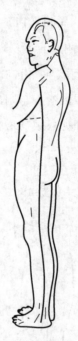

图3-19 阳维脉循行示意图

1. 起于诸阳会

八、阴维脉

【原文】阴维起于诸阴交也。(《难经·二十八难》)

阴维为病苦心痛。(《难经·二十九难》)

【提示】阴维脉的起行及主病。

【语译】阴维脉起于诸阴所交之处。

阴维脉发病，为苦于心痛。

【按语】阴维脉能维系诸阴脉，故名阴维。

阴维脉的循行，起于内踝上方（筑宾穴），经下肢内侧上行，循腹胸，连系诸阴经，上至咽喉，止于颈部。

阴维病变，为何主为"心痛"，丁锦解释说："阴维之脉，维络于阴，阴为营而主里，营属血而主心也，故其受邪为病必苦心痛。"

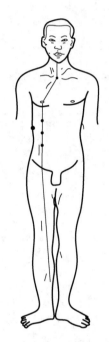

图 3 – 20　阴维脉循行示意图

1. 起于诸阴交

读经心悟

经络学说，是我国古代劳动人民在实践中不断丰富发展和归纳整理而形成的医学理论。经络学说与藏象学说共同构成了中医学基础理论的核心，是中医学研究人体生理、病理及临床诊断、治疗的理论依据。

经络是联系人体内外上下和运行气血的通道，起着濡养脏器、维持人体正常生理活动的作用。在病理上，经络则与疾病的发生与传变有关。外邪侵犯人体，可通过经络逐渐传入脏腑；脏腑病变，也可通过所属经络反映于体表。在临床诊断上，可通过经络循行分布规律来归纳证候，判断疾病的病位、性质及体表病变与内脏的关系。在治疗上，经络学说普遍地应用于药治、针灸、气功、推拿等各个方面。例如，药治方面的药物归经，及针灸治疗的循经取穴等，便是在经络学说的指导下制定的，因此，长期以来，经络学说指导着中医临床实践。

关于经络的实质，至今仍是一个没有得到解决的问题。近年来，通过针刺麻醉、生物电等的研究，对于经络本质的认识有所发展，大致上可归纳为四个方面：一是认为经络的实质就是神经；二是认为经络的实质是神经－体液的综合调节功能；三是认为经络的实质可能是机体的生物电现象；四是认为经络确系一自成体系的系统。以上几方面的研究，虽然尚无一致的看法，但总的认为经络是客观存在的，有它一定的物质基础。因此，只要我们能够坚持用唯物辩证法作指导，用现代科学知识和方法进行研究，就一定能解决经络的实质问题，为创造我国统一的新医学、新药学作出贡献。

第四章　病因、病机

内 容 提 要

中医学认为，人体内部各脏器组织之间，以及人体与外界环境之间，是处于对立统一的协调关系之中。这是维持机体进行正常生理活动的基本因素。凡是破坏机体的这种对立统一的协调关系而引起疾病发生的各种因素，统称病因。致病的因素很多，如气候的异常变化、精神刺激、饮食劳伤，以及房室不节、外伤、寄生虫等皆属病因范畴。

各种致病因素作用于机体，机体的对立统一协调关系遭到破坏，就会导致脏腑功能失常和阴阳盛衰失调，邪正虚实消长的异常变化。中医学中关于探讨病机这种异常变化原因及规律的理论，属于病机内容。

中医学认识病因，除了根据季节气候、饮食、情志等变化情况以寻求发病原因外，更主要的是根据其证候表现，审证求因；并通过证候表现，推求病理机制。因此，病因、病机与证候，有着不可分割的密切关系。这是中医学病因病机理论的特点。

临床诊治疾病，必须辨析证候，探求病因，明确病理机制，随证施治，方能达到准确的治疗目的。如果我们不能掌握病因和病理机转，对疾病就不能作出正确诊断，因而治疗用药也就无的放矢了。

第一节　发　病

疾病的发生和变化是极其复杂的。中医学认为疾病的发生和发展，概括来讲，是正、邪斗争，正不胜邪的结果。如果正气充盛，体质健壮，虽遭受病邪侵犯，也不致发生疾病。只有在正气虚弱，抵抗力不足的情况下，病邪才有可能乘虚侵入，引起发病。而且正气的强弱，不仅决定着疾病的发生，也关系着疾病的发展、预后和转归。所以，中医学非常强调人体正气在发病中的重要作用。

中医学重视机体的内在因素，但也不忽视外界致病因素的作用。特别是那些具有传染性的疫邪，在一定条件下，常能起着决定性的致病作用。这种既看到外因，而更重视内因的发病学说，是中医学理论的特长之处。它对指导中医临床实践，起到了很好的作用。

【原文】夫百病之始生也，皆生于风雨寒暑，清湿①喜怒。（《灵枢·百病始生》）

风雨寒热，不得虚，邪不能独伤人。卒然逢疾风暴雨而不病者，盖无虚，故邪不能独伤人。此必因虚邪②之风，与其身形，两虚③相得，乃客其形。两实④相逢，众人肉坚。其中于

虚邪也，因于天时，与其身形，参以虚实，大病乃成。(《灵枢·百病始生》)

【提示】说明内伤、外感的致病因素，以及正气不虚邪不能独伤人的道理。

【注释】

①清湿：指地面的水湿，蒸腾弥漫，较水体轻清，故谓清湿。

②虚邪：足以使人致病的反常气候称虚邪，如冬应寒而反温，夏应热而反凉之类。

③两虚：一指虚邪，一指正气虚。

④两实：一指体质健壮，一指当今的寒暑之气。

【语译】关于百病的开始发生，大多是由于感受风雨、寒暑、清湿之邪，以及喜怒的情绪异常激动等所致。

一般风雨寒热之邪，如果不是逢到正气虚弱的人，此种邪气是不可能单独侵伤人体，使人发病的。例如：有的人突然遇到了疾风暴雨的侵袭，而不发生疾病，就是由于正气不虚的缘故，所以邪气不能单独侵伤人体。如果遇到疾风暴雨而生病的，此必是因为其身形体质很虚弱，而又外受虚邪贼风的侵袭，在两虚结合的情况之下，外邪乃得侵入形体而发生疾病。如果体质健壮，正气不虚，而所遇到的又是当令的寒暑之气，人们的皮肉坚实，是不会引起疾病的。虚邪之所以能够侵入人体，使人发病，是由于天时气候的反常，及其形体的虚弱，在正虚邪实相结合的情况之下，才会形成严重的疾病。

【按语】本文所云"风雨寒暑，清湿喜怒"，实包括外感内伤的致病因素。百病的发生，不外乎外感、内伤两端。然下文又云："风雨寒热，不得虚，邪不能独伤人"，这就进一步指出邪气虽能致病，然若非正气之虚，邪是不能单独伤人的。这突出说明中医学非常重视人体正气的作用。

【参考资料】

(1) 马元台："然此诸外感者，不得天之虚邪则不能伤人，又不得人之本虚亦不能伤人，此以天之虚，人身形之虚，两虚相得，所以诸邪得以客身形耳。"

(2) 王冰："邪乘虚入，是谓虚邪。"

(3) 杨上善："虚者，形虚也。实者，邪气盛实也。两者相合，故大病成也。"

(4) 马元台："所以见人之中于虚邪，由于天时之虚，与其身形之虚，故参以虚实之法，则知大病之所由成也。"

【原文】邪之所凑①，其气必虚。(《素问·评热病论》)

【提示】说明发病的内在因素。

【注释】

①凑：与"辏"通，是汇聚的意思。这里作"侵袭"解。

【语译】邪气之所以能够侵害人体，是由于其人正气虚弱的缘故。

【按语】本文突出说明疾病的发生，虽由外邪侵袭引起，然关键在于正气虚弱，正不胜邪所致。外因是条件，内因是根据，外因通过内因起作用。这是本文的基本思想。

【参考资料】

丹波元坚："此非邪凑则虚之谓，言气所虚处，邪必凑之。"

【原文】黄帝曰：余闻五疫①之至，皆相染易，无问大小，病状相似，不施救疗，如何可得不相移易者？岐伯曰：不相染者，正气存内，邪不可干，避其毒气。（《素问·刺法论》）

【提示】说明疫邪相互染易，其内在因素在于正气之虚，但也要注意避其毒气。

【注释】

①五疫：指一年五个季节中的不正之气引起的疫病。

【语译】黄帝说：我听说五疫流行起来，很多人都发病并互相传染，不问大人小孩，病状都是相同的。如果不施行药物针刺等法预防救治，如何能防止其互相传染呢？岐伯回答说：有的人不被传染，这是因为其正气充实于内，故外来的邪气不能侵犯，并且他还能随时注意避开邪气。

【按语】本文主要说明疫邪传染是外界条件，而正气虚损是内在因素。外邪必须通过正气之虚方能侵入人体。但文末"避其毒气"一句，提示疾病的发生虽以内因为主，然邪气过于激烈，特别是具有传染性的疫邪，在一定条件下，亦能起到重要的致病作用。

【原文】黄帝问于少师曰：余闻四时八风之中人也，故有寒暑，寒则皮肤急而腠理闭，暑则皮肤缓而腠理开，贼风邪气因得以入乎？将必须八正①虚邪，乃能伤人乎？少师答曰：不然。贼风邪气②之中人也，不得以时。然必固其开也，其入深，其内极病，其病人也卒暴。因其闭也，其入浅以留，其病也徐以迟。黄帝曰：有寒温和适，腠理不开，然有卒病者，其故何也？少师答曰：帝弗知邪入乎？虽平居其腠理开闭缓急，其故常有时也。黄帝曰：可得闻乎？少师曰：……人血气积③，肌肉充，皮肤致，毛发坚，腠理郄④，烟垢着⑤，当是之时，虽遇贼风，其入浅不深。……人气血虚，其卫气去，形独居，肌肉减，皮肤纵，腠理开，毛发残，䐃理⑥薄，烟垢落，当是之时，遇贼风则其入深，其病人也卒暴。（《灵枢·岁露论》）

【提示】说明贼风邪气乘虚伤人的道理。

【注释】

①八正：指四时八节。张志聪："八正者，冬至、夏至、春分、秋分、立春、立秋、立冬，定八方之正位，以候八方之风雨也。"

②贼风邪气：贼，害的意思。贼风，是泛指能够伤害人体的四时不正之气。贼风对人来说，就是邪气。

③血气积：积是积累的意思，在此作"实"字解，即血气充实之意。

④腠理郄：郄与"郤"同，作"闭"解。腠理郄即腠理闭合的意思。

⑤烟垢着：烟垢是指烟尘的垢腻；着，附着的意思。这是形容血实体肥的人，皮肤上易生垢腻。张景岳说："烟垢，垢腻如烟也。血实则体肥，故腻垢着于肌肤，表之因也。血虚则肌瘦，故腻垢剥落，类于风消，表之虚也。"

⑥䐃理：是指皮肤的纹理。张志聪："理者，肌肉之纹理，乃三焦通会之处，故曰焦理。"

【语译】黄帝问于少师说：我听说四时八风的伤害人体，本来有寒暑的不同，气候寒冷，

181

则人的皮肤紧张，腠理闭合；气候暑热，则皮肤弛缓，腠理开发。外界的贼风邪气是否因此始得侵入人体呢？还是必须感受四时八节的虚邪，才能伤害人体呢？少师回答说：不是这样的。贼风邪气伤害人体，并没有时令性，但必定是由于人体在腠理开发时，而乘虚深入，引起内脏重病，这样使人发病是很急暴的。若在腠理闭合时，邪气即使侵入，也只能逗留在浅表部，这样发病则比较迟缓。黄帝说：有些人能够适应寒温的气候变化，腠理亦固密而不开泄，然而仍有猝然发病的，那是什么缘故？少师回答说：你不知道邪气侵入的因素吗？人们虽然平静地生活着，但腠理的开发闭合和皮肤的紧张弛缓，这本是与自然界变化密切相应，有一定时间规律性的。黄帝说：可以详细地告诉我吗？少师说：……人的血气充足，肌肉充实，皮肤致密，毛发坚固，腠理闭合，像烟尘的垢腻着于肌肤等健康的表现，在这种体表固实、气血充足的时候，虽然遭遇到贼风，其侵入的部位是浅而不深的。……如果人的血气虚弱，卫气耗散，形体独存，肌肉衰减，皮肤纵弛，腠理开泄，毛发残缺，皮肤的纹理疏薄，肌瘦而垢腻剥落等虚象，在这种体表虚弱、气血不足的时候，若遇到了贼风，其侵入的部位就比较深，使人猝然急暴发病。

【按语】本节经文是侧重于阐明贼风邪气必须乘人体表虚弱、气血不足的时候，方得深入为病。如果体表固密，气血充足，虽遭遇到邪风的侵犯，其侵入的部位亦浅而不深，不会引起重病。本文的基本思想还是说明邪气（外因）虽是致病的重要因素，但发病如何还是主要取决于正气（内因）的盛衰。

【参考资料】

（1）张景岳："此谓平居无事之时，其腠理之开闭缓急，而致卒病者，亦各有其故，盖因于时气耳"

（2）张景岳："四正四隅，谓之八正，即八宫也。"

【原文】邪之中人，或中于阴，或中于阳，上下左右，无有恒常，其故何也？曰：诸阳之会，皆在于面。中人也，方乘虚时，及新用力，若饮食汗出，腠理开而中于邪。（《灵枢·邪气脏腑病形》）

【提示】说明邪气的侵犯途径及乘虚致病。

【语译】外邪侵犯人体，有的侵犯阴经，有的侵犯阳经，上下左右，没有固定的部位，这是什么缘故？答曰：诸阳经的会合之处，都在头面部。邪气伤人，是乘人体虚弱时，以及刚用力劳累后，或因饮食而出汗的时候，腠理开泄，邪气乃乘机侵入，引起发病。

【按语】说明外邪伤人，其侵犯部位虽有阴经阳经、上下左右部位的不同，但都必须乘人体虚弱的时候，或由种种原因造成病邪可乘之机。本文的基本思想，还是强调内在因素在发病中的主要作用。

【原文】黄帝曰：邪之中人，其病形何如？岐伯曰：虚邪之中身也，洒淅动形[①]；正邪[②]之中人也，微。（《灵枢·邪气脏腑病形》）

【提示】说明由于受邪性质的不同，其病情亦异。

【注释】

①洒淅动形：洒同"灑"；洒淅，寒栗貌。动形，形容寒栗而动其身形。

②正邪：是适合时令的气候，谓之八方正风。

【语译】黄帝说：外邪侵犯人体，其表现于外的症状是怎样的？岐伯说：虚邪侵犯人体，症状表现显著，出现恶寒战栗的现象；正邪侵犯人体，其症状表现轻微而不明显。

【按语】本节经文一是说明人受邪之后，由于病邪性质不同，其病情亦异。受邪重者病重，受邪轻者病轻。一是说明不但与时令相反的虚邪贼风能够使人发病，而且四时正常之气，在身体违和的情况之下，也能使人发病，不过伤人的程度轻微而已。

【参考资料】

（1）张景岳："正邪，即八方之正风也。盖正风之大者，为实风，微者即正风，从其冲后来者为虚风。"

（2）《素问·八正神明论》："虚邪者，八正之虚邪气也；正邪者，身形若用力汗出，腠理开，其中人也微，故莫知其情，莫见其形。"

【原文】黄帝曰：夫子①言贼风邪气之伤人也，令人病焉。今有其不离屏蔽，不出室穴之中，卒然病者，非不离贼风邪气，其故何也？岐伯曰：此皆尝有所伤于湿气，藏于血脉之中，分肉之间，久留而不去。若有所堕坠，恶血在内而不去。卒然喜怒不节，饮食不适，寒温不时，腠理闭而不通，其开而遇风寒，则气血凝结，与故邪②相袭，则为寒痹。其有热则汗出，汗出则受风，虽不遇贼风邪气，必有因加而发焉。黄帝曰：今夫子之所言者，皆病人之所自知也。其毋所遇邪气，又毋怵惕③之所志，卒然而病者，其故何也？唯有因鬼神之事乎？岐伯曰：此亦有故邪留而未发，因而志有所恶，及有所慕，血气内乱，两气相搏。其所从来者微，视之不见，听而不闻，故似鬼神。（《灵枢·贼风》）

【提示】讨论伏邪为病。

【注释】

①夫子：师之尊称，在此是指岐伯。

②故邪：是旧邪，在此是指潜伏在内的湿气而言。

③怵惕：怵音触，怵惕，恐惧之意。在此是指精神刺激的因素。

【语译】黄帝说：你曾说过贼风邪气伤害了人体，能够使人发病。但现在有的人并没有离开屏蔽的掩护，也没有走出房屋室穴，却突然间也发生了疾病，他们并不是没有离避贼风邪气，但究竟是什么缘故也会发生疾病呢？岐伯回答说：这都是因为他们曾经为湿气所伤，湿邪蕴藏于血脉之中，分肉之间，长久留滞在体内而没有排除出去。或由于跌仆及自高处坠下等外伤，致瘀血留滞在内而不去。如果突然发生喜怒过度的精神刺激，或饮食不适宜，或气候寒热变化不合时令，以致腠理开合失常，引起闭塞不通，或开而不闭，又遇到风寒的侵袭，致气血凝结，新感与内伏的旧邪相合，就成为寒痹。其亦有因热而出汗，汗出时感受风邪，致引动伏邪发病，这些人虽然身居室内，没有遇到贼风邪气，但必定是原有旧邪，加上了外感新邪，而发生疾病。黄帝说：你上面所讲的这些情况，都是病人自己能够知道的，但有的人并未遇到贼风邪气的侵袭，又没有受到恐惧惊慌等情志上的刺激，而突然发生疾病的，

183

这又是什么缘故呢？难道真的有鬼神作祟的怪事吗？岐伯回答说：这也是先有旧邪留在体内未曾发病，以后由于情志上有所憎恶，或有所爱慕而不能遂意，以致酿成血气内乱，新病与旧邪两相搏结而突然发病。这种伤于情志的内在变化，因它表现在形体上的迹象极为微渺，要看也看不见，听也听不到，所以好像有鬼神在作祟一样。

【按语】通过本节经文的讨论，可以得出如下几点认识：①古人在观察与认识疾病的过程中，唯物思想与唯心思想是有斗争过程的。伏邪发病，在疾病发生时，有时病人并未感觉到有外邪的侵袭，这就很容易产生鬼神作祟的迷信观念，《内经》作者驳斥了这种迷信思想，坚持"邪正相搏"的发病观点，在两千多年前的历史条件下，是有其进步意义的。②古人认为无论何种疾病的发生，都有它一定的致病因素存在，尽管这种因素容易被察觉或不容易被察觉，它总属客观存在的，不能把它理解为不可思议的东西。③本节经文提出了伏邪发病的理论，又提出了"因加而发"的说法。认为人体受邪之后，邪气潜伏于体内，而未发病，以后又逢着新的因素，如饮食起居失节，情志失调等，造成人体气血逆乱，抗病能力衰退，病邪就乘机与正气相搏而发病。于此可见，伏邪发病，亦必须在由于其他因素的触动引起抗邪能力衰退的情况下才能引起发作。这也是进一步说明内因的重要性。本节经文首次提出新感与伏邪发病的理论，为后世新感温病与伏邪温病理论的发展奠定了基础。

【参考资料】

(1) 马元台："此人言有故邪，而又有新感，虽不必有贼风邪气之甚，而亦足以病也。"

(2) 马元台："盖尝有所伤于湿气，或因堕坠而有恶血在其中，又卒然有喜怒饮食寒温各失其常，所以腠理闭而不通也，及其腠理开而或遇风寒则血气凝结，与湿气恶血等之故邪相袭。"

(3) 张景岳："尝有所伤，谓故有所伤也。或伤于湿气，留藏于分肉血脉之间；或有所堕坠，恶血留而不去；或卒然喜怒不节，则气有所逆；或饮食不适其宜，则内有所伤；或寒温不时，致腠理闭而卫气不通。凡此五者，皆如下文之所谓故邪也。其开者，谓冒露于风寒也，故邪在前，风寒继之，二者相值，则血气凝结，故为寒痹。"

第二节　病　因

病因，就是引起人体疾病发生的原因，亦称作致病因素。古代医家为了说明致病因素的性质及其致病特点，曾对病因进行归类。中医学一般将病因分为外因、内因、不内外因三因，但归纳起来仍不外外感、内伤两类。即邪从外来，由表及里的六淫为外感病的致病因素；脏腑先伤，病自内起的七情、饮食劳伤等为内伤病的致病因素。这是病因的主要内容。正因为六淫为外感病的致病因素，故初病多有余，宜治外，以驱邪为主；七情、饮食劳伤等为内伤病的致病因素，故初病即内伤脏腑，病多不足，宜治内，以调和脏腑、补养正气为主。二者一多实，一多虚；一主攻，一主补。病因不同，治法亦随之而异。故张景岳谓："外感多有余，内伤多不足，此实之所以来，虚之所以去也。"

一、病因综述

【原文】夫邪之生也，或生于阴①，或生于阳①。其生于阳者，得之风雨寒暑；其生于阴者，得之饮食居处，阴阳②喜怒。(《素问·调经论》)

夫百病之所始生者，必起于燥湿寒暑风雨，阴阳喜怒，饮食居处。(《灵枢·顺气一日分为四时》)

【提示】概括说明一切疾病发生的原因。

【注释】

①生于阴、生于阳：指发病部位，即阴分、阳分而言。阳分主表，阴分主里。

②阴阳：丹波元坚："阴阳喜怒之阴阳，盖指房室，杨释以男女，其意为然。"一说："阴阳喜怒"，概指七情失调而言。喜为心之志，心为阳脏，故喜属阳；怒为肝之志，肝为阴脏，故怒属阴。

【语译】凡是邪气伤人使人生病，有的生于阴分，有的生于阳分。其病发生于阳分的，一般说来，多得之于风雨寒暑六淫之邪；其发生于阴分的，多得之于饮食不适，起居无常，以及房室不节，情志失调。

一切疾病开始发生，必多起于燥、湿、寒、暑、风、雨等外感，以及房室不节，情志失调，饮食起居失常等内伤。

【按语】本节经文说明邪气（病因）不同，其使人发病的部位亦随之不同。使阳分（体表、阳经）发病的，多系六淫之邪所致，属于外感病范畴；使阴分（阴经、内脏）发病的，是因七情失调，饮食劳伤所致，属于内伤病范畴。以后，宋代陈无择在这个基础上明确提出三因学说。这就成为中医病因学说的理论基础，指导着中医临床实践。

【参考资料】

《素问·太阴阳明论》："犯贼风虚邪者，阳受之，饮食不节起居不时者，阴受之。"

【原文】黄帝问于岐伯曰：夫百病之始生也，皆生于风雨寒暑，清湿喜怒。喜怒不节则伤藏，风雨则伤上，清湿则伤下。三部之气，所伤异类，愿闻其会。岐伯曰：三部之气各不同，或起于阴，或起于阳，请言其方。喜怒不节，则伤藏，藏伤则病起于阴也；清湿袭虚，则病起于下；风雨袭虚，则病起于上，是谓三部。至于其淫泆①不可胜数。(《灵枢·百病始生》)

【提示】说明由于病因不同，邪犯部位亦有三部之异。

【注释】

①淫泆：泆音逸。张景岳："至其浸淫流泆，则变有不可胜数矣。"指邪气的发展变化，如水之漫延流溢，不可胜数。

【语译】黄帝问于岐伯说：一切疾病之所以发生的原因，都是由于感受风雨、寒暑、清湿侵袭，以及喜怒的情志异常激动等所致。于是，由于喜怒过度的，就会伤及内脏，外感风雨则伤及人体的上部，感受了清湿则伤及人体的下部。这三部的邪气，伤损人体的部位是不同的，希望听你讲一讲其中的体会。岐伯说：侵犯人身三部的邪气各有不同的性质，其引起发病，有的起始于在里的阴分，有的起始于在表的阳分，容我说明它的原则。凡是喜怒不节就会伤及内脏，内脏受伤就是病起于在里的阴分；清湿之邪容易乘虚侵袭人体的下部，则下部先发病；风雨之邪容易乘虚侵袭人体的上部，则上部先发病，这就是不同邪气侵犯人体部位的三部之异。至于邪气的浸淫深入，症状变化多端，那就难以数计了。

【按语】本节经文进一步说明由于病邪性质的不同，其所犯部位亦有上中下三部之异。"喜怒不节"，系情志内伤，故其开始发病即伤及内脏，病起于里；"风雨寒暑清湿"，系六淫外感，故其开始侵犯体表，有上下部位之异。然均可用"起于阴，起于阳"来概括上中下三部。所以病邪的传变虽多，可以根据其病邪属性，按其侵入门径，进行归纳分类。

【原文】黄帝问于伯高曰：余闻形气病之先后，外内之应奈何？伯高答曰：风寒伤形，忧恐忿怒伤气。气伤藏，乃藏病；寒伤形，乃应形；风伤筋脉，筋脉乃应。此形气内外之相应也。(《灵枢·寿夭刚柔》)

【提示】说明风寒伤形，忧恐忿怒伤气的内外之应。

【语译】黄帝问于伯高说：我听说形气的病变，有先后、外内相应的关系，是怎样的呢？伯高回答说：风寒外袭，自外而内，是先伤在外的形体，忧恐怒忿，七情内伤，是先伤体内之气机。气机受伤，则脏气失和，乃引起脏病；寒邪伤形，必相应于体表形质受病；风邪伤及筋脉，就相应于内外之间的筋脉受病。这是形与气受病内外相应的情况。

【按语】本节经文，主要说明"风寒伤形""忧恐忿怒伤气"的道理。风寒为外感之邪，邪从外来，由外及里，故其发病先伤形体；忧恐忿怒为七情内伤，病自内起，由内及外，故其发病即气机受伤，导致脏腑之气失和。这是进一步阐明由于外感、内伤致病因素不同，在机体引起内外相应的病理反应。这对临床是有一定指导意义的。

【参考资料】

(1) 张志聪："此论外因之病，从外而内，内因之病，从内而外，形气外内之相应也。"

(2) 张景岳："风寒外袭，故伤于形；情欲内劳，故伤于气。内伤则病在脏腑，外伤则应于皮毛。若风伤筋脉，则居于外内之间，故应于筋脉。此形气表里之有辨也。"

二、六淫致病

(一) 风

【原文】神[1]在天为风，在地为木……在气为柔[2]，在藏为肝，其性为暄[3]，其德为和[4]，其用为动[5]，其令宣发，其变摧拉[6]。(《素问·五运行大论》)

【提示】说明风的性质和功用。

【注释】

①神：《素问·天元纪大论》谓："阴阳不测谓之神。"这里是谓变化出于自然，非人力所能左右之意。

②在气为柔：谓正常的风气是柔和的。张志聪："柔者，风木之柔软也。"

③其性为暄：性即性质，暄作"温暖"解。风为春之主气，春天之风是温暖的。

④其德为和：德，此处可作"功用"解，言风的功用是柔和的。

⑤其用为动：言风的正常作用是微动而不太过。

⑥其变摧拉：变指反常变化。言风邪太过，其力急暴，可引起摧屋拉树的恶果。

【语译】自然界的六气变化，在天为风，在五行是木……在物体生化是柔软，在内脏是肝。凡是温暖的性质，敷布阳气的功能，运动的作用，宣布阳和的时令，气候变化而万物遭受摧残，都属于风木之气。

【按语】风为春天的主气。春天气候温和，风和日暖，所以其性质有柔和、温暖、宣发的特点。如果风一反其温柔和畅之特性，风邪太过，其力就变得急暴，动而太过，就可引起摧屋拉树之恶果。风邪流窜，善行数变，又可引起多种病证。另外，风为木之气，与人体之肝内外相应，故肝体阴而用阳，亦表现温柔和畅之性能。这就是中医藏象学说运用类比方法推理分析的理论原则。其他各脏亦如此类推。

【原文】风者，百病之始也。……风从外入，令人振寒，汗出头痛，身重恶寒。（《素问·骨空论》）

【提示】说明风邪外袭引起的主要症状。

【语译】风邪是一切疾病的始因。……风邪从外侵入人体，使人寒战，出汗，头痛，身重不适，恶寒。

【按语】风为百病之始，主要是说明风之为病四时皆有。凡湿、热、燥、寒诸邪，多依附于风而侵袭人体，发生疾病。如风温、风热、风寒、风湿之类皆是。这是风邪为病的特点之一。"振寒、汗出头痛、身重恶寒"是风邪在表的常见症状。当然在临证中，尚应结合风热、风寒、风湿的不同，进行更为细致的辨证分析。

【原文】故风者，百病之长①也，至其变化，乃为他病也，无常方②，然致有风气也。（《素问·风论》）

黄帝问曰：风之伤人也，或为寒热，或为热中③，或为寒中④，或为疠风⑤，或为偏枯⑥，或为风也；其病各异，其名不同，或内至五藏六府，不知其解，愿闻其说。岐伯对曰：风气藏于皮肤之间，内不得通，外不得泄；风者善行而数变，腠理开而洒然寒，闭则热而闷。其寒也则衰食饮，其热也则消肌肉。故使人怢慄⑦而不能食，名日寒热。（《素问·风论》）

【提示】说明风邪引起的诸种病证。

【注释】

①长：作"开始"解。王冰："长，先也，先百病而有也。"

②方：作"法"字解。《荀子大略篇》："博学而无方。"

③热中：风邪不得外泄，稽留体内，壅而化热，而为热中之证。

④寒中：阳气素虚，风邪侵入后病从寒化，而为寒中之证。

⑤疠风：《素问·风论》："疠者，荣气热胕，其气不清，故使其鼻柱坏而色败，皮肤疡溃。风寒客于脉而不去，名曰疠风。"即指现代所谓的麻风病。

⑥偏枯：即半身不遂，为中风的后遗症。滑伯仁："偏枯当作偏风。"

⑦佚栗：佚音秩，佚栗，寒栗的样子。张志聪："佚栗，振寒貌。"

【语译】所以风邪是引起各种疾病的首因，至于风邪侵入人体内以后的变化，可以演变为各种疾病，则是没有一定规律，但是致病的原因，都是由于风气的侵入。

黄帝问道：风邪侵伤人体，可以引起各种病变。有的发为寒热，有的发为热中，有的发为寒中，有的发为疠风，有的成为偏枯，有的成为风病。其原因虽一样，而所引起的病变不一样，病名也不相同，有的甚至向内侵至五脏六腑，我不知道应该怎样解释，愿意听你谈谈它的道理。岐伯回答说：风气侵入人体，藏于皮肤肌腠之间，向内未通达于里，而又不能发泄于外；但是风邪传行最速，变化多端，风在肌腠之间，如使腠理开泄致卫气不固，便有洒然寒冷的感觉，若腠理闭而致密以致卫阳之气被郁化热，就会觉得发热而烦闷。发寒时由于阳气虚弱，便会影响到脾，引起饮食减少；发热时由于热邪伤阴，使人肌肉消瘦。故此使人寒战而不能食。这样寒热交作的病名就叫做寒热。

【按语】风有外风、内风之别。本文所论之风，主要是指外风而言。因为风有善行而数变之特性，而且常合并其他邪气侵袭人体，故风邪为病可以引起多种病证。这就是"风为百病之长"的理论根据。

【原文】风寒湿三气杂至，合而为痹①也。其风气胜者，为行痹②；寒气胜者，为痛痹③；湿气胜者，为著痹④也。（《素问·痹论》）

【提示】说明痹证的成因和分类。

【注释】

①痹：病名。张志聪："痹者，闭也，邪闭而为痛也。"

②行痹：肢节疼痛游走不定，谓之行痹。

③痛痹：筋骨关节疼痛剧烈，谓之痛痹。

④著痹：痛势不重，有重滞感的，或顽木不仁，谓之著痹。

【语译】风寒湿三气错杂而至，合而侵入人体，就发为痹证。其中风邪偏胜的，成为行痹；寒邪偏胜的，成为痛痹；湿邪偏胜的，成为著痹。

【按语】《素问·痹论》中对痹的分类，名目是很多的。以受病季节和邪犯部位的不同，而定出了皮、肉、筋、脉、骨等痹的命名，这属于肢体痹的范围。肢体痹不愈可以内从其合而传入五脏，又定出心、肺、肝、肾、脾、肠、胞等痹的名称，更有传及六腑的。但是尽管其名目繁多，而其主要的致病因素，不外乎是风、寒、湿三气。因此《内经》又从痹的成因及其症状特点进行分类，这既能概括其他各种痹证，又便于辨证识因，从而掌握治疗关键。

【参考资料】

（1）罗东逸："痹者闭也，三气杂至，壅闭经络，血气不行，故名为痹。"

（2）《灵枢·寿夭刚柔》："病在阳者名曰风；病在阴者名曰痹。"

（3）费伯雄："风为阴中之阳，中人最速，其性善走，窜入经络，故历节作痛，而为行痹。"

（4）李念莪："阴寒之气，乘于肌肉筋骨，则凝泣稽留，闭而不通，不通，故为痛痹，即痛风也。"

（5）张景岳："著痹者，肢体重着不移，或为疼痛，或为顽麻不仁，湿从土化，病多发于肌肉。"

（6）高士宗："痹之生也，生于风寒湿三气杂至于身，合于经脉，而为痹也。"

（二）寒

【原文】其在天为寒，在地为水……在气为坚①，在藏为肾，其性为凛②，其德为寒，其用为□③……其变凝冽④。（《素问·五运行大论》）

【提示】说明寒的性质和功用。

【注释】

①在气为坚：高士宗："在气为坚者，感冬气而万物坚凝也。"

②其性为凛：凛，作"寒"字解，如凛冽。高士宗："凛，严厉也。冬时严厉而寒，故其性为凛，其性为凛则其德为寒。"

③□：原书缺文。

④凝冽：冰霜冻结，谓之凝冽。

【语译】所以它在天的六气是寒，在地的五行是水……在功能使物体坚固，在内脏是肾。凡是具有严厉的性质，寒冷的功用（原书缺字）……发生剧烈的寒冷，都属于寒水之气。

【按语】寒为冬天主气。冬天气候寒冷，冰霜冻结，所以其气有坚、凛、寒的特点。如果气候反常，寒冷太过，就会引起非时冰雹，寒凝严冽。在人体阴寒偏盛，寒凝气滞，水饮不化，痰饮凝结，就会导致水肿，喘满的病证。

【原文】帝曰：人伤于寒，而传为热，何也？岐伯曰：夫寒盛则生热也。（《素问·水热穴论》）

黄帝问曰：今夫热病者，皆伤寒之类也。或愈或死，其死皆以六七日之间，其愈皆以十日以上者何也？不知其解，愿闻其故。岐伯对曰：巨阳①者，诸阳之属也，其脉连于风府，故为诸阳主气也。人之伤于寒也，则病热，热虽甚不死；其两感于寒而病者，必不免于死。帝曰：愿闻其状。岐伯曰：伤寒一日，巨阳受之，故头项痛，腰脊强；二日阳明受之，阳明主肉，其脉挟鼻，络于目，故身热，目痛而鼻干，不得卧也；三日少阳受之，少阳主胆②，其脉循胁络于耳，故胸胁痛而耳聋。三阳经络皆受其病，而未入于脏者，故可汗而已。四日太阴受之，太阴脉布胃中，络于嗌，故腹满而嗌干；五日少阴受之，少阴脉贯肾，络于肺，系舌本，故口燥舌干而渴；六日厥阴受之，厥阴脉循阴器络于肝，故烦满而囊缩。三阴三阳、五藏六府皆受病，荣卫不行，五藏不通，则死矣。……帝曰：治之奈何？岐伯曰：治之各通其藏脉，病日衰已矣。其未满三日者，可汗而已；其满三日者，可泄而已。（《素问·热论》）

【提示】论外感热病的成因、症状、传变和预后。

【注释】

①巨阳：张景岳："巨，太也，太阳为六经之长，统摄阳分，故诸阳皆其所属。"《甲乙

《经》作"太"，故巨阳即太阳。

②少阳主胆：《新校正》："按全元起本胆作骨。"《甲乙经》《黄帝内经太素》等并作"骨"。丹波元坚："盖太阳主皮肤，阳明主肉，少阳主骨，从外而内，殆是半表半里之部分，故改胆作骨，于义为长。"

【语译】黄帝说：人伤于寒邪，而传变为发热，这是什么缘故？岐伯说：寒气盛极，就会郁而生热。

黄帝问道：现在发生的热病，都是属于伤寒一类。其中有的痊愈，有的死亡，死亡的往往都是在六七日之间，痊愈的都在十日以上，这是什么道理？我不能理解，愿意听一听它的道理。岐伯回答说：足太阳为六经之长，行于体表，是诸阳的统率，它的经脉连于风府穴，是诸阳经所聚会的地方，所以太阳统主诸阳之气。人体被寒邪侵袭以后，就会发热，热得虽然厉害，但不会死亡；如果阴阳两经同时感受了寒邪为病，说明是脏腑表里同病，那就必定不免于死亡了。黄帝说：愿意听一听伤寒的症状。岐伯说：伤寒病一日，太阳经感受寒邪，所以头项痛，腰脊部强而不舒；二日传于阳明受病，阳明属胃土，主肌肉，它的经脉挟鼻，络于目，所以身热，眼痛，鼻干，不能安卧；三日传于少阳受病，少阳主胆，它的经脉循行于两胁，上络于两耳，所以胸胁痛而耳聋。如果三阳经络都受了病，但尚未传入内脏的，都可以发汗而愈。四日传于太阴受病，太阴经脉散布于胃中，上络于咽嗌，所以腹中胀满而咽嗌发干；五日传于少阴受病，少阴经脉贯于肾，上络于肺，连接于舌根，所以口燥舌干而口渴；六日传于厥阴受病，厥阴经脉环绕阴器而络于肝，所以烦闷而阴囊收缩。当三阴三阳和五脏六腑都受到病害，而到了营卫不流行，五脏之气不通的程度，于是就死亡了。……黄帝问道：怎样治疗呢？岐伯说：治疗的方法，当根据六经所出现的症状，而通调脏腑经脉之气，病就日渐衰退而痊愈了。一般的法则，受病未满三日的，是邪在三阳，病尚浅而在表，可以发汗而愈；已满三日的，是邪入三阴，转为里证，可以用泻下的方法而愈。

【按语】通过对本节经文的讨论，可以得出如下几点认识。

（1）《素问·热论》的伤寒，是包括一切热病而言。所以一开始就说："今夫热病者，皆伤寒之类也。……人之伤于寒也，则为病热。"篇后又说："凡病伤寒而成温者，先夏至日为病温，后夏至日为病暑。"可见多种热病的症状虽异，而其致病之因均可由伤于寒邪引起。冬天伤于寒邪，感而即发，此属狭义伤寒；冬日感寒，伏而不发，至春发者，名温病，至夏发者名暑病，此即本文所论的广义伤寒。后世新感温病与伏邪温病的理论，即源于《内经》本论的基础。

（2）根据六经主症的分析，看出各经的证候表现是脏腑经络的功能失调所致。六经症状的分类归纳，是以经脉循行为主，其中并贯穿着由表传里的概念。所以把六经病证仅仅看成是证候分类的方法，而与经络循行无关的提法，是不够全面的。

（3）六经传变的先后次序，是自外而内，先阳后阴，三阳为表，三阴为里。但本文所言的一日、二日、三日应灵活看待，要看作是病邪的传变次序。六经相传次序，是《内经》作者根据外感热病发病的一般规律，结合脏腑经络的病理反应，而定出的证候类型。后汉·张仲景在此基础上又综合了各家之长，并结合临床实践，而定出由理论到临床，理、法、方、药俱全的六经辨证规律，推动了医学向前发展。

（4）《素问·热论》与张仲景《伤寒论》在六经辨证上的不同之点大致是：本文所言邪在三阳均属表证，在治疗上"故可汗而已"；邪入三阴，转为里热实证，在治疗上，故"可泄而已"。可见本文的六经病证，均属热证范畴，而不包括虚证、寒证在内。至于仲景的六经病证，概括了阴阳表里寒热虚实的一系列证候。邪在三阳，有表证、半表半里证、里证的不同；邪入三阴，正气已衰，已转为虚证、寒证的性质。因此在治疗上，也概括了发汗、攻里、和解、温里等各种治法。

（5）本文认为发热的机制，是邪正相争。寒邪外袭，阳气被郁，邪气方张，正气未衰，抗力正旺，因而生热。所以本文云："人之伤于寒也，则为病热，热虽甚不死。"高士宗云："热者人身阳热之气，阳常有余，故热虽甚不死。"只有两感于寒，而致表里脏腑同病，正气衰竭，营卫不通，才"不免于死"。

【参考资料】

（1）《难经·五十八难》："伤寒有五：有中风、有伤寒、有湿温、有热病、有温病。"

（2）王冰："寒者冬气也，冬时严寒，万类深藏，君子固密，不伤于寒，触冒之者，乃名伤寒，其伤于四时之气皆能为病，以伤寒为毒者最，乘杀厉之气，中而即病，病曰伤寒。不即病者，寒毒藏于肌肤，至夏至变为温病，夏至后变为热病，然其发起，皆为伤寒致之，故曰热病者皆伤寒之类也。"

（3）张志聪："六日气周，七日来复，死于六七日之间者，六经之气已终，而不能复也，愈于十日以上者，七日不作，再经十三日，六气已复故愈。"

（4）《素问·生气通天论》："体若燔炭，汗出而散。"

（5）方有执："一日、二日、三、四、五、六日，犹言第一、第二、第三、四、五、六之次第也，大要譬如计程，如此立个前程的初式，或约摸耳，非计日限病之谓。"

（6）柯韵伯："仲景六经总纲，法与《内经》热论不同，太阳只重在表证表脉，不重在经络主病。看诸总纲，各立门户，其意可知。"

【原文】 痛者，寒气多也，有寒故痛也。（《素问·闭论》）

寒则气收……寒则腠理闭，气不行①，故气收矣。（《素问·举痛论》）

帝曰：其痛或卒然而止者，或痛甚不休者，或痛甚不可按者。或按之而痛止者，或按之无益者，或喘动应手②者，或心与背相引而痛者，或胁肋与少腹相引而痛者，或腹痛引阴股③者，或痛宿昔④而成积者，或卒然痛死不知人，有少间复生者，或痛而呕者，或腹痛而后泄者，或痛而闭不通者？凡此诸痛，各不同形，别之奈何？

岐伯曰：寒气客于脉外则脉寒，脉寒则缩蜷⑤，缩蜷则脉绌急⑥，则外引小络，故卒然而痛。得炅⑦则痛立止。因重中于寒，则痛久矣。寒气客于经脉之中，与炅气相薄则脉满，满则痛而不可按也。寒气稽留，炅气从上，则脉充大而血气乱，故痛甚不可按也。寒气客于肠胃之间，膜原⑧之下，血不得散，小络急引故痛。按之则血气散，故按之痛止。寒气客于挟脊之脉⑨，则深按之不能及，故按之无益也。寒气客于冲脉，冲脉起于关元⑩，随腹直上，寒气客则脉不通，脉不通则气因之，故喘动应手矣。寒气客于背俞之脉⑪则脉泣⑫，脉泣则血虚，血虚则痛，其俞注于心，故相引而痛。按之则热气至，热气至则痛止矣。寒气客于厥阴之脉，厥阴之脉者，络阴器，系于肝，寒气客于脉中，则血泣脉急，故胁肋与少腹相引痛矣。厥气客于阴股，寒气上及少腹，血泣在下相引，故腹痛引阴股。寒气客于小肠膜原之间，络血之中，血泣不得注于大经⑬，血气稽留不得行，故宿昔而成积矣。寒气客于五藏，厥逆上泄⑭，阴气竭，阳气未入，故卒然痛死不知人；气复反，则生矣。寒气客于肠胃，厥逆上出，故痛而呕也。寒气客于小肠，小肠不得成聚，故后泄腹痛矣。热气留于小肠，肠中痛，瘅热焦渴⑮，则坚干不得出，故痛而闭不通矣。（《素问·举痛论》）

【提示】论寒邪侵入脏腑经络引起的多种疼痛的病理机制。

【注释】

①气不行：《新校正》："按《甲乙经》，气不行作营卫不行。"

②喘动应手：搏动应手之意。丹波元坚："盖此指腹中筑动而言。《灵枢·百病始生》云：'其著于伏冲之脉者，揣之应手而动'是也。"

③阴股：大腿内侧。杨上善："股外为髀，髀内为股，阴下之股，为阴股也。"

④宿昔：作"日期长久"解。

⑤缩踡：踡音拳，收缩不伸。

⑥绌急：绌音触，屈曲之意，即屈曲紧急状。

⑦炅：音同炯，热的意思，也作"光"讲。

⑧膜原：张志聪："膜原者，连于肠胃之脂膜，亦气分之腠理。"

⑨挟脊之脉：张志聪："深者，谓邪客于挟脊之冲脉则深，在于腹之冲脉，则浮于外而浅矣。"

⑩关元：穴名，在脐下三寸。

⑪背俞之脉：五脏六腑之俞皆系于足太阳经脉。此处所言背俞，是指心俞而言。

⑫泣：音义同"涩"。

⑬大经：指较大的血脉。

⑭厥逆上泄：谓寒气迫使五脏之气厥逆而上泄于外。

⑮瘅热焦渴：盛热燥渴之意。

【语译】疼痛的发生，是由于寒气偏多（寒凝血涩），所以有寒就疼痛。

遇寒会使气机收缩……致腠理致密闭塞，营卫之气不得流行，所以说"寒则气收"。

黄帝说：那些疼痛症状有突然间停止的，有剧痛而不止的；有痛得很厉害而不可揉按的，有经揉按而疼痛停止的，也有虽经揉按而亦无效的；有疼痛按之搏动应手的，有心与背相互牵引作痛的，有胁肋少腹相互牵引作痛的，有腹痛牵引大腿内侧痛的；还有痛久不愈而成积块的，有忽然剧痛，昏厥如死，不知人事，少停片刻又苏醒的；有痛而兼呕吐的，有腹痛而后大便泄泻的，有腹痛而大便闭结不通的。以上这许多疼痛，形状各不相同，如何加以区别？

岐伯说：寒气侵犯于脉外，则经脉受寒，经脉受寒则脉管收缩，脉管收缩则屈曲拘急，因而向外牵引细小的络脉，所以突然间发生疼痛。如果得到热气，则血行通畅，脉络舒张，疼痛就会立刻停止。如果再重复受到寒气侵袭，则疼痛便长久不愈了。寒气侵犯经脉之中，与脉中的阳热之气相互交迫，则引起经脉盛满。盛满则实而不任压迫，所以痛而不可按。寒气稽留于经脉之中，阳热之气从而上迫，则经脉就充盛满大而血气逆乱，所以痛得厉害而不可用手触按。寒气侵入肠胃之间，膜原之下，以致血气凝滞，不得通畅散行，细小的络脉拘急牵引，所以疼痛。如果以手按之，则凝涩的血气散行，小络的拘急得到舒伸，所以疼痛也就停止。如果寒气侵入夹脊之脉，因为其脉的部位深，重按也不能达到病所，所以在疼痛的时候，按之也是无效的。寒气侵入冲脉，冲脉从关元穴起，循腹直上，若寒气侵入，则冲脉的血流不得通畅，血脉不通，则气也随之不通，所以腹中疼痛，按之搏动而应手。寒气侵入背俞之脉，则血脉流行凝涩，脉涩则血虚，血虚则凝涩不利而引起疼痛，因为背俞内通于心，所以心与背相互牵引而痛。以手按之则血行通畅，阳热气至，寒气驱散，所以疼痛就停止了。寒气侵入厥阴之脉，厥阴脉环络外生殖器，抵少腹，上系于肝，布于胁肋，寒气侵入厥阴脉中，则血行凝涩，脉道拘急，所以胁肋与少腹相互牵引作痛。寒气上逆，侵入大腿内侧，寒气循大腿内侧经脉上行达于少腹，以致血行凝涩，在下相引，所以腹痛牵引大腿内侧。寒气侵入小肠膜原之间，络血之中，小络的血行凝涩，不能贯注到大的经脉里去，因而血气稽留，不得循行，所以日久便凝结而成积块了。寒气侵入了五脏，则脏寒，迫使五脏之气逆而上行，于是气从上而泄，这样就导致阴气竭于内，阳气又未入，阴阳相离，所以突然间痛死，不知人事，如果阳气能复返，阴阳复和，就可以苏醒了。寒气侵入肠胃，迫使肠胃之气逆而上行，所以疼痛而兼呕吐。寒气侵入小肠，小肠不能受盛，所以腹痛而大便泄泻。如果热气停留于小肠，则肠中亦可发生疼痛，并且发热燥渴，大便坚干不得排出，所以腹中痛而大便闭结不通了。

【按语】本文认为，寒邪可为各种痛证发生的主要原因，故谓："痛者，寒气多也，有寒故痛也。"但因热亦可引起痛证发生，故本文末又谓："热气留于小肠，肠中痛。"不论因寒因热，其疼痛发生的机制，均为"不通则痛"。寒性收引，寒邪侵入人体，可使血行涩滞，脉络踡缩，相引而痛；热性急迫，热邪侵犯，可致"脉充大而血气乱，故痛甚不可按也"。痛有虚实之分，因寒而痛者，虚证居多，其鉴别之法，喜按喜热，即文中所言"按之则血气散""热气至则痛止矣""得炅则痛立止"。但因寒亦可引起痛而胀闭的实证，不得不辨。因热而痛者，实证居多，其症拒按而喜寒。因热致脉道气血充逆，按之充逆更甚，所以拒按。在临床上多见于阳明腑实证。治痛之法，古人有谓"痛无补法"，其实并不尽然，还是不应该离开虚则补之，实则泻之的治疗总则。不过根据痛则不通的机制，无论虚实，均应佐以通利之品，即所谓"疼随利减"，这是治疗痛证的特点。如因寒致痛，除虚补实泻外，还应予以温通之品。因热致痛，除清热泄实外，还须佐以利气通瘀之品，始能收到满意的效果。

【参考资料】

（1）高士宗："或痛甚不可按者，乃寒气客于经脉之中，与阳热之炅气相薄，阴阳寒热相

内经精义

薄，则脉满，脉满，则壅滞而痛，故不可按也。"

（2）张景岳："厥气，寒逆之气也。"

（3）高士宗："以上皆言寒气，至终则言热，以明始因于寒，后乃化热，而寒热之气，皆能致痛也。"

（4）张景岳："治法云：诸痛为实，痛随利减，世俗以利为下也。假令痛在表者，实也；痛在里者，实也；痛在血气者，亦实也。故在表者，汗之则愈；在里者，下之则愈；在血气者，散之行之则愈。岂可以利为下乎！宜作通字训则可。此说甚善，已得治实之法矣；然痛证亦有虚实，治法亦有补泻，其辨之之法，不可不详。凡痛而胀闭者多实，不胀不闭者多虚；痛而拒按者为实，可按者为虚。喜寒者多实，爱热者多虚。……故凡治表虚而痛者，阳不足也，非温经不可；里虚而痛者，阴不足也，非养营不可。上虚而痛者，心脾受伤也，非补中不可；下虚而痛者，脱泄亡阴也，非速救脾肾、温补命门不可。夫以温补而治痛者，古人非不多也，曰诸痛不可补气，岂良法哉。"

（三）暑与火

【原文】其在天为热，在地为火……其性为暑……其用为躁……其令郁蒸，其变炎烁。（《素问·五运行大论》）

先夏至①日者为病温，后夏至日者为病暑，暑当与汗皆出，勿止。（《素问·热论》）

【提示】说明暑与火的性质及暑病的发病季节。

【注释】

①夏至：节气名。过了这一节气，说明已进入暑天。古人用此作为病温、病暑在命名上的分界线。

【语译】它在天的六气是热，在地的五行是火……它的性质为暑……它的作用为躁动……在时令上是湿热郁蒸的季节，在变化上则燃烧焦枯。

凡是患外感热病，按其发病季节来论，在夏至以前发病的称为温病，在夏至以后发病的称为暑病。暑邪为病，使人腠理开泄多汗。一般是暑当随汗而去，在这种情况下，不要止汗。

【按语】暑与火是夏天的主气，乃阳热之气所化。所以其性质有躁动、郁蒸、炎烁等特点。暑病与温病的区别，按季节而论，在夏至以前发病的称为温病；在夏至以后发病的，因为气候有热湿郁蒸的特点，故称为暑病。因暑为阳邪，升散蒸发，使人高热汗多，此时治疗的原则，只宜清暑泄热，或酌情佐以化湿或生津益气之品，切勿用药止汗，是其治疗特点。

【参考资料】

王启元："此以热之微甚为义也。阳热未盛，故曰温；阳热大盛，故曰暑。"

【原文】气虚身热，得之伤暑。（《素问·刺志论》）

炅则腠理开，荣卫通，汗大泄，故气泄。（《素问·举痛论》）

【提示】说明暑病耗气的特点。

【语译】气虚而身体发热，多得之于伤暑。

热使人的腠理开泄，荣卫之气大通，汗大出，汗出则气亦随之外泄。

【按语】本节经文主要说明暑病耗气的致病特点。因为暑为自然界的炎热之气，暑邪感人，令人腠理开泄多汗，是其症状特点。唯开泄太过，汗出过多，不但伤津，而且气也随之耗损。故暑病的症状特点，除见口渴引饮，小便短赤等津亏症状外，亦兼见气虚身热，倦怠少气之症。故临床治疗暑病，常用清暑生津而兼益气之品，就是这个道理。

【参考资料】

（1）《素问·阴阳应象大论》："热伤气。"

（2）张景岳："热则流通，故腠理开，阳从汗散，故气亦泄。"

【原文】 因于暑，汗，烦则喘喝①，静则多言；体若燔炭②，汗出而散。（《素问·生气通天论》）

【提示】 说明阳暑、阴暑的主要症状。

【注释】

①喘喝：气喘而喝喝有声。

②燔炭：燔音烦，焚烧的意思。燔炭言体肤蒸热，犹如火炭一样。

【语译】 感受了暑邪，则多汗，烦躁气喘，且喝喝有声，静止时亦不免多言不休；若体肤热得像燃烧的炭一样，则为暑天伤于寒邪，热为寒邪所束。治宜温散发汗，使阴邪透表，邪热自退。

【按语】 后世医家认为暑分阴阳，动而得之为阳暑，静而得之为阴暑。"因于暑，汗，烦则喘喝，静则多言"，系指阳暑而言。暑热蒸发，则壮热多汗；热迫心肺，则心烦气喘；安静时仍多言不休，证明在心烦喘喝时必有狂言谵语之症。此暑邪充斥内外，热盛阴虚，治以清暑生津为主。"体若燔炭，汗出而散"，系指阴暑而言。此由暑天乘凉纳冷，寒邪外侵，肌肤之阳为寒邪所束，以致体肤蒸热犹如火炭。但必无汗，并兼头痛、恶寒、脘痞等症。治以温散之品，使汗出而阴邪散透于外，邪热自退。

【参考资料】

（1）张景岳："暑有阴阳二证，阳证因于中暑，阴证因于中寒，但感在夏至之后者皆谓之暑耳。'因于暑汗，烦则喘喝，静则多言'，言暑之阳者也，故为汗出烦躁，为喘为大声呼喝，若其静者亦不免于多言，盖邪热伤阴，精神内乱，故言无伦次也。'体若燔炭，汗出而散'，此言暑之阴者也，故体热若燔炭，必须汗出，邪乃得散。"

（2）马元台引张洁古云："动而得之为中热，静而得之为中暑；中热者阳证，中暑者阴证。"马元台又云："朱丹溪、滑伯仁疑暑之不可汗也，遂以此二句为上文因于寒之脱简，以为非寒则不可发汗，殊不知风寒暑湿热，皆可发汗。若暑证后世用香薷饮及木通、泽泻、茯苓、猪苓等利水之药而愈者，尤为便益。"

【原文】 火郁之发，……炎火行，大暑至……故民少气，疮疡痈肿……呕逆瘛疭①……注下②温疟，腹中暴痛，血溢流注，精液乃少，目赤心热，甚则瞀闷③懊憹，善暴死。（《素问·六元正纪大论》）

少阴之胜……炎暑至……呕逆躁烦，腹满痛，溏泄，传为赤沃④。（《素问·至真要大论》）

【提示】说明夏天炎暑流行引起的各种病证。

【注释】

①瘈疭：音契纵，指筋肉抽搐，俗称抽风。

②注下：即泄泻。

③瞀闷：瞀音茂，昏闷的意思。

④赤沃：张景岳："赤沃者，利血，尿赤也。"即赤痢、尿血之类。

【语译】火郁发作的时候……自然界中炎火流行，大暑之气到来……人感之，则热邪耗气，故使人发病则呼吸少气；热伤气血，使人发生疮疡痈肿……火邪上冲，则令人呕逆；火邪灼筋，则令人抽搐拘挛……火邪下迫，则为泻下；火邪侵及少阳，则发为温疟；火邪内迫，则令人腹中急剧疼痛；火邪入于血分，则令人出血如流；火邪伤阴，则令人精液减少；火邪上炎，则令人面目如赤，心中烦热。甚至更为严重者，则火犯心经，暑热内闭，则令人昏闷懊恼，容易暴死。

少阴热气胜时……暑热之气至……因火性炎上，故为呕逆烦躁；热郁气滞，则为腹满痛；暑中挟湿，则为溏泄；如果热伤营分，则传为血痢、尿血之证。

【按语】本节经文所举的各种病证，多为夏令感受暑热之邪引起。临床常见的夏令中暑，轻者出现头晕、恶心等症；重者出现头晕闷乱，昏厥不省人事，此为受暑过重，暑热内闭所致。治宜清暑泄热，辟秽开窍。因为暑有挟湿的特点，往往暑邪感人，暑湿合病，伴随出现湿滞不运的症状，如脘痞呕逆，腹胀便溏等。这就应该在清暑的基础上，佐以化湿之品。

需要指出：中医之中暑病证，不仅包括西医所说之"中暑"（热射病），还包括夏冷感冒、肠胃炎以及其他消化系统传染病等。

【原文】夏伤于暑，秋必痎疟①。（《素问·阴阳应象大论》）

帝曰：疟先寒而后热者何也？岐伯曰：夏伤于大暑，其汗大出，腠理开发，因遇夏气凄沧②之水寒，藏于腠理皮肤之中，秋伤于风，则病成矣。夫寒者，阴气也，风者，阳气也，先伤于寒而后伤于风，故先寒而后热也，病以时作，名曰寒疟。（《素问·疟论》）

【提示】说明夏伤于暑，秋病痎疟的道理。

【注释】

①痎疟：痎音皆，李念莪："痎者，疟之通称也。"

②凄沧：水寒貌。张景岳："凄沧之水寒，谓浴水乘凉之类也。因暑受寒，则腠理闭，汗不出，寒邪先伏于皮肤之中，得清秋之气，而风袭于外，则病发矣。"

【语译】夏天伤于暑邪，不即发病，暑邪伏藏，到了秋天，必定发生疟疾。

黄帝说：疟疾发作都先寒而后发热，是什么原因？岐伯说：夏天感受了厉害的暑邪，汗大出，腠理开泄，因为又遇到了水寒之气的侵袭，留藏于腠理皮肤之中，到了秋天又伤了风邪，就成为疟疾了。寒为阴气，风为阳气，阳则热，阴则寒，先伤于水寒之气，后伤于风邪，所以先寒而后热，并且病的发作有一定时间。这名叫寒疟。

【按语】本节经文主要讨论伏邪发病。说明夏天伤于暑邪，不即发病，暑邪伏藏，可造成秋天易于发生疟病的条件。

(四) 湿

【原文】中央生湿，湿生土，其德溽蒸①，其化丰备②，其政安静，其令湿，其变骤注③，其灾霖溃④。(《素问·气交变大论》)

湿以润之……湿胜则地泥。(《素问·五运行大论》)

【提示】说明湿的性质和功用。

【注释】

①溽蒸：马元台："溽，湿也；蒸，热也。"

②丰备：张景岳："充盈也。"

③骤注：张景岳："急雨也。"

④霖溃：张景岳："霖，久雨也；溃，崩决也。"是久雨不止，堤防崩溃之意。

【语译】中央生湿，湿生土，土湿之性有滋润湿蒸的作用。它的生化作用是充实丰备；它行使的职能是安静的，行使的权令是湿；它的异常变化是急雨如注；它的灾害是久雨不止，堤防崩溃，泛滥成灾。

湿有润泽的作用……湿气过胜，则土地泥泞。

【按语】本文之"德""化""政""令"，主要是指湿的性质及其正常作用而言。湿的性质与作用，应结合湿与土、长夏的关系来理解。中央地平而湿，长夏居五时之中，故谓"中央生湿，湿生土"。长夏季节，热蒸湿动，土壤湿润，植物生长结实，万物丰满齐备。故本文以"溽蒸""丰备""安静"等词义喻之。结合人身，脾与湿土、长夏之气相应。脾主运化水湿，输布精微，营养全身，为后天精血化生之源。故《素问·五运行大论》谓："在脏为脾，其性静柔，其德为濡，其用为化。"文中"其变""其灾"，是言湿的反常作用。自然界中暴雨如注，堤防决流，可以泛滥成灾。而人体脾失健运，水湿过胜，不能正常输布，亦可形成水湿肿满之证。

【参考资料】

(1)《素问·五运行大论》："中央生湿，湿生土，土生甘，甘生脾，脾生肉，肉生肺，其在天为湿，在地为土，在体为肉，在气为充，在藏为脾，其性静兼，其德为濡，其用为化。"

(2)《素问·气交变大论》："是以察其动也，有德有化，有政有令，有变有灾，而物由之，而人应之也。"

【原文】阴受湿气①……伤于湿者，下先受之。(《素问·太阴阳明论》)

地之湿气，感则害皮肉筋脉。(《素问·阴阳应象大论》)

有渐②于湿，以水为事，若③有所留，居处相湿④，肌肉濡渍痹而不仁，发为肉痿。(《素问·痿论》)

湿气胜者，为著痹也。(《素问·痹论》)

病在肌肤，肌肤尽痛，名曰肌痹，伤于寒湿。(《素问·长刺节论》)

【提示】说明湿邪外侵的部位及所引起的病证。

国医大师周信有医学精华

【注释】

①阴受湿气：张景岳："湿，阴气也，故阴分受之，各从其类也。"

②渐：音尖。杨上善："渐，渍也。"

③若：在此作"乃"字解。

④相湿：关鹤皋："相，伴也，言居处之间，或伴乎湿也。"

【语译】 湿为阴邪，湿邪中人则阴分受之……所以伤于湿邪，往往人体下部先受之。

感受了地面上的水湿之气，能够侵害皮肉筋脉，引起痹痛之证。

由于外在的湿气浸渍了人体，或是从事水中的工作，水湿乃留于体内，或居处潮湿之地，肌肉受湿邪的浸渍，以致肌肉麻木不仁，发为肉痿之证。

风寒湿三气杂合侵入人体，其中湿邪偏胜的，发为着痹之证。

病在肌肤，皮肤和肌肉全都疼痛的，叫做肌痹，是受了寒湿的侵犯。

【按语】 本节经文主要说明外界湿邪侵犯引起的肌肤关节顽麻、痹痛诸证。其发生原因，多由居处潮湿，或水中作业，皮肉筋脉受湿邪的浸渍而发病。因为人体下部易接触地之湿气，故湿邪侵犯部位好从下肢开始。湿邪留滞筋肉关节，气机阻滞，营卫失调，可致肌肤顽麻不仁，或肌肤尽痛，或关节沉重疼痛、麻木肿胀，而成着痹之证。治疗之法，均宜散湿逐痹。

【原文】 因于湿，首如裹，湿热不攘①，大筋緛②短，小筋弛③长，緛短为拘，弛长为痿。

（《素问·生气通天论》）

【提示】 说明湿邪伤人，由于部位及先后的不同，可出现不同的症状。

【注释】

①攘：排除的意思。

②緛：张景岳："緛，音软，缩也。"

③弛：松缓的意思。

【语译】 由于湿邪所伤，头部好像被东西包裹着一样，有胀闷沉重的感觉。如果湿热之邪不能及时地排除，伤及营卫，筋脉失养，就会出现大筋收缩而短，屈而不伸，小筋则松弛而长，伸而不屈。大筋连于骨内，缩短就成为拘挛，小筋络于骨外，松弛就成为痿软无力之证。

【按语】 六淫之邪伤人，皆会引起头痛，而伤于湿邪则有头痛如裹的感觉，此有别于其他原因引起的头痛。临床上，湿邪侵犯，伤及营卫，筋脉失养，往往出现肢节拘而不伸，运动受限，或痿软无力，麻痹不仁，此仍属痹证范围。因此在治疗上，仍不外散风除湿通痹之法。

【参考资料】

张志聪："此言湿伤阳气而见证之如此也。阳气者，若天与日，因而上者也。伤于湿者，下先受之，阴病者，下行极而上，阴湿之邪，上干阳气而冒明，故首如裹也。湿伤阳气，则因阳而化热矣。阳气者，柔则养筋。阳气伤而不能荣养于筋，故大筋緛短，小筋弛长。盖大筋连于骨节之内，故因热而緛短。小筋络于骨肉之外，故因湿而弛长。短则缩急而为拘挛；长则放纵而为弛弃。"

【原文】汗出见湿，乃生痤痱。(《素问·生气通天论》)

【提示】论湿生痤痱。

【注释】

①痤痱：痤，音挫之阳平声调，小疮疖；痱，音费，是汗疹，俗称痱子。

【语译】汗出后而受到湿邪的侵袭，就要发生小疖和汗疹（痱子）。

【按语】说明湿邪亦为引起痤痱的因素。故临床治疗痤痱，多用疏风化湿和营之品，即据此理。

【原文】备化之纪①……其类土……其令湿，其藏脾……其病否②。(《素问·五常政大论》)

上郁之发……故民病心腹胀，肠鸣而数后③，甚则心痛胁䐜④，呕吐霍乱，饮发注下⑤，胕肿⑥身重。(《素问·六元正纪大论》)

【提示】说明长夏季节感受湿邪引起的诸种病证。

【注释】

①备化之纪：备，是完备；化，是生化。土的性能具备生化万物的作用，故土曰备化。五运有平气、太过、不及的变化。备化是指土运的平气而言。如不及，称为卑监，太过称为敦阜。纪，作"年份"解，是言土气平和的年份。

②否：音义同"痞"，痞塞不通。

③数后：数，频的意思；后，指大便。即频频下利。

④䐜：音趁，胀起的意思。

⑤饮发注下：谓痰饮发作，泻下如注。

⑥胕肿：胕通"肤"，即浮肿。

【语译】备化的年份……在五行类别上属土……它行使的权令是湿，它应于人体内脏是脾……若发生病变则为痞。

土郁发作的时候，则湿气流行……所以人们多发生心腹胀满，肠鸣而频频下利，甚至心痛胁胀，呕吐霍乱，痰饮，泄泻，肌肤浮肿，身体困重等病。

【按语】本文所云"备化之纪""土郁之发"等，都是指湿气流行的年份而言。此一般多在一年之中的长夏季节，湿气流行，人感之多病湿。因湿为阴邪，困脾伤阳，阻滞气机，故感受湿邪，不论化寒、化热，均可出现脘痞呕恶、纳呆食少、腹胀便泻等症。此一般称为外湿。湿聚成痰，或水溢皮下，又可成为痰饮、浮肿等证。又因湿性腻滞，不易除去，故长夏发生的湿温病证，又有缠绵难愈的特点。

【参考资料】

《素问·五常政大论》："黄帝问曰：太虚寥廓，五运回薄，盛衰不同，损益相从，愿闻平气，何如而名？何如而纪也？岐伯对曰：昭乎哉问也。木曰敷和，火曰升明，土曰备化，金曰审平，水曰静顺。帝曰：其不及奈何？岐伯曰：木曰委和，火曰优明，土曰卑监，金曰从革，水曰涸流。帝曰：太过何谓？岐伯曰：木曰发生，火曰赫曦，土曰敦阜，金曰坚成，水曰流衍。"

（五）燥

【原文】其在天为燥，在地为金，在体为皮毛，在气为成^①。在藏为肺。其性为凉，其德为清，其用为固^②，其色为白，其化为敛^③……其政为劲^④，其令雾露，其变肃杀^⑤，其眚苍落^⑥。（《素问·五运行大论》）

故燥胜则地干。（《素问·五运行大论》）

【提示】说明燥的性质和功用。

【注释】

①成：高士宗："在气为成者，感秋气而万物成就也。"成熟、成形，都叫做"成"。

②固：张景岳："坚而能固，金之用也。"

③敛：张景岳："万物收敛，金之化也。"

④劲：张景岳："风气刚劲，金之政也。"

⑤肃杀：张景岳："凋残肃杀，金之变也。"

⑥其眚苍落：眚，音省，灾害之意。苍落，凋谢之意。王冰："青干而凋落。"

【语译】它在天的六气是燥，在地的五行是金，在人体是皮毛，在气化上属于收成，在内脏是肺。它的性质是凉爽，功能是清肃，作用是坚固，颜色是白，生化是收敛……功用是刚劲，时令是雾露下降。在变化上能使万物生机肃杀，在灾害上属于凋谢。

燥气偏胜，能使大地干燥。

【按语】本文所谓的"凉""清""成""固""敛"等，都是指燥与金的性质和功用而言。文中的"气""德""用""化""政"等词是性质和功用的同义语。燥为秋天主气。时交秋令，阴升阳降，气候转凉，西风刚劲，植物结实收成，枝叶枯萎凋谢。故文中以"凉""清""敛""成""劲""肃杀""苍落"等词喻之。在天为燥，在地为金，金体坚固而成形，故文中又以"固""成"等词喻金之性能。秋天雨水减少，气候转凉而干燥。在人体则与肺、皮毛相应。故秋感燥邪，虽有凉燥与温燥之别，但均有鼻干咽燥、干咳少痰、皮毛不荣等化燥伤阴的症状特点。故本文喻以"燥胜则地干"。

【参考资料】

《素问·气交变大论》："西方生燥，燥生金，其德清洁，其化紧敛，其政劲切，其令燥，其变肃杀，其灾苍陨。"

【原文】审平^①之纪……其令燥，其藏肺，其畏热，其主鼻……其养皮毛，其病咳。（《素问·五常政大论》）

从革^②之纪……其动铿禁^③瞀厥^④，其发咳喘，其藏肺……其病嚏咳鼽衄^⑤，从火化也……邪伤肺也。（《素问·五常政大论》）

【提示】说明燥气流行引起的诸种病证。

【注释】

①审平：张景岳："金主杀伐，和则清宁，故曰审平，无妄刑也。"是指金运的平气而言。

②从革：金运不及，称为从革。是言金性坚硬，但在不及的时候，就顺从改革其形态。

金运太过称为"坚成"，坚就是坚固，是和"从革"相对而言。

③铿禁：铿，音坑，张景岳："铿然有声，咳也。禁，声不出也。"

④瞀厥：瞀，音贸，张景岳："瞀，闷也；厥，气上逆也。"

⑤鼽衄：鼽，音求。鼻塞流涕谓鼽；鼻中流血谓衄。

【语译】审平的年份……在气候上是燥气当令，应于人体的内脏是肺，肺畏火热，肺开窍于鼻，所以主鼻……肺气充养于皮毛，如发病则为咳嗽。

从革的年份……在人体的病理变动上则为咳嗽、声哑、烦闷、气逆，发展为咳喘，其所应的内脏是肺……其症状亦可表现为喷嚏、咳嗽、鼻涕和衄血。这是因为病从火化……邪伤于肺的缘故。

【按语】文中所谓"审平之纪""从革之纪"等，是指金运当令的年份而言。但从实践的意义上来讲，应该是指一年之中的秋天。燥是秋天的主气，人感之则为燥病。一般地说，燥有温、凉之分。长夏之后，则湿去燥来，但初秋尚热，故易成温燥；而深秋既凉，则易成凉燥。但从四时之序来论，燥仍属阴的性质，故古人称燥为"小寒""次寒"。至于本节经文所言，从文中所谓"其畏热""从火化也"之句，看出是指温燥而言。因为无论凉燥、温燥，其症状表现均有津气不布、阴伤液亏的特点。故本文所举之证，除出现咳嗽气喘、声哑、烦闷、鼻涕、衄血等症外，当有鼻干咽燥、干咳少痰、苔干欠润、皮毛不荣等津液不足的现象，这是应当鉴别的。

三、情志致病

【原文】人有五脏化五气①，以生喜怒悲忧恐。故喜怒伤气，寒暑伤形；暴怒伤阴，暴喜伤阳②。厥气上行，满脉去形③。喜怒不节，寒暑过度，生乃不固。（《素问·阴阳应象大论》）

【提示】说明情志活动发于五脏和七情太过引起脏气失调的病理机制。

【注释】

①五气：马元台："人有肝心脾肺肾之五脏，以化五脏之气，而喜怒悲忧恐之五志，从兹而生焉。"

②暴怒伤阴，暴喜伤阳：张景岳："气为阳，血为阴，肝藏血，心藏神。暴怒则肝气逆而血乱，故伤阴；暴喜则心气缓而神逸，故伤阳。"

③厥气上行，满脉去形：王冰："厥气，逆也。逆气上行，满于经脉，则神气浮越，去离形骸矣。"

【语译】人有五脏化生五脏之气，产生了喜怒悲忧恐的五志变化。所以过于喜怒（概括七情太过），可以伤及五脏之气，寒暑（概括六淫）外侵，可以伤及人的形体；突然间发怒，就会损伤肝脏阴血，过度大喜，就会损伤心阳。气逆上行，充满经脉，则神气浮越，去离形体了。所以喜怒不加以节制，寒暑不善于调适，生命就不能固久。

【按语】本节经文主要说明由于内伤、外感致病因素的不同，邪气侵入的途径和引起的病理变化也随之不同。因为情志活动发于五脏，故情志失调引起发病，亦是先损脏气，引起"喜怒伤气""暴怒伤阴""暴喜伤阳"的病理变化。这也是后世把情志失调列为内伤致病因素的理论根据。因为六淫之邪中人是由外及内，先伤形体，故本文谓之"寒暑伤形"。此即后世把六淫列为外感致病因素的理论根据。这些都是属于中医病因学说的理论原则，对临床是有一定指导意义的。

【参考资料】

(1) 张景岳："喜怒伤内，故伤气；寒暑伤外，故伤形。举喜怒言，则悲忧恐同矣。举寒暑言，则燥湿风同矣。"

(2) 张景岳："厥，逆也。言寒暑喜怒之气，暴逆于上，则阳独实，故满脉，阳亢则阴离，故去形。此孤阳之象也。脉经曰：诸浮脉无根者死，有表无里者死。其斯之谓。"

【原文】（肝）在志为怒，怒伤肝……（心）在志为喜，喜伤心……（脾）在志为思，思伤脾……（肺）在志为忧，忧伤肺……（肾）在志为恐，恐伤肾。(《素问·阴阳应象大论》)

【提示】说明五志属于五脏的理论。

【语译】肝在情志变动为怒，怒能伤肝……心在情志变动为喜，喜能伤心……脾在情志变动为思，思能伤脾……肺在情志变动为忧，忧能伤肺……肾在情志变动为恐，恐能伤肾。

【按语】前文谈到："人有五脏化五气，以生喜怒悲忧恐。"说明情志活动必须以五脏精气作为物质基础。也就是外界精神刺激因素，只有作用于机体的有关内脏，才能表现出情志的变化。中医学根据七情活动的特点，按其与何脏关系相近，分别归属于五脏。一般地讲，七情太过引起的病变，先伤及本脏之气，引起本脏的功能失调。故本文谓"怒伤肝，喜伤心，思伤脾，忧伤肺，恐伤肾"。

将情志活动与五脏分别联系，是古人根据医疗经验，并运用五行学说归纳的。在临床上有一定的实践意义。

【原文】余知百病生于气也。怒则气上，喜则气缓，悲则气消，恐则气下，寒则气收，炅则气泄，惊则气乱，劳则气耗，思则气结。九气不同，何病之生？岐伯曰：怒则气逆，甚则呕血及飧泄，故气上矣。喜则气和志达，荣卫通利，故气缓矣。悲则心系[1]急，肺布叶举[2]，而上焦不通，荣卫不散，热气在中，故气消矣。恐则精却[3]，却则上焦闭，闭则气还，还则下焦胀，故气不行矣[4]。寒则腠理闭，气不行[5]，故气收矣。炅则腠理开，荣卫通，汗大泄，故气泄。惊则心无所倚，神无所归，虑无所定，故气乱矣。劳则喘息汗出，外内皆越[6]，故气耗矣。思则心有所存，神有所归，正气留而不行，故气结矣。(《素问·举痛论》)

【提示】说明情志九气的证候与病理。

【注释】

①心系：心所藉以系附之络，谓之心系。

②肺布叶举：张志聪："肺脏布大，而肺叶上举。"

③却：吴昆："却，却步之却，退也。"

④故气不行矣：《新校正》："气不行，当作气下行也。"

⑤气不行：《新校正》："按甲乙经，气不行作营卫不行。"

⑥外内皆越：马元台："人有劳役，则气动而喘息，其汗必出于外。夫喘则内气越，汗

出则外气越，故气从之而耗散也。"

【语译】我知道很多疾病都是由气机失调而产生的。如果情志愤怒则使人体之气上逆，大喜则使气虚缓，悲哀则使气消散，恐惧则使气下陷，遇寒则使气收敛，受热则使气外泄，受惊则使气紊乱，过劳则使气耗散，思虑则使气郁结，这样九气各不相同，会生什么疾病？岐伯说：大怒能使肝气上逆，严重的可以引起呕血；肝气逆而克脾土，可以发生飧泄，所以说"怒则气上"。喜则气和顺而志意畅达，荣卫之气通利，所以说"喜则气缓"。悲哀过甚，则心系急，悲则伤肺，而使肺叶张大升举，致使上焦之气不得宣通，荣卫之气也得不到散布，热气郁于胸中，热能耗气，使气消损，所以说"悲则气消"。恐惧能使精气下陷，精气下陷则下焦之气不能上升，致上焦之气闭塞，上焦之气闭塞则上升之气复还下焦，上下不能通利，气郁于下，则使下焦胀满，所以说"恐则气下"。寒邪侵入人体，能使腠理闭塞，荣卫之气不得流行而闭于内，所以说"寒则气收"。热则腠理开发，荣卫之气流通，汗大出，气亦随之外泄，所以说"炅则气泄"。突然受惊则心悸动荡如无所倚，神志无所归宿，谋虑无所决定，所以说"惊则气乱"。劳役过度则气喘汗出，气喘为气动于内，气从内越，汗出为阳越于外，气从外泄，这是内外之气皆越出于外，所以说"劳则气耗"。过于思虑，则精神集中，心意有所专存，心神有所归注，能使正气留结而不运行，所以说"思则气结"。

【按语】本文主要讨论九气为病的病理机制。九气中喜、怒、悲、恐、惊、思等是指情志而言。情志失调的病理特点，主要是引起内脏的功能失调，气机紊乱。此即本文所说的"气上""气缓""气消""气下""气乱""气结"的道理。"寒""热"为天之阴阳所化。寒邪外来，则使"气收"，热气蒸发，则使"气泄"，此虽亦可伤气，但与七情失调内伤脏气是有区别的。另外，生活当中的劳役过度，亦耗人正气。疾病的发生，以七情太过、寒热失调引起的为多，故本文谓"百病生于气也"。

【参考资料】

(1) 张景岳："气之在人，和则为正气，不和则为邪气。凡表里虚实，逆顺缓急，无不因气而至，故百病皆生于气。"

(2)《灵枢·本神》："喜乐者，神惮散而不藏。"

【原文】肝气虚则恐，实则怒。……心气虚则悲，实则笑不休。(《灵枢·本神》)

【提示】说明内脏之气盛衰失调，亦可引起情志异常的变化。

【语译】肝气虚怯，就会产生恐惧的情绪，肝气实，就容易动怒。……心气虚弱，会产生悲忧的情绪，心气实就会大笑不休。

【按语】前文所讲是七情太过引起内脏的功能失调；本文说明脏腑盛衰失调，亦可引起情志的异常变化。所以调治五脏有余不足，使五脏得安，情志就可以复归正常。

【参考资料】

《素问·调经论》："血有余则怒，不足则恐。"

四、饮食劳伤致病

【原文】故谷不入半日则气衰，一日则气少矣。(《灵枢·五味》)

饮食自倍，肠胃乃伤。（《素问·痹论》）

肥者令人内热，甘者令人中满，故其气上溢，转为消渴。（《素问·奇病论》）

高粱①之变，足生大丁②，受如持虚③。……因而饱食，筋脉横解④，肠澼⑤为痔。因而大饮则气逆⑥。（《素问·生气通天论》）

饮食者，热无灼灼⑦，寒无沧沧⑧，寒温中适，故气将持，乃不致邪僻也。（《灵枢·师传》）

【提示】 说明饮食不节引起的诸种病证。

【注释】

①高粱：同"膏粱"，指肥美的食物。

②足生大丁：足，这里作"能够"或"足以"解。丁，同"疔"。

③受如持虚：形容发病之易，好像持空虚之器皿以受物。

④筋脉横解：解同"懈"，弛纵之义。指肠内筋脉横逆弛张。

⑤肠澼：即痢疾。

⑥大饮则气逆：大饮即饮酒过度。酒为辛味，辛走肺，有升散作用，故使肺气上逆。

⑦灼灼：是形容像火烧那样的烫。《说文》："灼，炙也。"

⑧沧沧：是很冷的样子。《列子》："旧初出沧沧凉凉。"

【语译】 所以半天不进饮食就会感到气衰，一天不进饮食就会少气了。

饮食加倍过量，肠胃就要受到损伤。

过多食肥厚之味，因为肥性腻滞，能使人产生内热；过于食甘美的食物，因为甘味缓，能使人产生胸腹满闷。脾因热而其气上溢，能转为口甘、口渴、善饥的消渴之证。

过分地多食肥甘厚味食物的人，在病变上就能够发生大的痈疽，并且容易发生的程度，就好像拿着空虚的器皿去接受东西一样。……如果由于经常地饮食过饱，食滞不化，胃肠充满，肠内的筋脉横逆弛张，气血流通失常，就会形成下痢脓血或变为痔疮。如果由于饮酒过度，则会引起肺气上逆。

饮食方面，热的切不可热得太甚，寒的又不可冷得太甚，如果能够寒热适中，则人身正气就可统率内外而维持不衰，也就不至于被一切不正的邪僻之气乘虚侵入了。

【按语】 本文主要讨论饮食不节引起发病。饮食给养是人类赖以维持生命活动的主要源泉，但以适量为宜。如果过饥过饱，贪食生冷不洁之物，均可致病。若饥而不食，长久下去，可致气虚血少，营养亏乏。人以水谷为本，不论何病，若脾胃之气已衰，后天无继，均须首先调补脾胃，以培其本。饮食过饱，或恣食肥甘，可以直接损伤脾胃，而致食滞不化、脘腹胀痛、恶食泛酸、呕吐泄泻等证。恣食生冷，损及中阳，寒凝气滞，运化失调，可致腹部冷痛、肠鸣便溏之证。这些病证，都是临床比较常见的。

【参考资料】

张景岳："肥者，味厚助阳，故能生热；甘者，性缓不散，故能留中。热留不去，久必伤阴，其气上溢，故转变为消渴之病。"

【原文】是故味过于酸，肝气以津①，脾气乃绝；味过于咸，大骨气劳②，短肌，心气抑③；味过于甘，心气喘满，色黑，肾气不衡；味过于苦，脾气不濡，胃气乃厚④；味过于辛，筋脉沮⑤弛，精神乃央⑥。是故谨和五味，骨正⑦筋柔，气血以流，腠理以密，如是则骨气以精⑧，谨道如法⑨，长有天命⑩。（《素问·生气通天论》）

【提示】说明五味过偏导致脏腑之气盛衰失调而引起发病的情况。

【注释】

①津：作"溢"解，水满则溢，是过盛的意思。

②大骨气劳：大骨，指通身肩膝腰脊等较大的骨骼；气劳，即大骨之气劳倦困惫。

③抑：王冰："心气抑滞而不行。"即抑郁不畅的意思。

④厚：张景岳："厚有胀满之谓。"

⑤沮：这里作"败坏"解。

⑥央：张志聪："央同殃。"即受伤的意思。

⑦骨正：骨骼正直。高士宗："五味和，则肾主之骨以正。"

⑧精：这里作"刚强、精粹"解。

⑨法：张志聪："调养如法。"即养生的方法。

⑩天命：天赋的寿命。

【语译】所以过于多食酸味的东西，因酸味入肝，会使肝气偏盛，脾气就要衰竭；过于多食咸味的东西，因咸味入肾，肾主骨，引起大骨之气劳倦困惫，肌肉短缩，心气抑郁；过于多食甘味的东西，甘之性缓滞，会使心气喘满，面色黑，肾气不能平衡；过于多食苦味的东西，则脾气不得濡润，消化不良，胃部就要胀满；过于多食辛味的东西，则筋脉败坏而松弛，精神也同时受到损害。因此，注意调和饮食五味，使骨骼正直，筋脉柔和，气血流通，腠理固密，这样便骨气精强了。人们必须谨慎地遵守养身之道的法则，才能享有天赋的寿命。

【按语】本文以五行生克之理阐述偏嗜五味引起的诸种病证，其中虽然有的地方有些牵强附会，但在临床实践中，由于饮食偏嗜，确可引起一些疾病。如偏嗜过食肥甘厚味，可助湿、生痰、化热，或生痈疡外证；偏嗜辛辣，可使肠胃积热而致大便干燥或酿成痔疮下血等证。其他如嗜酒、嗜茶太过，均对身体有一定影响。

【参考资料】

（1）张景岳："津，溢也，酸入肝，过于酸则肝气溢，酸从木化，木实则克土，故脾气乃绝。"

（2）张景岳："过食咸则伤肾，故骨气劳伤，水邪盛则侮土，故肌肉短缩，水上凌心，故心气抑郁也。"

（3）张景岳："甘入脾，过于甘则滞缓上焦，故心气喘满。甘从土化，土胜则水病，故黑色见于外，而肾气不衡于内。"

（4）张景岳："苦入心，过于苦则心阳受伤，而脾失所养，气乃不濡。濡者，润也，脾气

205

不濡则胃气留滞，故曰乃厚，厚者胀满之谓。"

【原文】夫五味入胃，各归所喜攻①，酸先入肝，苦先入心，甘先入脾，辛先入肺，咸先入肾。久而增气，物化之常②也，气增而久，夭之由也③。（《素问·至真要大论》）

【提示】讨论五味偏嗜导致脏气偏盛、偏绝。

【注释】

①喜攻：张景岳："喜攻者，谓五味、五脏，各有所属也。"

②久而增气，物化之常：张志聪："凡物之五味，以化生五气。"是说药味积久能增长各所归脏之气，这是药物在体内发生治疗作用的正常现象。

③气增而久，夭之由也：王冰："气增不已，益岁年，则脏气偏胜，气有偏胜，则有偏绝，脏有偏绝，则有暴夭者，故曰气增而久，夭之由也。"

【语译】五味入胃以后，各归其喜入的脏器，酸味先入肝，苦味先入心，甘味先入脾，辛味先入肺，咸味先入肾。因此，药味积久便能增长各所归脏之气，这是药味入胃后所引起气化作用的一般规律。但长久地偏颇地使某脏之气增强，这也是导致危害的主要原因。

【按语】药物入胃后，根据其气味的不同，作用于人体的部位和脏器是不同的。这是药物在体内发生治疗作用的正常规律，所以说是"物化之常"。后世药物归经之说，即是由此发展的。但是，如果过于偏食某味药物，就会导致某脏之气趋于偏胜而发生危害。这也就是《素问·生气通天论》所谓"味过于酸，肝气以津，脾气乃绝"的道理。因此，我们在临证用药时，必须根据五味作用于五脏的道理选用药物，同时也必须理解"久而增气"的危害性。这样，在治疗中才不致有用药的偏差。

【参考资料】

《灵枢·九针论》："五裁：病在筋，无食酸；病在气，无食辛；病在骨，无食咸；病在血，无食苦；病在肉，无食甘。口嗜而欲食之，不可多也，必自裁也，命曰五裁。"

【原文】五劳所伤，久视伤血，久卧伤气，久坐伤肉，久立伤骨，久行伤筋，是谓五劳所伤。（《素问·宣明五气》）

【提示】论五劳所伤。

【语译】五种过度的劳累引起劳伤之证，如过度的目视，可以伤血；过度的卧眠，可以伤气；过久的坐倚，可以伤肉；过久的站立，可以伤骨；过久的行走，可以伤筋。这就是所谓的五劳所伤。

【按语】劳动是人类赖以生存的主要条件，不仅不会致病，而且能增强体质，减少疾病。但劳累过度，超过体力负担，或安逸过度，不从事体力活动，均会引起疾病。上文所述久视、久卧、久坐、久立、久行，包括了劳倦致病的主要内容。其中久视、久立、久行，是指过劳而言；久卧、久坐是指过逸而言。过劳与过逸，均可伤及脏腑气血，而发生内伤劳损。所以古人把劳倦视为内伤的致病因素之一，正是根据这个道理。

【参考资料】

（1）《素问·举痛论》："劳则气耗。"

（2）《素问·举痛论》："劳则喘息汗出，外内皆越，故气耗矣。"

（3）华佗："户枢不蠹，流水不腐。"

（4）张景岳："久视则劳神，故伤血。久卧则阳气不伸，故伤气。久坐则血脉滞于四体，故伤肉。立者之劳在骨也。行者之劳在筋也。"

【原文】 因而强力①，肾气乃伤，高骨②乃坏。（《素问·生气通天论》）

有所用力举重，若入房过度，汗出浴水，则伤肾。（《灵枢·邪气脏腑病形》）

【提示】 论强力、房劳的致病因素。

【注释】

①强力：就是勉强用力，超过自己体力的限度。

②高骨：指腰脊高骨。

【语译】 如果勉强用力，肾气就要受伤，腰脊高骨就要败坏。

倘若过分地用力提举重物，或房事过度，或汗出之后浴于水中，就会使肾脏受伤。

【按语】 强用其力，房劳过度，也是劳伤致病的重要内容之一。强用其力则伤骨，房劳过度则耗精。肾藏精、生髓、主骨，所以均能伤肾。

【参考资料】

张景岳："汗出浴水，则水邪犯其本脏，故所伤在肾。"

第三节 病　机

病机，是疾病发生、发展与变化的机制。《内经》中有关病机学说是与藏象经络等生理理论密切结合的，必须了解人体的正常生理情况，才能认识异常的病理变化。

疾病变化的机制，是病因刺激于人体所引起的人体生理功能失常而出现的整体性功能改变反应。由于病理变化的不同，因而就有不同的症状表现出来。所以必须根据症状表现，以推求病理机制，判断发病原因，这是中医病机学说的理论特点。总之，病因、病机和症状三者之间，有着密不可分的关系。

疾病是多种多样的，因此疾病的机制也是错综复杂的。然总的说来，疾病变化的一般机理，不外各种致病因素作用于机体，导致机体对立统一的协调关系遭到破坏所致。因而就病理变化的过程来讲，总不外乎邪正虚实消长，阴阳盛衰失调，表里升降失常，脏腑功能太过不及，以及疾病发展过程中的化风、化火、化燥、化湿、化寒、化热等机转。下面就疾病变化的一般机制，摘录有关原文，分类阐释如下。

一、病机归类（病机十九条）

【原文】 夫百病之生也，皆生于风寒暑湿燥火，以之化之变①也。经言盛者泻之，虚者补之。余锡②以方士③，而方士用之，尚未能十全，余欲令要道必行，桴鼓相应④，犹拔刺雪汙⑤，工巧神圣⑥，可得闻乎。岐伯曰：审察病机，无失气宜⑦，此之谓也。

帝曰：愿闻病机何如？岐伯曰：诸⑧风掉眩⑨，皆属于肝；诸寒收引⑩，皆属于肾；诸气膹郁⑪，皆属于肺；诸湿肿满⑫，皆属于脾；诸热瞀瘛⑬，皆属于火；诸痛痒疮，皆属于心；诸厥固泄⑭，皆属于下；诸痿⑮喘呕，皆属于上；诸禁⑯鼓栗⑰，如丧神守⑱，皆属于火；诸痉⑲项强⑳，皆属于湿；诸逆冲上，皆属于火；诸胀腹大，皆属于热；诸躁㉑狂越㉒，皆属于火，诸暴㉓强直㉔，皆属于风；诸病有声㉕，鼓之如鼓㉖，皆属于热；诸病胕肿㉗，疼酸惊骇，皆属于火；诸转反戾㉘，水液㉙浑浊，皆属于热；诸病水液㉙，澄沏清冷㉚，皆属于寒；诸呕吐酸，暴注㉛下迫㉜，皆属于热。故大要㉝曰：谨守病机，各司㉞其属，有㉟者求之，无㉟者求之，盛者责㊱之，虚者责之。必先五胜㊲，疏其血气，令其调达，而致和平，此之谓也。（《素问·至真要大论》）

【提示】 论病机十九条。

【注释】

①之化之变：之，语助词，无义，《诗·大雅假乐》："之纲之纪。"张景岳："风寒暑湿燥火，天之六气也，气之正者为化，气之邪者为变，故曰之化之变。"

②锡：张景岳："锡，赐也。"

③方士：掌握技术的人称为方士。《史记·秦始皇纪》："悉召文学方术士，甚众，欲以兴太平，方士欲炼以求奇药。"

④桴鼓相应：桴，即鼓槌。以槌击鼓，声响应之，故谓桴鼓相应。

⑤拔刺雪汙：汙，即污。雪汙，就是洗雪污垢。《灵枢·九针十二原》："刺虽久犹可拔也，汙虽久犹可雪也。"

⑥工巧神圣：《难经·六十一难》："望而知之谓之神，闻而知之谓之圣，问而知之谓之工，切而知之谓之巧。"

⑦气宜：张志聪："病机者，根于中而发于外者也；气宜者，五脏五行之气各有所宜也。"

⑧诸："凡"字之意。

⑨掉眩：掉，刘河间："掉，摇也。"即摇动的意思。指肢体振颤与拘挛抽搐而言。眩，刘河间："昏乱旋转。"指头目眩晕，昏仆之类。

⑩收引：王冰："收，敛也；引，急也。"指阳虚阴盛引起的筋脉拘急，肢体蜷缩而言。

⑪膹郁：膹，音愤。张景岳："膹，喘急也；郁，痞闷也。"指呼吸喘急，胸部痞闷而言。

⑫肿满：唐容川："肿在皮肤四肢，满在腹内胀塞。"指周身浮肿与腹部胀满等症。

⑬瞀瘛：瞀，音茂。张景岳："瞀，昏闷也；瘛，抽掣也。"

⑭厥固泄：厥，指昏厥与手足厥证；固，指二便不通；泄，指二便不固。

⑮痿：指肢体痿软，多见于下肢，亦称足痿。

⑯禁：同"噤"，即口噤。指上下颌闭合不开。

⑰鼓栗：即鼓颔战栗。身体冷得发抖的意思。

⑱如丧神守：心神惶恐不安的样子。

⑲痉：病名。是以项部强直，角弓反张为主症。

⑳项强：指后颈部强直，不能回顾转动而言。

㉑躁：烦躁不安。

㉒狂越：神志狂妄失常，行动越乎常规。

㉓暴：《博雅》："暴，猝也。"突然的意思。

㉔强直：筋脉劲强、肢体僵直而不柔和的意思。

㉕有声：肠鸣之声。

㉖鼓之如鼓：前一鼓字为动词，叩打之意；后一鼓字为形容词，形容叩打之声，如鼓之空响。

㉗胕肿：胕，通"跗"，作"足背"解。胕肿，即足背肿起的意思。

㉘转反戾：唐容川："转，左右扭转也；反，角弓反张也；戾，如犬出户下，其身曲戾。"概指筋脉肢体拘挛强直而言。

㉙水液：十七、十八两条中，同一水液，而其义略有不同。十七条中的水液，单纯作小便讲；十八条中的水液，包括了小便、涕、泪、痰、唾液及呕吐、泄泻所排出的水分而言。如张景岳谓："水液者，上下所出皆是也。"

㉚澄沏清冷：指水液澄清透明而且寒冷的意思。

㉛暴注：暴，急速的意思。形容急剧的腹泻，如水样喷注一般。

㉜下迫：是形容下利时肛门部有窘迫下坠欲便不得的感觉。即里急后重感。

㉝大要：张志聪："大要者，数之大要也。"即大致的意思。张景岳："大要，古法也。"

㉞司：作"察"字解。《周礼·地官媒氏》："司男女之无夫家者而会之。"

㉟有、无：即有余、不足的意思。

㊱责：作"求"字解。

㊲五胜：王冰："五胜，五行更胜也。"

【语译】凡是一切疾病的发生，都是发生于风寒暑湿燥火，由于六气的化与变，遂成为各种不同的病证。经书上说：邪气盛的用泻法，正气虚的用补法，我把它教给了医生，而医生运用它，尚不能收到十全的效果。我想要使这些重要的道理能普遍地推广开，收到桴鼓相应的效果，其去病之易，好像拔刺雪污一样，使一般医生的诊断技术，都能达到工巧神圣的地步，你可以讲给我听吗？岐伯说：就是要审察疾病的机理，不要违背六气变化的机宜，讲的就是这个道理。

黄帝说：愿意听一听病机的理论是怎样的？岐伯说：凡是由于风病引起的身体振颤、抽搐、头目眩晕昏仆的症状，都属于肝病范围；凡是由于阴寒过盛引起的筋脉拘急、四肢踡缩的症状，都属于肾病范围；凡是由于气病引起的呼吸喘急、胸部痞闷之证，都属于肺病范围；凡是由于湿病引起的浮肿胀满之证，都属于脾病范围；凡是由于热病引起的神志昏乱、肢体抽搐之证，都属于火证；凡是疼痛瘙痒的疮疡，都属于心病范围；凡是厥逆、二便不通、二便不固之证，都属于下焦病变；凡是痿证、喘逆呕吐，都属于上焦病变；凡是口噤、鼓颔而恶寒战栗，心神惶恐不安，都属于火证；凡是痉病项部强直，都属于湿证；凡是气逆上冲，都属于火证；凡是胀满腹大，都属于热证；凡是烦躁不安、狂妄失常、行动越乎常规，都属于火证；凡是突然发生的肢体强直之证，都属于风证；凡是腹胀而有响声，叩击腹部好像敲鼓一样的空响，都属于热证；凡是足背肿起，酸痛严重，惊骇不宁，都属于火证；凡是肢体扭转反折，小便浑浊不清，都属于热证；凡是一切疾病其上下所出的水液澄澈透明而寒冷的，都属于寒证；凡是呕吐的东西有酸腐之味，急剧的腹泻，肛门有窘迫感觉的，都属于热证。所以大要说：要谨慎地遵守病机，分别观察与掌握各种疾病所属的病机类型，有余的病证推求于它，不足的病证也推求于它，盛的病证责求于它，虚的病证亦要责求于它。必须首先分析五气相胜的道理，疏通其血气，使之调达和畅，而归于和平，这就是所谓疾病的机理。

【按语】为了便于讨论，现将病机十九条，归纳为五脏与六气两大类，并加以阐释如下。

病机十九条示意

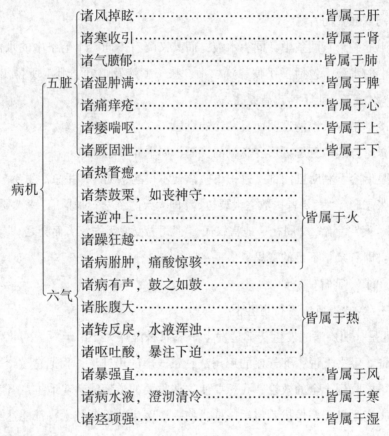

1. 五脏（包括上下）

（1）诸风掉眩，皆属于肝　是言肝病化风的病机，此属内风范围。《素问·阴阳应象大论》谓："在天为风，在地为木，在藏为肝。"此据天人相应之理，言肝之性能与风相应，皆具条达疏泄之性，故称肝为风木之脏，其病亦易化风。又肝为刚脏，体阴而用阳，主藏血，在体合筋，开窍于目。故肝之阴阳失调，血不荣筋，阳动风生，可致发生振掉、眩晕的现象。此即《内经》所谓"风胜则动。"

肝病化风，不外虚实两端。一为肝气疏泄太过，阳动风生。此多为外感温热疫疠之邪，燥热太过，风火相煽，肝阴暗耗，热极生风，致神志昏糊，拘挛抽搐；或由七情太过，暴怒伤肝，肝失条达，气逆痰涌，蒙蔽清窍，致眩晕昏厥。此皆属实风。前者治以清热泄火，镇肝息风，方如羚角钩藤汤之类；后者治以疏肝解郁，平肝降逆，镇肝息风，方如镇肝息风汤。一为肝阴亏损，肝血不足，血不荣筋，阴不制阳，阳动风生。此多见于热病过程中，邪热久羁，肝肾阴液被灼，虚风内动，而致抽搐；或内伤虚损，肾阴不足，水不涵木，阴不敛阳，虚阳上泛，而致眩晕；或肝血亏损，血不荣筋，而致肢体震颤。此皆属虚风之类。治宜育阴潜阳，柔肝息风，或调补肝肾，养血通络。方如阿胶鸡子黄汤，大小定风珠，杞菊地黄丸，以及四物汤加鸡血藤、丹参、地龙、桑枝、川续断、杜仲等。

总之，在临床上所出现的拘挛抽搐、肢体震颤、眩晕等病证，皆属肝病化风的病理范畴，治疗皆从治肝入手。

（2）诸寒收引，皆属于肾　是言肾病化寒的病机，此属内寒范围。《素问·阴阳应象大论》谓："在天为寒，在地为水，在藏为肾。"因肾与外界寒水之气相应，故称肾为寒水之脏，而且肾病多从寒化。

肾为封藏之本，内藏真火（元阳），凡五脏六腑、四肢百骸，皆赖此火以温养。因此在临床上，肾阳虚衰，命火不足，不能温养肢体脏腑，可致阴寒气盛，而成虚寒病证。

寒为阴邪，其性收引。肾阳不足，阴寒气盛，不能温煦脏腑经脉，可致气血营卫凝滞不利，内外皆寒，故致肢体踡缩安卧。此病多见于久病危重的少阴证。如《伤寒论》所谓的"少阴病，恶寒身踡而利，手足逆冷者，不治""少阴病，四逆，恶寒而身踡，脉不至，不烦而躁者死"，即属肾病化寒，引起"收引"现象的典型举例，治疗宜从治肾入手，用回阳救逆、温阳散寒的方法。故谓"诸寒收引，皆属于肾"。

（3）诸气膹郁，皆属于肺　是言肺气不利的病机。因肺司呼吸，而主一身之气。故凡呼吸喘急、胸部痞闷之证，皆属肺气不利，而失肃降所致。

临床上，不论肺实、肺虚，均可导致肺气不利而出现喘急、痞闷之证。虚者补之，实者泻之，此为治疗之大法。然即属肺虚，亦要考虑肺气不利的机制，在补肺的基础上，亦要辅以利肺调气之品，使之补中有利，不碍气机，始为得法。

（4）诸湿肿满，皆属于脾　是言脾不化湿的病机，属于内湿范围。《素问·阴阳应象大论》谓："在天为湿，在地为土，在藏为脾。"此据天人相应之理，言脾之性能，与自然界土湿之气相近。土性湿润，能滋生万物；脾主输布津液，运化精微，生精化血，滋养脏腑，又有运化水湿的作用。因脾与土湿之气相应，故脾病多从湿化。

在临床上，久病脾虚，脾阳受损，运化水湿的功能失调，可致水湿之气潴留于体内，外溢于肌肤，出现浮肿之证。治宜补脾化湿，渗利小便。如防己黄芪汤、防己茯苓汤之类。若脾不化湿，湿滞中焦，困遏脾胃，脾胃气机升降失调，可出现脘腹胀满之证。

（5）诸痛痒疮，皆属于心　本文所言有痛痒感觉的疮疡之证，是偏重于属火一类的阳性疮疡而言。张景岳谓："热甚则疮痛，热微时疮痒。"这里所言之心，非指实质心脏，是代表火与血脉而言。疮疡而兼痛痒，多属阳证范围，为心火盛，血分有热，火郁肌肉营血之中，进而坏血腐肉，而生疮疡。故治疗阳性疮疡，多用清泄心火、凉血消痈之剂。

211

（6）诸痿喘呕，皆属于上　痿病多见于下肢，何以属于上焦？因肺居上焦，为五脏华盖，而主宣化，有行营卫、散津液，以滋润灌溉脏腑肢体之功。筋骨肌肉得养，肢体关节才能运动自遂。因此临床上，常因肺热灼津，不能输布津液以滋润皮肉筋骨，而致发生痿证。如《素问·痿论》谓："五脏因肺热叶焦，发为痿躄，此之谓也。"然胃为水谷气血之海，主润宗筋。设只有肺热，而胃津不亏，能润宗筋，束骨而利关节，则不致成痿。所以必因肺热，而兼胃燥津亏，不能滋润筋骨，方能成痿。治宜清热润燥，滋肺益胃，佐以益气通络。方用益胃汤加黄芪、当归、忍冬藤、丝瓜络、白薇、石斛等。实际在临床中，痿病之发生，亦多关系下焦肝肾，这在治疗上又应下病治下，以调补肝肾、强筋壮骨为主。故不可泥于本文所言之"上"字。

肺主气，气以肃降为顺，肺气逆而不降，则为呼吸喘急。呕虽属胃，然肺为气之市，胃气既逆，则肺气亦必逆而不降。何况呕逆之证，病在胃口，胃口之上谓之上焦，故谓喘呕属上。

（7）诸厥固泄，皆属于下　厥固泄之证何以属于下焦？以厥证而论，张景岳谓："厥，逆也。"厥证包括昏厥和手足厥逆。其发生总的机制，是由于阴阳失调、气血逆乱所致。而肾为阴阳之宅，故其发病根源在于下焦。昏厥的发生，是由阴阳之气衰于下，厥气逆上，下虚上实，《素问·厥论》谓："阳气衰于下，则为寒厥；阴气衰于下，则为热厥。"寒厥与热厥亦由阴阳之气衰于下所致。故其治皆从其下。

《素问·金匮真言论》："北方色黑，入通于肾，开窍于二阴。"故二便固或泻的病证，多由肾虚引起。以固证而论，肾阴虚损，津液干涸，可致大小便不利。如肾阴虚可致大便秘结或小便癃闭不利。治宜滋肾润肠，或滋阴利水通淋。肾阳虚损，而不化气，二便排泄无权，可致阳虚寒结。如老年患寒结便秘，以半硫丸论治；肾阳虚无以气化使出，可致小便不通，治以肾气丸温补肾阳。这是由于肾阴虚、肾阳虚引起的二便不利。以泻证而论：肾阳不足，命门火衰，固摄失职，可致二便遗泄。如脾肾虚寒引起的飧泄、五更泄、下利清谷，甚则大便失禁等证；阳虚不摄引起的尿频、遗尿、尿失禁等证皆属之。前者宜治以温肾补脾止泻，如四神丸之类；后者宜治以补肾而佐涩遗，如肾气丸加益智仁之类。肾阴虚损而不制阳，亦可引起热迫注泄。如伤寒少阴证，下利清水，热结旁流，真阴将涸，以大承气汤急下存阴，是其例证。

凡此皆由下焦肾的功能失调引起，故谓"诸厥固泄，皆属于下"。但不能一概而论，如泄泻有因脾虚引起者；便燥多由胃之燥热所致；肺为水上之源，肺气失于宣降，亦可导致小便不利。脾胃属中焦，肺属上焦，又非概指下焦了。

2. 六气

六气病机，包括风、热、火、湿、寒（内中缺燥）。内中属火的五条，属热的四条，属风的一条，属湿的一条，属寒的一条，共十二条。

（1）诸热瞀瘛，皆属于火　外感热病，往往由于热邪过盛，出现神志不清（指神昏谵语）、拘挛抽搐之证，此属热邪化火。一见于温热病的过程中，邪热炽盛，内陷心包，出现神昏谵语。一见于邪热炽盛，肝阴被灼，热极生风，而致筋脉抽搐，角弓反张；风火上扰，亦致痉厥昏愦。其治药宜苦寒清泄。

但亦有因于寒而出现神昏抽搐之证，如小儿慢脾风之类，此又当仔细辨认，不得混误。

$$热 \to 火 \nearrow 神志 \to 神志不清（瞀）$$
$$\searrow 筋脉 \to 筋脉挛急（瘛）$$

（2）诸禁鼓栗，如丧神守，皆属于火　临床中，某些温热病，在壮热亢极的时候，往往出现恶寒战栗，口噤鼓颔，惶恐不安，继而神志朦胧，甚至昏迷。此为阳热内郁，火热盛极反兼寒水之化。即《素问·阴阳应象大论》所谓"热极生寒""重阳必阴"。刘河间认为"心火热甚，亢极而战，反兼水化以制之"。

当然，口噤鼓颔之证，并不完全属火，亦有阴盛阳虚而生寒栗者。如《素问·调经论》曰："阳虚则外寒。"亦有太阳伤寒将解而战汗者，仲景曰："其人本虚，是以作战。"可见，诸噤鼓栗，虽多属火，亦有因寒因虚因表者，应根据脉症，详加辨认。

（3）诸逆冲上，皆属于火　因火性炎上，故在临床上凡有气逆冲上现象的疾患，如呕吐、呃逆、喘急、呕血、衄血等，多因于火热所致，而以泄火降冲之法治之。例如胃之火热盛，可致呕吐、呃逆；肺之火热盛，可致呼吸喘急；热迫血妄行，可致呕血、衄血等，皆属此类疾患。

但并非所有气逆冲上现象的疾患，都属于火。亦有因于寒因于虚者。如胃热可致呕吐，胃寒亦可致呕吐；胃火上冲可致呃逆，病久胃虚亦可致呃逆。属于热者，宜清之降之；属于寒者，宜温之补之。寒热虚实之间，病机治疗，大相径庭，所当深辨。

（4）诸躁狂越，皆属于火　火为阳，阳主动。故火热为病，多出现躁动狂越的现象。正如刘河间所谓："热盛于外，则肢体躁扰，热盛于内，则神志躁动。"

在临床上，因于火热所致的躁动狂越有两种病因：外感热病，热势由轻转重，热极化火，扰及神明，可形成神志烦躁不宁，狂妄失常，谵语昏愦等。如伤寒、温病的阳明腑证，或热陷心包，皆属火证范围。

情志抑郁，痰蒙火扰，则往往出现无热的躁狂之证。轻者如肝火上炎，症见烦躁不宁，面红目赤，头晕目眩等。重者如肝火暴张，痰热上扰，清窍被蒙，而出现躁狂之证，其治皆当以治火为先，清泄心肝。如症见躁狂妄越，又当辅以豁痰开窍。但必须指出，躁证亦有的属于阴躁，从发病机制上讲，此属阴盛格阳，伤寒少阴证多有此象，这就不属于火。

（5）诸病胕肿，痛酸惊骇，皆属于火　临证中，每每见到踝跗部红肿热痛，严重时可致惊骇不安。实际按其发病部位来讲，不局限于踝跗部，身体任何部位肌肤均可发生红肿热痛，属血分有热，火毒郁结，治以清火凉血为主。

（6）诸胀腹大，皆属于热　热郁气滞，腑失通降，可致腹部胀大。在临床上一见于嗜酒厚味，湿热郁滞于中，致生胀满；一见于里热壅滞，大便燥结，腑气不通，而致腹满胀大。治疗之法，即《素问·阴阳应象大论》所谓"中满者，泻之于内"。因湿热阻滞所致者，以清热化湿、除满导滞之方药论治，如用东垣之中满分消丸。因里热结实者，以仲景之三承气汤、大柴胡汤、大黄牡牡丹皮汤等论治。

腹部胀满，并不完全属热，亦有属于寒者。大抵因热所致的腹胀，病势比较急剧；因寒所致的腹胀，病势比较徐缓。另外从其脉象、二便、拒按喜按等情况，以区别寒热虚实，不难辨认。

（7）诸病有声，鼓之如鼓，皆属于热　在临床上，腹部胀大，鼓之如鼓，而有肠鸣的，多由恣食肥甘厚味，传化迟滞，积滞生热，湿热中阻，肠胃之气升降失调，气不得宣所致。因系气滞腹胀，故叩击腹部如鼓之空响；湿滞肠中，气迫水窜，而有肠鸣之声。治宜泄热利湿，消胀除满，前述中满分消丸可用。

但腹胀肠鸣，鼓之如鼓，不尽属热，亦有属寒的。如《灵枢·师传》谓："胃中寒则腹胀，肠中寒则肠鸣飧泄。"《灵枢·口问》谓："中气不足，肠为之苦鸣。"

属寒属热，应根据脉象及其兼症，细心体认。一般地说，伴有腹满，大便黏滞不爽，矢气恶臭，肠鸣，口唇干燥，脉见洪数之象的，是属热证。

（8）诸转反戾，水液浑浊，皆属于热　转、反、戾三者，总的说来，都是指筋脉肢体拘挛抽搐的现象，属于痉病的范畴。然致痉的原因很多，有谓六淫均可致痉。而本条所言，是属因风热兼化引起的痉病，其症必兼见小便黄亦不清，所以本条有"水液浑浊"一句。可见本条是阐明因热致痉的鉴别要点。正如张景岳所谓："小便浑浊者，天气热则水浑浊，寒则清洁，水体清而火体浊故也，又如清水为汤，则自然浊也。"

由此也可看出，小便浑浊（小便黄赤不清），是诊断热证的重要方法。

（9）诸呕吐酸，暴注下迫，皆属于热　本条是辨别胃肠因热引起呕吐、泄泻症状的鉴别方法。火性炎上，胃膈热甚，可致胃气上逆，发生呕吐，然呕吐之物必有酸腐之味，此其鉴别要点。

火性疾速，肠中蕴热，湿热壅滞，热迫下注，可发生急剧腹泻（暴泻如注），多为黄色水样便，或夹有黏液，同时伴有肛门灼热急迫的感觉。张洁古谓："暴泻非阴，久泻非阳。"

当然，上述之症，尚应结合其他兼症，加以分析。如脘中灼热，渴思冷饮，口舌干燥，肛门灼热，小便涩赤，脉象滑数等，方可确诊热证无疑。

因寒所致之呕吐腹泻，一般无呕吐酸腐与下利窘迫之症，同时从其兼症加以分析，则不难辨认。

（10）诸暴强直，皆属于风　本条所言之风，还是指内风而言。至于前条"诸风掉眩，皆属于肝"，是泛指临床上所见的肢体震颤抽搐、头目眩晕昏仆之类，皆属肝风范围，其概括范围较广。而本条所言，是指突然发生的肢体强直拘挛之证，是突出风性善行数变，发病急，变化快的致病特点。

（11）诸痉项强，皆属于湿　痉病多由风邪引起，即前文所谓"诸风掉眩，皆属于肝""诸暴强直，皆属于风"便是。然其他邪气亦可引起，有人认为六淫皆可致痉。本文所谈是限于湿邪引起的痉病而言。湿邪致痉，是于暑湿流行之令，湿热之邪外侵，湿热郁蒸，湿为热燥，酿为痰浊，内蒙心窍，外窜经络，因致筋脉瘈疭，神志昏愦，而成痉病。治宜清暑化湿，开窍息风。不过临床上，因湿致痉还是比较少见的。故后世有的医家认为此条非指痉病而言，乃是因湿所致的项强之证，也不是没有道理的。

（12）诸病水液，澄沏清冷，皆属于寒　前条水液浑浊，皆属于热，本条水液澄沏清冷，皆属于寒，可见分析人体排出水液的清浊，是区别寒热病证的要点。根据临床所见，凡上下所出水液澄沏清冷的，绝大多数属于虚寒一类的疾病。如咳出痰液清稀，多为肺寒；下利鸭溏清稀，多为肠寒等。如张景岳谓："如秋冬寒冷，水必澄清也。"

通过对病机十九条的讨论，可以看出病机十九条，是对一切疾病的病理机制进行概括分类的一种形式，是临证时分析证候属性，寻找发病机制，追求发病原因的重要逻辑方法。

认识与掌握疾病的病理机制，必须从分析证候入手。"证候"这一概念，一般是辨证的结果，是病因和病变机制的概括。所以，每条病机，都是通过主症，来寻找发病机制，追求发病原因，这是中医病机理论的特点。

病机十九条，以五脏、六气分类，属于五脏的七条，属于六气的十二条。六气中属风的一条，属寒的一条，属湿的一条，属热的四条，属火的五条。可见火热的病机是临床上最多见的。因为一切外感之邪，如风寒暑湿燥皆可化火，谓之五气化火。另外五志亦可化火，饮食积滞也可转为火热之证。所以火与热则占了九条。

二、阴阳、寒热、虚实、表里、升降病机

（一）阴阳寒热盛衰失调

【原文】阴胜则阳病，阳胜则阴病；阳胜则热，阴胜则寒；重①寒则热，重热则寒。（《素问·阴阳应象大论》）

【提示】说明阴阳偏胜而发病的一般规律。

【注释】

①重：作"极"字解。

【语译】人体阴阳是对立统一的。如果阴气偏胜，便要抑制阳气，使阳衰而发病；阳气偏胜，便要抑制阴气，使阴衰而发病。其结果是阳气偏盛便要产生热证，阴气偏胜便要产生寒证；寒到极点，会出现热象，热到极点，会出现寒象。这是阴阳胜复消长，物极则反的道理。

【按语】人体阴阳二气必须维持相互制约、相互依存的对立统一关系，方能健康无病。因此，阴阳二气失去协调，产生偏胜偏衰，这是疾病发生的总的机制所在。阳主热，阴主寒。因此，阳气偏胜，则阴不制阳，便要产生热证；阴气偏胜，则阳不制阴，便要产生寒证。寒证与热证，是阴阳偏胜偏衰的体现，是疾病总的证候反映，尽管临床症状千变万化，但不出寒热两端。

寒与热，是两种性质相对的病机，当它们发展到极点时，还可以各自向其反面转化，而出现反常现象。本文的"重寒则热"，是指寒盛到极点时，会表现出阴盛格阳，孤阳外越的假热现象；"重热则寒"，是指热盛到极点时，会表现出阳热内结，拒阴于外的假寒现象。这都是疾病发展严重时所出现的本质与现象不一致的情况。

【参考资料】

(1) 汪昂："阴何以病？由于阳胜则太热也；阳何以病？由于阴胜则太寒也。"

(2) 张景岳："此即上文寒极生热，热极生寒之义。盖阴阳之气，水极则似火，火极则似水，阳盛则格阴，阴盛则格阳。故有真寒假热、真热假寒之辨。此而错误，则死生反掌。"

【原文】 阳盛则身热，腠理闭，喘麤①为之俛仰②，汗不出而热，齿干以烦冤③，腹满，死，能④冬不能夏；阴胜则身寒，汗出，身常清，数⑤栗而寒，寒则厥，厥则腹满，死，能夏不能冬。此阴阳更胜⑥之变，病之形能⑦也。(《素问·阴阳应象大论》)

【提示】 说明阴阳偏胜引起的寒热证候，及阴阳偏胜对时令气候的适应。

【注释】

①麤：音义同"粗"。

②俛仰：俛同"俯"。俛仰，形容呼吸困难的状态。马元台："喘息粗气，不得其平，故身为之俯仰。"

③烦冤：即烦闷。张景岳："冤，郁而乱也。"

④能：这里通"耐"。

⑤数：作"频"字解。

⑥更胜：张景岳："更胜，迭为胜负也，即阴胜阳病，阳胜阴病之义。"

⑦形能：能，古通"态"。形能，犹言疾病的症状。

【语译】 阳气偏胜则身体发热，腠理闭塞，喘息气粗，甚则呼吸困难，身体亦为之俯仰不安，由于汗不得出，热不得泄，则热势愈来愈高，终至灼伤津液，牙齿干燥，烦闷，如果再发生腹满，说明脾土之气衰败，后天无继，是死证，这是属于阳胜之病，所以能耐于冬天，而不能适应于夏天。阴气偏胜则身体寒冷，汗出，身体经常清冷，且不时战栗而恶寒，甚至由恶寒而引起四肢厥逆，如果手足厥逆相继发生腹部胀满的，也是脾土之气衰败，后天无继，是死症，这是属于阴胜的病，所以能耐于夏天，而不能适应于冬天。这就是阴阳互相胜负的病理变化，所反映出的疾病的症状表现。

【按语】 本节经文主要讨论阴阳偏胜引起的寒热证候，并说明其病势发展及预后情况。根据阴阳相互抑制的原理，阳盛必导致阴虚，阴虚不能制阳，则阳必愈亢；阴盛必导致阳虚，阳虚不能制阴，则阴必愈胜。因此治疗之法，阳盛之病，制阳必兼顾其阴；阴盛之病，制阴必兼顾其阳。而且无论寒证、热证，如果病到脾土之气衰败，则表示预后不良。因此，在治疗中，亦要兼顾脾气。另外，人体阴阳的盛衰变化，必受四时阴阳盛衰变化的影响，从而导致疾病向好的趋势或坏的趋势发展，明了这种情况，即可判断疾病的预后转归，又可因势利导，进行合理治疗。

【原文】 阳虚则外寒，阳虚则内热，阳盛则外热，阴盛则内寒，余已闻之矣，不知其所由然也。岐伯曰：阳受气于上焦①，以温皮肤分肉之间，今寒气在外，则上焦不通，上焦不通，则寒气独留于外，故寒栗。帝曰：阴虚生内热奈何？岐伯曰：有所劳倦②，形气衰少③，谷气不盛④，上焦不行，下脘不通⑤，胃气热，热气熏胸中，故内热。帝曰：阳盛生外热奈何？岐伯曰：上焦不通利，则皮肤致密，腠理闭塞，玄府⑥不通，卫气不得泄越，故外热。帝曰：阴盛生内寒奈何？岐伯曰：厥气⑦上逆，寒气积于胸中而不泻，不泻则温气⑧去，寒独留，则血凝泣⑨，凝则脉不通，其脉盛大以涩，故中寒。（《素问·调经论》）

【提示】说明阴阳偏盛偏衰引起的寒热虚实证候及其病理机制。

【注释】

①阳受气于上焦：阳，指卫气。上焦宗气统领卫气行于周身，故谓阳受气于上焦。

②劳倦：即劳损、劳伤。

③形气衰少：即形衰气少。因劳倦伤脾，脾主肌肉，脾伤则不能输布水谷精微以营养形肉，故形衰气少。

④谷气不盛：脾气虚弱，不能运化水谷之气以充养周身，故谓谷气不盛。

⑤上焦不行，下脘不通：高士宗："上焦不能宣五谷味，故上焦不行；下脘不能化谷之精，故下脘不通。"

⑥玄府：即汗孔。

⑦厥气：张景岳："厥气，寒厥之气也。"

⑧温气：即阳气。

⑨泣：通"涩"。

【语译】阳虚则产生外寒，阴虚则产生内热；阳盛则产生外热，阴盛则产生内寒。我已经听到了这些说法，但不知它的道理？岐伯说：卫阳是受上焦之气的统领而敷布于全身的，它的功用是温养皮肤分肉之间，如今寒气在外，使上焦之气不能通达于肌肤腠理之间，上焦不通，则使寒气独留在体表，所以发生恶寒战栗的症状。黄帝说：阴虚生内热是怎样的？岐伯说：由于过度的劳倦，损伤了脾气，以致形衰气少，水谷之气不盛，上焦不能宣达五谷之味，下脘不能传送饮食水谷，胃气郁遏而生热，热气熏于胸中，所以产生内热。黄帝说：阳盛生外热是怎样的？岐伯说：由于上焦之气不能通利，则使皮肤致密，腠理闭塞，汗孔也就不通，卫气不能发泄外越，所以发生外热。黄帝说：阴盛生内寒是怎样的？岐伯说：阴气过盛，则寒气上逆，寒气积聚于胸中而不去，寒气不去则有温暖作用的阳气就会耗散，而寒气独留于胸中，以致血液凝涩，血液凝涩则脉道就不通畅，因而其脉即现出盛大而见涩象，所以成为内寒。

【按语】本节经文主要讨论阴阳偏盛偏衰引起的寒热证候。寒和热都要分辨属于虚、属于实的两个方面。"阳虚则外寒"，这是属于虚寒证。因为阳主外，其气热；阳虚则失去温煦作用，所以产生肢冷畏寒的外寒现象。"阴虚生内热"，是属于虚热证。因为阴主内，其属水；阴虚则水不济火，阴不制阳，会导致阳亢，而产生内热。"阳盛则外热"，是属于实热证。此多见于外感邪热入里，阳亢热盛，其身壮热，故云"外热"。"阴盛则内寒"，同样是属于虚寒证。阴主内，其气寒，阴之所以盛，主要是由于阳虚造成的。阳虚外寒，阴虚内热，阴盛内寒，都属于虚；独阳盛外热则属于实。在治疗上，由盛而虚者，盛为本，虚为标，如阳盛外热，则以清泄热邪为主。由虚而盛者，虚为本，盛为标，如阳虚阴盛，以补阳消阴为

217

主，阴虚内热，以育阴潜阳为主，这也是符合"治病必求于本"的原则的。

【参考资料】

(1) 张景岳："阳主表，其气热，阴主里，其气寒，所以阳虚则寒，阳盛则热，阴虚则热，阴盛则寒也。"

(2) 张景岳："按本节言劳倦伤形，指脾胃也。若情欲不节，则五脏失守而伤精，精伤则水亏，故邪火易生，阴虚内热，此为尤甚。"

(3) 马元台："此节脉若作外诊之脉，理宜沉涩，今曰盛大而涩，恐是在中之脉，非外见者。"

【原文】黄帝问曰：人身非常温①也，非常热①也，为之热而烦满者，何也？岐伯对曰：阴气少而阳气胜，故热而烦满也。帝曰：人身非衣寒②也，中非有寒气也，寒从中生③者何？岐伯曰：是人多痹气④也，阳气少，阴气多，故身寒如从水中出。(《素问·逆调论》)

【提示】论虚寒证、虚热证的发病机制及其证候表现。

【注释】

①非常温、非常热：谓不是感受一般的温邪或热邪。

②非衣寒：不是由于衣服单薄而感受外寒。

③寒从中生：张景岳："无所固而寒者，寒生于中也。"

④痹气：《圣济总录》："痹气内寒者，以气痹而血不能运，阳虚而阴自盛也；故血凝泣而脉不通，其证身寒如从水中出也。"是谓由于寒从中生，而致气血痹着而不流行。

【语译】黄帝问道：人体有不是感受一般的温邪，也不是感受一般的热邪，然而却发生热而烦满的病候，这是什么缘故？岐伯回答说：这是由于阴气少，阳气胜，所以热而烦满。黄帝说：人体不是由于衣服单薄而感受外寒，体内也不是早有寒气，但寒气却从中生，这是什么原因？岐伯说：这是由于这种人有阳气痹着不行之病，阳气衰少，阴气偏盛，所以身体发冷，像从冷水中出来一样。

【按语】阴阳之间是相互制约的，有偏虚则必有偏盛。热可以由于阳胜，亦可以由于阴虚。本文之"阴气少而阳气胜，故热而烦满"，是由于阴虚而导致的阳盛，即前文所谓的"阴虚生内热"，多见于内伤病。如症见肌肉消瘦、五心烦热、口燥咽干、盗汗、潮热等。治宜壮水之主，以制阳光。寒可以由于阴盛，亦可以由于阳虚。本文之"阳气少，阴气多，故身寒如从水中出"，是由于阳虚而导致阴盛，即前文所谓的"阳虚生外寒"，亦多见于内伤劳损或久病阳虚所致。症见身寒怕冷、手足厥逆、神衰踡卧、口淡不渴、大便稀薄、小便清长等。治宜益火之源，以消阴翳。

【原文】岐伯曰：阴者藏精而起亟①也，阳者卫外而为固也。阴不胜其阳，则脉流薄疾②，并乃狂③；阳不胜其阴，则五藏气争④，九窍不通⑤。是以圣人陈阴阳⑥，筋脉和同，骨髓坚固，气血皆从。如是，则内外调和，邪不能害，耳目聪明，气立如故⑦。(《素问·生气通天论》)

【提示】说明疾病的发生是体内阴阳协调关系遭到破坏，并说明调摄体内阴阳使之相对平衡，是健身防病的重要方法。

【注释】

①起亟：亟，在此音急，作"急"字解。起亟，是急起以相应之意。

②薄疾：薄，迫之意；疾，同"急"，是指脉流迫急而言，即脉搏急数洪大之类。

③并乃狂：并，合并、加重之意。谓阳气加重，就会发狂。

④争：高士宗："争，彼此不和也。"

⑤九窍不通：吴鹤皋："阴主凝塞，故九窍不通。"

⑥陈阴阳：张志聪："陈，敷布也。"犹言调理阴阳不使偏胜偏衰之意。

⑦气立如故：王冰："真气独立而如常。"

【语译】 岐伯说：阴精藏于内随时急起以供应阳气的需要，阳气保卫人体外部，而使肌肤固密以抵御外邪。如果阳气偏盛，阴不胜其阳，就会使脉的流动急迫，若阳气加重，就会发狂；如果阴气偏盛，阳不胜其阴，就会使五脏之气失去和调，以致九窍不通。所以善于养生的人能够调摄体内阴阳不使偏盛偏衰，这样就能够筋脉和顺，骨髓坚固，气血流行，皆顺从常道。这样，则内外阴阳之气和调，邪气不能侵害，耳目聪明，真气独立如常，不为邪气所动摇了。

【按语】 本节经文主要讨论阴阳的对立统一关系，指出阴主内，阳主外，阴阳之间必须相互为用，才能维持生理常态。如果任何一方的作用失常，导致阴阳关系失调，便要引起疾病。如能注意调摄体内阴阳，使之相对平衡，无偏盛偏衰，就可健身防病。

【参考资料】

(1) 张志聪："亟，数也，阴者，主藏精，而阴中之气，亟起以外应。"

(2) 张景岳："亟，气也。观阴阳应象大论曰'精化为气'。即此藏精起气之谓。"

(3)《难经·二十难》："重阳者狂。"

(4) 张景岳："并者，阳邪入于阳分，谓重阳也。"

(5) 张景岳："人受天地之气以立命，故曰气立，然必阴阳调和而后气立如故。"

(6)《素问·五常政大论》："根于中者命曰神机……根于外者命曰气立。"

(7)《素问·六微旨大论》："出入废则神机化灭，升降息则气立孤危。"

【原文】 邪入于阳则狂，邪入于阴则痹；搏阳则为巅疾①，搏阴则为瘖②；阳入之阴则静，阴出之阳则怒。（《素问·宣明五气》）

【提示】 讨论邪入于阴阳引起的诸种病变。

【注释】

①巅疾：巅，音颠，此指头顶。《素问·方盛衰论》："气上不下，头痛巅疾。"

②瘖：音阴，声哑不能说话。

【语译】 邪入于阳则阳偏盛而为狂，邪入于阴则阴盛寒凝而为痹；邪搏于阳则迫气上逆就发生为头顶疾患，邪搏于阴则阴津不能上承就发生瘖哑；病邪由阳而入于阴神志安静，由阴而出于阳则情志暴躁易怒。

【按语】 邪入于阳，邪从阳化，可引起"狂""巅疾"等疾患。"狂"可由热极化火，扰及神明，或五志化火，痰火内蒙引起。"巅疾"则多为大怒气逆、风火上扰引起的头痛、眩晕、昏仆之类。邪入于阴，邪从阴化，可引起"痹""瘖"的疾患。"痹"，则为风寒之邪侵入血分，以致寒凝血涩所致；"瘖"，则为邪搏五脏之阴，阴津受伤而不上承所致。至于"阳入之阴则静"，则多见于阴寒之证所呈现之神志安静；"阴出之阳则怒"，则多见于阳热之证所呈现之神志躁动。此类疾患所现之证，皆由阴阳之属性所决定。故临证分辨阴阳，是非常必要的。

【参考资料】

(1)《素问·生气通天论》："阴不胜其阳，则脉流薄疾，并乃狂。"

(2)《难经·二十难》："重阳者狂。"

(3)《灵枢·九针论》："邪入于阴则为血痹。"

(4)张景岳："巅，癫出。邪搏于阳，则阳气受伤，故为癫疾。上文言邪入于阳则狂者，邪助其阳，阳之实也，此言搏阳则为巅疾者，邪伐其阳，阳之虚也，故有为狂为巅之异。"

(5)张景岳："邪搏于阴，则阴气受伤，故声为瘖哑。阴者，五脏之阴也。盖心主舌，而手少阴心脉，上走喉咙，系舌本；手太阴肺脉循喉咙；足太阴脾脉上行结于咽，连舌本，散舌下；足厥阴肝脉循喉咙之后，上入颃颡，而筋脉络于舌本；足少阴肾脉循喉咙，系舌本。故皆主病瘖也。"

【原文】 病甚则弃衣而走，登高而歌，或至不食数日，踰垣上屋，所上之处，皆非其素所能也，病反能者何也？岐伯曰：四支者，诸阳之本①也，阳盛则四支实，实则能登高也。帝曰：其弃衣而走者何也？岐伯曰：热盛于身，故弃衣欲走也。帝曰：其妄言骂詈②不避亲疏而歌者，何也？岐伯曰：阳盛则使人妄言骂詈，不避亲疏，而不欲食，不欲食，故妄走也。

(《素问·阳明脉解》)

【提示】 论阳盛所致的狂妄之证。

【注释】

①四支者，诸阳之本：张景岳："阳受气于四支，故四支为诸阳之本。"

②詈：音历，亦"骂"之意。又谓恶言及之曰骂，诽谤咒诅曰詈。

【语译】 有的病严重时脱掉衣服而乱跑乱走，登高而歌，或者几天不吃饭，还能够越墙上屋，而所登上的地方，都不是素常所能够的。有了病反而能够，这是什么原因？岐伯说：四肢为诸阳之本，阳气盛则四肢实，四肢实所以能登高了。黄帝说：他脱掉衣服而乱跑，这是什么原因？岐伯说：阳热之气偏盛于身，所以脱掉衣服而乱跑。黄帝说：他神志失常妄言胡说斥詈人家，而且不避亲疏随便唱歌，这是什么原因？岐伯说：阳邪亢盛，使他神志失常，胡言乱语、斥骂人家，不避亲疏，而且不知道要吃东西，连吃饭都不知道，所以乱跑了。

【按语】 本文专题讨论阳邪偏盛所引起的躁狂之证。与前文"阴不胜其阳，则脉流薄疾，并乃狂""邪入于阳则狂"，以及病机十九条中"诸躁狂越，皆属于火"的病理机制是一致的。临床中，多见于情志抑郁、痰蒙火扰所引起的躁狂之证。因系阳盛火郁所致，故治疗应以治火为先，而佐以豁痰开窍解郁之品。

【原文】病在阳，则热而脉躁；在阴，则寒而脉静。（《素问·疟论》）

【提示】论阳热证与阴寒证之不同脉象。

【语译】病在阳分，则身热而脉搏躁急；病在阴分，则身寒而脉搏沉静。

【按语】病在阳则阳盛，阳主热，主动，故身热而脉搏躁急；病在阴则阴盛，阴主寒，主静，故身寒而脉搏沉静。

【原文】夫疟气者，并于阳则阳胜，并于阴则阴胜，阴胜则寒，阳胜则热。（《素问·疟论》）

【提示】论疟疾发热恶寒的病理机制。

【语译】疟邪并于阳则阳胜，并于阴则阴胜，阴胜则寒，阳胜则热。

【按语】这是讨论疟疾发冷发热的病机。邪并于阴则阴胜，则出现发冷的现象，邪并于阳则阳胜，则出现发热的现象。阐明疟疾之阵冷阵热，也是人体阴阳盛衰失调的病理反应。

【原文】黄帝问曰：厥①之寒热者，何也？岐伯对曰：阳②气衰于下，则为寒厥；阴②气衰于下②，则为热厥。帝曰：热厥之为热也，必起于足下者，何也？岐伯曰：阳气起于足五指之表③，阴脉者，集于足下而聚于足心，故阳气胜，则足下热也。帝曰：寒厥之为寒也，必从五指而上于膝者，何也？岐伯曰：阴气起于五指之里④，集于膝下而聚于膝上，故阴气胜，则从五指至膝上寒，其寒也，不从外，皆从内也。（《素问·厥论》）

【提示】讨论寒厥、热厥的发病机制和主要症状。

【注释】

①厥：张景岳："厥者，逆也。"阴阳之气不相顺接，气血逆乱，便为厥。阴虚阳胜则为热厥，阳虚阴胜则为寒厥，下虚上实则为昏厥。

②阳、阴、下：王冰："阳，谓足之三阳脉；阴，谓足之三阴脉；下，谓足也。"

③五指之表：古"指"与"趾"通用。表，指五趾之端的外侧。实际是指足三阳经脉之气出自各经趾端之井穴。如足太阳出于足小趾外侧端之至阴穴；足少阳出于足四趾外端之足窍阴穴；足阳明出于足次趾外侧端之厉兑穴。

④五指之里：张景岳："里言内也，亦足下也。"是言足三阴经脉起于足五趾之端的内侧或足趾之下，如足太阴经脉起于足大趾之端的内侧，足厥阴经脉起于足大趾之端的毛中，足少阴经脉起于足小趾之下，斜趋足心。

【语译】黄帝问道：厥病有寒有热，是怎样形成的？岐伯说：阳气衰于下，则发为寒厥；阴气衰于下，则发为热厥。黄帝说：热厥证的发热，必先起于足下，这是什么道理？岐伯说：足三阳经之气皆起于足五趾之端的表侧，而足三阴经之脉，皆集于足趾之下而聚于足心，所以，三阳经之气偏胜了，则三阴经之气必虚，阳胜则乘阴位，故足下发热。黄帝说：寒厥证的寒冷，必先从足五趾而向上于膝部，这又是什么道理？岐伯说：足三阴经之气皆起于五趾之下，而集聚于膝之上下，所以阴气偏胜了，阳气就虚，阳虚则外寒，故寒冷就先起于足之五趾，而上行到膝部，这种寒冷，不是从外侵入，而是从内发生的。

【按语】本文认为寒厥、热厥的发生，是三阴三阳经脉之气衰于下所致。因三阴三阳经

221

脉之气皆出自四肢末端，分向头面与躯干内脏，渐行渐深，此即《灵枢·本输》所谓"所出为井""所溜为荥""所注为俞""所行为经""所入为合"的循行规律。阴经之气虚于下，则阳经之气偏胜，而为热厥；阳经之气虚于下，则阴经之气偏胜，而为寒厥。因阴阳经脉之气皆从下而上，故寒厥、热厥的发生，亦由下而上。但结合临床来谈，则从下焦肾阴肾阳的盛衰失调来领会寒厥、热厥的发生机制，较为切当。张景岳谓："盖肾居五脏之下，为水火阴阳之宅。"因此，肾阳衰于下，阳虚阴胜，不温于四肢，则为寒厥；肾阴衰于下，阴虚生内热，故致手足心热，则为热厥。其原因皆在于下。此文热厥所表现的症状是手足心热，与《伤寒论》手足逆冷之热厥证是有区别的。

【参考资料】

(1) 张志聪："阴阳二气，皆从下而上，是以寒厥、热厥之因，由阴阳之气衰于下也。"

(2) 马元台："彼肝脾肾之为阴脉者，集于足指之下，而聚于足心，其所行者，皆阴分也。"

(3) 张景岳："厥者，逆也，气逆则乱，故为眩仆脱绝，是名为厥。愚按厥证之起于足者，厥发之始也，甚至猝倒暴厥，忽不知人，轻则渐苏，重则即死，最为急候，后世不能详察，但以手足寒热为厥，又有以脚气为厥者，谬之甚也。虽仲景有寒厥热厥之分，亦以手足为言，盖彼以辨伤寒之寒热耳，实非若内经之所谓厥也。"

【原文】 其身多热者易已；多寒者难已。(《灵枢·论痛》)

【提示】 论热证与寒证的预后转归。

【语译】 病人的身体多热，病就容易痊愈；病人的身体多寒，病就不容易痊愈。

【按语】 身体多热，说明阳气不衰，能够化热抗邪，故易愈；身体多寒，说明阳气已衰，病从寒化，抗邪能力减弱，故病难愈。一般说来，热属功能的病理性亢奋，寒属功能的病理性衰退，故预后转归不同。

(二) 阳气损伤之诸种病变

【原文】 阳气者，若天与日，失其所，则折寿而不彰①。故天运②当以日光明，是故阳③因而上，卫外者也。因于寒，欲如运枢④，起居如惊⑤，神气⑥乃浮。因于暑，汗，烦则喘喝⑦，静则多言；体若燔炭⑧，汗出而散。因于湿，首如裹，湿热不攘⑨，大筋緛⑩短，小筋弛⑪长，緛短为拘，弛长为痿。因于气，为肿，四维相代⑫，阳气乃竭。

阳气者，烦劳则张⑬，精绝⑭，辟积⑮于夏，使人煎厥⑯；目盲不可以视，耳闭不可以听，溃溃乎若坏都⑰，汩汩乎⑱不可止。阳气者，大怒则形气绝⑲，而血菀⑳于上，使人薄厥㉑。有伤于筋，纵㉒，其若不容㉓。汗出偏沮㉔，使人偏枯。汗出见湿，乃生痤疿㉕。高梁㉖之变，足生大丁㉗，受如持虚㉘。劳汗当风，寒薄为皶㉙，郁乃痤。

阳气者，精则养神，柔则养筋㉚。开阖㉛不得，寒气从之，乃生大偻㉜；陷脉为瘘㉝，留连肉腠，俞气化薄㉞，传为善畏㉟，及为惊骇；营气不从，逆于肉理，乃生痈肿；魄汗㊲未尽，形弱而气烁㊳，穴俞以闭，发为风疟㊴。故风者，百病之始也㊵，清静㊶则肉腠闭拒㊷，虽有大风苛毒㊸，弗之能害，此因时之序也。故病久则传化㊹，上下不并㊺，良医弗为。故阳畜⁴⁶积病死，而阳气当隔，隔者当泻，不亟⁴⁷正治，粗⁴⁸乃败之。故阳气者，一日⁴⁹而主外，平旦⁵⁰人气⁵¹生，日中而阳气隆，日西而阳气已虚，气门⁵²乃闭。是故暮而收拒⁵³，无扰筋骨，无见雾露，反此三时⁵⁴，形乃困薄⁵⁵。（《素问·生气通天论》）

【提示】强调阳气在人体的重要作用，列举阳气失调所引起的诸种病变。

【注释】

①不彰：不著明，即不存在于人世之谓。

②天运：天体的运行。

③阳：指卫阳而言。

④欲如运枢：枢，户枢。言卫气卫外而司开阖，如户枢之运转。

⑤惊：妄动之意。

⑥神气：即阳气。

⑦喘喝：气喘喝喝有声。

⑧燔炭：燔，音烦，焚烧的意思。燔炭，言体肤蒸热，犹如火炭一样。

⑨攘：排除的意思。

⑩缓：张景岳："缓，音软，缩也。"

⑪弛：松缓的意思。

⑫四维相代：四维，指四肢；相代，代作"替"解，即相互交替之意。高士宗："四肢者，诸阳之本，今四维相代，则阳气乃竭。"

⑬张：亢盛的意思。

⑭绝：作"衰竭"讲。

⑮辟积：丹波元坚："辟与襞同，襞积即今之裙褶。"即重复的意思。

⑯煎厥：病名。煎，是形容词，煎熬的意思；厥，逆之意。此病是阳盛阴虚，又逢夏令，阴液被亢阳所耗损，如物被煎熬，阴虚则亢阳迫逆于上，故称煎厥。

⑰溃溃乎若坏都：溃溃乎，形容水流决口，积水奔流的样子。坏都，水所聚会之处曰都，此指堤防，是言堤防败坏。全句形容病势危殆，好像河堤决口，水流奔放，不可收拾。

⑱汩汩乎：汩，音古，即水流不止的样子。

⑲形气绝：绝，阻绝不通。是言气逆于上，不能正常地运行全身，以致形气失去协调之意。

⑳菀：音义通"郁"。

㉑薄厥：病名。张志聪："薄，迫也，气血并逆于上，而使人迫厥也。"是指气血逆上所发生的昏厥之证。

㉒纵：弛缓的意思。

㉓不容：容作"受"字解；不容，是指肢体不受意志的支配。

㉔偏沮：偏作"侧"字解；沮，湿润的意思，《广雅》："沮，润渐濡湿也。""偏沮"，是指身体半侧有汗而言。

㉕痤痱：音挫费。痤，小疮疖；痱，痱子，即汗疹。

㉖高粱：同"膏粱"，指肥美的食物。

㉗足生大丁：足，这里作"能够"或"足以"解。丁，同"疔"。

㉘受如持虚：形容发病之易，好像持空虚之器皿以受物。

㉙皶：音渣，是粉刺，发于面部的小疹子。

㉚精则养神，柔则养筋：吴鹤皋："此又阴阳气之运养也。言阳气者，内化精微，养于神气，外为津液，以柔于筋。"

㉛开阖：阖，音合。开阖，指皮肤汗孔的开闭。

㉜大偻：偻，作"屈"字解；大，作"甚"字解。即腰脊曲而不伸。

㉝陷脉为瘘：陷脉，寒气深入脉中。瘘，漏管。

㉞俞气化薄：经俞的气化薄弱。

㉟善畏：邪入于心，使神伤善畏。

㊱惊骇：邪入于肝，使发惊骇。

㊲魄汗：肺藏魄，外主皮毛，皮表所出之汗，亦可称魄汗。

㊳烁：通"铄"，消的意思。

㊴风疟：《素问·刺疟》："风疟，发则汗出恶风。"

㊵故风者，百病之始也：张景岳："凡邪伤卫气，如上文寒、暑、湿、气、风者，莫不缘风气以入，故风为百病之始。"

㊶清静：指人的意志清静，善于涵养精神。

㊷闭拒：腠理密闭，抗拒外邪。

㊸大风苛毒：大，含有厉害之意，大风，言风之大者；苛毒，言毒之甚者。形容某些剧烈的致病因素。

㊹病久则传化：张志聪："病久者,邪留而不去也。传者，始伤皮毛，留而不去，则入于肌肤；留而不去，则入于经脉冲俞；留而不去，则入于募原脏腑。化者，或化而为寒，或化而为热，或化而为燥结，或化而为湿泻。盖天有六淫之邪，而吾身有六气之化也。"

㊺上下不并：并，是相互交通的意思。上下不并，就是上下不相交通，阴阳脱离之意。

㊻畜：同"蓄"，蓄积的意思。阳气蓄积之后，必乖隔不通，所以说，阳气当隔。

㊼亟：作"急"字解。

㊽粗：粗工，指技术不高明的医生。

㊾一日：指白天。

㊿平旦：日出的时候。

51 人气：人体阳气。

52 气门：即汗孔。张景岳："气门，玄府也，所以通行营卫之气，故曰气门。"

53 暮而收拒：王冰："暮，阳气衰，内行阴分，故宜收敛以拒虚邪。"

54 三时：指平旦、日中、日西。

⑤形乃困薄：形体被邪气困窘衰薄。

【语译】 人体的阳气，好像天空的太阳一样，如果太阳失常，则天地不明；人体的阳气失常，便会夭折寿命而不能生存。所以天道的运行，是靠太阳得其光明，而人体的阳气也应运调于上外，才能起到保卫人体体表的作用。处于严寒的天气，人体的卫阳之气好像门户的开合一样运转活动，抗拒外邪，如果起居妄动，神气亦必向外浮越，阳气就不能固密了。感受了暑邪，则多汗，热迫心肺，则心烦气喘，喝喝有声，静止时，亦不免多言不休；若体肤蒸热，犹如火炭一样，则为暑天伤于寒邪，热为寒邪所束，治宜温散发汗，使阴邪透表，邪热自退。如果伤于湿邪，头部好像被东西包裹着一样，有胀闷沉重的感觉。如果湿热之邪不能及时地排除，伤及营卫，筋脉失养，就会出现大筋收缩而短，屈而不伸，小筋却反松弛而长，伸而不屈；大筋连于骨内，缩短就成为拘挛，小筋络于骨外，松弛就成为痿软无力之证。如果由于气虚而成为肿病的，到了四肢交替浮肿的程度，这是阳气衰竭的现象。

人体的阳气，如果在过度烦劳的情况下，就会引起亢盛，因而导致阴精耗竭，这种病情，如反复延续到了夏天仍不愈，再加上暑热的熏灼，就会发生煎厥之证。它的主要症状是，两目昏糊不能视物，两耳闭塞听不到声音，病势危殆，好像河堤决口，水流横溢，有不可制止之势。又人身的阳气，当大怒的时候，就使气逆于上，使形气阻绝不通，气上逆血亦随之上逆而郁积于上，使人发生昏厥，这叫做薄厥。如果损伤及筋脉，肢体便会弛纵，其行动就不能随心所欲了。汗出偏于半侧身的，长久下去可能发生"偏枯"。汗出后而受到湿邪的侵袭，就要发生小疖和汗疹。过分地多食肥甘厚味食物的人，内多滞热，就能够发生大的痈疽，且其容易发生的程度，就好像拿着空盒去盛东西一样。如果劳动之后，汗出当风，寒气内迫于皮肤之里，每每发生粉刺，如果郁积久了，便成为痤疖。

阳气的功能，生化精微，内则可以养五脏神气，其精微的柔润作用外则可以濡养筋脉。如果皮肤汗孔的开闭失常，寒邪便随之侵入，阳气受伤，筋脉失去温养，以致筋骨失去作强支柱作用，就发生伛偻弯曲之病；寒邪深入血脉之中，血脉凝涩，便会发生瘘疮，如果留连肌肉腠理之间，日久不愈，经俞的气化薄弱了，寒邪便从经俞侵入，内迫脏腑，可传变为畏怯和惊骇等证；如果寒邪入于经脉，营气不能顺从地流行于脉中，而阻逆于肌肉腠理之中，日久便形成痈肿；汗出尚未尽止，这时形体虚弱，阳气亏损，而又感受了风寒，全身腧穴因而收闭了，风寒之邪不得外散，便有可能发为风疟之证。所以称风为百病之始，但只要人们的意志清静，无过于烦劳，阳气能固密于外，肌肉腠理就能密闭而抗拒外邪，这时虽有大风苛毒，也不能侵害，这是因为能够顺应四时之序的缘故。所以病邪留着时间长久了，就要内传而变化，若到了上下不相交通的阶段，虽有良医，也没有办法了。所以阳气蓄积，结而不通，也会致死；因为阳气蓄积，就要隔塞不通，隔塞不通当用泄的方法，如果不急速给以正确的治疗，任凭粗工妄为，疾病就会耽误而致死亡。人体的阳气，在白天的时候，主要是保卫着人体的外部，早晨天刚亮的时候，人体阳气开始活跃于体表，中午的时候，阳气最旺盛，太阳偏西的时候，体表的阳气由盛转虚，渐渐趋向于里，这时汗孔亦随之闭缩。到了黑夜，阳气收藏于内，汗孔闭塞，以拒虚邪，这时人们应当休息，不要再事操劳以扰动筋骨，使阴耗于内，不要接近雾露，使虚邪侵于外，如果违反这一规律，而仍如白天——平旦、日中、日西三时那样工作下去，形体就会被邪气所困顿，而日趋于薄弱。

【按语】本节经文主要强调阳气在人体的重要作用。故文章开首把人体阳气比作天空中的太阳，"失其所，则折寿而不彰"。接着列举了阳气失调引起的诸种病证。如阳气卫外的功用失调，四时之邪侵犯，可以引起寒、暑、湿等病证，文中的"因于寒""因于暑""因于湿"等便是。其中因暑、因湿已在本章病因一节中讨论过了。"因于气，为肿，四维相代，阳气乃竭"，是指由于阳气衰竭而不化水引起的浮肿病证，临证中，脾、肾、心阳虚均可见到。

阳气失调，可引起"煎厥""薄厥""偏枯"等病证。"煎厥""薄厥"同属厥证范畴。厥者，逆也，是因迫阳上亢而出现的昏厥之证，且其发病之因皆为情志失调引起。但二者有虚实之分。"煎厥"属虚证范畴。本文的"烦劳则张"，是"煎厥"的致病原因。由于烦劳而造成阳气亢盛，"阳胜则阴病"，故致阳盛精绝。又逢夏季气候炎热，自然界阳气亢盛，更促进人体阴精虚损，无以敛阳，亢阳迫逆于上，故致"目盲不可以视，耳闭不可以听"，甚则昏厥不省人事。看出本证阴虚是本，阳亢是标，故治宜育阴潜阳，壮水制火。"薄厥"属实证范围。本文的"大怒则形气绝"，是其致病原因。由于大怒伤肝，肝阳暴张，气血上逆，上干清窍，故致眩晕昏厥，称作"薄厥"。本证在临床上多指气厥及中风昏厥的病证。治宜平肝降逆，镇肝息风。如果气血皆逆于上，筋脉失养，有伤于筋，可致"纵，其若不容"的瘫痪之证，这属于"薄厥"的并发病证，临床多见于中风后的半身不遂。治宜益气养营，疏筋通络。

阳气不固，寒邪内侵，气血失调，可导致偻、瘘、痛、疟诸证。偻为寒邪内侵，阳气受伤，筋脉失去温养，所致的腰脊伛偻弯曲。临证中，伛偻之证，属寒者居多，治宜温阳散寒，强筋壮骨。"瘘"与"痈肿"，皆属外科疾患。其发生原因均可由寒邪侵入经脉，以致营逆血瘀，腐肌坏肉所致。然而，一般说来，"痈肿"多为阳性疮疡，可由寒滞经络，郁而化热，热腐肌肉，而为痈肿腐脓。"瘘"为疮疡不愈，经年成瘘，故多为阴性疮疡。寒者宜温阳散寒，益气养血；热者宜清热解毒，凉血消痈。其治亦异。至于"传为善畏，及为惊骇"，为痈、瘘经久不愈所出现的神志异常现象，此在疮疡中多属逆证范围，为疮毒内迫所致。临床多见于痈疽恶化所引起的脓毒症、败血症之类。

由于阳气失调是发生各种疾病的重要原因，所以本文最后教人们要顺应四时之序，以涵养精神，无过烦劳，以扰动阳气，使阳气固密，邪弗能害。而且在治疗上亦要注意交通阳气。

【参考资料】

(1) 张景岳："凡因于寒者，得冬之气，冬宜闭藏，当使精神常运于中而身无妄动，若起居不节，则神气外浮，无复中存，邪乃易入矣。"

(2) 吴鞠通："暑中有火，性急而疏泄，故令人自汗；火与心同气求，故善烦；烦则喘喝者，火克金故喘；郁遏胸中清廓之气故欲喝而伸之，其或邪不外张，而藏于心则静；心主言，暑邪在心，虽静亦欲自言不休者也。"

（3）朱丹溪《格致余论》："湿者土浊之气，首为诸阳之会，其位高而气清，其体虚，浊气熏蒸，清道不通，沉重而不爽利，似乎有物而蒙冒之。失而不治，湿郁为热，热留不去，大筋缧短者，热伤而血不能养筋，故为拘挛；小筋弛长者，湿伤筋不能束骨，故为痿弱。"

（4）马元台："因于气证所致者，凡怒则伤肝，肝气有余，来乘脾土，脾土不能制水，水气泛滥于四肢，而为肿胀之疾。"

（5）胡澍："此气指热气而言，上云寒暑湿，此若泛言气，则与上文不类，故知气为热气也。阴阳应象大论曰：热胜则肿，本篇下注引正理论曰：热之所过，则为痈肿，故曰因于气为肿。"

（6）高士宗："气犹风也，阴阳应象大论云：阳之气，以天地之疾风名之，故不言风而言气。因于气为肿者，风淫末疾，四肢肿也。"

（7）张山雷："目盲不可视，耳闭不可听，则即五脏生成篇之所谓徇蒙招尤、目冥耳聋，已是天旋地转，日月无光之候；更申之以溃溃乎汩汩乎两句，无非形容其昏然无识，莫明所苦之状，谓非肝阳暴动，眩晕昏瞀，猝厥猝仆而何？"

（8）《素问·金匮真言论》："夏暑汗不出者，秋成风疟。"

（9）张景岳："所谓清静者无他，在因四时之气序耳。如四气调神论曰：应春气以养生，应夏气以养长，应秋气以养收，应冬气以养藏，逆之则灾害生，从之则苛疾不起。顺其自生，是得四时清静之道。"

（10）张景岳："此所以顺阳气也，阳出而出，阳藏而藏，暮时阳气藏于阴分，故动宜收敛，以拒虚邪。无扰筋骨，则阳不耗于内，无见雾露，则邪不侵于外。若劳扰不分朝暮，反此三时，则阳气失养，形体劳困衰落矣。上二节言不但因时之序，虽以一日之间，亦当知所调养如此也。"

（三）表里出入

【原文】夫邪之客于形也，必先舍于皮毛，留而不去，入舍于孙脉，留而不去，入舍于络脉，留而不去，入舍于经脉，内连五藏，散于肠胃，阴阳俱感，五藏乃伤。此邪之从皮毛而入，极于五藏之次也。（《素问·缪刺论》）

【提示】说明邪气由表入里的传变层次。

【语译】凡是邪气之侵袭人体，必定首先侵入皮毛，如果逗留而不去，就内侵于孙络，再逗留不去，就内侵于络脉，仍逗留不去，就内侵于经脉，经脉内连于五脏，邪气就循经脉内入五脏，散布于六腑（如肠胃等）之间，这时内外阴阳都感受邪气，因而五脏就受伤了。这是邪气从皮毛侵入，最后进入五脏的次序。

【按语】表里是表示病邪侵犯人体部位的深浅和病势的趋向。一般地讲，证候表现在皮毛、经络的属表证，表现在五脏六腑的属里证。表证轻而浅，里证重而深。外邪侵入人体，一般是由表及里，逐次深入，这是外感病发展传变的一般规律。

【原文】黄帝曰：其生于阴者奈何？岐伯曰：忧思伤心；重寒伤肺[①]；忿怒伤肝；醉以入房[②]，汗出当风伤脾；用力过度，若[③]入房汗出浴，则伤肾。此内外三部之所生病者也。（《灵

【提示】说明病生于阴的诸种因素。

【注释】

①重寒伤肺：外感寒邪，内伤于冷食，内外受寒，谓之重寒，会使肺脏受伤。《灵枢·邪气脏腑病形》："形寒寒饮则伤肺。"

②醉以入房：《甲乙经》作"醉饱入房"。

③若：在这里作"或"字解。

【语译】黄帝说：病生于阴脏，是怎样的？岐伯说：忧思过度则伤心；形体受寒，内伤于冷食，会伤害肺脏；忿怒过度则伤肝；醉后行房，出汗之后，当风受凉，会伤害脾脏；用力过度，或在房事后汗出，又浴水中，会伤害肾脏。这都是身体内外上中下三部所发生的病证。

【按语】本文所论病生于阴，多属于内伤的致病因素。如文中的"忧思""忿怒"等，为情志所伤；"醉以入房""用力过度"等，为劳倦所伤；"重寒伤肺"，既为贪食生冷的饮食所伤，但其中也包括了形体受寒的外感因素。

【参考资料】

(1) 杨上善："因醉入房，汗出当风，则脾汗得风，故伤脾也。"

(2) 《素问·生气通天论》："因而强力，肾气乃伤。"

【原文】帝曰：内舍①五藏六府，何气使然？岐伯曰：五藏皆有合②，病久而不去者，内舍于其合也。故骨痹不已，复感于邪，内舍于肾。筋痹不已，复感于邪，内舍于肝。脉痹不已，复感于邪，内舍于心。肌痹不已，复感于邪，内舍于脾。皮痹不已，复感于邪，内舍于肺。所谓痹者，各以其时③，重感于风寒湿之气也。（《素问·痹论》）

【提示】肌体痹经久不愈内传五脏。

【注释】

①舍：张景岳："舍者，邪入而居之也。"即寄居潜藏之意。

②合：《素问·五脏生成》："心之合脉也，肺之合皮也，肝之合筋也，脾之合肉也，肾之合骨也。"

③各以其时：谓各在其所主的时令，重复地感受了邪气。如筋痹不愈，于春令复感于邪，则内舍于肝，成为肝痹。

【语译】黄帝说：痹病不愈，其邪可以内传而舍留于五脏六腑，是什么邪气使之如此呢？岐伯说：五脏与五体有内外相合的关系，病邪久留于体表而不去，便向内侵入与其所合的内脏，成为内脏痹。所以骨痹不愈，而又重复感受了邪气，就要内传而舍留于肾，成为肾痹。筋痹不愈，而又重复感受了邪气，就要内传而舍留于肝，成为肝痹。脉痹不愈，而又重复感受了邪气，就要内传而舍留于心，成为心痹。肌痹不愈，而又重复感受了邪气，就要内传而舍留于脾，成为脾痹。皮痹不愈，而又重复感受了邪气，就要内传而舍留于肺，成为肺痹。因此说，上述的五脏痹，是各在其所主的时令，重复地感受了风寒湿邪气而成的。

【按语】《内经》根据痹证发生的原因及其症状特点分为三种：即"其风气胜者为行痹，寒气胜者为痛痹，湿气胜者为著痹"。这对指导辨证施治，很有实践意义。在此基础上，又根据痹证的发病部位及其内传的特点，分为肢体痹与内脏痹，按五脏与体表组织内外相合的关系，又皆分之为五。肢体痹日久不愈，又重复地感受了风寒湿之邪，引起反复发作，邪重气深，脏气渐衰，就会向内传于五脏，引起内脏痹，这是痹证内传的病理机制。

【参考资料】

(1)《素问·痹论》："帝曰：其有五者何也？岐伯曰：以冬遇此者为骨痹；以春遇此者为筋痹；以夏遇此者为脉痹；以至阴遇此者为肌痹；以秋遇此者为皮痹。"

(2)《素问·痹论》："凡痹之客于五脏者，肺痹者，烦满喘而呕；心痹者，脉不通，烦则心下鼓，暴上气而喘，嗌干善噫，厥气上则恐；肝痹者，夜卧则惊，多饮数小便，上为引如怀；肾痹者，善胀，尻以代踵，脊以代头；脾痹者，四肢懈堕，发咳呕汁，上为大塞；肠痹者，数饮而出不得，中气喘争，时发飧泄；胞痹者，少腹膀胱按之内痛，若沃以汤，涩于小便，上为清涕。"

(四) 升降失调

【原文】阳病者，上行极而下；阴病者，下行极而上。故伤于风者，上先受之；伤于湿者，下先受之。(《素问·太阴阳明论》)

【提示】说明阴阳上下相互转化之机制。

【语译】阳主升，阳病则先向上行，至极点再向下行；阴主降，阴病则先向下行，至极点再向上行。所以，伤于风邪的，因风为阳邪，上部先受病，但上极则必下；伤于湿邪的，因湿为阴邪，下部先受病，但下极则必上。

【按语】阳升阴降，其性使然。但升极必降，降极必升，升降之间又是相互转化的。正如张景岳谓："阳病极则及于下，阴病极则及于上，极则变也，非惟上下，表里亦然。"

【原文】人或恚怒[①]，气逆上而不下，即伤肝也。(《素问·本病》)

【提示】说明怒则气逆伤肝之机制。

【注释】

①恚怒：恚，音慧，即恨怒的意思。

【语译】人或有恚怒，气机上逆而不能下降，就损伤肝脏。

【按语】七情中，怒使肝气上逆，而出现巅顶的疾患，如头痛眩晕、面红目赤，甚则昏仆无识等，是其致病特点。如前文所云"怒则气逆，甚则呕血""大怒则形气绝，而血菀于上，使人薄厥"等皆属之。气既逆而不降，治疗之法，亦应"逆者降之""上者下之"，是其正治。

【原文】所谓耳鸣者，阳气万物盛上而跃，故耳鸣也。所谓甚则狂巅[①]疾者，阳尽在上，而阴气从下，下虚上实，故狂巅疾也。所谓浮为聋[②]者，皆在气也。所谓入中[③]为瘖[④]者，阳盛已衰，故为瘖也。内夺[⑤]而厥，则为瘖俳[⑥]，此肾虚也，少阴不至者，厥也。(《素问·脉解》)

【提示】说明肾元虚损、下虚上实引起的耳鸣、耳聋、癫狂、瘖、俳等诸种病变。

【注释】

①巅：古与"癫"通用。

②浮为聋：高士宗："是逆气上浮而为聋，皆在气也。"

③入中：张志聪："此言阳盛于外，而复归于阴也。"是言阳气由外而入内，由盛而转衰之义。

④瘖：声哑不能言语。

⑤内夺：吴鹤皋："内，谓房劳也；夺，耗其阴也。"

⑥俳：张景岳："俳，当作痱，正韵音沸，废也。"

【语译】所说耳鸣的原因，好像自然界的阳气旺盛于上，万物亦随之向上盛长而呈现活跃的现象一样，人的阳气升发于上，所以发生耳鸣。所谓阳气亢盛发生癫狂疾患的原因，是因为阳气尽在上部，而阴气从虚于下，成为下虚上实，所以发生癫狂。所谓阳气上浮而耳聋，都是因为阳亢气逆所致。所谓阳气由外入内而声哑不能言语，是因为阳气由盛转衰，所以发生瘖的病证。房室不节，阴精内损，虚阳上逆，肾精不能上承舌本则瘖，肾气不能充达四肢则痿废。因此说：厥逆的形成，是因为肾元虚弱，少阴之气不至的缘故。

【按语】上下升降失调的病机，下为本，上为标。所以本文所列举的耳鸣、耳聋、癫狂、瘖等证，其病候虽表现于上，而其病原却在于下。耳鸣、耳聋、癫狂之证，系阴虚于下，阴不敛阳，气逆阳亢所致。文中的"阳气万物盛上而跃""阳尽在上，而阴气从下""浮为聋"等，皆系描述下虚上实，厥气上逆的病理机制。上下升降的病机，既可表现下虚上实，又可表现上下俱虚与上下俱实。文中的"瘖""俳"等证，又应从上下俱虚，及精气内夺，而不荣外所致。

【参考资料】

（1）张景岳："声由气发，气者阳也，阳盛则声大，阳虚则声微，若阳盛已衰，故瘖哑不能言也。"

（2）张景岳："内夺者，夺其精也，精夺则气夺而厥，故声瘖于上，体废于下，元阳大亏，病本在肾，肾脉上夹舌本，下走足心，故为足病。"

【原文】是以头痛巅疾，下虚上实，过①在足少阴、巨阳，甚则入肾。徇蒙招尤②，目冥③耳聋，下实上虚，过在足少阳、厥阴，甚则入肝。腹满䐜④胀，支鬲胠胁⑤，下厥上冒⑥，过在足太阴、阳明。咳嗽上气，厥在胸中⑦，过在手阳明、太阴。心烦头痛，病在鬲中，过在手巨阳、少阴。（《素问·五脏生成》）

【提示】说明脏腑升降失调引起的诸种病变。

【注释】

①过：马元台："过者，病也。"

②徇蒙招尤：徇，一作"眴"，古与"眩"字通用；蒙，通"朦"，视物昏花不清。招尤，掉摇，即头部振动不定之意。

③目冥：冥同"瞑"，即视物不见。

④膜：音嗔，胀起之意。

⑤支鬲胠胁：支，支撑；鬲：隔塞。胠，音区，腋下为胠，胠下为胁。

⑥下厥上冒：下厥，谓胃气不降，从下逆上。上冒，谓脾气不升，浊气冒塞。即脾胃升降失调引起的胁腹胀满。

⑦厥在胸中：即气逆于胸中。

【语译】凡是头痛巅顶的疾病，由于下虚上实，病在足少阴、太阳两经，如病势加重，则可传入肾脏。眼花头眩，目暗耳聋等疾病，是由于下实上虚，病在足少阳、厥阴两经，如病势加剧，则可传入肝脏。腹部胀满，连及胠胁撑胀隔塞不适，是由于下厥上冒，病在足太阴、阳明两经。咳嗽喘急，气逆于胸中，病在手阳明、太阴两经。心烦头痛，病在膈中，病在手太阳、少阴两经。

【按语】"头痛巅疾"，推而言之，包括头痛眩晕，甚则昏仆无识等证在内。因足太阳之脉，从巅络脑，而肾与膀胱为表里，阴虚阳亢，故为是病。然亦有阳虚于下，阴盛于上者。《素问·阴阳应象大论》所谓"年六十，阴痿，气大衰，九窍不利，下虚上实，涕泣俱出矣"，即为是证。下虚上实，则下虚是本，上实是标。阴虚者，治宜壮水之主以制阳光；阳虚者，治宜益火之源以消阴翳。"下实上虚"所致之"徇蒙招尤，目冥耳聋"之证，为肝胆之邪实于下，而经气虚于上，故为是疾。此下实是本，上虚是标。治宜泄肝利胆，消除实邪，使经气通达，上自不虚。脾胃升降失调，"下厥上冒"所致之"腹满膜胀"，其病机是脾虚不运，而致胃滞不消，治宜补脾升阳，佐以降胃消滞。"咳嗽上气"，为肺气上逆，其治不离降肺利气。至于"心烦头痛"之证，则为心火上炎所致，其治宜清降心火。可见本文所列举之证，皆为脏腑升降失调所致。宜在分辨标本虚实的基础上，通过治疗以达到调整脏腑升降之机的目的。

【参考资料】

（1）吴鹤皋："下实，肝胆自实，上虚，经脉虚也。"

（2）张景岳："徇，亦作巡，行视貌；蒙，茫昧也；招，掉摇也；尤，甚也。目无光则蒙昧不明，头眩动则招尤不定。"

【原文】下虚则厥，下盛则热，上虚则眩，上盛则热痛。故石①者绝而止之，虚者引而起之。（《灵枢·卫气》）

【提示】说明上下虚实的不同病候。

【注释】

①石：张景岳："石，实也。"

【语译】下焦阳气虚则四肢厥冷，下焦阳气盛则身热，上焦阳气虚则头眩，上焦阳气盛则发生热痛。所以对于实证当用泻法，以决绝邪盛的根源，而制止病势的发展；对于虚证当用补法，以导引虚陷的正气得以振起。

【按语】在下为本，本虚则元阳下衰，而不温养于四肢，故为四肢厥冷；本盛则邪热充

231

斥内外，故为身热。在上为标，上虚则清阳不升，故为头眩；上盛则邪火上炽，故为热痛。实则上焦无论标虚标实，而其本源皆在于下。治疗之法，凡标本实者当用泻法，虚者当用补法。

【参考资料】

张志聪："下虚下盛者，虚实之在本也，是以下虚则厥，下盛则热。上虚上盛者，虚实之在标也，是以上虚则眩，上盛则热痛。"

【原文】上气不足，脑为之不满，耳为之苦鸣，头为之苦倾①，目为之眩。(《灵枢·口问》)

【提示】说明上气不足引起的各种病候。

【注释】

①苦倾：倾，倾下之意。张景岳："倾者，沉重不能支也。"即头为沉重不支所苦。

【语译】上部的正气不足，就会产生脑部空虚不满之感，耳内鸣响难受，头部沉重不支，眼目晕眩等症状。

【按语】根据下为本、上为标的理论原则，上气不足所引起的诸证，还是根源于肾元之气不足，因此在治疗上，还是以调补肝肾为主。

【原文】阳气衰于下，则为寒厥；阴气衰于下，则为热厥。(《素问·厥论》)

见于前文，这里省略。

【原文】咳嗽烦冤①者，是肾气之逆也。(《素问·示从容论》)

【提示】说明肾气逆引起的咳嗽烦闷。

【注释】

①烦冤：即烦闷。

【语译】咳嗽烦闷，是肾气上逆的缘故。

【按语】"肾气之逆"可有两种情形：一为肾阳虚，寒饮不化，水邪凌肺；一为肾阴虚，命门火旺，刑金烁肺。

【参考资料】

马元台："咳嗽烦冤者，是肾气之逆。正以肾脉上通于肺，子虚上窃母气，故气逆则然也。"

【原文】寒气生浊，热气生清。清气在下，则生飧泄①；浊气在上，则生䐜胀。此阴阳反作，病之逆从②也。(《素问·阴阳应象大论》)

【提示】说明脾胃升降失调的病候。

【注释】

①飧泄：飧，音孙。飧泄，系指完谷不化的泄泻。

②逆从：即逆的意思，是偏义复词。吴鹤皋："逆从，不顺也。"

【语译】阴寒之气凝滞而下降，能产生浊阴，阳热之气发散而上升，能产生清阳。如果人体的清阳之气不上升而下陷，就会发生飧泄之病；浊阴之气不下降而停滞于上，就会发生胀满之病。这是阴阳的作用反常，在病理上所发生的异常变化。

【按语】脾升胃降，以完成饮食物的消化吸收过程。临证中，脾阳不升而下陷，水谷精微不能升散四布，就会发生飧泄之证。李东垣在本文的启发下，立补脾升阳之法，为后世所宗。然脾胃升降是互为因果的，脾之清阳不升，则浊阴之气亦必不降而致胃滞膜胀。因此，治疗脾虚不升，胃滞不降所致之腹胀飧泄之证，除补脾升阳外，尚应佐以降胃消滞之品，以调整脾胃升降之机，始为得法。

（五）邪正虚实

【原文】邪气盛则实，精气夺则虚。（《素问·通评虚实论》）

【提示】说明以邪正消长盛衰分辨虚实。

【语译】邪气方盛，正气充沛，则表现为实证，精气已亏，正不胜邪，则表现为虚证。

【按语】虚实，是体现人体正气与病邪相互对抗消长形势的病理。一般地讲，实证是指邪气有余，正气亦足，邪正相搏，而表现出亢奋有余或壅滞不通的证候。如《伤寒论》里的麻黄、白虎、承气证等，以及顽痰瘀血留结脏腑所致的大积大聚等，是属于"邪气盛则实"的一类。虚证是指人体的正气不足，抵抗能力减弱，正不胜邪，而表现出的衰减不足的证候。如《伤寒论》里的四逆、理中、复脉证等，是属于"精气夺则虚"的一类。"实者泻之""虚者补之"，这是治疗虚、实病证的两大法则。

虚证和实证虽是对立的两类证候，但在疾病过程中，由于邪正对抗势力的消长转化，往往出现虚实夹杂，即虚中夹实、实中夹虚和虚实转化的情况。因此，临证中，对虚实错杂的证候，又当采用攻补兼施的治疗方法。

【参考资料】

（1）马元台："邪气盛者外感也，正气虚者内伤也。"

（2）张景岳："邪气有微甚，故邪盛则实；正气有强弱，故精夺则虚。夺，失也。"

【原文】夫实者，气入也；虚者，气出也。气实者，热也；气虚者，寒也。（《素问·刺志论》）

言实与虚者，寒温气多少也。（《素问·针解》）

【提示】说明疾病过程中以邪正的消长出入来分辨虚实和气实、气虚的寒热病机。

【语译】所谓实，是由于邪气侵入人体；所谓虚，是由于正气外泄。气实的则为热证；气虚的则为寒证。

所说的实与虚，也就是寒温之气的多与少。寒气多的就为虚，温气多的就为实。

【按语】"夫实者，气入也；虚者，气出也"，是说明虚实的原因，与前文"邪气盛则实，精气夺则虚"的道理是一致的。气为阳，阳气亢盛则为热证，即气有余便是火，多属实证范畴。气虚则阳虚，阳不化气，则为寒证，即气不足便是寒，多属虚证范畴。

【参考资料】

（1）张景岳："寒为虚，温为实，气少为虚，气多为实。"

（2）张景岳："凡外入之病多有余，如六气所感，饮食所伤之类也；内出之病多不足，如

内
经
精
义

七情伤气，劳欲伤精之类也。"

【原文】黄帝曰：余闻虚实以决死生，愿闻其情。岐伯曰：五实①死，五虚①死。帝曰：愿闻五实、五虚。岐伯曰：脉盛、皮热、腹胀、前后不通、闷瞀②，此谓五实；脉细、皮寒、气少、泄利前后、饮食不入，此谓五虚。帝曰：其时有生者何也？岐伯曰：浆粥入胃，泄注止，则虚者活；身汗得后利，则实者活。此其候也。（《素问·玉机真脏论》）

【提示】论五虚五实及其生死之机转。

【注释】

①五实、五虚：高士宗："五实，五脏之邪气实也；五虚，五脏之正气虚也。"

②闷瞀：高士宗："闷，郁也；瞀，目不明也。"即胸中窒闷、目昏不明之意。

【语译】黄帝说：我听说根据虚实的病情可以决断死生，我愿意听听其中的道理。岐伯说：五实死，五虚亦死。黄帝说：愿意听一听五实、五虚。岐伯说：脉盛（邪气实于心），皮热（邪气实于肺），腹胀（邪气实于脾），二便不通（邪气实于肾），闷瞀（邪气实于肝），这叫做五实；脉细（心气虚），皮寒（肺气虚），气少（肝气虚），泄利前后（肾气虚），饮食不入（脾气虚），这叫做五虚。黄帝说：五实、五虚，有时亦有痊愈的，又是什么道理？岐伯说：五虚的病证，能够吃些粥浆，以补充营养，慢慢地胃气恢复，大便泄泻停止，则虚者也可以痊愈；五实的病证，原来身热无汗的，而现在得汗，原来二便不通的，而现在大小便通利了，证明邪气已有出路，则实者也可以痊愈。这就是五实、五虚的死生病候。

【按语】本文讨论了五实、五虚的症状和预后。五实、五虚症状具备者皆死。五实死，是因为五脏之邪气皆盛，正气不支的缘故。五虚死，是因为五脏之气皆虚，气虚至尽，故死。但是，实者能够邪去，即"身汗得后利"，虚者胃气恢复，即"浆粥入胃，泄注止"，仍能转危为安。

【参考资料】

(1) 张景岳："五实者，五脏之实也，五虚者，五脏之虚也，五实五虚具者皆死。然气虚至尽，尽而死者，理当然也。若五实者，何以亦死。盖邪之所凑，其气必虚，不脱不死，仍归于气尽耳。故愚谓邪无不足，正无有余，实有假实，虚则真虚也。"

(2) 张景岳："治之者，能使浆粥入胃，则脾渐苏，泄注止，则肾渐固，根本气回，故虚者治也。得身汗则表邪解，得后利则里邪除，内外通和，故实者活也。"

三、脏腑与六气病机

（一）五脏与六气相应

【原文】夫百病之生也，皆生于风寒暑湿燥火，以之化之变①也。……审察病机，无失气宜②。（《素问·至真要大论》）

【提示】论百病不出六气之化。

【注释】

①之化之变：之，语助词，无义。王冰："静而顺者为化，动而变者谓变，故曰之化之变。"

②气宜：张志聪：“病机者，根于中而发于外者也；气宜者，五脏五行之气各有所宜也。”

【语译】凡是一切疾病的发生，都是发生于风寒暑湿燥火，由于六气的化与变遂成为各种不同的病证。……所以要审察疾病的机理，不要违背六气变化之机宜。

【按语】天有六淫之邪，为外感病的致病因素。五脏与六气，内外相应，人之五脏，亦可化生六气，如肝化风，心化火，脾化湿，肺化燥，肾化寒等，此又属病理范围。这就是本文所说的之化之变。所以临证中，要掌握五脏与六气相应的关系，以审察病机，是非常必要的。

【参考资料】

张志聪：“夫百病之生，总不出于六气之化，如感风寒暑湿燥火而为病者，病天之六气也，天之六气病在吾身，而吾身又有六气之化。”

【原文】帝曰：寒暑燥湿风火，在人合之奈何？其于万物何以生化？岐伯曰：……在天为风，在地为木，在体为筋，在藏为肝。……在天为热，在地为火，在体为脉，在藏为心。……在天为湿，在地为土，在体为肉，在藏为脾。……在天为燥，在地为金，在体为皮毛，在藏为肺。……在天为寒，在地为水，在体为骨，在藏为肾。（《素问·五运行大论》）

【提示】说明五脏与六气内外相应的关系。

【语译】黄帝说：天之寒暑燥湿风火在人体是怎样配合的呢？对于万物的生化关系又怎样呢？岐伯说：……在天之六气为风，在地之五行为木，在人体为筋，在内脏为肝。……在天之六气为热，在地的五行为火，在人体为血脉，在内脏为心。……在天之六气为湿，在地之五行为土，在人体为肉，在内脏为脾。……在天之六气为燥，在地之五行为金，在人体为皮毛，在内脏为肺。……在天之六气为寒，在地之五行为水，在人体为骨，在内脏为肾。

【按语】古代医家为了便于阐明人与自然的关系，运用“比类取象”的方法，作出分类归纳。以五行为中心，按照事物的不同性能、作用与形态等分别概括为五大系统，从而形成五脏与六气内外相应的生理、病理的理论基础。五行属木而与人体肝脏相应，肝病亦易化风。热在五行属火而与人体心脏相应，心病亦易化热、化火。湿在五行属土而与人体脾脏相应，脾病亦易化湿。燥在五行属金而与人体肺脏相应，肺病亦易化燥。寒在五行属水而与人体肾脏相应，肾病亦易化寒。正所谓天有六淫之邪，而人体有六气之化，内外是相应的。这种从内外联系的整体观点出发，所形成的病因、病机学说，正体现出中医学的理论特点，有利于指导临床实践。

【原文】五藏所恶①：心恶热，肺恶寒，肝恶风，脾恶湿，肾恶燥，是谓五恶。（《素问·宣明五气》）

【提示】五脏所恶。

【注释】

①恶：音务。与喜、好相反，憎厌的意思。

【语译】五脏各有所厌恶。心厌恶热，肺厌恶寒，肝厌恶风，脾厌恶湿，肾厌恶燥。这就是所谓五恶。

【按语】本文是说五脏各因其性而有所恶，心本属火，与夏热之气相应，故感热则每易病心，引起心火亢旺；而心气抑郁亦易病从火化。肺本属金，与秋燥之气相应，燥为次寒，故感寒则每易伤肺；而肺虚久咳，亦易病从寒化。肝本属木，与风气相应，故感风则每易伤筋；而肝郁阳亢，亦易病从风化。脾本属土，与湿气相应，故感湿则每易伤脾；而脾虚不运，亦易病从湿化。"肾恶燥"之"燥"，与秋燥清肃之气不同，系指阴津不足而言。肾本属水，而主藏精，燥胜则伤津，引起肾精亏损，故云"肾恶燥"。此即朱丹溪所谓"阳常有余，阴常不足"的理论根据。喜多村直宽云："寒燥二字疑互错。"其义为寒燥二字应颠倒为肺恶燥，肾恶寒，于理亦通。可作参考。

【参考资料】

马元台："此言五脏之性，有所恶也。心本属火，火之性热，而受热则病，故恶热。肺本属金，金之体寒，而受寒则病，故恶寒。肝属木，其性与风气相通，而感风则伤筋，故恶风。脾属土，土湿则伤肉，故恶湿。肾属水，其性润，而得燥则精涸，故恶燥。是为五脏之所恶也。"

（二）六气致病的特征

【原文】燥以干之，暑以蒸之，风以动之，湿以润之，寒以坚之，火以温之。（《素问·五运行大论》）

风胜则动，热胜则肿，燥胜则干，寒胜则浮[①]，湿胜则濡泻[②]。（《素问·阴阳应象大论》）

【提示】说明六气的性质及其致病特征。

【注释】

①浮：浮肿。

②濡泻：指一般的水泄。

【语译】燥气使它干燥，暑气使它蒸发，风气使它动摇，湿气使它润泽，寒气使它坚凝，火气使它温暖。

风气太过，则导致风动的疾病；热气太过，则导致红肿；燥气太过，则导致津液干枯；寒气太过，则导致浮肿；湿气太过，则导致濡泻。

【按语】本文是言六气的性质及其致病所出现的主要特征。"干之""蒸之""动之""润之""坚之""温之"等，是指六气的性质和作用而言。无疑，六气的这些作用对自然界生物的生存和发展是有重大影响的。文中的"动""肿""干""浮""濡泻"等，是指六气太过所引起的病理反应及证候特征。"风胜则动"，这主要还是指内风而言，此"动"字，包括了痉挛、眩仆、震颤等病候在内。"热胜则肿"，为火热太过，伤及营血，而致红肿。"燥胜则干"为燥气太过，阴津干枯。"寒胜则浮"为寒气太过，阳虚不化，而致浮肿。"湿胜则濡泻"，为湿气太过，脾土被困，水走大肠，而致发生濡泻。明确六气致病所出现的特征，据此以审证求因，探求病机，对指导临床实践是有很大帮助的。

【参考资料】

（1）张景岳：“此即大气之所化，是为六气而运用于天地之间者也。曰燥、曰暑、曰风、曰湿、曰火，六者各一其性，而功用亦异。”

（2）王冰：“干于外则皮肤皴折；干于内则精血枯竭；干于气及津液则肉干而皮著于骨。”

（3）《素问·生气通天论》：“因于气，为肿，四维相代，阳气乃竭。”

（三）五脏所苦、所欲、所病

【原文】肝苦急……心苦缓……脾苦湿……肺苦气上逆……肾苦燥。（《素问·脏气法时论》）

【提示】五脏所苦。

【语译】肝性苦于急亢……心性苦于虚缓……脾性苦于湿……肺性苦于气上逆……肾性苦于干燥。

【按语】五脏所苦，是指五脏的生理功能失常所出现的主要病理现象。肝主条达疏泄，若疏泄太过，则亢急为病，如肝阳上亢、肝气横逆皆属之，故谓“肝苦急”。心藏神，焦思苦虑，耗及心神，可致心气虚缓，症见心悸不寐，狂乱失神等，故谓“心苦缓”。脾喜燥恶湿，湿胜则脾土被困，运化失职，症见泄泻，水肿等，故谓“脾苦湿”。肺气以肃降为顺，逆则为病，症见咳逆气喘等，故谓“肺苦气上逆”。肾为水脏，而主藏精，燥则精损阴亏而为病，故谓“肾苦燥”。五脏所苦的理论，主要阐明五脏病理变化的主要特征，明确与掌握它的理论实质，对指导临床实践有一定帮助。

【原文】肝欲散……心欲耎[1]……脾欲缓……肺欲收……肾欲坚[2]。（《素问·脏气法时论》）

【提示】五脏所欲。

【注释】

①耎：同“软”。

②坚：坚固之意。张景岳：“肾主闭藏，气贵周密，故，肾欲坚。”

【语译】肝性欲散……心性欲软……脾性欲缓……肺性欲收……肾性欲坚。

【按语】五脏所欲，主要是讨论五脏的性用偏向。肝性喜条达疏畅，这是它的正常生理现象，故谓“肝欲散”。如果一反其性而抑郁不疏，即为病理现象。心为火脏，心火欲其柔软平和，此其生理之常，故谓“心欲耎”。如果心火一反其性，刚燥太过，烦躁狂越，即为病理现象。脾性温厚冲和，病则失其冲和之气而里急腹痛，故谓“脾欲缓”。肺气喜收敛而不欲耗散，故谓“肺欲收”。肾主闭藏，气贵周密充实，故谓“肾欲坚”。可见五脏所欲的理论，主要是阐明五脏的生理特征，应与前文五脏所苦的病理特征互相参照，以加深领会其精神实质。

【原文】五气[1]所病：心为噫[2]；肺为咳；肝为语[3]；脾为吞[4]；肾为欠，为嚏；胃为气逆，为哕，为恐；大肠、小肠为泄；下焦溢为水[5]；膀胱不利为癃[6]，不约[7]为遗溺；胆为怒。是谓五病。（《素问·宣明五气》）

【提示】说明五脏六腑之气失调引起的主要病证。

【注释】①五气：五脏之气。

②噫：音依又音隘。《说文》：“饱食息也。”俗称嗳气。

③语：高士宗："语，多言也。"

④吞：张志聪："吞即吞酸酢舌之谓。"

⑤水：指水肿。

⑥癃：音隆，小便不通。

⑦约：约束控制之意。

【语译】五脏之气失调所引起的病证：心气不舒则噫气；肺气不肃则咳嗽；肝气郁滞不疏则多语；脾气不运则吞酸；肾气不足则呵欠、喷嚏；胃气不降则上逆，可以发生呃逆，或为恐惧；大肠、小肠病为泄泻；下焦病则水道不利，水液外溢而为水肿；膀胱之气不通利则为小便癃闭之证，不能约束则为遗尿；肝胆相表里，胆气郁而不疏，则易发怒。这是五脏六腑之病。

【按语】本节经文是讨论五脏六腑之气失调所表现的具有代表性的病变特征。"肺为咳""胃为气逆、为哕""大肠、小肠为泄"等，一般为临床常见病证的理论原则，这里不作讨论。文中所列举的由于下焦水道不利所引起的几种病证，颇具实践意义，应该深加领会。如"下焦溢为水"，系肾阳不足，气化不行，以致关门不利，水浊不下渗膀胱，而泛滥外溢，致成水肿。治宜温阳化水，如真武汤之类。"膀胱不利为癃，多为湿热内蕴膀胱，以致小便淋涩不利。治宜清热化湿，利水通淋。然亦有肾气下虚，津液不化而为癃者，治宜温肾化水。可见癃分虚实二端，是应当区别的。"不约为遗溺"，为肾阳虚弱，固摄无权，膀胱不约，而致遗溺、不禁，治宜补肾温阳涩遗。以上是水液代谢障碍、下焦水道不利引起的三种病证。至于"肾为欠、为嚏"的道理，是因为肾主藏精，肾气通于脑，肾气不足则精神倦怠，而为呵欠，同时阳气也不能充实于体表，而受寒邪侵袭而为嚏。

【参考资料】

(1) 张志聪："此因胃气上逆于心，故为噫。"

(2) 张景岳："噫，嗳气也。偏考本经，绝无嗳气一证，而唯言咳者，盖即此也。"

(3) 张志聪："肝为将军之官，在志为怒，肝气欲达则为语。"

(4) 张志聪："脾主为胃行其津液，脾气病而不能流溉于四脏，则津液反溢于脾窍之口，故为吞咽之证。"

(5) 高士宗："欠者阴阳相引。"

(6)《灵枢·口问》："卫气昼日行于阳，夜半行于阴。阴者主夜，夜者卧。阳者主上，阴者主下。故阴气积于下，阳气未尽，阳引而上，阴引而下，阴阳相引，故数欠。"

(7) 朱丹溪："有声有物谓之呕吐，有声无物谓之哕。"

(8) 张志聪："胃之逆气下并于肾，则为恐。盖肾与胃，戊癸相合也。"

(9) 张景岳："小肠之清浊不分，则大肠之传道不固，故为泄利。"

(10) 张志聪："下焦如渎，水道出焉，病则反溢而为水也。"

(11) 张景岳："膀胱为津液之府，其利与不利，皆由气化。有邪实膀胱，气不通利而为癃者；有肾气下虚，津液不化而为癃者，此癃闭之有虚实也。若下焦不能约束而为遗溺者，以膀胱不固，其虚可知。"

（12）张景岳："怒为肝志，而胆亦然者，肝胆相为表里，其气皆刚，而肝取决于胆也。"

（四）五脏虚实病证

【原文】肝病者，两胁下痛引少腹，令人善怒；虚则目䀮䀮①无所见，耳无所闻，善恐，如人将捕之。……气逆则头痛，耳聋不聪，颊肿。……心病者，胸中痛，胁支满，胁下痛，膺背肩胛间痛，两臂内痛；虚则胸腹大，胁下与腰相引而痛。……脾病者，身重，善饥②，肉痿，足不收，行善瘈，脚下痛；虚则腹满肠鸣，飧泄，食不化。……肺病者，喘咳逆气，肩背痛，汗出，尻③、阴、股、膝、髀④、腨⑤、胻⑥、足皆痛；虚则少气不能报息⑦，耳聋，嗌干。……肾病者，腹大，胫肿，喘咳，身重，寝汗出⑧，憎风⑨；虚则胸中痛，大腹、小腹痛，清厥⑩，意不乐。（《素问·脏气法时论》）

【提示】说明五脏虚实病证。

【注释】

①䀮䀮：音荒。目昏眩之意。

②善饥：饥，原本作"肌"，今依《甲乙经》改。

③尻：音考，阴平声，脊骨的尽处。

④髀：音闭，股骨。

⑤腨：音篆，小腿肚。

⑥胻：音杭，胫骨。

⑦不能报息：张景岳："报，复也。不能报息，谓呼吸气短，难于接续也。"

⑧寝汗出：睡眠中汗出。

⑨憎风：张景岳："憎，音曾，恶风也。"

⑩清厥：手足清冷厥逆，肾阳虚之候。

【语译】肝病的症状，是两胁下疼痛，牵引少腹，并且使人易怒，这是属于肝实的症状；如果肝虚，则两眼昏花，看不清东西，耳朵也听不清声音，容易恐惧，总好像有人来捕捉他一样。……如果肝气上逆，则有头痛，耳聋不聪，颊肿等症状。……心病的症状，是胸中疼痛，胁部支满，胁下疼痛，膺、背、肩胛间痛，两臂内侧疼痛，这是属于心实的症状；如果心虚，则胸腹胀大，胁下与腰部牵引作痛。……脾病的症状，是身体沉重，容易饥饿，并且肌肉痿痹不仁，足不能举步，行走时两足筋脉容易抽掣，脚下疼痛，这是属于脾实的症状；如果脾虚，则腹部胀满，肠鸣，泄泻，食不消化。……肺病的症状，是咳喘气逆，肩背疼痛，出汗，尻、阴、股、膝、髀骨、腨、胻、足等处都有疼痛，这是属于肺实症状；如果肺虚，则呼吸气短而不能接续，耳聋，咽部干燥。……肾病的症状，是腹大胫肿，喘咳，身体沉重，睡中汗出，恶风，这是属于肾实的症状；如果肾虚，则胸中疼痛，大腹、小腹疼痛，四肢清冷厥逆，心中不乐。

【按语】五脏虚实病证，是根据五脏之气的盛衰、特性、经脉分布、官窍、情志，及其相互关系等情况，所表现出的不同特征。因此，临证时，必须掌握这些特点，才能从错综复杂的症状中，分辨出病属何脏何腑，以及为虚为实，属寒属热，从而定出正确的治疗措施。当然，文中所述，仅系举例而已，不能说五脏的虚实病证，只能见到这些症状，或者必然要出现这些症状。

【参考资料】

（1）张景岳："目为肝之窍，肝脉上入颃颡，连目系，肝与胆为表里，胆脉从耳后入耳中，故气虚则目无所见，耳无所闻也。肝虚则胆虚，故气怯而善恐。"

（2）张景岳："胸腹腰胁之间，皆手少阴厥阴之脉所及，心虚则阳虚而逆气不行，故为胸腹大。心主血脉，血虚则不能荣养筋脉，故腰胁相引而痛。"

（3）吴鹤皋："脾主消磨饮食，脾强则令善饥。"

（4）张景岳："脾属土，主肌肉，土邪湿胜，故令人身重肌肉痿，肉痿者，痹弱不仁也。脾主四肢，故足不收行善瘛，瘛者手足掉掣也。脾脉起于足大指，过核骨以上内踝，故为脚下痛。"

（5）马元台："今肺病则肾为之子，亦必受邪，故尻阴股膝（腨）胻足皆痛，此乃邪气有余之证也。"

（6）张景岳："手太阴之络会于耳中，故气虚则聋。其脉循喉咙，故为嗌干也。"

（7）高士宗："肾为水脏，水逆于下，故腹大胫肿；肾为生气之原，奔气上迫，故喘咳。"

（8）王冰："肾病则骨不能用，故身重也。"

（9）张景岳："足少阴之脉从肺出络心，注胸中，肾虚则心肾不交，故胸中痛。"

（10）高士宗："心有所忆谓之意，心肾不和，故意不乐。"

【原文】肝藏血，血舍魂，肝气虚则恐，实则怒。脾藏营，营舍意，脾气虚则四肢不用，五藏不安，实则腹胀经溲不利①。心藏脉，脉舍神，心气虚则悲，实则笑不休。肺藏气，气舍魄，肺气虚则鼻塞不利，少气，实则喘喝胸盈仰息②。肾藏精，精舍志，肾气虚则厥，实则胀，五藏不安。必审五藏之病形，以知其气之虚实，谨而调之也。（《灵枢·本神》）

【提示】说明神志舍于五脏和五脏虚实所出现的不同病证。

【注释】

①经溲不利：经，《甲乙经》作"泾"，为是。泾溲，就是指小便。《素问·调经论》："形有余则腹胀，泾溲不利。"

②喘喝胸盈仰息：张景岳："喘喝者，气促声粗也。胸盈，胀满也。仰息，仰面而喘也。"

【语译】肝有藏血的作用，神志中的魂是寄附于血液的，肝气虚怯，肝血不足，就会产生恐惧的情绪，肝气盛，就容易动怒。脾有藏营的作用，神志中的意是寄附于营的，脾气虚弱，不能输布水谷精气于四肢，就会使四肢不能随意运用，五脏不能调和，脾气壅滞，就会使腹部胀满，小便不利。心主血脉，代表一切思想意识活动的神是寄附于血脉的，心气虚弱，会产生悲忧的情绪，心气盛，就会大笑不休。肺有藏气的作用，神志中的魄是寄附于气的，肺气虚弱，就会感到鼻道阻塞不利，呼吸少气，肺气壅逆，就会发生气喘声粗，胸部胀满，仰面而喘。肾有藏精的作用，神志中的志是寄附于精的，肾气虚弱，命门火衰，就会手足厥冷，肾气实，寒水之邪盛，就会发生腹胀。综上所述，对于五脏失调所发生的病证，必须审察五脏疾病所表现的症状，以了解五脏之气的虚实，从而谨慎地进行调治，才能获得疗效。

【按语】人之神志舍于五脏，所以又称为五神脏。五脏是主藏精气的，精是神的物质基础，神志主要是依附于五脏之精而存在。因此，五脏虚实病证，除了反应五脏之气盛衰失调外，还表现出情志失调的症状特点。如文中的"肝气虚则恐，实则怒""心气虚则悲，实则笑不休"，就属于这种例子。

【参考资料】

张景岳："营出中焦，受气取汁，变化而赤是谓血，故曰脾藏营。"

（五）五脏经气竭绝

【原文】手太阴气绝，则皮毛焦。太阴者，行气温于皮毛者也。故气不荣，则皮毛焦；皮毛焦，则津液去皮节①；津液去皮节者，则爪枯毛折；毛折者，则毛先死。……手少阴气绝，则脉不通，脉不通，则血不流；血不流，则髦②色不泽，故其面黑如漆柴者，血先死。……足太阴气绝者，则脉不荣肌肉。唇舌者，肌肉之本也。脉不荣，则肌肉耎；肌肉耎，则舌萎人中满；人中满，则唇反；唇反者，肉先死。……足少阴气绝，则骨枯。少阴者，冬脉也，伏行而濡骨髓者也。故骨不濡，则肉不能著也；骨肉不相亲③，则肉耎却；肉耎却，故齿长而垢，发无泽；发无泽者，骨先死。……足厥阴气绝，则筋绝。厥阴者，肝脉也，肝者，筋之合也，筋者，聚于阴气④，而脉络于舌本也。故脉弗荣，则筋急；筋急则引舌与卵，故唇青舌卷卵缩，则筋先死。（《灵枢·经脉》）

【提示】说明五脏经气衰竭出现的证候。

【注释】

①皮节：指皮肤骨节。张志聪："津液者，随三焦出气，以温肌肉，淖泽于骨节，润泽于皮肤，气不荣则内液去皮节矣。"

②髦：《说文》："髦，发也。"《甲乙经》髦作"发"。

③骨肉不相亲：骨肉不相亲附之意。张志聪："肉本于骨也，故骨不濡则肉不能着于骨，而骨肉不相亲矣。"

④阴气：当作"阴器"，指男性前阴。

【语译】手太阴肺经的经气衰竭，就会出现皮毛焦枯。因为肺经是行气而温润皮毛的。所以肺气不能滋润，皮毛就会焦枯；皮毛焦枯就是皮肤骨节中已失去了津液；皮肤骨节中既然失去了津液的滋润，就会使爪甲枯槁，毛发折断；毛发折断，就是肺经之气衰竭，毛发先死的征象。……手少阴心经的经气衰竭，血脉的运行就不能通畅；脉既不通畅，血液就不能周流全身；血液不周流全身，头发和面色就没有光泽，所以面色黑暗如同漆柴一样，这是血已先死的征象。……足太阴脾经的经气衰竭，经脉就不能输布水谷精微以营养肌肉。唇舌是肌肉的根本。经脉不能输布营养，就会使肌肉萎软；肌肉萎软，就会出现舌体萎缩，人中部的皮肤满紧；人中的皮肤满紧，口唇就会外翻；口唇外翻的，就是肉已先死的征象。……足少阴肾经的经气衰竭，就会使骨萎枯槁。因为足少阴肾的经脉，像冬季万物潜藏蛰伏一样，它是伏行在内里而濡养骨髓，所以骨髓得不到肾气的濡养而枯槁，肌肉也就不能与骨相附着了；骨肉既然分离而不相亲附，就会使肌肉萎缩；由于肌肉萎缩，所以牙齿就显得长了一些，并且有积垢，头发也没有光泽；头发既已没有光泽了，也就是骨已先死的征象。……足厥阴肝经的经气衰竭，就会使筋丧失活动能力。因足厥阴经脉，是属于肝脏的经脉，肝脏外合于筋，筋是会聚于前阴，并通过经脉向上络于舌本。所以肝的经气衰竭不能通过肝脉荣养于筋，筋就会紧张拘急，筋紧张拘急，会引起舌卷和睾丸上缩，所以出现唇青、舌卷和睾丸上缩，就是筋已先死的征象。

【按语】本文是讨论五脏的经气衰竭所出现的证候特征。五脏与体表组织密切相连，内脏的病变必然要通过体表组织反映于外，相应地引起筋骨脉肉皮的病理改变。故在临床上，可通过体表组织的证候特征以探求内脏的病变实质。如手少阴心经之气衰竭，必将引起周身血脉阻滞不通，表现面黑唇绀的征象，这就是本文所谓的"血先死"。足太阴脾经之气衰竭，不能输布水谷精微以营养肌肉，必然要引起营养缺乏，肌肉消瘦萎软等征象，这就是所谓"肉先死"。手太阴肺经之气衰竭，则表现"皮毛焦"的征象。足少阴肾经之气衰竭，则骨枯髓减，毛发无泽。足厥阴肝经之气衰竭，则筋脉挛急，舌卷卵缩。临证中，必须分辨体衰组织的证候特征，以掌握内脏的病变实质，是非常重要的。

【参考资料】

张志聪："此论三阴三阳之气络，毛皮脉肉筋骨脏腑之外应也。"

（六）脾病四肢不用

【原文】帝曰：脾病而四支不用，何也？岐伯曰：四支皆禀①气于胃，而不得至经②，必因于脾，乃得禀也。今脾病不能为胃行其津液，四支不得禀水谷气，气日以衰，脉道不利，筋骨肌肉，皆无气以生，故不用焉。（《素问·太阴阳明论》）

【提示】说明脾与胃的关系和脾病而四肢不用的道理。

【注释】

①禀：承受的意思。

②至经：《黄帝内经太素》作"径至"。可作参考。

【语译】黄帝说：脾病能引起四肢失去它的正常作用，这是什么缘故？岐伯说：因为四肢都是禀承水谷精气于胃，以取得营养，才能发挥正常作用，但是，胃中所化的水谷精气不能直接到达四肢经脉，必须经过脾的转输，四肢才得能禀承胃的水谷精气，这是正常的生理状态。现在脾本身有病，不能把胃中的津液输送出去，四肢就得不到水谷精气的滋养，于是精气日渐衰减，脉道的流行就不通利，筋骨肌肉也都缺乏水谷精气的滋养，所以四肢也就失去了它的正常功用。

【按语】本节经文主要是从生理与病理上阐明脾与四肢的关系。脾虚气弱的病证，每出现四肢无力、身重、倦怠等症状，以补脾益气之品治疗，能收到满意效果。这提示脾与四肢的密切关系，可能表现在脾的作用与机体的能量转化的机能结构有关，值得从这方面进行探讨。

(1)《诸病源候论》："脾胃二气相为表里，胃为水谷之海，主受盛饮食者也，脾气磨而消化。"

(2) 马元台："若夫四肢懈堕者，正以脾主四肢而脾之精气不行于四肢也。"

（七）六腑病证

【原文】胃中热则消谷，令人悬心善饥。脐以上皮热，肠中热，则出黄如糜^①。脐以下皮寒，胃中寒，则腹胀；肠中寒，则肠鸣飧泻。胃中寒，肠中热，则胀而且泄；胃中热，肠中寒，则疾饥，小腹痛胀。（《灵枢·师传》）

【提示】说明胃肠寒热的不同证候。

【注释】

①糜：张景岳："糜，腐烂也。"糜即烂粥。

【语译】胃中有热，就会使饮食物易于腐熟消化，使人心中有空悬不宁的感觉，而且容易饥饿。肚脐以上的皮肤有热感，是肠中有热的征象，则排出的粪便，色黄如同糜粥一样。肚脐以下的皮肤感觉寒冷，属于胃中有寒，因运化失职，就会出现腹部胀满；若肠中有寒，就会发生肠鸣与完谷不化的泄泻。若胃中有寒，肠中有热，就会出现腹部胀满且兼有泄泻的症状；若胃中有热，肠中有寒，则很快就感觉饥饿，小腹疼痛胀满。

【按语】胃肠系消化器官，胃肠的病变，都要引起消化功能障碍。然由于寒热的不同，则其证候表现亦具有不同特点。临证中，应明辨寒热，随证施治。

【参考资料】

(1) 张景岳："脐以上者，胃与小肠之分也，故脐以上皮热者，肠中亦热也。"

(2) 张景岳："上文言肠中寒者泄，而此言肠中热者泄，所以有热寒泄之不同，而热泄谓之肠垢，寒泄谓之鹜溏也。"

(3) 张景岳："胃中热则善消谷，故疾饥；肠中寒则阴气聚结不行，故小腹切痛而胀。"

【原文】三焦病者，腹气满，小腹尤坚，不得小便，窘急，溢则水，留即为胀。（《灵枢·邪气脏腑病形》）

【提示】说明三焦病的证候。

【语译】三焦病的症状，腹部由于气滞而胀满，小腹部尤为坚硬，小便不通，尿意窘急，因水道不利，水液泛滥就发生水肿胀满等证。

【按语】三焦为决渎之官，有疏通水道的作用。所以水液代谢失常，水液停蓄的病变，除与肺脾肾等脏有关外，就六腑而言，主要在于三焦。三焦之气失治，水道阻塞，其致病特点是气滞水泛，形成水肿胀满。因此治疗之法除根据病情，调治脾肾，利水渗湿外，须予通腑利气之品，以通利三焦之气，气行则水行，自能起到消水除胀的效果。

【参考资料】

(1) 张景岳："三焦受病，则决渎之官失其职，水道不利，故为紧满，为小便窘急，为溢则水留为胀也。"

内经精义

243

（2）《灵枢·本输》："肾合膀胱，膀胱者津液之府也。少阳属肾，肾上连肺，故将两脏。三焦者，中渎之府也，水道出焉，属膀胱，是孤之府也。"

【原文】胆病者，善太息，口苦，呕宿汁。（《灵枢·邪气脏腑病形》）

【提示】说明胆病的症状。

【语译】胆病的症状，常喜叹长气，口有苦味，呕出陈旧的胆汁。

【按语】胆气抑郁不舒，常常叹出长气，以欲使其气条达。胆火盛，影响及胃，则口苦，有时呕出宿汁。

四、各种病证的病机

（一）四时伏邪发病

【原文】冬伤于寒，春必病温；春伤于风，夏生飧泻；夏伤于暑，秋必痎疟；秋伤于湿，冬生咳嗽。（《素问·阴阳应象大论》）

【提示】说明四时伏邪发病与气候的关系。

【语译】冬天伤于寒邪，而不即发病的，寒邪潜藏于内，到了春天就发生温病；春天伤于风邪，而不即发病的，到了夏天发为飧泄；夏天伤于暑邪，暑邪内伏，到了秋天，新凉外束，就发为痎疟；秋天伤于湿邪，湿邪上逆迫肺，到冬天又为寒邪所侵，则发生咳嗽。

【按语】四时之邪发病，一般是感而即发。然亦有感邪之后，不即发病，邪气潜伏在体内，到了下一季节而发病的。这就是后世所谓伏邪温病的理论根据。

【参考资料】

张景岳："冬伤于寒者，以类相求，其气入肾，其寒侵骨，其即病者，为直中阴经之伤寒，不即病者，至春夏则阳气发越，营气渐虚，所藏寒毒，外合阳邪而变为温病。"

（二）大厥的成因及见症

【原文】血之与气，并走于上，则为大厥，厥则暴死，气复反则生，不反则死。（《素问·调经论》）

【提示】大厥的病理、症状及预后。

【语译】血与气相并，循经络而走于上，如上而不下，就要发生大厥之证。大厥的症状是突然昏倒，不省人事，如同暴死一样，若气血能复反而下行的则生，不能复反而下降的则死。

【按语】本节经文所论之"大厥"，与前文"薄厥"系同一类型。前文"薄厥"的原因系由大怒引起，其病理机制为气血上逆。本文"大厥"虽未说明原因，但其病理机制也是由于肝阳暴张，气血上逆所致。所以应与"薄厥"联系起来理解，不过在程度上似有轻重的区别。

【参考资料】

（1）高士宗："血之与气，从经而并走于上，上而不下，则为大厥，厥则阴阳不相顺接，故一时暴死，若气复反于下则生，不反于下，则上厥下脱而死。"

（2）张景岳："血气并走于上，则上实下虚，下虚则阴脱，阴脱则根本离绝，而下厥上竭，是为大厥，所以暴死。若气极而反，则阴必渐回，故可复苏，其有一去不反者，不能生也。"

（3）张锡纯："调经论曰：血之与气，并走于上，则为大厥，厥则暴死；气复反则生，不反则死。盖血不自升，必随气而上升，上升之极，必至脑中充血。至所谓气反则生，气不反则死者，盖气反而下行，血即随之下行，故其人可生；若其气上行不反，血必随之充而益充，不至血管破裂不止，犹能望其复苏乎，读此节经文内中风之理明，脑充血之理亦明矣。"

（三）肉苛的成因及见症

【原文】帝曰：人之肉苛①者，虽近衣絮，犹尚苛也，是谓何疾？岐伯曰：荣气虚，卫气实也②。荣③气虚则不仁④，卫气虚则不用④，荣卫俱虚，则不仁且不用，肉如故也⑤。（《素问·逆调论》）

【提示】说明肉苛病的症状和病理。

【注释】

①苛：张景岳："苛者，顽麻沉重之谓。"

②荣气虚，卫气实也：丹波元坚："下文云：荣气虚则不仁，卫气虚则不用，荣卫俱虚，则不仁且不用。则此七字不相冒，恐是衍文。"故译释中将此句删去不解。

③荣：荣与"营"通用。吴鹤皋："营，阴血也，阴主内，如军中之营。营亦作荣，谓阴血有余，令人颜色华采，如草本之荣也，故二字通用。"

④不仁、不用：张景岳："不仁，不知痛痒寒热也；不用，不能举动也。"

⑤肉如故也：《甲乙经》作"肉如苛也"。

【语译】黄帝说：有人患肉苛的，虽然穿了棉衣厚絮，仍然麻木不减，这是什么病？岐伯说：荣气虚弱，皮肉就麻木不仁，卫气虚弱，则肢体不能举动；如荣卫都虚弱，则既麻木不仁且又肢体不能举动。但是肌肉并没有消瘦的变化，仍同原来一样。

【按语】肌肉麻木不仁，以致肢体活动受限，是营卫虚弱失调所致。营虚则血少，肌肤失养，则为不仁；卫虚则气少，机能衰退，故为不用。在临床上，还属由于风寒湿外邪侵犯以致营卫不和、气血凝涩而失濡养所致。因此治疗之法，在舒筋活络、养血调卫的基础上，还当佐以疏风、除湿、散寒之品，以排除外邪。

【参考资料】

张志聪："虚实者不和也，言荣气不得卫气之和，则荣气虚，卫气不与荣气相和，则卫气实也。盖阳道常实，故曰实，然则过犹不及也。"

（四）痹证的成因及其症状分析

【原文】帝曰：荣卫之气，亦令人痹乎？岐伯曰：……逆其气则病，从其气则愈。不与风寒湿气合，故不为痹。帝曰：善。痹或痛，或不痛，或不仁，或寒，或热，或燥，或湿，其故何也？岐伯曰：痛者，寒气多也，有寒故痛也。其不痛、不仁者，痛久入深，荣卫之行涩，经络时疏，故不通①，皮肤不营，故为不仁。其寒者，阳气少，阴气多，与病相益②，故寒也；其热者，阳气多，阴气少，病气胜，阳遭③阴，故为痹热。其多汗而濡者，此其逢湿甚也，阳气少，阴气盛，两气相感，故汗出而濡也。帝曰：夫痹之为病，不痛何也？岐伯曰：痹在于骨则重；在于脉则血凝而不流；在于筋则屈而不伸；在于肉则不仁；在于皮则寒。故具此五者，则不痛也，凡痹之类，逢寒则虫④，逢热则纵。（《素问·痹论》）

【提示】说明痹证的成因、病理和症状分析。

【注释】

①经络时疏，故不通：《甲乙经》不通作"不痛"，为是。张景岳："疏，空虚也，荣卫之行涩，而经络时疏，则血气衰少，血气衰少则滞逆亦少，故为不痛。"

②益：助长的意思。

③遭：《甲乙经》遭作"乘"。吴本依改，注云："改阳乘阴，为近理。"今作"乘"解。

④虫：《甲乙经》作"急"，为是。张景岳："逢寒则筋挛，故急；逢热则筋弛，故纵也。"

【语译】黄帝问道：荣气和卫气亦能使人发生痹病吗？岐伯说：……如果营卫二气失去和调状态，就要发生疾病，如果二气和调顺从，疾病就会痊愈。总的来说：荣卫之气不与风寒湿三气相合，是不致发生痹病的。黄帝道：讲得好！痹病的症状，有的痛，有的不痛，有的麻木不仁，有的身寒，有的身热，有的皮肤干燥，有的皮肤湿润，这是什么缘故？岐伯说：痛是寒气偏多，身有寒气所以发生疼痛。其有不痛而肌肉麻木不仁的，是患病久了，邪气深入，损伤荣卫，以致荣卫运行凝涩而不通利，导致经络有时空虚，所以不痛，皮肤失却营养，所以麻木不仁。其有身体寒冷的，是由于其人素来阳气不足，阴气有余，寒从中生，再感外寒，内寒助长了寒邪，所以身体寒冷；其有身热的，是由于其人素来阳气有余，阴气不足，痹邪侵入后，有余之阳气助长邪气，邪从热化，导致病气胜，阳胜则乘其阴气，阴不胜阳，所以为痹热。其有多汗而皮肤湿润的，是感受湿邪太甚，而体内又阳气不足，阴气有余，阴气与湿气相感，阳气不足而致腠理疏松，所以汗出而皮肤湿润。黄帝说：痹病有不痛的，是什么缘故？岐伯说：若是邪气只伤及有形而未伤及气分的就不痛，所以痹在骨则身重；痹在脉则血行凝涩不畅；痹在筋则肢节屈而不伸；痹在肌肉则麻木不仁；痹在皮肤则身寒。因而有这五种症状的痹病，是不痛的。凡此五痹之类，遇到寒气则筋脉挛急，遇到热气则筋脉弛缓。

【按语】本节经文是讨论痹病的成因、病理和症状分析。痹病的成因是风寒湿三邪侵犯人体导致营卫不和而发生。故本文所谓"不与风寒湿气合，故不为痹"。痹病的症状不一，如疼痛、不痛、麻木不仁、身寒、身热、挛急、弛缓等。疼痛的发生，是寒凝血涩，不通则痛，故谓"有寒故痛也"。痹病无疼痛的，是邪气只侵及筋、骨、脉、肌、皮之有形，而未伤及气分，血气滞逆不甚，气机仍然和调通达的，则痛的症状就不显著。这就是《素问·阴阳应象大论》所谓"气伤痛"；也就是本文所谓"经络时疏，故不痛"。麻木不仁是营卫失调、肌肤失养所致。痹病有寒、热的不同，此与体内阳气多少，邪从寒化、热化有关。至于痹病属寒的肢节多挛急，属热的肢节多弛纵，亦是临床所常见的。

【参考资料】

张志聪："经云，气伤痛，此论邪痹经脉骨肉之有形，而不伤其气者，则不痛也。如病形而不伤其气，则止见骨痹之身重，脉痹之血凝不流，筋痹之屈而不伸，肉痹之肌肉不仁，皮痹之皮干寒冷，故具此五者之形证，而不痛也。"

（五）痹厥的成因及见症

【原文】 故人卧血归于肝，肝受血而能视，足受血而能步，掌受血而能握，指受血而能摄①。卧出而风吹之，血凝于肤者为痹，凝于脉者为泣②，凝于足者为厥，此三者，血行而不得反其空③，故为痹厥也。（《素问·五脏生成》）

【提示】 说明痹厥的成因、病理和症状。

【注释】

①摄：以指取物为摄。

②泣：音义同"涩"。

③空：与"孔"同。即各经的孔穴，亦即经穴。

【语译】 肝有藏血的作用。人当白天劳动之时，则血行于诸经；人当夜晚睡卧之时，则血归于肝脏。所以肝受血而养于目，目才能看东西；足得到血养，才能行走；手掌得到血养，才能握持东西；手指得到血养，才能摄取东西。如果睡眠时出外而被风邪所吹袭，则血液凝涩于肌肤，就要发生麻木不仁的痹证；凝涩于经脉，就会使血液运行涩滞；凝涩于足部，就会发生下肢厥冷。这三种疾患，都是由于血行受到阻碍，而不得循行于诸经孔穴，所以发生痹、厥等证。

【按语】 本节经文一是说明血液有营养全身的作用。故文中所谓目之能视、足之能步、掌之能握、指之能摄，皆赖血液滋养；二是说明血脉凝涩可以引起痹与厥的病证。血脉凝于肌肤者为痹，凝于足者为厥。其治宜调营行痹，温经通脉。

【参考资料】

（1）丹波元简："为痹，王注，痹字，音顽，痹也。痹病所指极广，故加痹字，明其麻痹之痹。"

（2）《金匮·血痹虚劳》："问曰：血痹病从何得之？师曰：夫尊荣人骨弱肌肤盛，重因疲劳汗出，卧不时动摇，加被微风，遂得之。"

（六）痿证的成因和症状

【原文】 黄帝问曰：五藏使人痿①，何也？岐伯对曰：肺主身之皮毛，心主身之血脉，肝主身之筋膜②，脾主身之肌肉，肾主身之骨髓。故肺热叶焦，则皮毛虚弱急薄③，著④则生痿躄⑤也；心气热，则下脉厥而上，上则下脉虚，虚则生脉痿，枢折挈⑥胫纵而不任地也；肝气热，则胆泄口苦，筋膜干，筋膜干则筋急而挛，发为筋痿；脾气热，则胃干而渴，肌肉不仁，发为肉痿；肾气热，则腰脊不举，骨枯而髓减，发为骨痿。（《素问·痿论》）

【提示】 说明五痿的成因、症状及与内脏的关系。

【注释】

①痿：王冰："痿弱无力以运动。"

②筋膜：《新校正》："按全元起本云：'膜者，人皮下肉上筋膜也。'"

③急薄：急迫之意，柔润的反面，形容皮肤干枯的形象。

④著：是附着留而不去的意思。

⑤痿躄：躄，音必。张景岳："躄者，足弱不能行也。"

⑥枢折挈：枢，指四肢关节；挈，提挈之意。折挈，是四肢关节提挈不灵，如枢轴之折。

【语译】黄帝问道：五脏都能使人发生痿病，这是什么道理？岐伯回答说：五脏各有所合，肺主身之皮毛，心主身之血脉，肝主身之筋膜，脾主身之肌肉，肾主身之骨髓。所以肺脏有热，则津液消耗，以致肺叶焦枯，皮毛也表现出虚弱干枯的状态，热气久留而不去，则发生痿躄之病；心脏有热，火主上炎，可使在下之血脉厥逆而上，脉逆于上，则在下之血脉空虚，血虚则皮肉筋骨失养，因而产生脉痿，四肢关节不能随意举动，膝胫弛纵不能着地行走；肝脏有热，可使胆汁上泄而口苦，筋膜失却滋养而干枯，筋膜干枯不润就会使筋脉拘急而挛缩，因而发生筋痿；脾脏有热，可使胃内津液干燥而口渴，肌肉麻痹不仁，因而发生肉痿；肾脏有热，则阴精耗损，可致骨枯髓减，腰脊不能举动，发为骨痿。

【按语】痿病与痹病的区别：从发病原因上讲，痹病的发生，是感受风寒湿外邪，邪从外以合内；痿病的发生，是五脏因热灼津，筋骨肌肉失养而成痿，其发病是由内而及外。从症状上讲，痹病多表现肢节疼痛，或兼麻木不仁；痿病表现四肢痿废不用，肌肤麻痹，不知痛痒。痹病多表现为发作性，痿病多表现为持续性。痹病多实，痿病多虚。因此在治疗上，痹病多治以疏风、除湿、散寒、通络之品，以驱除外邪为主，痹之侵入内脏，始可议补；痿病应以清润肺胃、调补肝肾为主。可见虚实不同，治疗有异。

【原文】五脏因肺热叶焦，发为痿躄，此之谓也。……论言①治痿者，独取阳明，何也？岐伯曰：阳明者，五藏六府之海，主闰②宗筋③，宗筋主束骨而利机关④也。（《素问·痿论》）

【提示】说明肺热为五痿的主因以及治痿独取阳明的道理。

【注释】

①论言：吴鹤皋："古论也。"张景岳："即《根结》曰：痿疾者，取之阳明。"

②闰：《甲乙经》闰作"润"。闰与"润"通用。

③宗筋：吴鹤皋："宗筋，身中之大筋也。"

④机关：指关节。

【语译】五脏都是由于肺热叶焦，发为痿躄，就是这个道理。……但是医论上说，治痿病应该独取阳明，这是什么道理？岐伯说：阳明胃是营养脏腑的大源，为五脏六腑之海，能够滋润宗筋，宗筋主管约束骨节而使关节滑利。

【按语】从本文看出，痿病的发生，主要关系肺胃二脏。设只有肺热，而胃津不亏，能润宗筋而利关节，则不致成痿。所以必因"肺热叶焦"，而兼胃燥津亏，不能润宗筋利关节，方成痿病。故治宜清热润燥，滋肺益胃。

【参考资料】

（1）张景岳："宗筋者，前阴所聚之筋也，为诸筋之会，凡腰脊豁谷之筋，皆属于此，故主束骨而利机关也。"

（2）《素问·至真要大论》："诸痿喘呕，皆属于上。"

（3）《医宗金鉴》："五痿皆因肺热生，阳明无病不能成。"

（七）水肿、肤胀、臌胀、肠覃、石瘕的成因、症状与鉴别

【原文】 帝曰：肾何以能聚水而生病？岐伯曰：肾者胃之关①也，关门不利，故聚水而从其类②也。上下溢于皮肤，故为胕肿③。胕肿者，聚水而生病也。帝曰：诸水皆生于肾乎？岐伯曰：肾者牝脏④也，地气上者属于肾，而生水液也。……故水病下为胕肿、大腹，上为喘呼，不得卧者，标本俱病⑤，故肺为喘呼，肾为水肿，肺为逆不得卧，分为相输⑥俱受者，水气之所留也。（《素问·水热穴论》）

【提示】 说明肾病水饮停聚的机理和证候。

【注释】

①肾者胃之关：马元台："关者，有出入所司之义也。肾主下焦，膀胱为府，开窍于二阴。故肾气化则二阴通，肾气不化则二阴闭，闭则胃上满，故曰肾者胃之关也。"

②聚水而从其类：张志聪："盖肾者主水，水不顺流，则水亦类聚矣。"

③胕肿：胕音符。吴鹤皋："肌肤浮肿曰胕肿。"

④牝脏：张景岳："牝，阴也。""牝脏"，即属阴的脏器。

⑤标本俱病：这里标指肺，本指肾。标本俱病，是肺肾俱病。

⑥分为相输：张景岳："言水能分行诸气，相为输应而俱受病者，正以水气同类，水病则气应，气病则水应，留而不行，俱为病也。"

【语译】 黄帝说：肾为什么能积聚水液而生病呢？岐伯说：肾是胃的关门，关门不通利，水液就要汇聚而生病了。其水液泛滥于皮肤之中，发为浮肿。浮肿的成因，就是水液停聚而发生的病变。黄帝说：照这样说，一切水肿的根源都是生于肾脏吗？岐伯说：肾脏属阴，好像地气上升为云一样，由于肾的气化作用，向上蒸腾而化生为水液。……所以凡是患水肿病，半身以下则见浮肿与腹部胀大，在上部则见呼吸喘急，不能平卧，这是标本同病，喘呼属肺，水肿属肾，肺为上逆之水气所迫，就不能平卧，肺肾同病，而水与气相互输应，这是水气稽留的原因。

【按语】 本节经文主要讨论水肿病的机制和主要病候。水液的代谢与排泄的障碍，关系到许多脏腑，但归根结底，在于阳气的蒸腾、推动，以分清浊，司开阖，行升降出入。而阳之根，生气之源，在于肾间动气，命门真阳。所以有关水液代谢失常而引起的水肿，主要责之于肾，此即本文所谓"地气上者属于肾，而生水液也"。肺主肃降，通调水道，而为水之上源，故水肿病证，除主要与肾有关外，又与肺之病机有关，亦即本文所谓"标本俱病"。文中所列举的"胕肿、大腹""喘呼"等证，即是肺肾同病的证候。故在治疗上，亦应肺肾同治，除温肾化水外，还须佐以降肺利气之品，始能收到满意效果。

249

【参考资料】

(1)《素问·水热穴论》："其本在肾，其末在肺，皆积水也。"

(2) 张景岳："少阴脉从肾上贯膈入肺中，所以肾邪上逆，则水客于肺，故凡病水者，其本在肾，其末在肺，亦以金水相生，母子同气，故皆能积水。"

【原文】黄帝问于岐伯曰：水与肤胀、臌胀、肠覃①、石瘕、石水，何以别之，岐伯答曰：水始起也，目窠②上微肿，如新卧起之状，其颈脉动，时咳，阴股间寒，足胫瘇③，腹乃大，其水已成矣。以手按其腹，随手而起，如裹水之状，此其候也。黄帝曰：肤胀何以候之？岐伯曰：肤胀者，寒气客于皮肤之间，壳④壳然不坚，腹大，身尽肿，皮厚，按其腹窅⑤而不起，腹色不变，此其候也。臌胀何如？岐伯曰：腹胀身皆大，大与腹胀等也，色苍黄⑥，腹筋起⑦，此其候也。肠覃何如？岐伯曰：寒气客于肠外，与卫气相搏，气不得荣⑧，因有所系，癖而内著，恶气乃起，瘜⑨肉乃生。其始生也，大如鸡卵，稍以益大，至其成，知怀子之状，久者离岁⑩，按之则坚，推之则移，月事以时下，此其候也。石瘕何如？岐伯曰：石瘕生于胞中，寒气客于子门⑪，子门闭塞，气不得通，恶血当泻不泻，衃⑫以留止，日以益大，状如怀子，月事不以时下。皆生于女子，可导而下。（《灵枢·水胀》）

【提示】讨论水肿、肤胀、臌胀、肠覃、石瘕等证的病因、症状和鉴别诊断。

【注释】

①肠覃：覃，通"蕈"，音训，作"菌"解。《玉篇》："地菌也。"丹波元坚："肠中垢滓，凝聚生瘜肉，犹湿气蒸郁，生蕈于土木，故谓肠覃。"

②目窠：窠，音科。目窠，指下眼胞。

③瘇：足肿之谓。

④壳：音空，形容如击鼓之音，中空而不坚实。

⑤窅：音咬，凹陷之意。

⑥苍黄：即青黄。

⑦腹筋起：《太素》筋作"脉"，即腹部有青脉胀起如筋。

⑧荣：在此通"营"，营运的意思。

⑨瘜：音息，是赘生的恶肉。

⑩离岁：张景岳："离岁，越岁也。"指久病经年。

⑪子门：即子宫口。

⑫衃：音胚。张景岳："衃，凝败之血也。"

【语译】黄帝问于岐伯说：水肿与肤胀、臌胀、肠覃、石瘕、石水等病，怎样进行鉴别呢？岐伯回答说：水肿开始的时候，在下眼睑上微见浮肿，像刚睡醒起床的样子，颈部结喉两旁的人迎脉搏动明显，时有咳嗽，大腿内侧阴部感觉寒冷，足胫部浮肿，等到腹部胀大，水肿便已形成了。用手按病人的腹部，放手后随即胀起，好像里面包裹着水液的形状，这就是水肿的证候。黄帝说：肤胀的病，怎样来诊候它呢？岐伯说：肤胀的病变，是因为寒气侵入于皮肤之间，阻滞阳气，用手叩击腹部，好像敲鼓一样发空音，而不是坚实之音；腹部膨大，一身尽肿，皮厚而不像水肿那样皮薄色泽；若用手按其腹部，被按处凹陷而不能随手胀起，腹部的皮色没有异样的变化，这是肤胀的证候。臌胀的证候是怎样的呢？岐伯说：腹部膨胀全身都现肿大，胀大的程度和肤胀相等；但肤色青黄，腹部青筋突起，这是臌胀的证候。肠覃的证候是怎样的呢？岐伯说：寒气客留于肠外，和卫气相搏结，以致卫气被阻而不得运行，气滞则血凝，因而气血有所系结，就癖积留着在里面，于是恶气亦随之而起，由此生出息肉。在开始发生的时候，像鸡蛋一样大，而后渐渐长大，等到病已形成，腹部膨胀，就好像怀孕一样，病程长久的，可以经年越岁而不愈，按压患部，其积块坚硬，推它时却能移动，但月经是按时来的，这是肠覃的证候。石瘕的证候是怎样的呢？岐伯说：石瘕生在子宫，因寒气由子宫口侵入，使子宫口闭塞，气不能通畅，恶血当排出而不得排出，瘀血留滞于内，结成瘕块，日渐长大，其形状像怀孕一样，月经也不能按时来潮。这种病都生于女子，可用逐瘀消导的方法，使瘀血下行。

【按语】本节经文所述水肿、肤胀、臌胀三者有水肿、气胀之分。水肿之证，一般是浮肿先现于目下，颈脉动，时咳，渐次发展至腹部胀大。本文所论"肤胀"，似指气胀而言。本文所论"臌胀"，从其"腹胀身皆大""色苍黄、腹筋起"等症进行判断，实为气滞、血瘀、水停等综合因素所致，一般多见于肝硬化、血吸虫病、癌瘤等疾病所出现的腹水体征。至于文中所述水肿、气胀用手按以进行鉴别诊断的方法，临证时，应结合实际病情进行检查。一般是：水肿腹胀，按其足胫部凹陷不即起，按其腹部，如按水囊，而且皮薄色泽。因气所致腹胀，叩其腹部中空有回响音，按其腹部如按气囊，按足胫部皮肤没有凹陷不即起的情况，而且皮厚、肤色不变。这是区别水肿、气胀的重要方法。

肠覃、石瘕，都为腹内有积块形成，以致腹部膨胀，如怀子之状。然其发病原因及症状特点：肠覃为寒气客于肠外，气滞血瘀，形成息肉积块；石瘕为寒气客于胞中，败血留滞而成积块。由于一在肠外，一在胞中，故肠覃月事以时下，石瘕月事不以时下，有此不同。

（八）四海有余、不足的病证

【原文】黄帝曰：四海之逆顺奈何？岐伯曰：气海有余者，气满胸中，悗息①面赤；气海不足，则气少不足以言。血海有余，则常想其身大，怫然②不知其所病③者；血海不足，亦常想其身小，狭然④不知其所病。水谷之海有余，则腹满；水谷之海不足，则饥不受谷食。髓海有余，则轻劲多力，自过其度⑤；髓海不足，则脑转耳鸣，胫酸眩冒，目无所见，懈怠安卧。（《灵枢·海论》）

【提示】论四海有余、不足所出现的证候。

【注释】

①悗：音义同"闷"。悗息，即满闷喘息。

②怫然：作"怫郁"解，心气不舒的形容词。

③不知其所病：张景岳："此皆血海不调之为病，病在血者，徐而不显，故茫然不知其所病。"

④狭然：张景岳："狭，隘狭也，索然不广之貌。"感觉自身狭小的形容词。

⑤自过其度：能超过一定常度，也不感到疲累的意思。

【语译】黄帝说：四海的作用，其正常和反常的情况是怎样的呢？岐伯说：气海有余，邪盛气壅，则出现胸中气满，满闷喘息，颜面发赤；气海不足，肺气虚弱，则呼吸气短，言语低微无力。血海有余，就经常感觉自己的身形广大，心情怫郁，而又不知自己在患什么病；血海不足，就经常感觉自己的身形狭小，而又不知自己在患什么病。水谷之海有余，饮食滞留不化，则腹部胀满；水谷之海不足，胃虚不能纳谷，脾虚不能运化，故虽在饥饿时也吃不下饮食。髓海有余，脑髓充足，则身体轻劲有力，劳动能够超过一定的常度，也不感觉疲累；髓海不足，脑髓空虚，就会发生头脑旋转昏晕、耳内鸣响、胫腿酸软、头目晕眩，甚至眼睛看不见东西，周身懈怠无力，常感困倦喜卧。

【按语】《灵枢·海论》谓："膻中者为气之海。"这里膻中是指胸中，为肺所居，所以气海有余、不足，实际是指肺气有余、不足而言。"胃者水谷之海"，水谷之海有余、不足，实际是指胃气有余、不足而言。"冲脉者为十二经之海"，血海有余、不足与冲脉有关。"脑为髓之海"，髓海有余、不足，实际是指脑髓有余、不足而言。因为脑与肾有密切联系，脑髓有余、不足，又与肾之虚实有关。所以，肾主作强而出技巧，而脑亦主耳目聪明与肢体运动。故在临证时，凡遇脑髓空虚的病证，多从补肾着手治疗。

【参考资料】

张志聪引吴氏曰："冲脉之血，充实于周身，故有余则觉其身大，不足则觉其身小。"

（九）二阳发病的病机

【原文】二阳之病①发心脾，有不得隐曲②，女子不月；其传为风消③，其传为息贲④者，死不治。（《素问·阴阳别论》）

【提示】说明情欲不遂引起女子不月的演变情况。

【注释】

①二阳之病：张景岳："二阳，阴明也，为胃与大肠二经。然大肠小肠，皆属于胃，故此节所言，则独重在胃耳。"所指阳明胃的病证，如食欲减退，消化不良等。

②隐曲：有曲折难言的隐情之意。王冰："隐蔽委曲之事也。"

③风消：形容肌肉消瘦，如植物经风吹而干瘪之状。

④息贲：贲，读奔，急迫之意。息贲，是呼吸急迫的意思。

【语译】一般地讲，阳明胃的病变，是发生于心脾。这是因为病人有了难以告人的隐情，忧思郁结，耗神伤脾，以致气虚血少；在女子可使月经不潮，发展下去，会导致形体日渐消瘦，传变为所谓"风消"；更进一步传变可致呼吸短促急迫，成为"息贲"，就不可治疗了。

【按语】凡是心神思虑过劳，每致耗神伤脾，而致影响到胃的消化机能，从而饮食减少，营养缺乏，气血不足。在女子可引起月经不调，甚至经闭。进一步发展下去，会出现形体日渐消瘦虚弱、潮热、咳嗽、喘促等，成为难治之证。不难看出，本文指的是虚劳病证，其发病过程，系由情志抑郁，内伤心脾，后天化源无继，血虚液亏，肺失所养，不独心脾受病，肝肾亦病，故为难治。

【参考资料】

（1）张石顽："室女经闭，面黄肌瘦，身热，为虚劳，诊其肝脉弦出鱼际，非养所能治，急以婚配，自然经行而愈。"

（2）王一仁："阳明胃病之发生，每由于心神思虑过劳，于隐曲之念太多，不得遂其志。"

（3）杨上善："隐曲，大小便。"

（4）李念莪："不得隐曲，阳事病也。"

（5）王冰："肠胃受病，心脾受之。"

（6）马元台："此病由心脾所发，正以女子有不得隐曲之事，郁之于心，故心不能生血，血不能养脾，始焉胃有所受，脾不能运行；而继则胃渐不能纳受矣，故知胃病发于心脾也。"

（十）积病的成因

【原文】黄帝曰：积之始生，至其已成，奈何？岐伯曰：积之始生，得寒乃生，厥[①]乃成积也。黄帝曰：其成积奈何？岐伯曰：厥气生足悗[②]，悗生胫寒，胫寒则血脉凝涩，血脉凝涩则寒上入于肠胃，入于肠胃则䐜张，䐜胀则肠外之汁沫迫聚不得散，日以成积。卒然多食饮，则肠满。起居不节，用力过度，则络脉伤。阳络[③]伤则血外溢，血外溢则衄血；阴络[③]伤则血内溢，血内溢则后血[④]。肠胃之络伤，则血溢于肠外，肠外有寒，汁沫与血相抟[⑤]，则升合凝聚不得散，而积成矣。卒然外中于寒，若[⑥]内伤于忧思，则气上逆，气上逆则六输[⑦]不通，温气不行，凝血蕴里而不散，津液涩渗，著而不去，而积皆成矣。（《灵枢·百病始生》）

【提示】积病的成因和病机。

【注释】

①厥：作"逆"字解。即气血厥逆阻滞的意思。

②厥气生足悗：厥气，是指寒气厥逆于下；悗，作"闷"字解，足悗，是指足部痛滞不舒。张景岳："厥气，逆气也，寒逆于下，故生足悗，谓肢节痛滞不便利也。"

③阳络、阴络：张志聪："阳络者上行之络脉，伤则血外溢于上，而为衄；阴络者下行之络脉，伤则血内溢而为后血。"是说阳络在外而向上行，阴络在内（是与阳络相对而言）而向下行。

④后血：即大便出血。

⑤抟：音团，结聚的意思。

⑥若：在这里作"及"字解。

⑦六输：张景岳："六经之输。"

【语译】黄帝说：积病从开始发生，到已经形成，其过程是怎样的呢？岐伯说：积病开始发生，是由于感受了寒邪，致使气血厥逆阻滞，逐渐形成了积病。这是形成积病总的因素和机制。黄帝说：形成积病的过程是怎样的呢？岐伯说：有的因为寒气厥逆于下，发生足部胀闷疼痛而不灵活，因而引起足胫部寒冷，足胫寒冷就会使血脉凝涩，血脉凝涩，则寒气自下而上，入于肠胃之中，寒气入于肠胃后，阳气不化，会引起腹部胀满，腹部胀满，则肠外的汁沫被迫挤而聚留不散，日久便形成积病。或因突然间饮食过多，使肠中充满饮食，不及运化。复因起居生活不加节制，或用力过度等，都能使络脉受伤。若阳络受伤，会导致血向外溢，血向外溢，就会发生鼻出血；若阴络受伤，会导致血向内溢，血向内溢，就会发生大便出血。如果是肠胃的络脉受伤，血就溢出于肠外，倘肠外适有寒气，汁沫与外溢的血相抟聚，汁沫与血并合凝聚而不散，就成为积病。还有因突然由于体表感受了寒邪，以及体内又伤于过分忧怒等情绪激动，情志所伤就会使气向上逆，气向上逆，就引起六经的经输之气壅滞不通，又兼外中于寒，以致有温煦作用的阳气不得畅行，引起血液凝聚，蕴结在里面不能布散，津液的运行亦涩滞而不能渗灌全身，留着日久而不去，于是积病便形成了。

【按语】积病的形成，不外寒凝血涩，气血阻滞结聚所致。即本文所谓"得寒乃生，厥乃成积"，这是积病形成总的因素和机制所在。本文所述形成积病的具体过程，归纳起来：一因寒邪侵入肠胃，寒凝气滞，血络阻滞；二因饮食过饱，肠满失运；三因起居不节，用力过度，损伤血络；四因情志失调，兼夹寒邪。而这些因素又多系错综作用于人体，乃得形成积病。

（十一）痈疽的成因、症状和鉴别

【原文】血脉营卫，周流不休，上应星宿①，下应经数②。寒邪客于经络之中，则血泣，血泣则不通，不通则卫气归之，不得复反，故痈肿。寒气化为热，热胜则腐肉，肉腐则为脓。脓不泻则烂筋，筋烂则伤骨，骨伤则髓消，不当骨空③，不得泄泻，血枯空虚，则筋骨肌肉不相荣，经脉败漏，熏于五脏，脏伤故死矣。……黄帝曰：夫子言痈疽，何以别之？岐伯曰：营卫稽留于经脉之中，则血泣而不行，不行则卫气从之而不通，壅遏而不得行，故热。大热不止，热胜，则肉腐，肉腐则为脓。然不能陷，骨髓不为焦枯，五脏不为伤，故命曰痈。黄帝曰：何为疽？岐伯曰：热气淳盛，下陷肌肤，筋髓枯，内连五藏，血气竭，当其痈下，筋骨良肉皆无余，故命曰疽。疽者，上之皮夭④以坚，上如牛领⑤之皮。痈者，其皮上薄以泽。此其候也。（《灵枢·痈疽》）

【提示】说明痈疽的成因、症状和鉴别。

【注释】

①星宿：《辞源》："天空之列星也。"

②经数：经，指经水，亦即河流；数，定数，亦即规律的意思。是言地面上经水的流行，有其一定的规律。

③骨空：即骨节交会的空隙处。

④夭：张景岳："夭以色言，黑暗不泽也。"

⑤领：颈项。

【语译】人身血脉营卫的运行，循环周流而不休止，就像天上的星宿，地面的经水，循行有一定规律。寒邪侵入经络之中，就会使血行凝涩，血行凝涩就不通畅，不通畅则卫气亦随之不通而结滞于局部，不能反复地运行，所以发生痈肿。侵于经脉之中的寒气郁而化热，热毒熏蒸，则腐烂肌肉，肉腐则化而为脓。脓不排除，就会腐烂筋膜，筋烂则伤及骨骼，骨伤就会使骨髓消烁。如果骨伤不在骨节交会的空隙之处，脓毒就无从排泄。因而血液枯竭空虚，使筋骨肌肉都得不到营养，经脉败坏，脓毒内熏于五脏，五脏受到严重的损害，所以就会死亡了。……黄帝说：你所说痈和疽，怎样区别呢？岐伯说；痈的发生，是营卫之气留滞在经脉之中，血液就凝涩而不得循行，血涩不行则卫气也随之而不通畅，卫气被壅遏而不得畅通运行，卫为阳气，所以就发热。由于大热不止，热胜郁于血脉，逆于肉理，便会使肌肉腐坏而化为脓。但热毒仅浮浅在表，不向内陷，所以骨髓不致焦枯，五脏也不致受到损伤，所以称为痈。黄帝说：什么叫做疽？岐伯说：郁热亢盛，热毒内陷肌肤，使筋膜骨髓枯槁，再向内深入，影响到五脏，使五脏受伤，以致血气枯竭，当其患部深层，筋骨好肉都已腐烂无余，所以叫做疽。疽的特征是，疽上面的皮色晦暗不泽而坚厚，好像牛颈的皮那样坚厚。痈的特征是皮薄而光泽。这些就是痈和疽的鉴别诊断。

【按语】本节经文，首先概括地说明了一般外疡的成因和传变过程。从这里可见痈疡的发生，是由于外邪的侵入，阻碍了经脉气血的运行，促使卫气结滞于局部，郁而化热，坏血腐肉所致。至于外邪，包括寒、热、湿等都是，这里所说的"寒气"，应看作是代表性的例子。痈疡的传变和预后，一般说来，痈肿化脓以后或行自溃，或经人工引流，使脓毒郁热因而排除，一般可告痊愈。否则，脓毒不得向外排泄，而向内陷，便造成恶化情况。因此在临床上，对外科痈疡的治疗，除酌情运用清热解毒、活血通络的治疗方法外，还必须佐以宣解、透毒、排脓之品，以防疮毒内陷。

其次，讨论了痈疽的鉴别问题。痈和疽是外科疮疡的两大类型。痈为阳，疽为阴。痈之脓毒浮浅在肌肤，易透发化脓，其毒不致内陷，病程短，容易痊愈。疽之毒气深重在筋骨，其毒可内陷，内伤五脏，不易透发，往往留连难愈。治法，痈证宜发表、清热、解毒、和营、透脓；疽证宜温阳、托里、消毒、养营、和血。

（十二）五脏六腑之咳

【原文】黄帝问曰：肺之令人咳何也？岐伯对曰：五藏六府皆令人咳，非独肺也。……肺咳之状，咳而喘息有音，甚则唾血。心咳之状，咳则心痛，喉中介介①如梗状，甚则咽肿喉痹②。肝咳之状，咳则两胁下痛，甚则不可以转，转则两胠③下满。脾咳之状，咳则右胁下痛，阴阴④引肩背，甚则不可以动，动则咳剧。肾咳之状，咳则腰背相引而痛，甚则咳涎。帝曰：六府之咳奈何？安所受病？岐伯曰：五藏之久咳，乃移于六府。脾咳不已，则胃受之；胃咳之状，咳而呕，呕甚则长虫⑤出。肝咳不已，则胆受之；胆咳之状，咳呕胆汁。肺咳不已，则大肠受之；大肠咳状，咳而遗失⑥。心咳不已，则小肠受之；小肠咳状，咳而失⑥气，气与咳俱失。肾咳不已，则膀胱受之；膀胱咳状，咳而遗溺。久咳不已，则三焦受之；三焦咳状，咳而腹满，不欲食饮。此皆聚于胃，关于肺，使人多涕唾，而面浮肿气逆也⑦。（《素问·咳论》）

【提示】讨论五脏六腑之咳的症状。

【注释】

①介介：张景岳："介介，如有所梗，妨碍之意。"

②喉痹：即咽喉肿闭之证。

③胠：张景岳："胠，腋下胁也。胠，区、去二音。"即腋下为胠，胠下为胁。

④阴阴：即隐隐。

⑤长虫：即蛔虫。

⑥失：张志聪："失，当作矢。"矢与"屎"通。

⑦使人多涕唾，而面浮肿气逆也：张景岳："水聚于胃，则关于肺而为咳，咳则肺举，肺举则液上溢，故使人涕唾，水气上乘，故面浮肿而气逆也。"

【语译】黄帝问道：肺脏有了病变，能令人咳嗽，这是什么道理？岐伯回答说：五脏六腑有了病变，都能使人咳嗽，不单只是肺脏。……肺咳的症状，咳而气喘，呼吸有声，甚至唾血。心咳的症状，咳则心痛，喉中好像有东西梗塞一样，严重时则咽喉肿痛闭塞。肝咳的症状，咳嗽时两侧胁下疼痛，严重时痛得身躯不能转侧，转侧时两胁下胀满。脾咳的症状，咳则右胁下疼痛，隐隐而痛，牵引肩背，甚至不可以转动，一转动就会使咳嗽增剧。肾咳的症状，咳嗽时腰背相互牵引作痛，甚则咳嗽吐涎。黄帝说：六腑咳嗽的症状如何？是怎样受病的？岐伯说：五脏久咳不愈，就要转移于六腑。脾咳不愈，则使胃受病，胃咳的症状，咳而呕吐，甚则呕出蛔虫。肝咳不愈，则使胆受病，胆咳的症状，咳而呕出胆汁。肺咳不愈，则使大肠受病，大肠咳的症状，咳而大便失禁。心咳不愈，则使小肠受病，小肠咳的症状，是咳嗽而引起矢气，而且往往是矢气与咳嗽同时发作。肾咳不愈，则使膀胱受病，膀胱咳的症状，咳而遗尿。如果以上各种咳嗽经久不愈，则使三焦受病，三焦咳的症状，咳而腹满，不想饮食。所有以上的咳嗽，不论属于哪一脏腑，都与肺胃有密切的关系。所以才使人多涕唾，而且面部浮肿，咳嗽气逆。

【按语】本节是古人对咳嗽的分类方法。这种分类方法，是根据伴随咳嗽所出现的诸多兼症，结合五脏六腑的功能及其经脉所主部位来划分的。这种划分，对于咳嗽的诊断和治疗，有很大启示。如肝咳两胁下痛，在治疗咳嗽的同时，必参用疏肝理气之剂，方能提高疗效。本文最后又谓咳皆"聚于胃，关于肺"，以明示咳嗽之证，主要与肺胃关系密切。后代医家在《内经》理论基础上，把咳嗽分为外感、内伤两大类，从理论和实践上都大大发展了中医学关于咳嗽病证的认识。

【参考资料】

(1) 张景岳："唾血者，随咳而出，其病在肺。"

(2)《中国医学大辞典》："唾血，气无所阻，而血随唾出也，其病虽在肺，其源实出于肾。"

(3) 张景岳："脾咳则右胠下痛者，盖阴土之气应于坤，出西南也。人与天地相参，理有无往不合者。"

(4) 张志聪："脾气上通于肺，肺之俞在肩背，故阴阴引于肩背也。"

(5) 张景岳："久咳不已，则上中下三焦俱病，出纳升降，皆失其和，故腹满不能食饮。"

(6) 张景岳："盖咳有内伤外感之分，故自肺而传及五脏者有之。如风寒暑湿伤于外，必先中于皮毛，皮毛为肺之合，而受邪不解，此则自肺而后传于诸脏也。劳欲情志伤于内，则脏气受伤，先由阴分而病及上焦，此则自诸脏而后传于肺也。"

（7）《医宗金鉴》："胃浊脾湿嗽痰本，肺失清肃咳因生。"

（十三）五脏六腑胀的病证

【原文】夫心胀者，烦心短气，卧不安。肺胀者，虚满而喘咳。肝胀者，胁下满而痛引小腹。脾胀者，善哕，四肢烦悗，体重不能胜衣，卧不安。肾胀者，腹满引背，央央然^①腰髀痛。六府胀，胃胀者，腹满，胃脘痛，鼻闻焦臭，妨于食，大便难。大肠胀者，肠鸣而痛濯濯^②，冬日重感于寒，则飧泄不化。小肠胀者，少腹䐜胀，引腰而痛。膀胱胀者，少腹满而气癃^③。三焦胀者，气满于皮肤中，轻轻然^④不坚。胆胀者，胁下痛胀，口中苦，善太息。（《灵枢·胀论》）

【提示】说明五脏六腑胀的症状。

【注释】

①央央然：张景岳："央央然，困苦貌。"

②濯濯：张景岳："濯濯，肠鸣水声也。"

③气癃：张景岳："气癃，膀胱气闭，小水不通也。"

④轻轻然：是形容按之中空而不实。

【语译】心胀的症状，为心烦不宁，呼吸气短，睡卧不安；肺胀的症状，为胸中虚满，气喘咳嗽；肝胀的症状，为胁下胀满而疼痛，并牵引小腹痛；脾胀的症状，易于呃逆，四肢烦扰而闷胀，身体重滞，好像连身上穿的衣服都成了负担，睡眠不安；肾胀的症状，为腹中胀满牵引背部不舒，腰髀部疼痛困苦。六腑的胀病：胃胀的症状，为腹中胀满，胃脘疼痛，鼻中嗅到焦臭的气味，妨碍饮食，大便困难；大肠胀的症状，为肠鸣而痛，濯濯有声，如果在寒冷的冬季重感寒邪，就会发生完谷不化的泄泻；小肠胀的症状，为少腹胀满，并且牵引腰部作痛；膀胱胀的症状，为少腹胀满而气机闭塞，小便不利；三焦胀的症状，为气充满于皮肤之中而发肿，按之则空而不实；胆胀的症状，为胁肋下痛胀，口中苦，容易叹长气。

【按语】胀病的症状，总的来讲，是指胀闷不适，或症兼疼痛而言。其发生原因，不外情志抑郁、寒温失调、饮食不节等因素引起。本文所论的胀病，主要包括胸腹和皮肤的胀满病证。从其症状分析，这里面概括了气滞、络阻、水停、痰结等病理因素在内。但总的是由于气机阻滞所致。此即《灵枢·胀论》所谓的"夫胀者，皆在于脏腑之外，排脏腑而廓胸胁，胀皮肤，故命曰胀"。五脏六腑皆在于胸腹之中，根据脏腑所居及其经脉分布，各有一定的外应部位。故本文以脏腑进行分类，对指导辨证施治，有其一定实践意义。例如肝居胁下，其脉抵小腹布胁肋，故肝郁气滞，则为胁肋胀满疼痛，牵引小腹，治宜疏肝理气。三焦主气化，其气通达于一身之表里内外，而有疏通水道的作用。所以三焦气滞，可致通身肿胀，这又似后世所说的气胀、气臌之类。治宜疏利三焦，决通水道。

【参考资料】

（1）《灵枢·胀论》："脏腑之在胸胁腹里之内也，若匣匮之藏禁器也，各有次舍，异名而同处，一域之中，其气各异。"

（2）《素问·痹论》："心痹者，脉不通，烦则心下鼓，暴上气而喘。"

（3）《金匮要略》："腠者，是三焦通会元真之处，为血气所注。"

（4）张景岳："中满者，谓之胀，而肌肤之胀者，亦谓之胀。"

（十四）疟疾的成因和症状

【原文】黄帝问曰：夫痎疟皆生于风，其蓄作①有时者何也？岐伯对曰：疟之始发也，先起于毫毛，伸欠②乃作，寒栗鼓颔③，腰脊俱痛；寒去则内外皆热，头痛如破，渴欲冷饮。帝曰：何气使然？愿闻其道。岐伯曰：阴阳上下交争④，虚实更作⑤，阴阳相移⑥也。阳并于阴，则阴实而阳虚，阳明虚则寒栗鼓颔也；巨阳虚则腰脊头项痛⑦；三阳俱虚，则阴气胜，阴气胜则骨寒而痛，寒生于内，故中外皆寒。阳盛则外热，阴虚则内热，外内皆热，则喘而渴，故欲冷饮也。此皆得之夏伤于暑，热气盛，藏于皮肤之内，肠胃之外，此荣气之所舍也。此令人汗空疏，腠理开，因得秋气，汗出遇风，及得之以浴，水气舍于皮肤之内，与卫气并居；卫气者，昼日行于阳，夜行于阴，此气得阳而外出，得阴而内薄⑧，内外相薄⑧，是以日作。帝曰：其间日而作者何也？岐伯曰：其气之舍深，内薄于阴，阳气独发，阴邪内著，阴与阳争不得出，是以间日而作也。（《素问·疟论》）

【提示】讨论疟疾的病因、病理和症状。

【注释】

①蓄作：蓄，犹休止；作，犹发作。吴鹤皋："蓄，病息邪伏也；作，病发邪动也。"

②伸欠：伸指伸舒四肢，欠指呵欠。张景岳："伸者，伸其四体，邪动于经也；欠，呵欠也，阴阳争引而然。"

③寒栗鼓颔：即因恶寒战栗而下颔骨也随之鼓动。

④阴阳上下交争：阴阳二气盛衰失调，以致上下内外相互交争。

⑤虚实更作：因为阴阳交争，阴胜则阳虚，阳胜则阴虚，阴阳更替相胜，则有寒有热；故疟疾发作，就是虚实更作的表现。

⑥阴阳相移：阳胜则热，阴胜则寒，阴阳胜负相互更移，故寒热往来。

⑦腰脊头项痛：滑寿："此下当有少阳虚一节。"

⑧薄：通"搏"。

【语译】黄帝问道：一般地说，疟疾的发生都是由于感受了风邪，其病的休止和发作都有一定的时间，这是什么道理？岐伯回答说：疟疾开始发作的时候，首先使人毫毛竖起，继而四肢伸引不舒，时发呵欠，以至恶寒战栗，两颔鼓动，腰脊疼痛；及至寒冷过去，接着出现周身内外皆热，头痛得像要破裂开一样剧烈，口渴而欲冷饮。黄帝说：是什么邪气竟使病至如此？愿意听听它的道理。岐伯说：这是由于阴阳盛衰失调，以致阴阳上下交争，虚实更替而作，阴阳寒热相互更移的缘故。当发作的时候，阳气并于阴分，使阴气实而阳气虚，阳明之气虚，则出现恶寒战栗乃至两颔鼓动；太阳之气虚，则腰背头项疼痛；三阳之气皆虚，则阴气更胜，阴气胜则骨节寒冷而疼痛，寒从内生，所以内外都觉寒冷。及至阳胜的时候，则发生外热，阳胜则阴虚，阴虚则必生内热，因此外内皆热，出现气喘口渴，想饮冷水的症状。疟疾的发生，大都是由于夏天受了暑邪，暑热之气盛，潜藏于皮肤之内，肠胃之外，而这也是营气所居留的地方。暑邪蒸发，使人汗孔疏松，腠理开泄，及至秋天，遇到秋凉之气，汗出而感受风邪，或者由于洗澡之后，感受水气，风邪水气停留于皮肤之内，与卫气并居，再与伏暑之邪相搏，病就发作了；而卫气的运行，是白天行于阳分，夜间行于阴分，此邪气乃得随卫气而外出于阳，随卫气内搏于阴，阴阳内外相互交迫，所以一日一发作。黄帝说：疟疾有间日发作的，这是什么道理？岐伯说：因为邪气留舍的地方较深，向内迫于阴分，致使阳气独行于外，而阴分之邪留着于内，阴与阳相争而不能即出，所以隔一日一发作。

【按语】本文讨论了疟疾的病因、病理和症状。在病因方面多是夏天感受了暑热之邪，伏而不发，至秋季又汗出遇风，或浴后水气内侵，以致风邪外闭，暑邪内郁，新邪触动伏邪，而成疟疾。故疟疾多发季节为夏秋之交。在病理方面，由于邪气内侵，引起阴阳二气盛衰失调，阴阳交争，阴阳更替相胜，阴胜则寒，阳胜则热，故寒热往来。

【参考资料】

(1) 吴鹤皋："痎亦疟也，夜病者谓之痎，昼病者谓之疟，方书言夜市谓之痎市，本乎此也。"

(2) 高士宗："须知阴气相移而并于阳，则阳实而阴虚，不言者，省文也。"

(3)《素问·生气通天论》："夏伤于暑，秋为痎疟。"

(4) 张景岳："风寒自表而入，则与卫气并居，故必随卫气以为出入，卫气一日一周，是以新感之疟，亦一日一作，然则日作之疟，邪在卫耳，其气浅，故其治亦易。"

(5) 马元台："言间日而作者，由于邪气之舍深，内薄于营气间，与夫五脏之横连膜原，其道远，其气深，其行迟。彼卫气每日独发于外，而此阴邪附着于内。独发者，其行速，而内着者，其发难，阴邪方与卫气相拒而争，不能与卫气俱行，而不得皆出也，是以间日而作耳。"

(十五) 两种"五逆"的见症

【原文】黄帝曰：诸病皆有顺逆，可得闻乎？岐伯曰：腹胀、身热、脉大，是一逆也；腹鸣而满，四肢清泄，其脉大，是二逆也；衄而不止，脉大，是三逆也；咳而溲血脱形，其脉小劲，是四逆也；咳脱形，身热，脉小以疾，是谓五逆也。如是者，不过十五日而死矣。其腹大胀，四末清①，脱形，泄甚，是一逆也；腹胀便血，其脉大，时绝②，是二逆也；咳溲血，形肉脱，脉搏③，是三逆也；呕血，胸满引背，脉小而疾，是四逆也；咳呕，腹胀且飧泄，其脉绝，是五逆也。如是者，不及一时④而死矣。(《灵枢·玉版》)

【提示】讨论"五逆"的脉症及其预后。

【注释】

①四末清：即四肢清冷。

②时绝：指脉时有间歇。

③脉搏：脉搏击有力，没有和缓之象。是指真脏脉，即胃气将绝之脉而言。

④一时：张景岳："不及一时，谓不能周一日之时也。"

【语译】黄帝说：各种疾病都有逆顺的症状，可以讲给我听吗？岐伯说：腹部胀满，身热，脉大，是表里之邪俱盛，这是逆证之一；腹内鸣响而胀满，四肢清冷而兼泄泻，脉大，是阴证而见阳脉，为逆证之二；鼻出血而不止，脉大，是虚证见实脉，为正虚邪实，为逆证之三；咳嗽且兼小便溺血，形肉瘦削，脉小而劲急，是正气已衰，邪气仍盛，是逆证之四；咳嗽，形肉瘦削，身热，脉小而疾数，是真阴已亏，而火热犹盛，这就是所谓逆证之五。像这五种逆证，不会超过十五天便要死亡了。腹大而胀满，四肢清冷，形肉瘦削，泄泻很厉害，是阳衰脾败，是逆证之一；腹部胀满，大便下血，脉大，时有间歇，为阴血内虚，孤阳将脱，是逆证之二；咳嗽，小便溺血，形肉瘦削，脉象坚搏而无和缓之象，为真脏脉见，胃气已绝，是逆证之三；呕血，胸胁满闷牵引背部，脉小而疾数，为真元大亏，水不胜火，是逆证之四；咳嗽呕吐，腹部胀满而飧泄，脉伏将绝，为三焦俱病，脏气已绝，是逆证之五。像这五种逆证，不到一周天就会死亡。

【按语】本文所述十种逆证，是根据脉症的恶逆而测定预后。其所说"十五日死"和"不及一时而死"，应该活看，不可拘泥。所谓"死"，乃是指预后不良之意。为医者知其预后不良则可，谓其必死而不治则不可。又凡所谓逆者，大抵谓症脉不符，或邪盛正衰，或气血交败，而医者必须分辨其恶逆情况，进行大力挽治。

【参考资料】

张景岳："一节之更，时移气易，客强主弱，则不能胜，故不过十五日而死。"

读经心悟

本章节录《素问》《灵枢》中有关经文，加以分类整理，进行阐释。使读者通过本章的学习，能够领会中医发病、病因、病机学说的基本概念，有助于掌握中医学的基础理论。

疾病的发生和发展，概括起来讲，是外因和内因两个方面同时起作用，而且内因起着重要作用。所以本章有"邪之所凑，其气必虚""正气存内，邪不可干"等论述。但是，中医学在重视机体内在因素的前提下，也并不忽视外界致病因素的作用，所以本章又有"避其毒气"，及《素问·上古天真论》所谓"虚邪贼风，避之有时"等论述。这种既重视内因，而亦不忽视外因的发病学说，是中医学术理论的特点。

《内经》作者按照发病部位有阴阳的不同，将病因也划分成两类，即后世所称的外感、内伤两大病因。病发于阳的多系六淫之邪所致，属外感病范畴；病发于阴的多因情志失调、饮食劳伤所致，属于内伤病的范畴。这就是本章所谓"夹邪之生也，或生于阴，或生于阳。其生于阳者，得之风雨寒暑；其生于阴者，得之饮食居处，阴阳喜怒"。由于致病因素有所不同，其引起发病亦表现不同特征：外感是邪从外来，由表及里，甚则伤及脏腑；内伤是病自内起，脏腑先伤，而征象表达于外，甚则形体衰惫。故有"喜怒伤气，寒暑伤形"之说。因此在治疗上，外感初病多有余，治以驱邪为主；内伤初病即不足，治以调补为主。病因不同，治法亦随之而异。

病机的理论，是以阴阳、寒热、虚实、表里、升降，以及脏腑六气病机为主要内容的。

人体在正常情况下，机体机能不但是保持着内部的平衡，并且与外界环境亦要取得协调统一。所以疾病的发生，简括地说，是由于致病因子作用于机体，导致机体对立统一的协调关系遭到破坏的结果。具体地说，亦即人体呈现阴阳、表里、升降的关系失调，以及脏腑功能失常的异常变化。此即本章所说的"阴胜则阳病，阳胜则阴病；阳胜则热，阴胜则寒""阳病者上行极而下，阴病者下行极而上"，以及脏腑的功能失调所表现的与经络、气血、精神、孔窍等有关的病理联系和化风、化寒、化湿、化燥、化热、化火的病理变化等。这些都属于中医病机学说的基本内容。另外，又从《内经》中节录了有关痹、痿、厥、咳、胀、疟、肉苛、痈疽等几种常见病证的经文，以探讨其成因、症状和病理的概念，可作为临床认识疾病，探求病机的理论内容，加以掌握。

第五章 诊 法

内 容 提 要

诊法的内容，主要包括望、闻、问、切四个方面，简称四诊。中医临床对病情的了解，病因的探求，证候的分析，以及最后作出正确诊断，这种对疾病由感性到理性的认识过程，就是通过四诊来完成的。所以，四诊是中医诊断学的理论基础。

《内经》中的诊法，有着极为丰富的内容。它对四诊的运用，不仅从方法上为临床诊断提供了基础，而且也提出了诊断疾病必须从整体观念出发的理论原则。它指出临床诊断疾病时，必须结合致病的内外因素进行全面考虑，亦即是要联系四时气候、地方水土、生活习惯、性情好恶、体质强弱、年龄、性别、职业，以及疾病的起始经过和病人的体征表现等，运用四诊的方法，全面地了解病情，加以分析研究，综合判断，以求测知疾病的阴阳表里、寒热虚实的整体性病变规律，然后才能作出正确的诊断。

望、闻、问、切是有机联系的，运用时必须互相配合，"四诊合参"，不可偏重某一诊法，而忽视另一诊法。只有这样，才能全面地认识疾病的本质，正确地进行辨证施治。

【原文】 圣人之治病也，必知天地阴阳，四时经纪①；五藏六府，雌雄表里；刺灸砭石，毒药所主；从容②人事，以明经道③；贵贱贫富，各异品理④；问年少长，勇怯之理；审于分部，知病本始，八正⑤九候，诊必副⑥矣。(《素问·疏五过论》)

【提示】 说明诊察疾病必须进行全面调查的意义。

【注释】

①经纪：指四时气候变化的常规。

②从容：丹波元简："从容，周详也。"

③经道：张景岳："经道，常道也。"即经常的道理。

④品理：张景岳："人事有不齐，品类有同异。"

⑤八正：张景岳："八正，八节之正气也。"

⑥吴鹤皋："副，全也。"

【语译】 高明的医生诊治疾病，必须知道天地阴阳变化的道理，四时气候的正常规律；五脏六腑的功能以及阴阳表里关系；针灸砭石、毒药的各种主治；还应详细了解人事的变迁，必须熟知这些经常的道理；还有贵贱贫富，体质的不同；年龄的少长，个性的勇怯，也须询问；还要审查病变的分部所属，才能知道疾病的根本原因；合之八正的时节，九候的脉象，那对疾病的诊断才能全面了。

【按语】说明诊治疾病必须进行深入细致的调查研究，全面占有临床材料，才有可能达到"将丰富的感觉材料加以去粗取精，去伪存真，由此及彼、由表及里地改造制作工夫"。从而作出正确的诊断，给予正确的治疗。

【参考资料】

(1) 张景岳："阴阳气候之变，人身应之以为消长，此天道之不可不知也。藏府有雌雄，经络有表里，刺灸石药各有所宜，此藏象之不可不知也。"

(2) 张景岳："不从容于人事，则不知常道，不能知常，焉能知变；人事有不齐，品类有同异，知之则随方就圆，因变而施，此人事之不可不知也。"

【原文】善诊者，察色按脉，先别阴阳；审清浊①而知部分；视喘息②，听声音而知所苦；观权衡规矩③而知病所主；按尺寸，观浮沉滑涩而知病所生。以治无过，以诊则不失矣。(《素问·阴阳应象大论》)

【提示】说明阴阳在诊断上的重要性，以及望、闻、切三法的综合运用。

【注释】

①清浊：清，是指面部颜色清而明润，病在阳，其病轻浅；浊，是指面部颜色浊而晦暗，病在阴，其病深重。

②视喘息：王冰："视喘息，为候呼吸之长短也。"喘息，这里是作呼吸的气息讲。

③权衡规矩：马元台："《脉要精微论》云：'春应中规'，言阳气柔软，如规之圆也；'夏应中矩'，言阳气强盛，如矩之方也；'秋应中衡'，言阴升阳降，高下必平；'冬应中权'，言阳气居下，如权之重也。"

【语译】善于诊治的医生，观察病人的色泽和脉搏，首先必须辨别其病之属阴属阳；审查面部气色的浮泽或重浊，而知道疾病的所在部位；视察呼吸，听病人发出的声音，而知道病人的病苦；观察四时脉象春规、夏矩、秋衡、冬权的正常与否，而知道病为何脏所主；切按病人的尺寸脉搏，观察浮沉滑涩的脉象变化，而知道疾病之所以发生的原因。这样，治疗就不致发生过错，诊断也就不致发生过失了。

【按语】本节经文首先说明阴阳在诊断上的重要性。望、闻、问、切四诊，都必须明辨阴阳。如色清而鲜明者属阳，色浊而晦暗者属阴；声音洪亮而粗迫者属阳，低微而断续者属阴；脉浮、数、大、滑、实者属阳，沉、迟、小、涩、虚者属阴。阴阳辨明，才能提纲挈领，掌握本质，从而对疾病作出正确诊断。其次说明诊断方法的综合运用。本文包含望、闻、切三种方法，而这三种方法，又必须结合起来应用（当然也须结合问诊），然后才能做出正确的诊断。本文内容，可以说是诊断方法的原则和纲领。

【参考资料】

(1) 徐灵胎："喘粗气热为有余；喘促气寒为不足。息高者心肺有余；息弱者肝肾不足。"

(2) 张景岳："然此四者，所包者多，不独在脉，盖权言其重，衡言其轻，规言其圆，矩言其方，能明方圆轻重之理，则知变通之道矣。"

【原文】黄帝问于岐伯曰：余闻之，见其色，知其病，命曰明。按其脉，知其病，命曰神。问其病，知其处，命曰工。余愿闻见而知之，按而得之，问而极①之，为之奈何？岐伯答曰：夫色脉与尺之相应也，如桴鼓影响之相应②也，不得相失也，此亦本末根叶之出候也，故根死则叶枯矣。色脉形肉，不得相失也。故知一则为工，知二则为神，知三则神且明矣。（《灵枢·邪气脏腑病形》）

【提示】 说明望色、切脉、诊察尺肤三者应配合应用。

【注释】

①极：这里作"尽"字解，即彻底的意思。

②桴鼓影响之相应：桴音浮，即鼓槌。意思是好像鼓槌和鼓、影随形、响应声的相应关系一样密切。

【语译】 黄帝问岐伯说：我听说医生诊病，看到病人的气色，就知道病情的，叫做明；切按脉搏，就知道病情的，叫做神；询问了病情，就知道发病部位的，叫做工。我愿意听你说明通过望诊而知道病情，切诊而晓得病况，问诊而能彻底了解疾病的性质，这是怎样能做到的呢？岐伯回答说：气色、脉象和尺肤的变化，有一定的相应关系，好像鼓槌和鼓、影随形、响应声的相应关系一样密切，不得失去这种相应关系，此三者也好像树木的根干和枝叶的关系一样，若根干坏死，则枝叶也必须随之枯萎了。所以病人的色泽、脉象和尺肤形肉的变化，也不得失去这种相应关系。故对这三种诊断方法，也应当参合运用，只能掌握其中之一的，可以称为工（指一般的医生），能够掌握其中之二的，可以称为神（指高明的医生），能够完全掌握这三种方法，并能参合运用的，就可以称为神而明的医生了（指更高明的医生）。

【按语】 本文主要是强调望色、切脉与诊察尺肤三者合参的重要性。因为色、脉与尺肤形肉的变化，无论在生理或病理上，都"如桴鼓影响之相应"，有着密切的联系。所以，对望色、切脉、诊察尺肤三种诊断方法的运用，亦应三法合参，不可偏执一种。这样，才能算是一位技术全面的医生。

【参考资料】

(1)《尚书·大禹谟》："惠迪吉，从逆凶，惟影响。"疏："吉凶之事，惟若影之随形，响之应声，言其无不报也。"

(2)《难经·六十一难》："望而知之谓之神，闻而知之谓之圣，问而知之谓之工，切而知之谓之巧。"

第一节 望 诊

望诊，是医生运用视觉，对病人的神、色、形、态以及分泌物、排泄物等进行有目的的观察的一种诊断方法。人体内外是紧密联系着的，必然会反映到体表"有诸内，必形诸外"。人体内部发生病变，使神色或形态有异常的变化。因此，观察病人神色的荣枯，面目五色的变化，以及身体形态的变异等，就可以了解机体内部的病变情况。

一、望精神

【原文】人神失守，神光不聚。(《素问·本病论》)

失神则死，得神则生。(《灵枢·天年》)

【提示】说明望神在诊断上的重要性。

【语译】人的精神失守，神明就不能内聚。

失去了神气就会死亡，有了神气才能维持生命。

【按语】神产生于精气，是人体生命活动的体现。观察病人精神的好坏，可以判断机体内脏阴阳气血的盛衰变化和疾病的预后。一般地说，精气充盛则神旺，精气虚衰则神疲，精气衰竭则神亡。依据病人神旺、神疲、神亡的变化情况，可以对疾病的预后转归做出判断。

【参考资料】

(1) 张景岳："神光，神明也，神不聚，致死亡兆也。"

(2)《灵枢·天年》："黄帝曰：何者为神？岐伯曰：血气已和，荣卫已通，五藏已成，神气舍心，魂魄毕具，乃成为人。"

二、分辨五色

【原文】夫精明五色①者，气之华也。赤欲如白裹朱②，不欲如赭③；白欲如鹅羽，不欲如盐④；青欲如苍璧⑤之泽，不欲如蓝；黄欲如罗裹雄黄⑥，不欲如黄土⑦；黑欲如重漆⑧色，不欲如地苍⑨。五色精微象见⑩矣，其寿不久也。(《素问·脉要精微论》)

【提示】指出望诊面部五色的正常与不正常（欲与不欲），作为诊断预后的依据。

【注释】

①明五色：精明，是指两目的视力和神气，因五脏六腑的精气皆上注于目，目才视物能明，而且炯炯有神。五色，是指青、黄、赤、白、黑五种颜色。

②白裹朱：孙诒让："白与帛通，白色之帛也。"朱，指朱砂。以帛裹朱，谓外而明润，赤色隐然于内。

③赭：如赭石的颜色，暗红而无光泽。

④盐：白而带暗，无光泽。

⑤苍璧：苍，青绿色；璧，玉石。王一仁："苍翠之璧玉，色有光润。"

⑥罗裹雄黄：罗，白色绫罗。罗裹雄黄，外而明润，黄色隐然于内。

⑦黄土：张景岳："黄土之色，沉滞无神。"

⑧重漆：重，重复。漆而又漆谓之重漆，喻黑色而有润泽。

⑨地苍：张景岳："地之苍黑，枯暗如尘。"

⑩精微象见：吴鹤皋："真元精微之气，化作色相，毕现于外，更无藏蓄，是真气脱也，故寿不久。"

【语译】两眼的光神和面部的五色，都是五脏之气的精华透露于外的征象。五色方面，赤色应当像丝帛包裹朱砂一样，红润而不显露，不应当像赭石那样，暗红而无光泽；白色应当像鹅的羽毛，白而光泽，不应当像食盐那样，白而带暗，而无光泽；青色应当像苍翠的璧玉，青而润泽，不应当像蓝色那样青而带沉暗；黄色应当像罗裹雄黄，黄而明润，不应当像黄土那样黄带沉滞色；黑色应当像重漆色那样，黑而明润，不应当像地苍那样，枯暗无光。假如五色精微之象暴露于外，晦暗枯槁，是脏真之气衰竭于内，其人的寿命也就不久了。

【按语】 面部五色表现，是脏腑气血的外荣征象。望色应注意色与泽两个方面。凡是面部五色表现，光泽而明润，含蓄而不露，是五脏精气内充的征象，称为正色。虽在病中，说明脏气未衰，其病易治。反之，五色精华毕露，晦暗枯槁，夭而不泽，说明内脏真元之气外泄，是一种败象，所以说"其寿不久"。

【参考资料】

(1) 王一仁："藏府之气上华于颜，故辨气色能知病情。"

(2)《灵枢·大惑论》："五藏六府之精气，皆上注于目，而为之精。"

(3) 李念莪："五色之欲者，皆取其润泽，五色之不欲者，皆恶其枯槁。"

【原文】 五藏之气①：故色见青如草兹②者死，黄如枳实③者死，黑如炲④者死，赤如衃⑤血者死，白如枯骨者死，此五色之见死也；青如翠⑥羽者生，赤如鸡冠者生，黄如蟹腹者生，白如豕膏⑦者生，黑如乌羽者生，此五色之见生也。生于心，如以缟⑧裹朱；生于肺，如以缟裹红；生于肝，如以缟裹绀⑨；生于脾，如以缟裹栝楼实⑩；生于肾，如以缟裹紫⑪。此五藏所生之外荣也。（《素问·五脏生成》）

【提示】 讨论五脏的生色，死色。

【注释】

①五藏之气：是五脏表现于外的气色。

②草兹：张志聪："兹，薄席也，死草之色青而带白也。"

③枳实：药名。张景岳："枳实，黄黑不泽也。"

④炲：即炱，音抬，煤烟的灰。

⑤衃：音胚。王冰："败恶凝聚之血，色赤黑也。'"

⑥翠：鸟名，它的羽毛呈青色。

⑦豕膏：即猪的脂肪。

⑧缟：即白色的生绢。

⑨绀：青而含赤，俗称天青。

⑩栝楼实：药名，色黄。

⑪紫：红黑相间之色。

【语译】 五脏各有气色见于面部：如若见到青色如死草，黄色如枳实，黑色如煤灰，赤色如凝血，白色如枯骨，这五种颜色，都是枯槁无神，是死证的征象；假如见到青色如翠鸟的羽毛，赤色如鸡冠，黄色如蟹腹，白色如猪脂，黑色如乌鸦的羽毛，这五种颜色，都是明润光泽，是有生气的表现。凡是心脏有生气的色泽，像白绢包裹深红的朱砂一样；肺脏有生气的色泽，像白绢包裹红的东西一样；肝脏有生气的色泽，像白绢包裹绀色的东西一样；脾脏有生气的色泽，像白绢包裹栝楼实一样；肾脏有生气的色泽，像白绢包裹紫色的东西一样，都是外面明润，五色隐然于内，是五脏的生气显露于外的荣华。

【按语】本文还是强调说明望气色要注意色与泽两方面，凡是五色表现，枯槁无泽，色相毕露，没有含蓄，为脏气衰败，其病主凶。所以五色的表现，要含蓄而不露，好像有一层白绢包裹在外面，明润光泽，五色隐然于内。此为脏气内充，是正常的气色。

三、分辨颜面五官色泽

【原文】明堂者，鼻也；阙者，眉间也；庭者，颜也①；蕃②者，颊侧也；蔽②者，耳门也。……明堂骨高以起，平以直，五藏次于中央，六府挟其两侧，首面上于阙庭，王宫在于下极③。五藏安于胸中，真色以致，病色不见，明堂润泽以清。五色之见也，各出其色部。……庭者，首面也；阙上者，咽喉也；阙中者，肺也；下极者，心也；直下者，肝也；肝左者，胆也；下者，脾也；方上④者，胃也；中央者，大肠也；挟大肠者，肾也；当肾者，脐也；面王⑤以上者，小肠也；面王以下者，膀胱子处⑥也。……五色各见其部，察其浮沉，以知浅深；察其泽夭，以观成败；察其散抟⑦，以知远近；视色上下，以知病处；积神于心，以知往今。故相气不微，不知是非。属意勿去，乃知新故。色明不粗，沉夭为甚。不明不泽，其病不甚。（《灵枢·五色》）

【提示】分辨颜面脏腑部位和五官色泽。

【注释】

①庭者，颜也：庭，天庭；颜，指额部。

②蕃、蔽：在这里是指颊侧与耳门，好像藩篱屏蔽于四旁一样。

③王宫在于下极：张景岳："下极居二目之中，心之部也，心为君主，故曰王宫。"

④方上：张景岳："准头两旁为方上，即迎香之上，鼻隧是也。"

⑤面王：张景岳："面王，鼻准也。"

⑥子处：即子宫。

⑦抟：张景岳："抟，音团，聚也。"

【语译】明堂就是鼻；阙中就是眉间；天庭就是额部；蕃就是颊侧，蔽就是耳门。……鼻骨高而隆起，平正而端直，五脏的部位是依次排列在明堂中央，六腑挟附在明堂的两侧，在上的阙中和天庭，主头面，心为君主，它所属的部位属于王宫，在两目之间的下极。当胸腹之中的五脏安和，在这些部位上就出现正色，而见不到病色，特别是鼻部的色泽必然润泽而清明。……五脏的色泽反映于面部，都会分别显现于它所属的部位上，因而五脏有病，反映于面部，亦各有其一定的部位。……天庭，主头面的病；阙的上部，主咽喉的病；两眉中间，主肺脏的病；两目之间，主心脏的病；由此直下的鼻柱的部位，主肝脏的病；在此部位的左面，主胆腑的病；鼻柱下部（鼻准），主脾脏的病；鼻准两旁（方上），主胃腑的病；由方上到颊部之间的中央（颧骨之下），主大肠的病；由此外开的颊部，主肾脏的病；当肾脏所属颊部的下方，主脐部的病；在面王（鼻准之端）的上方两侧，鼻与颧之间，主小肠的病；在面王以下的人中部，主膀胱和子宫的病。……五脏之色表现在各个部位上，与疾病有密切的关系，所以观察它的浮与沉，可以知道病变的属浅属深；观察它的润泽与枯晦，可以知道疾病的预后和吉凶；观察它的散在与聚结，可以知道病程的久远和短暂；辨认了病色的或上或下，可以知道疾病所在的部位；医者全神贯注地望色辨证，便可以知道既往和现在的病况。所以察看病人的气色，如果不深刻精微，也就不能知道辨别病情的是非；若专心致志、一心无二地望色辨证，就可以知道疾病之过去和新近的发展情况。面色明泽不显，但见沉滞而枯晦的，其病必重。既不明亮，亦不润泽，只要没有沉滞和枯晦的现象，其病也不致过于严重。

【按语】诊候面部脏腑部位，是古人根据"有诸内，必形诸外"和上以应上、中以应中、下以应下内外相应的道理，并结合长期的临床经验而提出来的。在临证时，有一定的参考价值。例如五脏大多排列在面部中央，而肾脏偏偏排在两颧，依据肾阴亏损的病人，虚火上炎，往往两颧发赤，即是明证；又如肺痨病人，骨蒸潮热，面白颧赤，治宜滋阴润肺，壮水制火。从这些来看，都说明有的部分是前人从经验中得来的。但也须指出，在面部区分脏腑部位的公式，亦有很多不符临床实际的地方。因此，在诊断上不能机械地运用。

【原文】五官五阅①，以观五气②。五气者，五藏之使也。……五官者，五藏之阅也。（《灵枢·五阅五使》）

喘息鼻张；肝病者，眦青；脾病者，唇黄；心病者，舌卷短，颧赤；肾病者，颧与颜黑。（《灵枢·五阅五使》）

【提示】说明五官、五色以候五脏疾病。

【注释】

①五官五阅：五官，即眼、耳、鼻、舌、唇。阅，是显现于外而历历可查之意。五官五阅，就是五官与五脏内外相应，观察五官的外在表现可以测知五脏的病变。

②五色：指五种气色，即肝青、心赤、脾黄、肺白、肾黑。

【语译】观察五官的外在表现，可以测知五脏的病变，运用这种方法，主要是观察五种气色。……这五种气色，是五脏的内在变化在外部的表现。眼、耳、鼻、舌、唇五官，是五脏的外在反映。

所以肺脏有病时，可见到喘息气促，鼻翼扇张；肝脏有病时，可见到眼角发青；脾脏有病时，可见到口唇发黄；心脏有病时，可见到舌卷而短缩，两颧红赤；肾脏有病时，可见到两颧与额部发黑。

【按语】五脏与五官有密切关系，如鼻为肺之官，目为肝之官，口唇为脾之官，舌为心之官，耳为肾之官。五脏虽藏于内，但由五官的表现，可以察知内脏的变化。如风热袭肺，则喘促鼻扇；肝经风火上雍，则目赤红肿，即是例证。

【参考资料】

（1）张景岳："五藏藏神。五官见于外，内外相应，故为五脏之阅。阅，外候也。"

（2）张景岳："此虽以五藏之色，见于五藏之官为言，然各部有互见者，又当因其理而变通之。"

【原文】肺热者色白……心热者色赤……肝热者色苍……脾热者色黄……肾热者色黑。（《素问·痿论》）

雷公曰：官五色[1]奈何？黄帝曰：青黑为痛，黄赤为热，白为寒，是为五官。（《灵枢·五色》）

【提示】五色主病。

【注释】

[1]官五色：官，是主的意思。官五色，就是五色所主的病证。

【语译】肺热的病证面色㿠白……心热的病证面色红赤……肝热的病证面色苍青……脾热的病证面色萎黄……肾热的病证面色黧黑。

雷公说：五色所主的病证是怎样的？黄帝说：青和黑主痛，黄和红主热，白主寒，这就是五色所主的病证。

【按语】从面部的五色表现，可以推断五脏的病变，表明五色与五脏有确定性联系。另外，五色又各主不同性质的病证。如面色青黑，多属寒证、痛证；因为寒凝血涩，气滞血瘀，不通则痛，所以"青黑为痛"。热则血络充盈，多出现赤色；若热而兼湿，湿热相蒸，则出现黄色，所以"黄赤为热"。寒则血络敛缩，血涩而少，皮肤出现白色，所以"白为寒"。这都是古人通过临床经验而得出的结论，具有较大的实践意义。

【参考资料】

（1）《素问·经络论》："寒多则凝泣，凝泣则青黑。"

（2）《素问·痹论》："痛者寒气多也，有寒故痛也。"

（3）《灵枢·五色》："黄赤为风，青黑为痛，白为寒，黄而膏润为脓，赤甚者为血痛，甚为挛，寒甚为皮不仁。"

四、望目

【原文】阳气盛则瞋目[1]，阴气盛则瞑目。（《灵枢·寒热病》）

【提示】讨论阴阳偏盛引起的瞋目、瞑目。

【注释】

[1]瞋目：瞋，音嗔，是两目睁圆，张而不合。

【语译】阳气偏盛则目睁圆，阴气偏盛则目常闭。

【按语】证之临床，阳气偏盛，则阳亢于上，肝阳暴张，故易动怒而目睁圆；阴气偏盛，阳气衰微，则体疲神衰而常闭目。

【参考资料】

张景岳："太阳经自项入脑，乃别属阴跷阳跷，而交会于目内眦之睛明穴。阳跷气盛，则阴气不荣，故目张如瞋，而不得合；阴跷气盛，则阳气不荣，故目瞑而不能开也。"

【原文】夫精明者，所以视万物，别白黑，审短长；以长为短，以白为黑，如是则精衰矣。(《素问·脉要精微论》)

【提示】从视觉的异常测定内脏精气的衰退情况。

【语译】两目精明，是用来视察万物，辨别黑白，审察长短的；如果视觉失常了，长短不分，白黑颠倒，这样精气就衰竭了。

【按语】目不仅为肝之窍，也是五脏六腑精气所注的器官。所以从目的视力和有神无神，可以测知内脏精气的盛衰。精气充沛，则视觉清晰，炯炯有神；精气衰微，则视觉不清或错乱，而且无神。

【参考资料】

(1)《灵枢·大惑论》："五藏六府之精气，皆上注于目。"

(2)《素问·五脏生成》："肝受血而能视。"

(3)《灵枢·大惑论》："精散则视歧，视歧见两物。"

(4)张景岳："五藏六府之精气，皆上注于目而为之精。故精聚则神全；若其颠倒错乱，是精散而神散矣，岂久安之兆哉。"

【原文】目赤色者，病在心，白在肺，青在肝，黄在脾，黑在肾。黄色不可名者，病在胸中。(《灵枢·论疾诊尺》)

【提示】察目的五色表现以分别病在何脏。

【语译】目现赤色的，是病在心脏；现白色的，病在肺脏；现青色的，病在肝脏；现黄色的，病在脾脏；现黑色的，病在肾脏。若黄色而兼有其他颜色不能明确辨认的，是病在胸中的征象。

【按语】本文是根据目的五色来推知病在何脏。此外，也有根据五脏六腑在眼中的分部来诊断疾病的，对临床诊断都有一定的价值。

【参考资料】

张景岳："五藏六府，目为之候，故目之五色，各以其气而见本藏之病，脾应中州，胸中者，脾肺之部也。"

五、望唇舌

【原文】舌上黄，身热。(《素问·刺热论》)

阴气不足则内热，阳气有余则外热，内热相搏，热于怀炭。……舌焦唇槁，腊干①嗌燥。(《灵枢·刺节真邪》)

【提示】说明热证唇舌出现的征象。

【注释】

①腊干：张景岳："腊干，肌肉干燥也。腊，音昔。"是形容唇舌焦燥，宛如干肉。

【语译】舌上黄苔，这是身热的征象。

阴气不足会引起内热，阳气有余会发生外热，因体内热邪相互搏结，就感到比怀着炭火还要热。……热甚伤津，所以舌焦唇槁，宛如干肉，咽喉干燥。

【按语】望唇舌是望诊中的主要内容，特别是望舌，更具有重要的诊断价值。一般望舌须分舌质、舌苔。审病证的虚实，则重在舌质；察病邪的深浅和胃气的存亡，则重在舌苔。再从色的黄白分表里，燥润分寒热，也是辨舌所当注意的。黄苔的出现，一般表示外感病邪热入里；若热盛伤津，则苔黄而糙，口渴饮冷；若焦黑燥裂，而起芒刺，口干咽燥，表示热炽津枯，肾阴将涸。说明望舌对诊断外感热病的不同阶段有重要的实践意义。《内经》中关于舌诊的记载虽不多，但为后世这一诊法的发展奠定了基础。

【参考资料】

张景岳："肾经属水而邪热涸之，故口舌为主干渴。"

【原文】唇舌者，肌肉之本也。脉不荣，则肌肉耎；肌肉耎则舌萎，人中满；人中满则唇反；唇反者，肉先死。(《灵枢·经脉》)

【提示】说明脾虚肉软唇舌出现的征象。

【语译】唇舌是肌肉的根本。脾脉既然不能荣养肌肉，肌肉就萎软，舌体则萎缩，人中部皮肤紧急，沟痕消失，口唇外翻，这是肌肉先死的征象。

【按语】本文主要讨论脾经之气衰竭，不能荣养于肌肉，所致的肌肉萎软，舌萎唇反之证。

【参考资料】

张景岳："足太阴者，脾也，脾主肌肉，故脾气绝则肉先死，其证在人中满而舌萎唇反也。"

六、分辨经络色泽

【原文】黄帝问曰：夫络脉之见也，其五色各异，青、黄、赤、白、黑不同，其何故也？岐伯对曰：经有常色，而络无常变也。帝曰：经之常色何如？岐伯曰：心赤、肺白、肝青、脾黄、肾黑，皆亦应其经脉之色也。帝曰：络之阴阳①，亦应其经乎？岐伯曰：阴络之色应其经，阳络之色变无常②，随四时而行也。寒多则凝泣③，凝泣则青黑；热多则淖泽，淖泽④则黄赤。此皆常色，谓之无病⑤。五色具见者，谓之寒热。(《素问·经络论》)

【提示】分辨经络五色变化。

【注释】

①络之阴阳：即络有阴络、阳络之分。阴络指深在的络脉，又指由手足阴经分出的络脉；阳络指浅在的络脉，又指由手足阳经分出的络脉。

②阴络之色应其经，阳络之色变无常：张景岳："脉度曰：经脉为里，支而横者为络，络之别者为孙。故合经络而言，则经在里为阴，络在外为阳。若单以络脉为言，则又有大络孙络在内在外之别。深而在里者是为阴络，阴络近经，色则应之，故分五行以配五藏而色有常也。浅而在外者，是为阳络，阳络浮显，色不应经，故随四时之气以为进退，而变无常也。"

③泣：音义同"涩"。

④淖泽：张景岳："淖，音闹，濡润也。"

⑤此皆常色，谓之无病：《甲乙经》皆作"其"。根据马元台、吴鹤皋、张志聪三氏的注解，都认为此八字应在"随四时而行也"句下，附此参考。

【语译】黄帝问道：络脉见于外，五色表现各异，有青、黄、赤、白、黑的不同，这是什么缘故？岐伯回答说：经脉的颜色经常不变，而络脉则没有常色，容易变动。黄帝说：经脉的常色怎样？岐伯说：心主赤，肺主白，肝主青，脾主黄，肾主黑，这些都与其经脉的主色相应的。黄帝说：阴络与阳络，亦与其经脉的主色相应吗？岐伯说：阴络的颜色与其经脉相应，阳络的颜色就变化无常，它是随四时的转移而为之变化的。如秋冬多寒，寒多则血行迟滞，因此多出现青黑的颜色；春夏多热，热多则血行滑利，因此多出现黄赤的颜色。这都是没有疾病的正常颜色。假如五色全部出现，那是阴阳错乱失调所致，而为往来寒热之证。

【按语】经脉深藏而难见，络脉浅显而易察。故身体某一局部出现的颜色改变，就多由络脉反映于体表所致。如寒多则血行迟滞，色见青黑；热多则血行充盈，色见黄赤。临床可通过诊察经络的颜色变化，以推断病情。可见络脉色泽变化，是临床不能缺少的诊断方法。

【参考资料】

(1) 张景岳："五藏合于五行，故五色各有所主，而经脉之色亦与本藏相应，是为经之常色。"

(2)《灵枢·百病始生》："阳络伤则血外溢，阴络伤则血内溢。"

【原文】凡诊络脉，脉色青，则寒，且痛；赤则有热。胃中寒，手鱼①之络多青矣；胃中有热，鱼际②络赤。其暴黑者，留久痹也。其有赤、有黑、有青者，寒热气也。其青短者，少气也。（《灵枢·经脉》）

【提示】说明观察手鱼络脉变化以推断病情。

【注释】

①手鱼：是大指本节后的丰肉，为络脉血气运行充盈之处，所以其色泽变化较他处明显。

②鱼际：就是手鱼部的边缘。

【语译】凡是诊察络脉的变化，如脉现青色，是寒凝血涩，且有血行不通的痛证；脉现赤色，是有热的现象。胃中有寒，在手鱼部的络脉多出现青色；胃中有热，则在鱼际的络脉出现赤色。其突然出现黑色的，是留滞已久的痹病。如果兼有赤、黑、青各种颜色交互出现，这是寒热往来相兼之证。若青色而短小，是元气衰少的征象。

【按语】手鱼部的络脉，较身体其他部分的络脉尤为浅显易见，故本文观察络脉色泽的方法，是以手鱼部为准。络脉之色变，虽限于局部，但其所反映病变系全身性质。故观察手鱼部的色泽变化，可测知寒、热的不同病证。另外，手鱼虽是手太阴肺经之部，但肺亦须禀承胃气而至寸口上鱼际，所以诊鱼际也可以测候胃中寒热。后世医家，在《内经》辨络脉的理论指导下，进一步创造了观察指纹的方法，成为儿科常用的诊断方法之一。

【参考资料】

张景岳："诊，视也，此诊络脉之色，可以察病。而手鱼之络，尤为显浅易见也。寒则气血凝涩，凝涩则青黑，故青则寒且痛；热则气血淖泽，淖泽则黄赤，故赤则有热。手鱼者，大指本节间之丰肉也，鱼虽手太阴之部，而胃气至于手太阴，故可以候胃气。五色之病，惟黑为甚，其暴黑者，以痹之留久而致也。其赤黑青色不常者，寒热气之往来也。其青而短者，青为阴胜，短为阳不足，故为少气也。"

七、望形态

【原文】诊病之道，观人勇怯、骨肉、皮肤，能知其情，以为诊法也。(《素问·经脉别论》)

气实形实，气虚形虚，此其常也；反此者病。(《素问·刺志论》)

形气相得①，谓之可治；色泽以浮②，谓之易已。……形气相失③，谓之难治；色夭不泽，谓之难已。(《素问·玉机真脏论》)

【提示】望形态须注意观察形气相得与相失。

【注释】

①形气相得：马元台："形，则形体也；气，主正气。"言病者形盛气亦盛，形虚气亦虚，谓之形气相得。

②色泽以浮：气色润泽而鲜明的意思。

③形气相失：王冰："形盛气虚，气盛形虚，皆相失也。"

【语译】诊病的道理，必须观察病人身体的强弱，骨骼的坚脆，肌肉的肥瘦，皮肤的厚薄等。从而了解病情，当以此作为诊断的方法。

观察形态，要注意形与气的相称与不相称的情况。如正气充实，形体也充实；正气虚弱，形体也虚弱，这是正常的现象；相反的就是病态。

病人的形气相称，是可治之证；面色润泽而鲜明，病易治愈。……形气不相称，此病难治；面色晦暗枯槁，失去光泽，病难治愈。

【按语】形体与内脏有密切联系。病变的轻重，常可从病人的形态上表现出来。所以观察病人体质强弱，以及骨骼、肌肉的坚脆肥瘦等情况，有助于临床诊断。另外，还须观察形气相得与相失的情况。形体与正气，存在对立统一的关系。气充则体健，气虚则体弱，此谓"形气相得"，乃是正常现象，虽病易治。形盛气虚，或气盛形虚，谓之"形气相失"，这是反常现象。形盛是指邪气盛所反映的病体症状盛，而正气反虚；气盛是指的邪气盛，而形体反虚。这都属邪盛正衰的表现，故病属难治。

【参考资料】

张景岳："形立于外，气充于内，形气相会，是谓和平。故气实者形实，气虚者形虚，此禀赋之常也。若形气相反，则偏虚偏实之病生矣。"

【原文】病而形肉脱，气胜形者死；形胜气者危矣。(《灵枢·寿夭刚柔》)

形盛脉细，少气不足以息者危；形瘦脉大，胸中多气者死。……形肉已脱，九候虽调犹死。(《素问·三部九候论》)

大骨枯槁，大肉陷下。……破䐃脱肉①，目眶陷，真藏见，目不见人，立死。(《素问·玉机真脏论》)

【提示】 说明观察形气变化以推断病危之证。

【注释】

①破䐃脱肉：䐃，音菌，指四肢胸背等处结聚成块的肌肉。破䐃脱肉，是形容全身的大块肌肉消瘦严重，尽脱破败。

【语译】 有病的人，形体肌肉已瘦削如脱。即使其元气比形体稍强，还能胜于形体，但形脱则气难独留，仍不免于死亡；若形体消瘦还未到如脱的程度，而元气已经衰竭，外表的形体虽胜过元气，亦不免于危险。

形体虽然还比较盛实，但脉反细，气短而呼吸难于接续的，说明外强内虚，元气衰微，病多危险；形体消瘦，而脉反虚大，胸满气喘的，是阴形既败，孤阳外越，病属死证。……若形坏肉脱，元气无所依附，这时三部九候的脉象虽然调和，犹是死亡的征象。

大骨枯槁而软弱，大肉陷下而瘦削，全身的肌肉尽脱而破败，眼眶凹陷，并且出现没有胃气的真脏脉，眼睛看不见人，这是精气衰竭，神气已脱，立即死亡。

【按语】 形居于外，气存于中，形与气必须保持协调统一的关系。若形气相反，每属病危的征象，这是临床所常见的。例如有的病人，从表面看来，形似有余，但脉细欲绝，精神萎靡，呼吸微弱等。这标志着外强中虚，元气衰微，其预后是危险的。又如有的病人，病久损阴耗精，形肉已瘦削殆尽，而脉反虚大，呼吸迫促，或精神一时性复振，这多属形肉不存，虚阳外脱之证。这些都属形与气相反所出现的危候。临床时必须详加辨认，勿为表面现象所惑，方能确诊勿误。

【参考资料】

张景岳："若病而至于形肉脱，虽其气尚胜形，亦所必死。盖气为阳，形为阴，阴以配阳，形以寓气，阴脱则阳无所附，形脱则气难独留，故不免于死。或形肉未脱，而元气衰竭者，形虽胜气，不过阴多于阳，病必危矣。"

【原文】 夫五藏者，身之强也①。头者，精明之府②，头倾视深③，精神将夺矣；背者，胸中之府④，背曲肩随，府将坏矣；腰者，肾之府⑤，转摇不能，肾将惫⑥矣；膝者，筋之府⑦，屈伸不能，行则偻附⑧，筋将惫矣；骨者，髓之府⑨，不能久立，行则振掉，骨将惫矣。得强则生，失强则死。(《素问·脉要精微论》)

【提示】 从体态的反常变化以了解病情。

【注释】

①五藏者，身之强也：张景岳："此下言形气之不守，而内应乎五藏也。藏气充则形体强，故五藏为身之强。"吴注本五藏作"五府"，注云："下文所言五府者，乃人身恃之强健。"

②头者，精明之府：张景岳："五藏六府之精气，皆上升于头，以成七窍之用，故头为精明之府。"

274

③头倾视深：张景岳："头倾者，低垂不能举也。视深者，目陷无光也。"

④背者，胸中之府：张志聪："心肺居于胸中，而俞在肩背，故背为胸之府。"

⑤腰者，肾之府：张志聪："两肾在于腰内，故腰为肾之外府。"

⑥惫：衰惫。

⑦膝者，筋之府：张景岳："筋虽主于肝，而维络关节，以立此身者，惟膝腘之筋为最，故膝为筋之府。"

⑧行则偻附：张志聪："偻，曲其身。附，依附而行也。"《新校正》："按别本附，一作俯。"

⑨骨者，髓之府：张志聪："髓藏于骨，故骨为髓之府。"

【语译】人的五脏，是身体强健的基础。头为精明之府，若头垂不举，目陷无光，是精神将衰败了。背为胸中之府，若背曲而肩垂，是府中心肺之气将败坏了。腰为肾之府，若腰脊不能转动，是肾脏之气将要衰惫了。膝为筋之府，若曲伸不能，行动时曲身依附而行，是筋气将要衰惫了。骨为髓之府，若不能久立，行动时振摇不稳，这是骨将衰惫了。所有这些病变，如果五脏之气不衰，五府（头、背、腰、膝、骨）能够恢复强健的，则虽病可以复生；如果五脏之气衰败，五府不能恢复强健的，则病就危险了。

【按语】本节说明了头、背、腰、膝、骨与脑、肺、肾、筋、髓等在生理上的密切关系。因此，当五脏的功能失常时，便相应地能使头、背、腰、膝在行动上，表现反常的体态。我们在临床上，又可从这些反常的体态，诊断内在脏器的病变。

第二节 闻 诊

闻诊，包括闻声音和嗅气味两方面。前者凭医生的听觉以诊察病人的语言、呼吸、咳嗽等声音的变化；后者凭医生的嗅觉以诊察病人排出物气味的异常，来鉴别病证。

《内经》中有关凭嗅觉以诊察疾病的记载较少。下面仅从听觉方面摘录有关原文，加以阐释。

【原文】视喘息，听声音，而知所苦。（《素问·阴阳应象大论》）

五藏相音①，可以意识。（《素问·五脏生成》）

肝……在音为角，在声为呼。……心……在音为徵，在声为笑。……脾……在音为宫，在声为歌。……肺……在音为商，在声为哭。……肾……在音为羽，在声为呻。（《素问·阴阳应象大论》）

【提示】从音声变化以测知五脏病变。

【注释】

①相音：张景岳："相是形相，如阴阳二十五人形。音是五音，如肝音角、心音徵、脾音宫、肺音商、肾音羽。"

【语译】视察呼吸，听病人发出的声音，而知道病人的病苦。

五脏的形相和五音变化，是可以意会而认识的。

肝在音为角，在声为呼；心在音为徵，在声为笑；脾在音为宫，在声为歌；肺在音为商，在声为哭；肾在音为羽，在声为呻。

【按语】五音、五声，是古人根据声音的变化规律，并结合临床实际，运用五行归类的方法划分的。如"肝在声为呼"，是因肝病多怒，怒则呼喊；"心在声为笑"，即所谓"心气虚则悲，实则笑不休"；"脾在声为歌"，实指胃家实之证所出现的登高而歌之类；"肺在声为哭"，是因肺在志为忧，而哭为忧的表现；"肾在声为呻"，是因肾虚久病，则发声呻吟。于此可见，从五音、五声的变化可以推断病情，归纳疾病证候。

【原文】肝热病者……热争①则狂言及惊。（《素问·刺热》）

岁火太过……病反谵妄狂越，咳喘息鸣。（《素问·气交变大论》）

【提示】从闻声以分辨热盛所导致的狂言、谵妄等病证。

【注释】

①热争：谓热邪和正气相争，即邪正相争之谓。

【语译】肝热的病人……由于热邪和正气相争，就会狂言和惊骇。

一岁当中，火热太过……引起热病，就会谵语妄言，狂越失常，咳嗽气喘，有喘鸣之声。

【按语】由热盛引起的狂言、谵语、咳喘息鸣，可由闻声察知。当然，尚须结合望、问、切三法，综合判断。

【参考资料】

张景岳："气争于肝，则肝气乱，故狂言而惊，肝病主惊骇也。"

【原文】五藏者，中之守也①。中盛藏满，气胜伤恐者②，声如从室中言，是中气之湿也；言而微，终日乃一复言者，此夺气也；衣被不敛，言语善恶不避亲疏者，此神明之乱也。
（《素问·脉要精微论》）

【提示】从语言的声音和伦次来判断疾病的性质。

【注释】

①五藏者，中之守也：张景岳："五藏者，各有所藏，藏而勿失，则精神完固，故为中之守也。"

②中盛藏满，气胜伤恐者：中焦湿气盛，脾气壅塞胀满，上迫于肺，气胜而喘，下伤于肾，发生恐惧。

【语译】人的五脏，有藏精守内的作用。如果中焦湿盛脏满，致气喘善恐，说话的声音重浊不清，好像从密室中发出来一样，这是中焦之气被湿所困，不能宣达所致；如果讲话的声音低微，一句话而终日重复不完（这种叫做"郑声"），是正气已经衰微夺失了；如果烦扰，衣被不知敛盖，言语错乱，善恶不分，不避亲疏远近（这叫做谵语），是神明已经错乱了。

【按语】本文虽写出三种不同的病状，而重点在描述病人在发音上所起的变化，作为临床诊断的资料。例如"声如从室中言"，是指因水渍成满而发出的一种不畅之音；又如"言而微"和"言语善恶不避亲疏",是形容两种虚实相对性的病人的语言。《伤寒论》中有"虚则郑声,实则谵语"的条文记载,正可以说明上面两种虚实不同的病例。这些都是通过闻诊的方法,来对疾病进行分析判断的。

【参考资料】

张志聪:"此言五藏之精气虚而发声之如是也,微者声之衰微也,终日复言者,气不接续也。"

第三节 问 诊

医生于病人自述病情之后,对病人或其家属、亲友进行有目的的查询病情,就是问诊。疾病的症状是错综复杂的,除运用望诊、闻诊、切诊等方法了解外,很多情况如得病的原因、发病及治疗经过、既往病史,以及当前的自觉症状等,都必须通过问诊才能了解。所以,问诊是了解病情的重要方法之一,在四诊中占有重要地位。下面选录有关原文,加以阐释。

【原文】诊病不问其始,忧患饮食之失节,起居之过度,或伤于毒,不先言此,卒持寸口,何病能中。(《素问·征四失论》)

必问其所始病,与今之所方病,而后各切循其脉,视其经络浮沉,以上下逆从循之[①]。(《素问·三部九候论》)

【提示】指出问诊的范围,既要询问今病,亦须结合既往情况。

【注释】

①以上下逆从循之:张景岳:"切按其脉,以参合其在经在络,或浮或沉,上下逆从,各因其次,以治之也。"据张氏的意见,上、下、逆、从,是指治疗的原则。

【语译】诊察疾病,不问其病开始发生的情况,是否有精神方面的刺激?饮食方面的不节制?生活起居方面的越出常规?还是由于中毒?如果不是首先询问清楚这些方面的问题,就匆匆切循寸口,单纯地依靠脉息,这怎能正确诊断出疾病呢?

必须详细询问它的起病情况和现在症状,然后各按部分,切循脉搏,并观察其经络的浮沉,再按照上下逆从的治疗原则,灵活地施行治疗。

【按语】本节主要强调问诊的重要性。批评单凭切脉不知问诊的医生的片面性,故谓"卒持寸口,何病能中"。同时亦明白指示问诊的范围和应注意的一些问题。指出首先必须注意询问发病史与现在的症状表现,以及精神因素的刺激,饮食起居的失调,曾服何药,有否中毒等,都在询问之例。然后再与望、闻、切等诊法相结合,才能全面了解病情,定出切实可行的治疗方法。

【参考资料】

(1)《灵枢·五色》:"五色各见其部,察其浮沉,以知浅深;察其泽夭,以观成败;察其散抟,以知远近。"

(2)张景岳:"凡诊病之道,必察其致病之因,而后参合以脉,则阴阳虚实,显然自明。

不问其始，是不求其本也，若忧患饮食之失节，内因也；起居之过度，外因也；或伤于毒，不内外因也；不先察其因，而卒持寸口，安能尽中病情?"

【原文】凡诊者，必知终始，有知余绪①，切脉问名，当合男女，离绝菀结②，忧恐喜怒，五藏空虚，血气离守，工不能知何术之语。(《素问·疏五过论》)

【提示】强调问诊的重要性及其范围。

【注释】

①有知余绪：张景岳："谓察其本知其末也。"

②离绝菀结：菀，同"郁"。张景岳："离者，失其亲爱；绝者，断其所怀；菀谓思虑抑郁，结谓深情难解。"

【语译】凡是诊治疾病，必须问清发病原因和病程经过，才能察知本末，掌握病情。切脉问病的时候，更要问清姓名（包括年龄、职业、住址等一般情况），当分别男女性别的不同，还要了解病人有无生离死别，情怀郁结，以及忧愁恐惧喜怒等。因为这些都能内伤五脏，使五脏空虚，血气离散。如果医生不知道这些，还有什么技术可说呢?

【按语】本文指出，诊病除询问发病原因及病程经过外，还须注意询问病人的一般情况，包括姓名、年龄、性别、职业、生活环境等。另外，对于病人的精神状态，有无过度的精神刺激等，亦必须察询清楚。因为这些对于明确诊断，制定正确治疗措施，都有很大帮助。

【参考资料】

张景岳："切其脉必问其名，欲得其素履之详也。男女有阴阳之殊，脉色有逆顺之别，故必辨男女而察其所合也。"

【原文】凡欲诊病者，必问饮食居处，暴乐暴苦，始乐后苦，皆伤精气，精气竭绝，形体毁沮①。暴怒伤阴②，暴喜伤阳③。厥气上行，满脉去形④。(《素问·疏五过论》)

【提示】强调问生活、情绪的重要性。

【注释】

①沮：音举。张景岳："沮，坏也。"

②暴怒伤阴：张景岳："怒伤肝，肝藏血，故伤阴。"

③暴喜伤阳：张景岳："喜伤心，心藏神，故伤阳。"

④满脉去形：王冰："逆气上行，满于经脉，则神气浮越，去离形骸矣。"

【语译】凡要诊察病人，必须要询问病人饮食居处的情况，有没有暴乐暴苦，或者是先乐后苦的精神刺激。因为这些不正常的生活，都能伤害精气，使精气衰竭，形体败坏。暴怒可以损伤肝阴，暴喜可以损伤心阳。情志失调，则逆气上行，充满经脉，而神气去离形体了。

【按语】本文强调问饮食起居、精神刺激的重要性，因为这些都属于内伤的致病因素，首病即引起脏腑的功能失调，伤害精气。其次，讨论了情志失调的致病特点，会导致气机紊乱，即《素问·阴阳应象大论》所谓的"喜怒伤气"。甚则会引起"厥气上行，满脉去形"的后果。

【参考资料】

(1) 张景岳："乐则喜，喜则气缓，苦则悲，悲则气消，故苦乐失常，皆伤精气，甚至竭绝，则形体毁沮。"

（2）《素问·阴阳应象大论》："故喜怒伤气，寒暑伤形，暴怒伤阴，暴喜伤阳，厥气上行，满脉去形。"

【原文】闭户塞牖①，系之病者，数问其情，以从其意。（《素问·移精变气论》）

人之情，莫不恶死而乐生，告之以其败，语之以其善，导之以其所便，开之以其所苦，虽有无道之人，恶②有不听者乎？（《灵枢·师传》）

【提示】问诊要结合病人的思想特点，进行说服教育。

【注释】

①牖：音友，作"窗"字解。

②恶：同"乌"，作"何"字解。

【语译】选择一个安静的环境，关好门窗，与病人取得密切联系。再三细致地询问病情，然后委婉耐心地进行劝导，以使病人没有顾虑地详告病情。

人的常情，没有不恶死而好生的。所以在诊疾时，不但要耐心细致地问，还要诚恳地告诉病人疾病变坏的后果，也要告诉病人如能增强与疾病作斗争的信心，与医生密切配合，疾病也会治愈的，并指导病人采用他所便当的护理方法，并把他认为最感痛苦的疑虑完全解开。这样，即使是蛮不讲理的人，哪里还会有不听医生的劝告呢？

【按语】本文明白指出，医生诊病，必须耐心细致地询问病情，掌握病人的思想规律，了解病人的心理状态，然后循循善诱地进行说服教育，启发其树立与疾病作斗争的坚强信心，解除其思想顾虑，与医生密切配合，从而达到治病救人的目的。

【参考资料】

（1）张景岳："恶死乐生，人所同也，故以死生之情动之，则好恶之性，未有不可移者。"

（2）张景岳十问歌："一问寒热二问汗，三问头身四问便，五问饮食六问胸，七聋八渴俱当辨，九问旧病十问因，再兼服药参机变，妇人尤当问经期，儿科麻疹全占验。"

第四节　切　诊

切诊，是运用医生的手去接触病人身体的一定部位，以了解病情的一种方法。在中医诊断学中突出的是脉诊，是切诊的主要内容；其次是按诊。兹选录有关原文，分述如下。

一、脉诊

（一）切脉部位

【原文】岐伯曰：……人有三部，部有三候，以决死生，以处百病，以调虚实，而除邪疾。帝曰：何谓三部？岐伯曰：有下部，有中部，有上部；部各有三候，三候者，有天，有地，有人也。必指而导之，乃以为真①。上部天，两额之动脉②；上部地，两颊之动脉③；上部人，耳前之动脉④。中部天，手太阴⑤也；中部地，手阳明⑥也；中部人，手少阴⑦也。下部天，足厥阴⑧也；下部地，足少阴⑨也；下部人，足太阴⑩也。故下部之天以候肝，地以候肾，人以候脾胃之气。……中部……天以候肺，地以候胸中之气，人以候心。……上部……天以候头角之气，地以候口齿之气，人以候耳目之气。三部者，各有天，各有地，各有人。三而成天，三而成地，三而成人。三而三之，合则为九。（《素问·三部九候论》）

【提示】 全身三部九候的脉诊。

【注释】

①必指而导之，乃以为真：张景岳："指而导之，言必受师之指授，庶得其真也。"盖谓必得老师的亲自指授，才可以懂得部候的真确部位。

②两额之动脉：即额两旁太阳穴处的应指动脉，属足少阳胆经。马元台："天以候头角之气，此脉在额两旁'瞳子髎''听会'等处，动应于指，足少阳脉气所行也。"当为颞浅动脉分支之额支或颧眶动脉。

③两颊之动脉：张景岳："两颊动脉，即'地仓''大迎'之分，足阳明脉气所行也。"按该处有动脉应手，即面动脉。

④耳前之动脉：马元台："此脉在耳前陷者中，丝竹空''和髎'等处，动应于手，手少阳脉气所行也。"即颞浅动脉。

⑤手太阴：两手寸口部。张景岳："掌后寸口动脉，经渠之次，肺经脉气所行也。"即桡动脉。

⑥手阳明：马元台："此脉在手大指、次指岐骨间，合谷之分，动应于指，手阳明脉气所行也。"即桡动脉。

⑦手少阴：张景岳："掌后锐骨下动脉，神门之次，心经脉气所行也。"位在腕关节小指侧锐骨端之动脉，即尺动脉。

⑧足厥阴：张景岳："气街下三寸动脉，五里之分，肝经脉气所行也，卧而取之；女子取太冲，在足大指本节后二寸陷中。"气街下为股动脉，太冲处当跖骨背动脉。

⑨足少阴：张景岳："内踝后跟骨傍动脉，太谿之分，肾经脉气所行也。"即胫后动脉。

⑩足太阴：张景岳："鱼腹上越筋间动脉，直五里下箕门之分，沉取乃得之，脾经脉气所行也；若候胃气者，当取足跗上之冲阳。"五里下为股动脉，冲阳处当足背动脉。

【语译】 岐伯说：……人的脉诊有三部，每部各有三候，可以用它来决断死生，处理百病，从而调治虚实，祛除病邪。黄帝说：什么叫做三部呢？岐伯说：有下部，有中部，有上部；每部各有三候，所谓三候，是用天、地、人的名称来代表的。必须有老师的当面指导，才可以懂得部候的真确之处。上部天，即是两额的动脉；上部地，即是两颊的动脉；上部人，即是耳前的动脉。中部天，即是两手寸口的动脉，是手太阴肺经脉气所行；中部地，即是两手合谷穴处的动脉，是手阳明大肠经脉气所行；中部人，即是腕关节小指侧锐骨端的动脉，是手少阴心经脉气所行。下部天，即是大腿内侧五里穴部分的动脉，是足厥阴肝经脉气所行；下部地，即是足内踝后太溪穴部分的动脉，是足少阴肾经脉气所行；下部人，即是大腿内侧

280

上方箕门穴部分的动脉，是足太阴脾经脉气所行。故而下部之天，可以候肝脏之气；下部之地，可以候肾脏之气；下部之人，可以候脾胃之气。……中部……之天，可以候肺；中部之地，可以候胸中之气；中部之人，可以候心。……上部……之天，可以候头角之气；上部之地，可以候口齿之气；上部之人，可以候耳目之气。总的来说，三部之中，各有天，各有地，各有人。三候为天，三候为地，三候为人，三与三相乘，合为九候。

【按语】本节所讲的是全身的诊脉法，以整个人体分头部、手部、足部三个部分，依次称为上、中、下三部。在每一部中又以天、地、人三处候察脉搏情况，这样合则为九候，故名之为三部九候。这是古代的一种诊脉方法，现在临床上已很少用。现在普遍应用的是寸口三部九候诊脉法。但在特殊的情况下，也有一定的参考价值。如有些严重疾患，在单诊气口（即寸口）脉不应时，此时可根据疾病情况，诊察其他部分的脉象，如人迎、趺阳等，可以帮助诊断。

【参考资料】

（1）张景岳："盖上古诊法，于人身三部九候之脉，各有所候，以诊诸藏之气，而针除邪疾，非独以寸口为言也。如仲景脉法上取寸口，下取趺阳，是亦此意。观十八难曰：三部者寸关尺也，九候者浮中沉也。乃单以寸口而分三部九候之诊，后世言脉者皆宗之，虽亦诊家捷法，然非轩岐本旨，学者当并详其义。"

（2）张景岳："手阳明大肠脉也，大肠、小肠皆属于胃，胃脘通于胸中，故以候胸中。"

【原文】持其脉口①人迎②，以知阴阳有余不足，平与不平。（《灵枢·终始》）

寸口主中③，人迎主外④，两者相应，俱往俱来，若引绳大小齐等，春夏人迎微大，秋冬寸口微大，如是者，名曰平人。（《灵枢·禁服》）

【提示】论取人迎、寸口的诊脉方法。

【注释】

①脉口：即寸口，又称气口，在腕后动脉处（即桡动脉）。

②人迎：在结喉旁动脉搏动处（即颈动脉）。

③寸口主中：寸口属太阴，行气于脏，主候内部的病证。

④人迎主外：人迎脉属阳明，行气于腑，主候外部的病证。

【语译】检查寸口、人迎两部的脉象，可以判定阴阳的有余或不足，平衡与不平衡。

寸口脉可以诊候在内的五脏病变，人迎脉可以诊候在外的六腑病变，这两个部位的脉搏往来运行，其搏动力量如两人牵拉的绳索一样大小相等。春夏两季阳气盛，人迎脉略大一些，秋冬两季阴气盛，寸口脉略大一些，像这样就是正常人的表现。

【按语】《内经》另一种诊脉方法是取人迎、寸口。寸口属太阴经，行气于脏，可以诊候五脏的病变；人迎属阳明经，行气于腑，可以诊候六腑的病证，五脏主内，六腑主外。故谓"寸口主中，人迎主外"。另外，人迎属阳，故春夏人迎微大；寸口属阴，秋冬寸口微大。这是取人迎、寸口诊候脏腑疾病的方法。

【原文】气口①何以独为五藏主？岐伯曰：胃者，水谷之海，六府之大源也。五味入口，

藏于胃，以养五藏气；气口亦太阴也，是以五藏六府之气味，皆出于胃，变见于气口。（《素问·五脏别论》）

【提示】说明诊脉独取气口的道理。

【注释】

①气口：切脉的部位，即掌后桡侧横纹头陷中上行约一寸九分之处，故又称寸口。张景岳："气口之义，其名有三：手太阴肺经脉也，肺主气，气之盛衰见于此，故曰气口；肺朝百脉，脉之大会聚于此，故曰脉口；脉出太渊，其长一寸九分，故曰寸口。是名虽三，而实则一耳。"

【语译】单独诊察气口之脉，何以能够知道五脏的变化呢？岐伯说：胃是水谷之海，为六腑的泉源。饮食五味入口，都是储留在胃，通过脾的输化，以滋养五脏之气；气口虽属手太阴肺经之脉，亦为足太阴脾经之气所归，所以五脏六腑的气和味，都是来源于胃，而反映于气口。

【按语】本节主要说明切脉独取气口可以察知五脏病变的原理。气口本属手太阴肺经，然肺与脾胃之间的关系密切。饮食入胃所产生的精微物质，必须由脾转输于肺，而后行于脏腑全身，始得反映于气口。所以气口虽为手太阴之脉，而亦为足太阴脾经之气所归。脾胃为五脏六腑气血之海，所以全身脏腑经脉气血的情况，都可以在气口脉上反映出来。

【参考资料】

(1)《灵枢·营卫生会》："人受气于谷，谷入于胃，以传于肺，五藏六府，皆以受气。"

(2)《素问·经脉别论》："饮入于胃，游溢精气，上输于脾，脾气散精，上归于肺。"

【原文】十二经皆有动脉，独取寸口，以决五藏六府死生吉凶之法，何谓也？然①：寸口者，脉之大会，手太阴之脉动也。……五藏六府之所终始，故法取于寸口也。（《难经·一难》）

【提示】说明诊脉独取寸口的道理。

【注释】

①然：滑伯仁："然者，答辞。"

【语译】十二经都有搏动的经脉，然而单独切取寸口脉，作为决断五脏六腑疾病死生吉凶的诊法，这是什么道理呢？答道：寸口是十二经脉聚会的地方，属于手太阴肺经的动脉。……是五脏六腑气血循环的起止点，所以诊脉之法要独取寸口。

【按语】前面所引《素问·三部九候论》原文，系全身三部九候诊脉法。其法是遍诊十二经脉，而十二经脉内属于脏腑，故这种诊法之所以能够诊断五脏六腑的病变，其原理是易于理解的。而"寸口"只是属于手太阴肺经的部位，何以能够诊断五脏六腑之病？这是因为肺主气，而十二经脉的循行，皆须赖肺气的推动。即《素问·经脉别论》所说："脉气流经，经气归于肺，肺朝百脉。"由于全身经脉都和肺有联系，而寸口又为肺经之脉搏动最明显之处。因此，五脏六腑有病，气血的运行失常，可以影响到肺经，从而反映于寸口。可见《难经》里指出独取寸口，以诊断五脏六腑的病变，这在脉诊的方法上是一大创造，对后世医学发展有很重要的指导意义。

（1）吕广："太阴者，肺之脉也。肺为诸藏上盖，主通阴阳，故十二经皆会手太阴寸口，所以决吉凶者。十二经有病，皆见寸口，知其何经之动，浮沉滑涩，春秋逆顺，知其死生也。"

（2）丁德用："其手太阴者，是右手寸部也，为肺主其气，为五藏六府之华盖，凡五藏六府有病，皆见于气口，故曰大会也。"

【原文】尺外①以候肾，尺里①以候腹。中附上②，左外③以候肝，内③以候膈；右外以候胃，内以候脾。上附上④，右外以候肺，内以候胸中；左外以候心，内以候膻中。前以候前，后以候后⑤。上竟上者⑥，胸喉中事也；下竟下者⑦，少腹腰股膝胫足中事也。（《素问·脉要精微论》）

【提示】说明寸口脉象所主脏腑之病。

【注释】

①尺外、尺里：张景岳："尺外，尺脉前半部也；尺里，尺脉后半部也。"

②中附上：张景岳："中附上，言附尺之上，而居乎中者，即关脉也。"

③左外、内：张景岳："左外，言左关之前半部，内言左关之后半部。余仿此。"

④上附上：张景岳："上附上，言上而又上，则寸口脉也。"

⑤前以候前，后以候后：张景岳："此重申上下内外之义而详明之也。统而言之，寸为前，尺为后；分而言之，上半部为前，下半部为后。盖言上以候上，下以候下也。"

⑥上竟上者：以按寸部脉的手指向上（掌侧）移。张景岳："竟，尽也，言上而尽于上，在脉则尽于鱼际，在体则应于胸喉。"

⑦下竟下者：以按尺部脉的手指向下（臂侧）移。张景岳："下而尽于下，在脉则尽于尺部，在体则应于少腹足中。"

【语译】尺的前半部是候肾，尺的后半部是候腹。关部脉，左的前半部是候肝，后半部是候膈；右的前半部是候胃，后半部是候脾。寸部脉，右的前半部是候肺，后半部是候胸中；左的前半部是候心，后半部是候膻中。统言寸关尺三部，前半部之脉，是候上半身，后半部之脉，是候下半身。寸上之脉，是候胸喉中疾病，尺下之脉，是候少腹、腰、股、膝、胫、足中疾病。

【按语】关于气口三部诊脉法，《内经》中虽无寸关尺之明确划分的名称，但就本文内容来看，是具有寸关尺三部意义。况其所候之脏腑疾患，与后世所言之三部配合脏腑的规律基本上是一致的。可见后世关于三部配合脏腑的理论是根据本文发展而来的。其划分部位的依据，是根据人体内外相应的观点，以上以候上，下以候下，左以候左，右以候右的道理划分的。

另外，王冰、丹波元简等认为本节经文是诊尺肤法，非寸关尺诊脉法。丹波元简列举《内经》原文及王冰注释加以印证。考《灵枢·论疾诊尺》所载"余欲无视色持脉，独调其尺，以言其病，以外知内，为之奈何"的内容，把视色、持脉、调尺三种方法并列。可见认为诊尺肤的看法，不是没有根据的，可以相互合参。

【参考资料】

(1) 张景岳："按本论五藏应见之位，如火王于南，故心见左寸；木王于东，故肝见左关；金王于西，故肺见右寸；土王于中而寄位西南，故脾胃见右关。此即河图五行之序也。"

(2) 张景岳："前以候阳，后以候阴。人身以背为阳，肾附于背，故外以候肾；腹为阴，故里以候腹。所谓腹者，凡大小肠、膀胱、命门皆在其中矣。"

(3) 张景岳："肝为阴中之阳藏，而亦附近于背，故外以候肝，内以候膈。举膈而言，则中焦之膈膜胆府，皆在其中矣。"

(4) 张景岳："脾胃皆中州之官，而以表里言之，则胃为阳脾为阴，故外以候胃，内以候脾。"

(5) 张景岳："五藏之位，惟肺最高，故右寸之前以候肺，右寸之后以候胸中，胸中者，膈膜之上皆是也。"

(6) 张景岳："心肺皆居膈上，故左寸之前以候心，左寸之后以候膻中，膻中者，两乳之间，谓之气海，当心包所居之分也。"

(7) 丹波元简："尺即谓臂内一尺之部分，而决非寸关尺之尺也。寸口分寸关尺三部，昉于《难经》。马张诸家，以寸关尺之尺释之，与经旨差矣。"

(8) 《素问·平人气象论》："尺涩脉滑，谓之多汗。尺寒脉细，谓之后泄。脉尺粗常热者，谓之热中。"

(9) 《灵枢·论疾诊尺》："审其尺之缓急小大滑涩，肉之坚脆，而病形定矣。"

【原文】脉有尺寸①，何谓也？然：尺寸者，脉之大要会也。从关至尺是尺内，阴之所治②也，从关至鱼际③是寸口内，阳之所治②也。故分寸为尺，分尺为寸，故阴得尺内一寸，阳得寸内九分，尺寸终始一寸九分，故曰尺寸也。(《难经·二难》)

【提示】说明寸关尺三部位置的划分和阴阳属性。

【注释】

①尺寸：诊脉的部位名称。从腕关节至肘关节长一尺一寸，故名。从关至肘中的尺泽穴，长一尺处为尺部，从关到鱼际的一寸处为寸部。

②阴之所治、阳之所治：滑伯仁："寸为阳，尺为阴，阳上而阴下。"徐灵胎："关下为尺，主肾肝而沉，故属阴；关上为寸口，主心肺而浮，故属阳。"治，属的意思。

③鱼际：手大拇指关节后肌肉丰厚处称鱼，其边缘称鱼际。

【语译】诊脉的部位有尺寸之分，怎样区别呢？答道：所说的尺寸，是十二经脉的总会合所在。从关部到肘中的尺泽穴，是尺以内的部位，属阴；从关部到鱼际穴是寸以内的部位，属阳。所以分去关上的一寸，向下便是尺部，分去关下的一尺，以上便是寸部。把尺寸紧缩为分寸，那阴为关部以下一尺内的一寸，阳为关部以上一寸内的九分，尺寸的起止共计一寸九分，所以称为尺寸。

【按语】本文主要说明寸关尺三部的划分和阴阳属性。把掌后高骨定为关部，作为分界点，从关部到鱼际穴，长一寸处为寸部；从关部到肘中的尺泽穴，长一尺处为尺部。这是所以称为尺寸的名称由来。但实际指下切脉部位，仅得关以下一尺内的一寸，关以上一寸内的九分，总共一寸九分。阳上而阴下，上以候上，下以候下，内外相应；故关前之寸为阳，可以诊候人体上部心肺诸脏的病变，关后之尺为阴，可以诊候人体下部肝肾诸脏的病变。

【参考资料】

徐灵胎："此二句又于尺寸之中分其长短之位，以合阴阳之数。一寸为偶数，九分为奇数也。盖关以下至尺泽皆谓之尺，而诊脉则止候关下一寸，关以上至鱼际皆谓之寸，而诊脉止候关以上九分。故曰尺中一寸，寸内九分也。"

【原文】 脉有三部九候，各何主之？然：三部者，寸关尺也，九候者，浮中沉也。上部法天，主胸以上至头之有疾也；中部法人，主膈以下至脐之有疾也；下部法地，主脐以下至足之有疾也。(《难经·十八难》)

【提示】 说明脉分三部和所主病证。

【语译】 诊脉有三部九候，各部候都主何种疾病？答道：所谓三部，就是寸关尺，所谓九候，就是每部的浮中沉。上部为寸部，取法于天之在上，主胸以上至头部的疾病；中部为关部，取法于人居天地之中，主膈以下至脐部的疾病；下部为尺部，取法于地之在下，主脐以下至足部的疾病。

【按语】 寸关尺三部，各有浮中沉三候，三三为九候，此即三部九候之义。寸关尺三部为切脉的部位名称，浮中沉三候是切脉的指法轻重。寸关尺三部所主病证，是根据内外相应的原则，上部候上，中部候中，下部候下而定的。因为寸口之脉属手太阴肺经，为脉之大会，故其内外相应如此。

【参考资料】

杨玄操："所谓自膈以上为上焦也，自膈以下为中焦也，自脐以下至足为下焦也。"

(二) 切脉方法与至数

【原文】 是故持脉有道，虚静为保[①]。(《素问·脉要精微论》)

诊法常以平旦[②]，阴气未动，阳气未散[③]，饮食未进，经脉未盛，络脉调匀，气血未乱，故乃可诊有过之脉[④]。(《素问·脉要精微论》)

【提示】 指出医生诊脉时应有的态度，以及诊脉最适宜的时间及周围环境。

【注释】

①保：同"宝"。

②平旦：即早晨的时候。

③阴气未动，阳气未散：滑伯仁："谓平旦未劳于事，是以阴气未扰动，阳气未耗散。"张志聪："阴静而阳动，有所动作，则静者动而动者散乱矣。"

④有过之脉：即有病之脉。马元台："盖人之有病，如事之有过误，故曰有过之脉。"

【语译】 诊脉是有一定道理的，必须虚心宁静，才能保证诊察的正确。

诊脉最好是在早晨的时候。因为经过一夜休息，还没有劳作，阴气未曾扰动，阳气也未耗散。同时，还未进过饮食，经脉之气未亢盛，络脉之气亦调匀，气血也未扰乱。在这样的环境之下，就容易诊察出有病的脉象。

【按语】本文指出，切脉时医生要虚心宁静，审察精微，作出正确诊断。同时，指出诊脉的时间，应以早晨为宜。但也不要拘泥，只要在病人平静的状态下，就可以进行诊脉。如行路或饮食之后，必须休息一会，再给予诊察。这主要是为了避免干扰，使气血不乱，使能诊出脉搏变化的真象。这正是基于"诊法常以平旦"的道理。

【参考资料】

张景岳："诊法当于平旦初寤之时，阴气正平而未动，阳气将盛而未散，饮食未进而谷气未行，故经脉未盛，络脉调匀，气血未至扰乱，脉体未及变更，乃可以诊有过之脉。"

【原文】黄帝问曰：平人何如？岐伯对曰：人一呼脉再动，一吸脉亦再动，呼吸定息①脉五动，闰以太息②，命曰平人，平人者，不病也。常以不病调病人，医不病，故为病人平息以调之为法。人一呼脉一动，一吸脉一动，曰少气。人一呼脉三动，一吸脉三动而躁，尺热③曰病温，尺不热脉滑曰病风，脉涩曰痹。人一呼脉四动以上曰死④，脉绝不至曰死，乍疏乍数曰死。（《素问·平人气象论》）

【提示】讨论平人和病人的脉动至数以及平息调脉的方法。

【注释】

①呼吸定息：张景岳："出气曰呼，入气曰吸；一呼一吸总名一息。呼吸定息，谓一息既尽，而换息未起之际也。"

②闰以太息：张景岳："闰，余也，犹闰月之谓。言平人常息之外，间有一息甚长者，是谓闰以太息。"

③尺热：即尺肤热，腕关节至肘关节之间皮肤上发热。

④人一呼脉四动以上曰死：一呼脉四动以上，是一息八至以上。《难经》谓之"夺精"，是精气衰夺的意思，故曰死。

【语译】黄帝问道：平常无病之人的脉象是怎样的呢？岐伯回答说：平人的脉搏，一呼脉跳动两次，一吸脉亦跳动两次，一息（一呼一吸为一息）脉动四次。在呼吸定息之时，有时脉跳动五次。这是因为间有一次较长的呼吸的缘故，这是平人的脉象。所谓平人，就是无病的人。诊脉的方法，是以平人的呼吸来调诊计算病人的脉搏至数，医生是无病的人，所以可以平定自己的呼吸而用以调诊病人脉搏的至数，以为诊脉的法则。如果人一呼脉跳动一次，一吸脉亦跳动一次，是正气衰少的现象。人一呼脉跳三次，一吸脉亦跳动三次，而且脉来急躁，且兼尺肤发热，这是温病；如果尺肤不热，而脉象滑的，是为风病；脉象涩的，是为痹证。如果人一呼一吸脉各四动以上，叫做死脉；脉气断绝不止，亦是死脉；脉忽快忽慢，亦是死脉。

【按语】本文指出了平人和病人的脉动至数以及诊脉的方法。古代由于当时历史条件的限制（没有钟表），是采取平息调脉法。正常人的脉搏，是一息四至，间或五至，大体相当于每分钟 72~80 至。但这是指一般成人而言。在小儿的脉搏较快，运动员的脉搏较迟，亦属正常脉象。反此，如果脉搏至数超过或不及，均为有病的脉象。一般说来，脉来不及此数的，则为迟，属寒；超过此数的，则为数，属热。当然寒热还有虚实之分，则又当根据脉搏的其他兼象，加以鉴别。

【参考资料】

（1）《难经·十四难》："脉来一呼再至，一吸再至，不大不小曰平。"

（2）张景岳："不病者其息匀，病者其息乱，医者不病，故能为病人平息以调者，以其息匀也，是为调诊之法。"

（3）张志聪："温病者，冬伤于寒，至春发为温病，冬伤于风，至春发为风温，此皆伏匿之邪，出内而外，从阴而阳，故尺中热也。风为阳邪，伤人阳气，故尺不热，气分之邪留而不去，则罔于经，故脉滑也。痹者闭也，邪积而不行，故脉涩也。盖言从内而外者为温病，从外而内者为风邪，留着于外内之间者为痹也。"

（4）张志聪："四动以上，太过之极也；脉绝不至，不及之至也；乍疏乍数，或太过或不及，气之乱也。此皆不平之甚，故又死脉。以上论脉平者，命曰平人；太过不及，则病剧者死矣。"

【原文】 所谓五十营^①者，五藏皆受气，持其脉口，数其至也。五十动而不一代^②者，五藏皆受气。四十动一代者，一藏无气。三十动一代者，二藏无气。二十动一代者，三藏无气。十动一代者，四藏无气。不满十动一代者，五藏无气。予之短期^③，要在终始。所谓五十动而不一代者，以为常也，以知五藏之期，予以短期者，乍数乍疏也。（《灵枢·根结》）

【提示】 从脉搏间歇的情况以判断脏气盛衰。

【注释】

①五十营：张景岳："营，运也。人之经脉运行于身者，一日一夜，凡五十周，以营五藏之精气，如《五十营》者即此之义。"

②代：张景岳："代，更代之意。谓于平脉之中，而忽见耎弱，或乍数乍疏，或断而复起。盖其藏有所损，则气有所亏，故变异若此。"一般所言的代脉，是指脉在跳动之中，时见歇止而言。

③短期：指死期。李中梓："短，近也，死期近矣。"

【语译】 所说的经脉之气运行五十周次，主要是使五脏能够普遍地接受到精气，这可以从切诊寸口的脉搏，计算脉的搏动次数，而测知气的盛衰。如果在五十跳中一次没有歇止，说明五脏健全，精气充足。在四十跳中有一次歇止的，是一脏之气亏损。在三十跳中有一次歇止的，是二脏之气亏损。在二十跳中有一次歇止的，是三脏之气亏损。在十跳中就有一次歇止的，是四脏之气亏损。不满十跳就有一次歇止的，是五脏之气都已亏损。根据这种情况，给以预定死期，其大要在本经终始篇中有记载。也就是所谓在五十跳中没有一次歇止的，是五脏健全的正常脉象，根据歇止的脉象，可以察知五脏之气还能够支持到多久的时期，若要给他预定死期，发现忽快忽慢的不规则脉搏时，那么，死期就近了。

【按语】 人体血液循环，周而复始，是无时停息的。若脉搏跳动出现间歇，说明脏腑之气衰减不足。可根据脉搏间歇的情况，以判断脏气亏损的程度。一般脉搏的间歇次数愈频，则表示脏气亏损的程度愈严重，预后愈属不良。若脉搏出现节律不止，散乱失常，忽快忽慢，表示脏气衰败，无所主持，预后亦属不良。因为脉搏间歇的情况不一，有不满十动而即见歇止的，有二三十动而一止的，有五十动而一止的，因此，在诊脉时，时间不宜过短，一般至少应在五十动以上，才能正确了解脉象。

【参考资料】

《难经·十一难》："经言脉不满五十动而一止，一脏无气者，何脏也？然：人吸者随阴入，呼者因阳出，今吸不能至肾，至肝而还，故知一脏无气者，肾气先尽也。"

（三）四时五脏脉

【原文】 万物之外，六合①之内，天地之变，阴阳之应。彼春之暖，为夏之暑，彼秋之忿②，为冬之怒②。四变之动，脉与之上下③，以春应中规，夏应中矩，秋应中衡，冬应中权④。是故冬至四十五日，阳气微上，阴气微下；夏至四十五日，阴气微上，阳气微下。阴阳有时，与脉为期，期而相失，知脉所分，分之有期，故知死时⑤。……是故持脉有道，虚静为保。春日浮，如鱼之游在波；夏日在肤，泛泛乎⑥万物有余；秋日下肤，蛰虫将去⑦；冬日在骨，蛰虫周密，君子居室。（《素问·脉要精微论》）

【提示】 指出人体脉象与四时阴阳之气的变化内外相应。

【注释】

①六合：上下四方谓之六合，即指空间。

②忿、怒：是秋、冬气候变化的形容词。秋天气候清凉，秋风劲急，故以忿形容之；冬天气候严寒，冬风杀厉，故以怒形容之。

③上下：马元台："上下者，浮沉也。"指人体脉象随着四时阴阳的升降浮沉也起着相应的变化。

④春应中规，夏应中矩，秋应中衡，冬应中权：中，是合的意思。规，为圆之器；矩，为方之器；衡，求平之器；权，计重之器。马元台："春脉软弱轻虚而滑，如规之象，圆活而动，故曰春应中规也；夏脉洪大滑数，如矩之象，方正而盛，故曰夏应中矩也；秋脉浮毛轻涩而散，如衡之象，其取在平，故曰秋应中衡也；冬脉如石，兼沉而滑，如权之象，其势下垂，故曰冬应中权也。"张景岳："凡兹规矩权衡者，皆发明阴阳升降之理，以合乎四时脉气之变象也。"

⑤期而相失……故知死时：张景岳："期而相失者，谓春规、夏矩、秋衡、冬权，不合于度也。知脉所分者，谓五藏之脉各有所属也。分之有期者，谓衰王各有其时也。知此者，则知生死之时矣。"

⑥泛泛乎：形容脉象充满的状态。

⑦蛰虫将去：蛰，虫藏的意思。蛰虫，指伏藏土中越冬之虫。吴鹤皋："秋日阳气下降，故脉来下于肌肤，像蛰虫将去之象也。"按：去字义与"藏"同。《经典释义》引裴松之云："古人读藏为去。"

【语译】 在大自然中，天地之气的变化，与阴阳之气消长变化相应，是逐渐发展的。如春天的气候暖和，发展为夏天的气候暑热；秋天的气候清凉，发展为冬天的气候寒冷。随着四时气候寒暑的变动，人体的脉象也随之而升降浮沉相应变动。所以春天的脉象，如规之圆滑而动；夏天的脉象，如矩之洪大而方正；秋天的脉象，如衡之高下必平；冬天的脉象，如权之沉伏于内。四时阴阳的升降规律，冬至到立春的四十五天，阳气微升，阴气微降；夏至到立秋的四十五天，阴气微升，阳气微降。阴阳之气的升降，是有一定的时期，与人体脉象变化的时期是相合的。如果脉象变化与四时阴阳变化的时期不相适应，就可以从脉象变化而知道病属何脏，知道疾病分属何脏。从四时阴阳衰旺之期，就可以测知疾病的死期了。……诊脉是有一定道理的，必须虚心宁静，才能保证诊察的正确。脉象的一般情况是：春天的脉象，轻浮和缓，好像鱼在水波中浮游；夏天的脉象，充满于皮肤，泛泛乎像万物茂盛那样；秋天的脉象，稍下于皮肤，如蛰虫将要入土的情况；冬天的脉象，沉伏在骨，似乎虫的伏藏已很周密，又如人们深居密室一样。

【按语】机体有调节机能，以适应自然环境。春夏气候由温转热，阳气发泄，气血容易趋向于表，故表现为"春应中规，夏应中矩"和"春日浮""夏日在肤"的脉象变化；秋冬气候由凉转寒，阳气收藏，气血容易趋向于里，故表现为"秋应中衡，冬应中权"和"秋日下肤""冬日在骨"的脉象变化，这就是一般所谓春浮、夏洪、秋毛、冬石的四季平脉。因此，诊脉的时候，必须根据病情，结合四时之脉的常与变，加以通盘考虑，方不致有误，这是中医诊脉的要点。

【参考资料】

(1) 张景岳："冬至一阳生，故冬至后四十五日以至立春，阳气以渐而微上，阳微上则阴微下矣；夏至一阴生，故夏至后四十五日以至立秋，阴气以渐而微上，阴微上则阳微下矣。此所谓阴阳有时也。与脉为期者，脉随时而变迁也。"

(2) 张景岳："脉得春气，虽浮动而未全出，故如鱼之游在波也。脉得夏气，则洪盛于外，故泛泛乎如万物之有余也。脉得秋气，则洪盛渐敛，故如欲蛰之虫将去也。脉得冬气，沉伏在骨，故如蛰虫之周密，君子之于斯时，亦当体天地闭藏之道，而居于室也。"

【原文】黄帝问曰：春脉如弦，何如而弦？岐伯对曰：春脉者肝也，东方木也，万物之所以始生也；故其气来，耎弱轻虚而滑，端直以长，故曰弦。反此者病。帝曰：何如而反？岐伯曰：其气来实而强，此谓太过，病在外；其气来不实而微，此谓不及，病在中。……夏脉如钩①，何如而钩？岐伯曰：夏脉者心也，南方火也，万物之所以盛长也；故其气来盛去衰，故曰钩。反此者病。帝曰：何如而反？岐伯曰：其气来盛去亦盛，此谓太过，病在外；其气来不盛，去反盛，此谓不及，病在中。……秋脉如浮，何如而浮？岐伯曰：秋脉者肺也，西方金也，万物之所以收成也；故其气来，轻虚以浮，来急去散，故曰浮。反此者病。帝曰：何如而反？岐伯曰：其气来毛而中央坚，两傍虚，此谓太过，病在外；其气来毛而微，此谓不及，病在中。……冬脉如营②，何如而营？岐伯曰：冬脉者肾也，北方水也，万物之所以合藏也；故其气来，沉以搏，故曰营。反此者病。帝曰：何如而反？岐伯曰：其气来如弹石者，此谓太过，病在外；其去如数者，此谓不及，病在中。……帝曰：四时之序，逆从之变异也，然脾脉独何主？岐伯曰：脾脉者土也，孤藏以灌四傍者③也。帝曰：然则脾善恶④可得见之乎？岐伯曰：善者不可得见，恶者可见。帝曰：恶者何如而见？岐伯曰：其来如水之流者，此谓太过，病在外；如鸟之喙⑤者，此谓不及，病在中。（《素问·玉机真脏论》）

【提示】说明四时五脏平脉及其太过、不及。

【注释】

①钩：钩形弯曲，外廓实，内面虚；以此形容夏脉来盛去衰，环转圆润，其象似钩。张景岳："钩者，举指来盛，去势似衰，盖脉盛于外，而去则无力，阳之盛也，心藏主之。"

②冬脉如营：言冬时脉气营居于内，即指沉脉而言。吴鹤皋："营，营垒之营，兵之守者也。冬至闭藏，脉来沉石，如营兵之守也。"

③孤藏以灌四傍：四傍指肝、心、肺、肾四脏。时唯四而脏有五，肝心肺肾分主四时，而脾独无所主，故称孤脏。它有输布精微以滋养肝心肺肾四脏作用。

④善恶：这里是指正常与反常而言。

⑤鸟之喙：尖长形的嘴称喙，鸟嘴尖长，即称喙。

【语译】黄帝问道：春天的脉象如弦，怎样才算弦呢？岐伯回答说：春脉与肝脏是相应的，属于东方之木，春天阳气生发，万物开始生长。因此脉气来时，软弱轻虚而滑，端直而长，这就是如弦的脉形。假如违反了这种现象，便是病脉。黄帝说：怎样才是反呢？岐伯说：其脉气来，应指实而有力，这叫做太过，主病在外；如脉气来不实而微弱，这叫做不及，主病在里。……夏天的脉象如钩，怎样才算钩呢？岐伯说：夏脉与心脏是相应的，属于南方之火，夏天阳气旺盛，万物生长茂盛。因此脉气来时充盛，而去势似衰，犹如钩的形象，所以叫做钩脉。假如违反了这种现象，便是病脉。黄帝说：怎样才是反呢？岐伯说：其脉气来盛去亦盛，这叫做太过，主病在外；如脉气来时不盛，去时反盛，这叫做不及，主病在里。……秋天的脉象如浮，怎样才算浮呢？岐伯说：秋脉与肺脏是相应的，属西方之金，秋天阳气收敛，万物收成。因此脉气来时轻虚而浮，来急去散，这就是浮脉。假如违反了这种现象，便是病脉。黄帝说：怎样才是反呢？岐伯说：其脉气来浮软而中央坚，两傍虚，这叫做太过，主病在外；如脉气来浮软而微，这叫做不及，主病在里。……冬天的脉象如营，怎样才算营呢？岐伯说：冬脉与肾脏是相应的，属北方之水，冬天阴盛阳藏，万物皆归于闭藏。因此脉气来时沉而微搏，如营守深居一样，所以叫做营。假如违反了这种现象，便是病脉。黄帝说：怎样才是反呢？岐伯说：其脉气来如弹石一般坚硬，这叫做太过，主病在外；如脉去如数，现出急促无力的现象，这叫做不及，主病在里。……黄帝说：肝、心、肺、肾之脉配合四时的节序，它们有逆于四时和顺于四时的逆从变化，但未论及脾脏，那么脾脉主何时令？岐伯说：脾脉属土，位居中央，不独主时，称为孤脏，有灌溉四傍的作用。黄帝说：脾脉的正常与异常可以诊得见吗？岐伯说：正常的脾脉是不可能诊得见的，有病的脾脉是可以诊得见的。黄帝说：有病的脾脉怎样可见？岐伯说：其脉气来如水流之滑动，这叫做太过，主病在外；如脉来如鸟之喙，坚锐而短，这叫做不及，主病在里。

【按语】脉分四时，即春弦、夏钩、秋毛、冬石。四时之气与五脏相应，肝气应于春，故春脉亦即肝脉；心气应于夏，故夏脉亦即心脉；肺气应于秋，故秋脉亦即肺脉；肾气应于冬，故冬脉亦即肾脉。脾脉属土，位于中央，不专主一时，而是分旺于四季之末各十八日，故谓脾为"孤藏以灌四傍"。脾脉和缓，而蕴于四脉之中，即春弦、夏钩、秋毛、冬石，都必须具有和缓之象，是脉得胃气，方为常脉，所谓"善者不可得见"。这是四时五脏的正常脉象。因此诊脉时，必须从人体内外的整体情况来考察，结合四时，根据五脏脉的常与变，进行全面分析，方能有助于诊断。

【参考资料】

(1) 张景岳："去反盛者，非强盛之谓，凡脉自骨肉之分出于皮肤之际，谓之来，自皮肤之际还于骨肉之分，谓之去，来不盛去反盛者，言来则不足，去则有余，即消多长少之意。"

(2) 张景岳："其去如数者，动止疾促，营营不及也。盖数本属热，而此真阴亏损之脉，亦必紧数，然愈虚则愈数，原非阳强实热之数，故云如数，则辨析之意深矣。此而一差，祸如反掌。"

(3)《素问·太阴阳明论》："帝曰：脾不主时，何也？岐伯曰：脾者土也，治中央，常以四时长四藏，各十八日寄治，不得独主于时也。"

【原文】 脉得四时之顺，曰病无他；脉反四时及不间藏①，曰难已。……脉有逆从四时，未有藏形②，春夏而脉瘦③，秋冬而脉浮大，命曰逆四时也。风热而脉静，泄而脱血脉实，病在中脉虚，病在外脉坚涩者，皆难治。命曰反四时也。(《素问·平人气象论》)

【提示】 讨论脉与四时逆顺和脉症逆顺的问题。

【注释】

①不间藏：张景岳："不间藏者，如木必乘土，则肝病传脾，土必乘水，则脾病传肾之类，是皆传其所胜，不相假借，脉证得此，均名鬼贼，其气相残，为病必甚。若间其所胜之藏，而传其所生，是谓间藏。如肝不传脾而传心，心不传肺而传脾，其气相生，虽病亦微。故标本病传论曰：间者并行，指间藏而言也；甚者独行，指不间藏而言也。"

②未有藏形：即没有五脏的正常脉象。

③脉瘦：王冰："脉瘦，谓沉细也。"按《素问·玉机真脏论》瘦作"沉涩"。

【语译】 脉得与四时相应之顺（即春弦、夏钩、秋毛、冬石），即使患病，亦无其他危险；如果脉与四时相反，以及不间脏而传变的疾病，这是难治的。……脉有逆于四时的，有顺从于四时的，如果当其时而不出现五脏的正常脉形，如春天、夏天的脉反而细小，秋天、冬天的脉反而浮大，这叫做脉逆四时。脉症相逆，如风热病脉宜浮大，而反沉静；泄泻脱血的病，脉应虚，而反实大；病在内的，脉应实，反见虚脉；病在外的，脉宜浮滑，反见涩坚；皆是难治之病。这叫做脉反四时。

【按语】 古人从人体与自然环境相应的整体观念出发，非常重视脉与四时的逆从关系。脉与四时相从，即前文所谓春弦、夏钩、秋毛、冬石之类，为人体的调节机能能够适应外界气候的寒暑变迁，虽病易治。反之，脉与四时相逆，即"春夏而脉瘦，秋冬而脉浮大"之类，为人体的生理机能已趋低下，对外界的气候变化已不能作出适当的调节反应，故病属难治。脉症逆从：阴证得阴脉，阳证得阳脉，虚证得虚脉，实证得实脉，为邪正相当，虚则俱虚，实则俱实，即为从，病属易治。反之，阴证得阳脉，阳证得阴脉，虚证得实脉，实证得虚脉，则为正虚邪实，难以抵邪，故为逆，病属难治。可见，临床诊断疾病，必须脉与四时合参，脉症合参，进行全面观察，这是中医诊病的特点。

【参考资料】

(1)《素问·玉机真脏论》："春夏而脉沉涩，秋冬而脉浮大，名曰逆四时也。"

(2)《难经·五十三难》："间藏者，传其所生也。"

(3) 马元台："未有正藏之脉相形，而他藏之脉反见，春夏脉宜浮大，今反沉细而瘦，秋冬脉宜沉细，今反浮大而肥，此即所谓逆四时也。"

(4) 张景岳："风热者，阳邪也，脉宜大而反静；泄而脱血，伤其阴也，脉宜虚而反实；病在藏中，脉当有力而反虚；病在肌表，脉当浮滑而反涩坚者，皆为相反难治之证，亦犹脉之反四时也。"

（四）辨胃气与真脏脉

【原文】 平人之常气禀于胃，胃者，平人之常气也；人无胃气曰逆，逆者死。春胃①微弦曰平，弦多胃少曰肝病，但弦无胃曰死；胃而有毛曰秋病，毛甚曰今病。藏真散于肝②，肝藏筋膜之气也。夏胃微钩③曰平，钩多胃少曰心病，但钩无胃曰死；胃而有石曰冬病，不甚曰今病。藏真通于心，心藏血脉之气也。长夏胃微耎弱曰平，弱多胃少曰脾病，但代无胃曰死④；耎弱有石曰冬病，弱甚曰今病。藏真濡于脾，脾藏肌肉之气也。秋胃微毛⑤曰平，毛多胃少曰肺病，但毛无胃曰死；毛而有弦曰春病，弦甚曰今病。藏真高于肺，以行荣卫阴阳也。冬胃微石⑥曰平，石多胃少曰肾病，但石无胃曰死；石而有钩曰夏病，钩甚曰今病。藏真下于肾，肾藏骨髓之气也。（《素问·平人气象论》）

【提示】 论诊察四时五脏之脉须以胃气为本。

【注释】

①胃：指胃气。《素问·玉机真脏论》："脉弱以滑，是有胃气。"《灵枢·终始》："邪气来也，紧而疾；谷气来也，徐而和。"是皆胃气之谓。脉有胃气，是有柔和的现象。

②藏真散于肝：吴鹤皋："肝气喜散。春时肝木用事，故五藏天真之气，皆散于肝。"

③钩：王冰："前曲后居，如操带钩也。"即脉洪大有来盛去衰的现象。

④但代无胃曰死：张景岳："代，更代也，脾主四季，脉当随时而更，然必欲皆兼和耎，方得脾脉之平，若四季相代，而但弦、但钩、但毛、但石，是但代无胃，见真藏也，故曰死。"代，一指脉在跳动之中时见歇止而言。

⑤毛：王冰："秋脉也。谓如物之浮，如风吹毛也。"即脉来似羽毛之触肤，感觉轻虚以浮，而具和缓之象。

⑥石：马元台："冬时肾脉必主于石，如石之沉于水也。"即沉脉。

【语译】 健康人的正气禀受于胃，胃气是健康人的正气之源，不可一时或无。所以病人的脉象到了没有胃气的程度，表明根本已绝，则是逆候，病就危险了。春时有胃气的脉象，是弦中带有柔和之象，即微弦，叫做平脉。如果弦多胃气柔和之象少，主肝脏有病，纯弦而无柔和之象，是胃气已绝，就是死证；若虽有胃气而兼见毛脉，是春见秋脉，则到秋天会发病，若毛脉过甚，立即就会发病。春天五脏之真气发散于肝，肝是主藏筋膜之气的。夏时有胃气的脉象，是钩中带有柔和之象，即微钩，叫做平脉。如果钩多胃气柔和之象少，主心脏有病，纯钩而无柔和之象，是胃气已绝，就是死证；若虽有胃气兼见沉象的石脉，是夏见冬脉，则到冬天会发病，若石脉过甚，立即就会发病。夏天五脏之真气通于心，心是主藏血脉之气的。长夏有胃气的脉象，是微有软弱，叫做平脉。如果弱多胃气柔和之象少，主脾脏有病，但见代脉而无胃气，就是死证；若软弱脉中兼见沉石之象，则到冬天会发病，倘若软弱过甚，立即就会发病。长夏五脏之真气濡养于脾，脾是主藏肌肉之气的。秋时有胃气的脉象，是毛中带有柔和之象，即微毛，叫做平脉。如果毛多胃气柔和之象少，主肺脏有病，纯毛而无柔和之象，是胃气已绝，就是死证；毛脉中兼见弦脉，是秋见春脉，则到春天会发病，倘若弦甚，立即就会发病。秋天五脏之真气上藏于肺，肺位高居上焦，主运行营卫阴阳之气。冬时有胃气的脉象，是沉石中带有柔和之象，即微石，叫做平脉。如果石多胃气柔和之象少，主肾脏有病，纯石而无柔和之象，是胃气已绝，就是死证；沉石脉中兼见钩脉，是冬见夏脉，则到夏天会发病，倘若钩脉过甚，立即就会发病。冬天五脏之真气下藏于肾，肾是藏骨髓之气的。

【按语】本文说明，不论诊察何时何脏之脉，皆须注意胃气的有无。有胃气的脉象，在动态上表现为从容和缓，虚实和调，脉健旺者按之柔和，脉微弱者按之应指。四时之脉如春之弦、夏之钩、秋之毛、冬之石皆以胃气为本，也就是说四时五脏之脉，都是在从容和缓的脉象中，微有弦、钩、毛、石的现象。若从容和缓的现象少，而弦、钩、毛、石的现象多，就为病脉。若毫无从容和缓的现象，表示胃气已绝，预后不良。

【原文】夫平心脉来，累累①如连珠，如循琅玕②，曰心平，夏以胃气为本；病心脉来，喘喘③连属，其中微曲④，曰心病；死心脉来，前曲后居，如操带钩⑤，曰心死。平肺脉来，厌厌聂聂⑥，如落榆荚⑦，曰肺平，秋以胃气为本；病肺脉来，不上不下，如循鸡羽⑧，曰肺病；死肺脉来，如物之浮，如风吹毛，曰肺死。平肝脉来，耎弱招招，如揭长竿末梢⑨，曰肝平，春以胃气为本；病肝脉来，盈实而滑，如循长竿，曰肝病；死肝脉来，急益劲，如新张弓弦，曰肝死。平脾脉来，和柔相离，如鸡践地⑩，曰脾平，长夏以胃气为本；病脾脉来，实而盈数，如鸡举足⑪，曰脾病；死脾脉来，锐坚如乌之喙⑫，如鸟之距⑬，如屋之漏⑬，如水之流⑭，曰脾死。平肾脉来，喘喘累累如钩⑮，按之而坚，曰肾平，冬以胃气为本；病肾脉来，如引葛⑯，按之益坚，曰肾病；死肾脉来，发如夺索⑰，辟辟如弹石⑱，曰肾死。（《素问·平人气象论》）

【提示】说明四时五脏平、病、死脉在形态上的区别及胃气的重要性。

【注释】

①累累：形容连续不断的样子。

②琅玕：张景岳："音郎干。玉而有光者。说文曰：琅玕似珠。脉来中手如连珠，如琅

玕者，言其盛满滑利，即微钩之义也。"即似珠和美玉，有柔滑之义。

③喘喘：形容脉来如喘气急促的样子

④其中微曲：张景岳："即钩多胃少之义。"

⑤前曲后居，如操带钩：张景岳："操，持也。前曲者，谓轻取则坚强而不柔，后居者，谓重取则牢实而不动，如持革带之钩，而全失冲和之气，是但钩无胃也，故曰心死。"实际是指心脉失却冲和之气，但钩无胃的意思。

⑥厌厌聂聂：吴鹤皋："翩翩之状，浮薄而流利也。"

⑦如落榆荚：《本草纲目》："榆未叶时，枝条间先生榆荚，形似钱，色白，俗称榆钱。"马元台："如落榆荚，则有轻虚以浮之意。"即形容脉象轻浮和缓，亦即微毛之义。

⑧如循鸡羽：张志聪："较之榆荚，更属轻虚。"张景岳："如循鸡羽，轻浮而虚也，亦毛多胃少之义。"

⑨耎弱招招，如揭长竿末梢：张景岳："招招，犹迢迢也；揭，高举也。高揭长竿，梢必柔耎，即和缓弦长之义，是为肝之平脉。"形容肝脉和缓弦长，轻虚而滑，亦即微弦之意。

⑩和柔相离，如鸡践地：张景岳："和柔，雍容不迫也；相离，匀净分明也。如鸡践地，从容轻缓也，此即冲和之气，亦微耎弱之义，是为脾之平脉。"张志聪："鸡足有四爪，践地极和缓。"形容脾脉和缓从容。

⑪如鸡举足：汪机："践地，是鸡不惊而徐行也；举足，被惊时疾行也。况实数与轻缓相反，彼此对看，尤见明白。"形容脉象疾而不缓。

⑫如鸟之喙，如鸟之距：喙，音绘，特指鸟兽之嘴；距，作"爪"字解。张景岳："如鸟之喙，如鸟之距，言坚锐不柔也。"

⑬如屋之漏：张景岳："点滴无伦也。"

⑭如水之流：张景岳："如水之流，去而不返也。"

⑮喘喘累累如钩：张景岳："冬脉沉石，故按之而坚，若过于石，则沉伏不振矣，故必喘喘累累，如心之钩，阴中藏阳，而得微石之义，是为肾之平脉。"是形容肾脉沉石之中而有如钩脉的环转圆润之象。

⑯如引葛：张景岳："脉如引葛：坚搏牵连也。按之益坚，石甚不和也，亦石多胃少之义，故曰肾病。"

⑰发如夺索：吴鹤皋："两人争夺其索，引长而坚劲也。"

⑱辟辟如弹石：高士宗："辟辟，来去不伦也；如弹石，圆硬不软也。此但石无胃，故曰肾死。"形容脉象坚实。

【语译】正常的心脉来时，像一颗颗珠子，连续不断地滑过，如抚摩琅玕美玉般地滑润。此为心脏的平脉，夏时以胃气为本。如果脉来如喘气急促的样子，在急数中带有微曲之象，这是心的病脉。如果轻取则脉曲似钩，重取则牢实不动，如摸到革带之钩，全无和缓之意，是心的死脉。正常的肺脉来时，如榆荚在飘落中，轻虚以浮，不疾不徐，此为肺的平脉，秋时以胃气为本。如果脉来，不上不下，如抚摩鸡的羽毛一样，极软极虚，这是肺的病脉。如果脉来如物之飘浮般无根，如风之吹毛般散乱，这是肺的死脉。正常的肝脉来时，如长竿的末梢一样柔软摆动，表现出和缓弦长的脉象，此为肝的平脉，春时以胃气为本。如果脉来盈实而滑，如循抚长竿一样有硬直的感觉，这是肝的病脉。如果脉来如同新张开的弓弦，急而强劲，这是肝的死脉。正常的脾脉来时，和柔相济，从容而匀，如鸡举足践地般地雍容和缓，此为脾的平脉，长夏以胃气为本。如果脉来实而盛数，如鸡之举足惊走一样急疾而不缓，这是脾的病脉。如果脉来如鸟嘴、鸟爪一般的坚锐，如屋之漏水，点滴无伦，如水之流，去而不返，这是脾的死脉。正常的肾脉来时，喘喘累累，环转圆润如钩，按之沉石，此为肾的平脉，冬时以胃气为本。如果脉来如牵引葛藤，愈按愈坚，这是肾的病脉。如果脉来像夺索一般，长而坚硬劲急，或坚实如弹石，这是肾的死脉。

【按语】本文主要说明四时五脏之平脉、病脉、死脉的区别，是以胃气的多少有无作为判断的依据。有胃气的为平脉，胃气少为病脉，全无胃气的为死脉。

【参考资料】

张景岳："十五难所载平、病、死脉，与本经互有异同，如以厌厌，如循榆叶为春平，聂聂如鸡举足为夏病，蔼蔼如车盖，按之而益大曰秋平，按之萧索，如风吹毛曰秋死，上大下兑，濡滑如雀之啄曰冬平，啄啄连属，其中微曲曰冬病，来如解索，去如弹石曰冬死，此皆与本经之不同者也。至于如引葛，如夺索，如鸟之喙，如鸟之距，奭弱招招，如揭长竿末梢，喘喘累累如钩按之而坚之类，又皆不载，不知何故，异同颠倒若此，意者其必有误，或别有所谓耶？且《难经》之义，原出本论，学者当以本经为主。"

【原文】真肝脉至，中外急，如循刀刃，责责然①，如按琴瑟弦，色青白不泽②，毛折③乃死；真心脉至，坚而搏，如循薏苡子④，累累然⑤，色赤黑不泽⑥，毛折乃死；真肺脉至，大而虚，如以毛羽中人肤⑦，色白赤不泽⑧，毛折乃死；真肾脉至，搏而绝⑨，如指弹石辟辟然⑩，色黑黄不泽⑪，毛折乃死；真脾脉至，弱而乍数乍疏⑫，色黄青不泽⑬，毛折乃死。诸真藏脉见者，皆死不治也，黄帝曰：见真藏曰死，何也？岐伯曰：五藏者，皆禀气于胃⑭，胃者五藏之本也；藏气者，不能自致于手太阴⑮，必因于胃气，乃至于手太阳也。故五藏各以其时，自为而至于手太阴也⑯。故邪气胜者，精气衰也；故病甚者，胃气不能与之俱至于手太阴，故真脏之气独见，独见者，病胜藏也，故曰死。（《素问·玉机真脏论》）

【提示】说明真脏脉的脉象及脉无胃气则死的道理。

【注释】

①责责然：锋利可畏的形容词。

②色青白不泽：张景岳："青本木色，而兼白不泽者，金克木也。"

③毛折：张景岳："五藏率以毛折死者，皮毛得血气而充，毛折则精气败矣，故皆死，下同。"

④如循薏苡子：张景岳："如循薏苡子者，短实坚强而非微钩之本体，心脉之真藏也。"

⑤累累然：形容短实而圆。

⑥色赤黑不泽：张景岳："赤本火色，而兼黑不泽者，水克火也。"

⑦如以毛羽中人肤：张景岳："大而虚，如以毛羽中人肤，浮虚无力之甚，而非微毛之本体，肺脉之真藏也。"

⑧色白赤不泽：张景岳："白本金色，而兼赤不泽者，火克金也。"

⑨搏而绝：绝，作"极"字解。张景岳："搏而绝，搏之甚也。"

⑩辟辟然：坚实的形容词。

⑪色黑黄不泽：张景岳："黑本水色，兼黄不泽者，土克水也。"

⑫弱而乍数乍疏：张景岳："弱而乍数乍疏，则和缓全无，而非微软之本体，脾脉之真藏也。"

⑬色黄青不泽：张景岳："黄本土色，而兼青不泽者，木克土也。"

⑭禀气于胃：《甲乙经》："人常禀气于胃，脉以胃气为本。"

⑮手太阴：谓手太阴寸口之脉。胃气至于手太阴，则变见于气口。吴鹤皋："诸脏不得胃气，不能自致其气于寸口，得胃气始为冲和之脉，见于寸口。"

⑯五藏各以其时，自为而至于手太阴也：高士宗："肝、心、脾、肺、肾五脏，各以其时，自为弦、钩、毛、石之脉，而至于手太阴也。"

【语译】肝脏的真脏脉至，浮沉皆劲急有力，如循按在刀口上一样的锋利可畏，如按在琴弦上一样的绷急强直，面部显青白颜色而不润泽，毫毛焦折乃死；心脏的真脏脉至，坚硬而搏手，如循薏苡子那样短而圆实，面部显赤黑颜色而不润泽，毫毛焦折乃死；肺脏的真脏脉至，大而空虚，好像以羽毛触人皮肤，感觉浮虚轻飘之甚，面部显白赤颜色而不润泽，毫毛焦拆乃死；肾的真脏脉至，脉来搏击而甚，如指应弹石一样坚实，面部显黑黄颜色而不润泽，毫毛焦折乃死，脾脏的真脏脉至，软弱无力，忽快忽慢，全无节律，面部显黄青颜色而不润泽，毫毛焦折乃死。凡是见到五脏真脏脉的，皆为不治的死候。黄帝问道：见到真脏脉就是死证，是什么道理呢？岐伯说，五脏的营养，都是依赖于胃的水谷精气，因此胃是五脏的根本；故五脏的脉气，不能自行到达于手太阴寸口，必须借赖胃气的敷布，而为冲和之脉，才能达于手太阴寸口。所以五脏各按其所主之时，自为弦、钩、毛、石之脉而到达于手太阴寸口。如果邪气胜，则精气必衰；所以疾病严重时，胃失敷布，胃气就不能与五脏之气一齐到达手太阴，因之全无胃气的真脏之脉就单独出现。真脏脉独见，是邪气胜过脏气的表现，所以说要死亡的。

【按语】胃为五脏六腑之海，又为水谷气血之海，五脏精气，必藉胃气充足，始能至于手太阴，变见于气口，所以诊察四时五脏之脉，皆须以胃气为主。如果病情严重，精气衰微，胃气告竭，不能与脏气俱至于手太阴气口，在脉象上就测不到胃气，就会出现毫无从容和缓现象的真脏脉。故经有"有胃则生，无胃则死"的说法。所以辨别脉之有无胃气，是诊脉之主要关键。

【参考资料】

（1）张景岳："谷入于胃，以传于肺，五藏六府皆以受气。故藏气必因于胃气，乃得至于手太阴，而脉则见于气口，此所以五藏之脉，必赖胃气以为之主也。"

（2）《素问·五脏别论》："帝曰：气口何以独为五藏主？岐伯曰：胃者水谷之海，六府之大源也。五味入口，藏于胃，以养五藏气，气口亦太阴也，是以五藏六府之气味，皆出于胃，变见于气口。"

（五）辨孕脉

【原文】阴搏阳别①，谓之有子。（《素问·阴阳别论》）

妇人手少阴脉动甚者，妊子也。（《素问·平人气象论》）

何以知怀子之且生也？岐伯曰：身有病而无邪脉也。（《素问·腹中论》）

【提示】辨妊娠脉象。

【注释】

①阴搏阳别：张志聪："阴搏者，足脉滑利而搏击应手也；阳别者，与寸口之阳似乎别出而不相贯，此当主有妊。"

【语译】尺脉滑利而搏击于指下，与寸脉有明显的区别，这是怀孕的现象。

妇人手少阴心脉动甚的，是怀孕的征象。

如何知道妇人怀孕生育呢？岐伯说：诊察的方法是看她身上似乎有病，如月经闭止、恶阻等，但不见有病邪的脉象。

【按语】妇人受孕后，由于养胎而月经停止，气血比较旺盛，故脉象比较滑动流利。关于诊察妊脉的部位，历代注家对于"手少阴脉动甚"一句，持有不同见解。有的医家认为即指心脉，而张志聪认为是指足少阴之脉。他说："以妇人之两手尺部候之。"汪讱庵注为："手少阴，言手中之少阴，乃肾脉，非心脉也。"我们认为，以尺部滑动流利为测候妊脉的方法，比较切合临床实际。当然还需结合妊娠期常见的厌食、呕吐、嗜酸等表现，进行通盘考虑，始可作正确判断。

【参考资料】

（1）张景岳："脉要精微论曰：上附上，左外以候心。故心脉当诊于左寸，动甚者，流利滑动也，心主血，血王乃能胎，妇人心脉动甚者，血王而然，故当妊子。"

（2）张景岳："身有病，谓经断、恶阻之类也。身病者，脉亦当病，或断续不调，或弦涩细数，是皆邪脉，则真病也。若六脉和滑身有不安者，其为胎气无疑矣。"

（六）脉象主病

【原文】夫脉者，血之府①也。长则气治②；短则气病③；数④则烦心；大⑤则病进；上盛则气高；下盛则气胀⑥；代⑦则气衰；细⑧则气少；涩⑨则心痛。（《素问·脉要精微论》）

【提示】说明脉和血的关系，以及脉象主病。

【注释】

①府：张景岳："府，聚也，府库之谓也。"

②长则气治：长，指长脉，如循长竿，过于本位（上出于寸，下超过尺）。气治，表示

正气充足。

③短则气病：短：指短脉，与长脉相对，短而不及本位。气病，可作气虚解。

④数：指数脉，一呼一吸脉动六次以上。

⑤大：指大脉，与洪脉相近。表示邪气方盛。

⑥上盛则气高；下盛则气胀：张景岳："寸为上，上盛者，邪壅于上也；气高者，喘满之谓。关尺为下，下盛者，邪滞于下，故腹为胀满。"

⑦代：指代脉，动而中止，不能自还，良久复动。

⑧细：指细脉，脉细如线，软而无力。

⑨涩：指涩脉，脉来涩滞而不滑利。

【语译】脉管是贮藏血液的府库。长脉表示正气充足；短脉表示正气不足；数脉多见心中烦热；大脉表示病势正在发展；寸部脉旺盛，是气逆于上；关、尺部脉旺盛，是气胀于下；代脉多属气衰；细脉则为气少；涩脉为气滞血少，而病心痛。

【按语】经脉是气血运行的道路，而脉搏的形成，又与心脏有极大关系。因此，《内经》有"经脉者，所以行血气而营阴阳"和"心主身之血脉"的理论。所以脉象的变异，可以反映人体阴阳气血盛衰虚实的变化情况，从而可以凭它来诊断疾病。

【参考资料】

张景岳："府，聚也，府库之谓也。血必聚于经脉之中，故刺志论曰：脉实血实，脉虚血虚也。然此血字，实兼气为言，非独指在血也。故下文曰：长则气治，短则气病。又如逆顺篇曰：脉之盛衰者，所以候血气之虚实有余不足也。义可知矣。"

【原文】五藏之所生，变化之病形，何如？……调其脉之缓、急、小、大、滑、涩，而病变定矣。……诸急者多寒①；缓者多热②；大者多气少血③；小者血气皆少④；滑者阳气盛，微有热⑤；涩者多血少气，微有寒⑥。（《灵枢·邪气脏腑病形》）

【提示】论缓、急、大、小、滑、涩六脉所主病证。为后世提供了辨脉识病的纲领。

【注释】

①急者多寒：张景岳："急者，弦紧之谓。"张志聪："寒气收劲，故脉急。"

②缓者多热：缓，指脉体而言，带有纵缓、宽大之意，非谓至数之迟缓。张志聪："热气散弛，故脉缓。"

③大者多气少血：张景岳："大为阳有余，阳盛则阴衰，故多气少血。"

④小者血气皆少：脉小近于微细，为阴阳气血两虚。

⑤滑者阳气盛，微有热：滑，指脉来流利，应指圆滑。张景岳："滑脉为阳，气血实也，故为阳气盛而微有热。"

⑥涩者多血少气，微有寒：这里的多血，从涩脉的性质而言，疑系少血误。张景岳："涩为气滞，为血少，气血俱虚，则阳气不足，故微有寒也。"

【语译】五脏所发生的疾病，它的病理变化和症状表现，是怎样的呢？……诊察病人脉象的缓、急、小、大、滑、涩等情况，就可以确定是什么病了。……各种急脉的病证，多主寒证；宽缓脉多主热证；大脉主阳盛阴衰、多气少血的病证；小脉主气血皆少的病证；滑脉主阳气盛，微有热；涩脉主气滞血少（原句为"多血少气"，疑系少血之误），阳虚微寒。

【按语】本文讨论了缓、急、大、小、滑、涩六脉所主病证，为后世提供了辨脉识病的纲领。

（七）脉症逆从

【原文】形气有余，脉气不足，死；脉气有余，形气不足，生。（《素问·方盛衰论》）

形盛脉细，少气不足以息者危；形瘦脉大，胸中多气者死。形气相得者生，叁伍不调①者病。（《素问·三部九候论》）

脉从阴阳，病易已；脉逆阴阳，病难已。（《素问·平人气象论》）

【提示】论脉与形症、阴阳的逆从。

【注释】

①叁伍不调：张景岳："三以相参，伍以相类。"即参差不相协调的意思。

【语译】形气有余，脉气不足的，主死；脉气有余，形气不足的，主生。

形体盛，脉反细，气短而呼吸不相接续的，危险；如形体瘦弱，脉反大，呼吸迫促胸闷，是死亡之候。一般而论，形气相称的主生；脉与形、气不相协调的主病。

脉与病之阴阳相顺，病易愈；脉与病之阴阳相逆，病难愈。

【按语】诊脉辨证，首辨逆从。脉症相从，是有其症必有其脉。如阳证得阳脉，阴证得阴脉，主病顺。反者为逆，主病凶。如本文所云：外貌形气虽似有余，而脉气不足；或形气虽盛，而脉仅细，少气不足以息。是皆外有余而中不足，枝叶盛而根本虚，故病属危殆。又形体瘦弱，而脉反大，呼吸迫促，均属脉症相逆、形气相失，其所以难治，总由正气之虚，难以胜邪之故。由此可知，辨别脉象，必须与全身形症，对照互勘，审辨逆从，才能正确分析其病变之轻重及预后之吉凶。

【参考资料】

（1）张景岳："形以寓气，气以运形，阴阳当和，不得相失。如形盛脉大，形瘦脉细，皆为相得，相得者生，反此者危也。"

（2）张景岳："阴病得阴脉，阳病得阳脉，谓之从，从者易已；脉病相反者为逆，逆者难已。"

【原文】黄帝曰：凡治病，察其形气色泽，脉之盛衰，病之新故，乃治之，无后其时。形气相得①，谓之可治；色泽以浮②，谓之易已；脉从四时，谓之可治；脉弱以滑，是有胃气，命曰易治，取之以时。形气相失③，谓之难治；色夭不泽④，谓之难已；脉实以坚，谓之益甚；脉逆四时，为不可治。必察四难⑤，而明告之。……病热脉静；泄而脉大；脱血而脉实；病在中，脉坚实；病在外，脉不实坚者，皆难治。（《素问·玉机真脏论》）

【提示】说明形、气、色、脉在诊断时必须合参，以及必须分辨脉症，脉与四时，形气的逆从得失。

【注释】

①形气相得：马元台："形，则形体也；气主正气。"言病者形盛气亦盛，形虚气亦虚，谓之形气相得。

②色泽以浮：张景岳："泽，润也；浮，明也。颜色明润者，病必易已也。"

③形气相失：王冰："形盛气虚，气盛形虚，皆相失也。"

④色夭不泽：王冰："夭，谓不明而恶；不泽，谓枯燥也。"即颜色枯晦不润泽。

⑤四难：即形气相失、色夭不泽、脉实以坚、脉逆四时，谓之四难。

【语译】 黄帝说：凡是治疗疾病，必须诊察形体强弱，正气的虚实，色泽的润枯，脉的虚实，疾病的新久，然后给予适当治疗，切不要延误治疗的时机。病人形气相称，是可治之证；面色润泽鲜明，病亦易愈；脉象与四时相适应，亦为可治，脉来弱而滑利，是有胃气的脉象，病亦易治。这些病证，只要能及时治疗，就可痊愈的。形气不相称，这种病难治；面色枯槁，而不润泽，病亦难愈；脉实而坚硬，病必加重；脉与四时相逆，为不可治。必须审察这四种难治之证，而明确地告诉病家。……热病脉宜洪大而反静；泄泻脉宜小而反大；脱血脉宜虚而反实；病在中脉宜虚而反坚实；病在外脉宜坚实而反不坚实；这些都是脉症相逆，皆属难治。

【按语】 临床诊断疾病，必须分辨脉与症、脉与四时以及形体与正气之间的逆从得失情况，从而观察疾病机转，这是中医诊断方法中具有整体观念的特点。能够掌握这个特点，不仅在诊断治疗上有所帮助，并且对疾病预后的预测，也具有相当的价值。

【参考资料】

张景岳："此节与上文平人气象论者略同。盖言脉与时逆者为难治，脉与症逆者亦难治也。如病热脉静者，阳证得阴也；泄而脉大，脱血而脉实者，正衰而邪进也，此义与前大同。惟病在中脉实坚，病在外脉不实坚者皆难治，与上文平人气象论者似乎相反。但上文云病在中脉虚，言内积之实者，脉不宜虚也；此云病在中脉实坚，言内伤之虚者，脉不宜实坚也。前云病在外脉涩坚，言外邪之盛者，不宜涩坚，以涩坚为沉阴；此言病在外脉不实坚，言外邪方炽者，不宜无力，以不实坚为无阳也。四者之分，总皆正不胜邪之脉，故曰难治，词若相反，理则实然。"

二、按诊

（一）诊胸腹

【原文】 胃之大络，名曰虚里①，贯膈络肺，出于左乳下，其动应衣②，脉宗气③也。盛喘数绝④者，则病在中；结而横，有积矣⑤；绝不至曰死。孔之下，其动应衣，宗气泄也。（《素问·平人气象论》）

【提示】 从虚里的动势以判断疾病的轻重安危。

【注释】

①虚里：穴名，在左乳下，心尖搏动处。

②其动应衣：《甲乙经》作"其动应手"，为是。

③宗气：王冰："宗，尊也，主也，谓十二经脉之尊主也。"即由胃所化的水谷精气，上积于胸中，与吸入的自然之气相合，化为宗气，为血脉运行的动力。

④盛喘数绝：张景岳："若虚里动甚而如喘，或数急而兼断绝者，由中气不守而言，故曰病在中。"

⑤结而横，有积矣：吴鹤皋："脉来迟，时一止，曰结。横，横格于指下也。言虚里之脉结而横，是胃中有积。"丹波元坚："横，盖谓其动横及右边。"言虚里脉之跳动，在指下有横斜而失均匀之感。

【语译】胃经的大络，叫做虚里。其脉系从胃贯膈，上络于肺，出现于左乳下，跳动可以应手，这是脉的宗气。如果跳动甚剧，好像气喘一般，急迫快速中间有断绝之象，这是病在胸中；如果像结脉样的跳动，横格于指下，主有积块；如果绝而不至，就是死亡了。如果左乳之下，跳动甚剧而振衣，这是宗气外泄的征象。

【按语】按诊首宜注意胸部虚里的动势。因虚里是胃的大络，而人以胃气为本；虚里又是脉之宗气，为十二经脉所宗。所以按虚里，可以探察胃气和血脉的源流变化，从而辨别病情的轻重安危。虚里之动，若按之应手，动而不紧，缓而不急者，是正常现象。若按之动微，为不及，是宗气内虚；如果动甚而振衣或急迫如喘，时有断绝，是宗气外泄，不守于中。若虚里停止跳动，则宗气已绝，生命停止。

【参考资料】

（1）张志聪："如脉结而有止者，虚里之横络有积滞也。是胃气少而为五藏之病者，宗气之有虚有实也。如虚里之脉绝不至者，胃府之生气绝于内也。"

（2）张景岳："前言应衣者，言其微动，似乎应衣可验虚里之胃气；此言应衣者，言其大动，真有若与衣俱振者，是宗气不固而大泄于外，中虚之候也。"

【原文】水始起也……腹乃大，其水已成矣。以手按其腹，随手而起，如裹水之状，此其候也……肤胀者，寒气客于皮肤之间，鼟鼟然不坚，腹大，身尽肿，皮厚，按其腹宫而不起，腹色不变，此其候也。鼓胀……腹胀身皆大，大与肤胀等也，色苍黄，腹筋起，此其候也。肠覃……寒气客于肠外，与卫气相搏，气不得营，固有所系，瘪而内著，恶气乃起，瘜肉乃生。其始生也，大如鸡卵，稍以益大，至其成，如怀子之状，久者离岁，按之则坚，推之则移，月事以时下，此其候也。……石瘕生于胞中，寒气客于子门，子门闭塞，气不得通，恶血当泻不泻，衃以留止，日以益大，状如怀子，月事不以时下，皆生于女子，可导而下。（《灵枢·水胀》）

【提示】说明按诊腹部以分辨水肿、肤胀、臌胀、肠覃、石瘕等疾病。

【语译】略。（本文语译前见"病机"章"水肿、肤胀、臌胀、肠覃、石瘕的成因、症状与鉴别"一节，可以参阅。）

【按语】本文对按诊腹部以鉴别水肿、气胀以及腹部积块的性质，有一定实践意义。其鉴别方法：凡指按腹部肌肤，凹陷不能即起，病人仰卧，叩击腹壁左右两侧发音重浊者，是水臟；按之举手即起，叩击腹壁发音空响者，是气胀；腹部有块物，按之软，能聚能散的，称为"瘕"或"聚"，多属气滞所致；地位固定，按之较坚不能消失的，称为"癥"或"积"，多属瘀血、痰滞等实邪结聚而成。

【原文】寒气客于经脉之中，与炅气相薄，则脉满，满则痛而不可按也。寒气稽留，炅气从上，则脉充大而血气乱，故痛甚不可按也。寒气客于肠胃之间，膜原之下，血不得散，小络急引，故痛；按之则血气散，故按之痛止。（《素问·举痛论》）

【提示】说明拒按、喜按以分辨寒热虚实的原理。

【语译】略。（本文语译前见"病因"章"寒"中，可以参阅。）

【按语】腹部的疾患，可从其拒按、喜按的情况以区别寒热虚实。一般说来，腹痛而拒按的，多属热证、实证；腹痛而喜按的，多属寒证、虚证。其基本原理，均可按不通则痛的机制进行分析。因热伤血脉，"炅气从上""脉充大而血气乱"，按之则气血充逆更甚，阻滞不通，"故痛甚不可按也"。临床多见于外感阳明腑证和西医所称的急腹症等，其所出现的腹满痛拒按，均属因热致痛的病理机制。故治宜通腑泄热，和营利气。因"寒气稽留""血不得散，小络急引，故痛""按之血气散""热气至，热气至则痛止矣"。这是因寒致痛、按之痛止的病理机制，临床多见于腹痛绵绵，时发时止的虚寒腹痛。故治宜温脾散寒，佐以和中缓痛之品。可见因寒因热均可发生腹痛，而可以从拒按、喜按的诊断方法，以鉴别寒热虚实。

（二）诊尺肤

【原文】黄帝问于岐伯曰：余欲无视色持脉，独调其尺①，以言其病，从外知内，为之奈何？岐伯曰：审其尺之缓急小大滑涩，肉之坚脆，而病形定矣。视人之目窠上微痈②，如新卧起状，其颈脉动，时咳，按其手足上，窅而不起者，风水肤胀也。尺肤滑，其淖泽③者，风也。尺肉弱者，解㑊④，安卧脱肉者，寒热，不治。尺肤滑而泽脂者，风也。尺肤涩者，风痹也。尺肤麤⑤如枯鱼之鳞者，水泆饮⑥也。尺肤热甚，脉盛躁者，病温也，其脉盛而滑者，病且出也。尺肤寒，其脉小者，泄、少气。尺肤炬然⑦，先热后寒者，寒热也；尺肤先寒，久大之而热者⑧，亦寒热也。肘⑨所独热者，腰以上热；手⑨所独热者，腰以下热。肘前独热者，膺前热；肘后独热者，肩背热。臂⑨中独热者，腰腹热；肘后麤以下三四寸热⑩者，肠中有虫。掌中热者，腹中热；掌中寒者，腹中寒。鱼上白肉有青血脉者，胃中有寒。尺炬然热，人迎大者，当夺血；尺坚大，脉小甚，少气，悗有加⑪，立死。（《灵枢·论疾诊尺》）

【提示】说明诊尺肤在临床上的应用及诊尺肤必须与望诊、脉诊相结合。

【注释】

①尺：指尺肤，即自肘至腕的皮肤。

②目窠上微痈：张景岳："目窠，目下卧蚕处也。痈，壅也，即新起微肿状。"即眼睑微肿。

③淖泽：淖，音闹，滑润的意思。杨上善："淖泽光润也，此风之候也。"

④解㑊：张志聪："解㑊者，懈怠也。"张景岳："解㑊者，身体困倦，故欲安卧。"

⑤麤：同"粗"，在此作"粗糙"解。

⑥水泆饮：张景岳："泆溢同。"泆饮与"溢饮"同，即水湿溢于肢体的病。《灵枢·邪气脏腑病形》："肝脉涩甚者为溢饮。"

⑦炬然：张景岳："炬然，火热貌。"是形容高热灼手。

⑧久大之而热者：久大，《甲乙经》《太素》均作"久持"，义较明显。即久持其寒冷的尺肤，能逐渐转热的意思。

⑨肘、手、臂：膊臑（上臂）与臂（前臂）相连的关节称肘，肘以下腕以下为臂，手与臂的名称又可互用。张志聪："盖以两手下垂，上以候上，下以候下，前以候前，后以候后也。夫所谓肘所、手所者，论手臂之背面；臂中、掌中、鱼上，乃手臂之正面。背面为阳，故候形身之外；正面主阴，故候腰腹肠胃之内。"

⑩肘后麤以下三四寸热：《甲乙经》肘后麤作"肘后廉"，就是肘后缘的意思，为是。张景岳："肘后麤以下三四寸，谓三里以下，内关以上之所，此阴分也。阴分有热，故应肠中有虫。"

⑪少气，悗有加：悗，音闷，烦闷之意。张志聪："夫皮肤为阳，血脉为阴，尺坚大脉小甚者，阳盛而阴绝于外也，少气闷有加者，阳盛而阴绝于内也。"

【语译】黄帝问于岐伯说：我想不要经过望色诊脉，单独诊察尺肤的部位，来说明是什么疾病，从体表而能推测内脏，怎样才可以做到呢？岐伯说：详细审察尺肤的缓急、小大、滑涩，肌肉的坚实与脆弱，就可以确定其疾病形状了。观察病人眼胞微现浮肿，像刚刚睡醒起床的样子，颈部人迎脉搏动明显，时作咳嗽，用手指按捺其手足上，被按处凹陷而不能随手鼓起的，这是风水臌胀的症状。尺肤滑而不涩，柔润光泽的是风病。尺部肌肉脆弱，身体懈怠乏力，经常好睡而大肉脱削的，是寒热虚痨之病，不易治愈。尺肤滑腻，肥润如膏脂的，是风病。尺肤涩滞不滑的，是风痹。尺肤粗糙得像干枯的鱼鳞，这是溢饮的症状。尺肤很热，而脉象盛大躁动的，是温病；若脉虽盛大而现滑利的，是病邪将被排出不久当愈的征象。尺肤寒冷而脉小的，是泄泻或气虚的病。尺肤高热灼手，先热而后寒的，是寒热病；尺肤先觉寒冷，久持之而渐觉热的，也是寒热病。肘部皮肤单独发热的，主腰部以上发热，手部单独发热的，主腰部以下发热。肘之前方单独发热的，主胸膺前发热；肘之后方单独发热的，主肩背发热。臂中央独热的，主腰腹部有热；肘后缘以下三四寸处发热的，主肠中有虫。掌心发热的，主腹中有热；掌心发冷的，主腹中有寒。手鱼上白肉部出现青色脉络的，主胃中有寒。尺肤高热灼手，人迎脉大的，当主失血；尺部皮肤坚大，而脉象甚小的，是气虚，如更加上窒闷而烦的现象，会立即死亡。

【按语】诊尺肤是古代的一种按诊方法。脏腑的病变均能影响气血发生变化，而反映于肌肤。故从尺部肌肤的寒温滑涩，肌肉的坚实脆弱，即可测知其内在疾病的情况和形气的盛衰。而诊尺肤必须与望诊、脉诊三者互参、互相印证，始能更有助于临床诊断。本节经文提示了诊尺肤的理论根据，同时亦阐述了它的具体应用。通过本节学习，今后当从临床中进一步体验，通过实践来证明这个理论的正确性和运用价值。

【参考资料】

汪石山："既诊三部而再试探其尺肤，可以得其身之冷暖、形之肥瘠、肤之疏密，可以知其浅深、内外、久近之病情。"

【原文】 脉急者，尺之皮肤亦急；脉缓者，尺之皮肤亦缓；脉小者，尺之皮肤亦减而少气；脉大者，尺之皮肤亦贲而起[1]；脉滑者，尺之皮肤亦滑；脉涩者，尺之皮肤亦涩。凡此变者，有微有甚。故善调尺者，不待于寸，善调脉者，不待于色。能参合而行之者，可以为上工。（《灵枢·邪气脏腑病形》）

【提示】 论尺肤的变化与脉相应。

【注释】

①贲而起：张景岳："贲，忿奔二音，大也，沸起也。"形容尺部肌肤鼓起而有力。

【语译】 脉象紧急，尺部的皮肤显现紧急；脉象缓弱，尺部的皮肤也显现弛缓；脉象小，尺部的皮肤也瘦薄而少气；脉象大，尺部的皮肤也好像突起似的，而表现壮实有力；脉象滑的，尺部的皮肤也显滑利；脉象涩滞，尺部的皮肤也现涩滞不荣。凡是以上的这些变化，有显著的，也有不甚显著的。所以善于诊察尺肤的医生，有时可以不诊寸口脉；善于诊察脉象的，有时也可以不望色。能够望色、切脉以及观察尺肤，三者相互配合而进行诊断的，就可以称为上工（高明的医生）。

【按语】 脉与尺肤都靠脾胃所化的精气濡养和灌溉，都能反映胃气与营卫气血的变化情况。故一旦有了疾病，脉搏发生变化，尺肤亦会相应发生变化。在诊脉的同时，兼诊尺肤，相互印证，更能有助于判断病情，得出明确诊断。

【原文】 帝曰：乳子[1]而病热，脉悬小[2]者何如？岐伯曰：手足温则生，寒则死。（《素问·通评虚实论》）

帝曰：何谓从则生，逆则死？岐伯曰：所谓从者，手足温也；所谓逆者，手足寒也。（《素问·通评虚实论》）

【提示】 论抚按四肢末端的寒温变化以判断病情。

【注释】

①乳子：张景岳："乳子，婴儿也。"

②悬小：王冰："谓如悬物之动也。"张景岳："病情脉悬小者，阳证阴脉，本为大禁。"

【语译】 黄帝说：小儿患热病，脉象非常小，这种情况怎样？岐伯说：手足温暖则生，手足厥冷则死。

黄帝说：什么叫从则生，逆则死？岐伯说：所谓从，就是手足温暖；所谓逆，就是手足寒冷。

【按语】 四肢为诸阳之本，按抚四肢末端的寒温变化，是判断阳气盛衰的最有效方法。在疾病的过程中，若手足尚温，证明阳气未衰，或虽衰不甚，此为顺，虽病易治。若手足寒冷，证明阳气已虚，正不胜邪，故为逆。如果乳子病热，脉悬小者，为脉症不符，是正气已虚；若再出现手足寒冷，是阳气虚极之候，故谓"寒则死"。

【参考资料】

张景岳："小儿以稚阳之体，而加之病热，脉不当小，若虽小而手足温者，以四肢为诸阳之本，阳犹在也，故生；若四肢寒冷，则邪胜其正，元阳去矣，故死。"

读经心悟

本章是《内经》中有关四诊材料的摘录。《内经》中望、闻、问、切四诊俱备，尤详于望诊和脉诊，为后世诊断学的发展奠定了基础。

望诊，主要在于望神色形态。神色是脏腑气血显露于外的标志。察神色的衰旺，辨五色的荣枯，可知脏腑气血的盈亏，疾病的轻重安危，所以望诊必须对神色倍加注意。形体与内脏有着密切关系，疾病的轻重常可从病人体质的强弱肥瘦以及形态上表现出来。所以观察形态也有助于临床诊断。他如耳、目、鼻、唇，以及手鱼络脉的观察，也该注意。尤其在望诊中对舌质、舌苔的观察，为中医诊断的特点之一，尤关重要。

闻诊，是以闻声为重点，来辨别疾病的性质和病变所在。凡言语、呼吸、咳嗽、呕吐、呃逆等声音，均可依其强弱高低而辨别其寒热虚实。如从"言而微，终日乃复言者"与"言语善恶不避亲疏"，就可以了解病情性质是前者为虚后者为实。另外，对气味的嗅诊，亦属闻诊范围，同样有辨证的意义。

问诊，是四诊中的重要一项。《内经》非常强调问诊的重要性，指出"诊病不问其始……卒持寸口，何病能中"。问诊的目的，在于探取与辨证施治有关的资料。因此，凡望、闻、切诊不能了解的情况，都必须通过问诊来了解。如病人过去的病史和家属病史，以至病人得病前后情况和工作环境、精神状态等，都在询问之列。尤其对病人现在的症状表现，更须重点询问，以作为辨证的依据。同时还要多方启发，同情病人，取得其信任，解除其思想顾虑，增加其与疾病斗争的信心，从而达到治病救人的目的。

切诊，分脉诊和按诊两部分。脉诊在诊断上的重要作用，《内经》曾有明确的论述。《灵枢·本脏》说："经脉者，所以行血气而营阴阳。"《素问·五脏别论》说："五藏六府之气味，皆出于胃，而变见于气口。"所以切脉不但可以测知人体阴阳气血的盛衰，并且可以了解内脏精气的虚实和功能的正常与否，从而作为判断疾病性质的依据。在《内经》中，脉诊分三部九候遍诊法、人迎寸口诊脉法和独取寸口法三种。后世则以寸口诊法为主。在脉象种类方面，概括来说，有结合四时气候变化的特点，分为四时五脏平脉、病脉；有根据脉的位、数、形、势，分为缓、急、大、小、滑、涩、浮、沉、迟、数、坚、散、细、弱、紧、虚、实等名目。后世在这个基础上发展成为二十八种脉象，使中医脉诊的方法臻于完善。按诊，主要分按胸腹和按尺肤两种。按胸腹一是诊察胸部虚里的动势，以判断胃气和血脉源流的变化情况，从而辨别病情的轻重安危；一是检查腹部肿块的性质，辨别水臌、气胀，以及拒按、喜按等情况，以鉴别疾病的寒热虚实。按尺脉主要是从尺部肌肤的寒温滑涩，肌肉的坚实脆弱，以测知脏腑气血的盛衰变化。按胸腹与按尺肤这两种诊断方法，在后世虽然很少运用，但在古代确是非常受重视的，应该值得很好研究。

望、闻、问、切四诊，必须相互配合，综合运用。这是《内经》诊法的主导思想。从"善调尺者，不待于寸，善调脉者，不待于色，能参合而行之者，可以为上工"以及"夫色脉与尺之相应也，如桴鼓影响之相应也，不得相失也"的经文，就可以理解"四诊合参"在诊断上的重要意义。

第六章 治　　则

内容提要

治则，是临床治疗所遵循的理论原则。它和一般所说的治疗立法不同。治疗立法，是指治疗某一疾病所运用的具体方法，而这些具体方法，是在治则理论的指导下确定的。所以，治则的理论，对于疾病的治疗具有普遍的指导意义。

《内经》的治则学说，同样是以辩证观、整体观的方法为指导，以及以脏腑、经络、营卫气血的生理和病理等为理论基础而提出的临床治疗规律。因此，它所提示的治疗原则，是要结合病人的体质、环境等不同条件，强调因时、因地、因人制宜。同时，它是运用阴阳的理论，来分析药物性能，分析药物在人体所起到的调整阴阳、和调气血的治疗作用，从而定出寒热、补泻、上下、逆从等治疗原则。在临证中，治疗与辨证又是紧密联系着的。必须是在辨证的基础上，经过分析研究，确立相应的治疗原则，这就叫做辨证施治。这种正确的观点和许多精辟的论述，是值得我们继承发扬的。兹摘采主要原文，归类阐释如下。

第一节　标　　本

标本在治疗方面的应用，主要是分析病证的主次先后，轻重缓急，用来确定治疗的步骤。治病必求于本，是治疗的根本原则。但又可根据疾病的轻重缓急，灵活运用"急则治其标，缓则治其本"和标本同治。因此，对标本理论的运用，既要掌握其原则性，又要视病情变化，注意到特殊情况下的灵活性，这对指导临床实践是有一定帮助的。

一、治病求本

【原文】阴阳者，天地之道也，万物之纲纪，变化之父母，生杀之本始，神明之府也。治病必求于本。(《素问·阴阳应象大论》)

【提示】治病求本，本于阴阳。

【语译】略。(见于"阴阳五行"部分)

【按语】本节经文首先阐明天地万物的生长、发展和消亡，都取决于阴阳的变化规律。其次又联系到医学上的问题，指出疾病的发生是体内阴阳失调的结果。因此，临证时，就是通过各种诊断方法，先辨明疾病的阴阳属性，然后通过治疗手段，达到协调阴阳，恢复健康的目的。此即《素问·至真要大论》所谓"谨察阴阳所在而调之，以平为期"。所以说"治病必求于本"。

【参考资料】

（1）《素问·阴阳应象大论》："善诊者，察色按脉，先别阴阳。"

（2）张志聪："本者，本于阴阳也。人之藏府、气血、表里、上下，皆本乎阴阳，而外淫之风寒暑湿、四时五行，亦总属阴阳之二气。至于治病之气味，用针之左右，诊别色脉，引越高下，皆不出乎阴阳之理。故曰："治病必求于本。"

【原文】帝曰：论言治寒以热，治热以寒，而方士①不能废绳墨②而更其道也。有病热者，寒之而热；有病寒者，热之而寒。二者皆在，新病复起③，奈何治？岐伯曰：诸寒之而热者取之阴④，热之而寒者取之阳④，所谓求其属也⑤。帝曰：善。服寒而反热，服热而反寒，其故何也？岐伯曰：治其王气⑥，是以反也。（《素问·至真要大论》）

【提示】讨论阴虚而热、阳虚而寒的治疗原则。

【注释】

①方士：有方术之士。即指掌握医疗技术的人。

②绳墨：木工截木制器，先以绳染墨弹划木上，而后断截，俗称墨斗。即准则、法度之义。

③二者皆在，新病复起：张景岳："以寒治热者，旧热尚在，而新寒生；以热攻寒者，旧寒未除，而新热起。"

④取之阴、取之阳：张景岳："诸寒之而热者，非火之有余，乃真阴之不足也，只宜补阴以配其阳；诸热之而寒者，谓辛热治寒，而寒反甚，非火之有余，乃真阳之不足也，但补水中之火。"

⑤求其属也：李念莪："求其属者，求其本也。"

⑥王气：王，读去声，即"旺"字。王气，就是亢盛之气。

【语译】黄帝说：医论上说，治寒病用热药，治热病用寒药，医工不能违背这个治疗准则而变更其治法。但是有些热病用寒药而更热的，有些寒病服热药而更寒的，不但原有的寒热皆在，而且更增加了新病，应该怎样治疗？岐伯说：凡是用寒药而热反甚的，是阴不足，治法应该滋阴；用热药而寒反甚的，是阳不足，治法应该补阳；这就是所谓求其根本的治疗方法。黄帝说：对。那么服寒药而热反甚，服热药而寒反甚，这是什么缘故呢？岐伯说：但治其偏亢之气，而忽略了治虚的一面，所以疾病反甚。

【按语】本文是讨论虚热、虚寒的治疗原则。阴虚内热，非火之有余，乃真阴之不足。治宜壮水制火，育阴潜阳。此即王冰所谓"壮水之主，以制阳光"。倘不解此，而专以苦寒清降，治火之亢，岂不知阴本不足，而又以苦寒敛降，愈伤其阴。故热反愈甚。阳虚外寒，非水之有余，乃真阳之不足。治宜益火散寒，补阳消阴。此即王冰所谓"益火之源，以消阴翳"。倘不解此，而徒以辛温燥热，治阴之盛，岂不知阳本不足，而又以辛散之品，耗气伤阳，故寒反愈甚。说明由虚而致盛者，只宜治其虚，不宜治其盛。此即本文所谓"诸寒之而热者取之阴，热之而寒者取之阳，所谓求其属也""治其王气，是以反也"之义。

【参考资料】

张景岳："又如夏令本热，而伏阴在内，故每每中寒，冬令本寒，而伏阳在内，故每每内热，设不知此，而必欲用寒于夏，治火之王，用热于冬，治寒之王，则有中寒隔阳者，服寒反热，中热隔阴者，服热反寒矣，是皆治王之谓，而病之所以反也。春秋同法。"

【原文】病生于内者，先治其阴，后治其阳，反者益甚；其病生于阳者，先治其外，后治其内，反者益甚。(《灵枢·五色》)

【提示】表里先后论治。

【语译】病生于内的，内为阴，外为阳，当先治其阴，后治其阳。如果先后相反而误治，会使病情加重。病生于体表阳分的，当先治其外，后治其内。如果先后相反而误治，也会使病情加重。

【按语】治病求本。若从表里先后论治，病生于里，而后及表，是阴为本，阳为标。故当先治其阴，后治其阳。若病生于表，而后及里，是外为本，里为标。故当先治其外，后治其内。如果先后相反而误治，病必益甚。如《伤寒论》谓："太阳病，外证未解，不可下也，下之为逆；欲解者，宜桂枝汤。"即是说明表证未解，虽有里证，亦当先治其外，后治其内的例证。

【参考资料】

《素问·至真要大论》："从内之外者，调其内；从外之内者，治其外；从内之外而盛于外者，先调其内，而后治其外；从外之内而盛于内者，先治其外，而后调其内；中外不相及，则治主病。"

【原文】阴盛而阳虚，先补其阳，后泻其阴而和之；阴虚而阳盛，先补其阴，后泻其阳而和之。……虚而泻之，是谓重虚，重虚病益甚。(《灵枢·终始》)

【提示】论阴阳盛衰的先后补泻。

【语译】阴盛而阳虚的，治疗当先补其阳，后泻其阴，以调和阴有余阳不足的现象。阴虚而阳盛的，治疗当先补其阴，后泻其阳，以调和阳有余阴不足的现象。……如果虚证误用了泻法，这就是虚上加虚，虚而再虚的，必将促使病情更加严重。

【按语】阴阳是对立而又统一的，应平衡而不应有所偏盛。凡是由虚而致盛的，如阴虚阳盛，或阳虚阴盛，则虚为本，盛为标。故当先补其虚，阴虚补阴，阳虚补阳；而后再抑其偏盛的一面，以达到阴阳和调的目的。如果不辨先后补泻，妄用攻法，重伐其虚，是为误治，则必使病情加重。

【参考资料】

张景岳："治病者皆宜先顾正气，后治邪气，盖攻实无难，伐虚当畏，于此节之义可见。用针用药，其道皆然。"

二、分辨标本

【原文】病为本，工为标，标本不得，邪气不服，此之谓也。(《素问·汤液醪醴论》)

【提示】论病为本，工为标。

【语译】病人为本，医工为标，如果病人不相信医生，不能配合医疗，这就是标本不相得，就不能制服病邪，治愈疾病，就是这个道理。

【按语】"病为本，工为标"，主要是强调在疾病过程中，不能单纯依靠医生的治疗，而亦必须靠病人在主观上作出有力配合，坚定与疾病作斗争的信心，医患之间密切合作，疾病才有治愈的可能。

【参考资料】

《素问·五脏别论》："拘于鬼神者，不可与言至德；恶于针石者，不可与言至巧；病不许治者，病必不治，治之无功矣。"

【原文】黄帝问曰：病有标本，刺有逆从①，奈何？岐伯对曰：凡刺之方，必别阴阳②，前后相应③，逆从得施④，标本相移⑤。故曰：有其在标而求之于标，有其在本而求之于本；有其在本而求之于标，有其在标而求之于本。故治有取标而得者，有取本而得者，有逆取而得者，有从取而得者。故知逆与从，正行无问⑥；知标本者，万举万当；不知标本，是谓妄行。（《素问·标本病传论》）

【提示】说明分辨标本的重要意义。

【注释】

①病有标本，刺有逆从：马元台："标者，病之后生；本者，病之先成，此乃病体之不同也。逆者，如病在本而求于标，病在标而求之于本；从者，如在本求本，在标求标，此乃治法之不同也。"

②必别阴阳：马元台："必别病在阴经阳经。"张景岳："阴阳二字，所包者广，如经络、时令、气血、疾病，无所不在。"

③前后相应：马元台："前后者，背腹也，其经络互相为应。"吴鹤皋："谓经穴前后，刺之气相应也。"

④逆从得施：吴鹤皋："逆者反治，从者正治。得施，谓施治无失也。"

⑤标本相移：吴鹤皋："刺者，或取于标，或取于本，互相移易。"谓标病与本病的治疗，其先后次序不是固定的，如标病重则先治标，本病重则先治本，视具体情况，可以互相转移的。

⑥正行无问：马元台："乃正行之法，而不必问之于人也。"

【语译】黄帝问道：疾病有标病本病的分别，刺法有逆治从治的不同，这是什么缘故呢？岐伯回答说：凡是针刺的方法，必须分别病在阴经，或在阳经，要认清前后经络相互通应的情况，然后或逆治，或从治，才得以正确施行，或治标，或治本，并可以互相移易。所以说：有的病在标而从标论治，有的病在本而从本论治；有的病在本而治标，有的病在标而治本。因此在治法方面，有治标而好的，有治本而好的，有逆治而好的，有从治而好的。所以知道了逆治与从治的原则，就能正确地进行治疗，而不致有所疑虑。懂得了标本的医生，就会万举万当；如果不知标本，就是盲目的治疗。

【按语】标本是用来分析探讨疾病过程中主要矛盾和次要矛盾的关系。在一般情况下，"本"是矛盾的主要方面，"标"是矛盾的非主要方面。根据标本的原则指导治疗，就要抓主要矛盾，抓疾病的本质，病本能除，标亦随之而解。然疾病的变化错综复杂，有时非主要矛盾也可升为主要矛盾，标病也可占于主导地位。因此就有标病治标，本病治本，本病治标，标病治本，以及"急则治标，缓则治本"等不同方法。可见标本的理论，既有其原则性，又当灵活掌握，随机应变。

【原文】夫阴阳逆从，标本之为道也，小而大，言一而知百病之害①。少而多，浅而博，可以言一而知百也；以浅而知深，察近而知远。言标与本，易而勿及②。（《素问·标本病传论》）

【提示】说明标本运用的广泛性与重要性。

【注释】

①言一而知百病之害：高士宗："言一标本逆从，而知百病之害。"含有执简驭繁之义。

②易而勿及：张景岳："此标本逆从阴阳之道，似乎浅近，言之虽易，而实无能及者。"是言标本的道理，虽浅近易懂，但临床运用起来，并不那么简单。

【语译】阴阳逆从标本的道理，看起来很小，而应用的价值却很大。所以，谈一标本逆从的道理而可以知道百病之害，从浅便能知深，察近便能知远。标本的道理，谈起来是很容易理解的，但在临床应用上并不那么容易掌握。

【按语】本文进一步指出了标本在临床治疗中的实践意义。临证中，能够明辨标本，就可以执简而驭繁，不管病证千般变化，错综复杂，都可以提纲挈领，抓住疾病的主要矛盾，以解决根本问题。

【原文】先病而后逆者治其本①；先逆而后病者治其本；先寒而后生病者治其本；先病而后生寒者治其本；先热而后生病者治其本；先热而后生中满者治其标；先病而后泄者治其本；先泄而后生他病者治其本，必且调之，乃治其他病；先病而后生中满者治其标②；先中满而后烦心者治其本。人有客气有同气③。小大不利治其标④；小大利治其本；病发而有余，本而标之⑤，先治其本，后治其标；病发而不足，标而本之⑥，先治其标，后治其本。谨察间甚⑦，以意调之，间者并行⑧，甚者独行⑨。先小大不利而后生病者治其本⑩。（《素问·标本病传论》）

【提示】说明分辨病证标本，用以确定治疗先后的步骤。

【注释】

①先病而后逆者治其本：张景岳："有因病而致血气之逆者，有因逆而致变生之病者，有因寒热而生为病者，有因病而生为寒热者，但治其所因之本原，则后生之标病可不治而自愈矣。"

②先病而后生中满者治其标：张景岳："诸病皆先治本，而惟中满者，先治其标。盖以中满为病，其邪在胃，胃者藏府之本也，胃满则药食之气不能行，而藏府皆失其所禀，故先治此者，亦所以治本也。"

③人有客气有同气：诸家对客气、同气的解释，意见不一。《新校正》："按全元起本同作固。"仍按古本同作"固"较妥。客气，即指新受之邪气；固气，即原在体内之邪气，先

受病为本，后受病为标，则客气为标，固气为本。本句有承上启下之义。

④小大不利治其标：张景岳："二便不通乃危急之候，虽为标病，必先治之，此所谓急则治其标也。凡诸病而小大利者，皆当治本无疑矣。"

⑤病发而有余，本而标之：高士宗："病发而邪气有余，则本而标之，申明本而标之者，先治其邪气之本，后治正气之标，此治有余之法也。"

⑥病发而不足，标而本之：谓病势不甚，而正气不足，必先扶正，而后治其病邪。是正气为标，邪气为本。

⑦谨察间甚：张景岳："间者，言病之浅；甚者，言病之重也。"

⑧并行：可以和其他病证一同治疗，也就是标本同治。

⑨独行：是单独进行治疗，不能和其他病兼治，也就是或治标或治本。

⑩先小大不利而后生病者治其本：吴鹤皋："此十三字应移于上文小大利治其病之下。"可作参考。

【语译】先病而后气血违逆不和的，治其本病；先因气血违逆不和而后患病的，先治其气血违逆不和。先因于寒邪而后发生其他病变的，当先治原来的寒邪；先患病而后生寒的，当先治其本病。先因于热邪而后发生其他病变的，当先治原来的热邪；先因于热邪而后发生中满的，当先治其中满之标病。先病而后泄的，当先治其本病；先患泄泻而后发生其他病的，当先治原来的泄泻，必定要先把泄泻调治好，以后才能治疗其他病。先患病而后发生中满的，应当先治中满之标病；先患中满病而后烦心的，当先治其本病。人有感受新邪而生病的，称为客气属标，也有体内原有之邪气而生病的，称为固气属本。又如大小便不通利，应当先通二便，以治其标；大小便通利的，应当先治其本病。若病发有余，是邪盛所致，邪气为本，正气为标，应以本而标之之法，先治病邪，而后调其正气；病发不足，是正气虚弱所致，正气为标而邪气为本，应以标而本之之法，先扶其正气，而后治其病邪。按此节以邪气为本，正气为标，必须谨慎地观察病之轻重浅深，细心地辨别标本先后，而进行适当的治疗。病轻的，可以标本兼治；病重的，则集中力量治其最紧急的病变，或治其本，或治其标。另外，如先是大小便不通利而后并发其他病变的，应当先通二便，以治其本。

【按语】本节说明临床上运用标本来指导治疗的先后。标本可以归纳为疾病标本与治疗标本两个方面，必须先明辨疾病标本，然后才能运用治疗的标本。标本是一个相对的概念，而且是多方面的。如以邪正而言，则正气为本，病邪为标；以病因与症状而言，则病因为本，症状为标；以先病与后病而言，则先病为本，后病为标；以内外而言，则病在内为本，病在外为标。认清了疾病的标本，就可以明确主次先后，轻重缓急的治疗步骤。一般说来，本，是矛盾的主要方面，治病求本，是中医学辨证施治的根本原则。唯有标病特别严重，甚则危及生命时，就必须先治其标，因此就有"急则治其标，缓则治其本"的变通方法。若疾病标本并重时，又可采用标本兼顾的方法以提高疗效。这就是本文所谓"间者并行"。

总之，在辨证施治中，分清标本，是抓主要矛盾，解决主要矛盾的一种方法。如果标本不明，治疗就主次不分，必致影响疗效，甚至延误病机，造成不良后果。但疾病的变化是错综复杂的，因此在辨认疾病标本时，还应注意标本的相互转化。何者为本，何者为标，或先本后标，或先标后本，不能一成不变，应予灵活掌握。

【参考资料】

（1）张景岳："客气者，流行之运气也，往来不常，故曰客气；同气者，四时之主气也，岁岁相同，故曰同气。气有不和，则客气同气，皆令人病矣。"

（2）张景岳："病浅者可以兼治，故曰并行；病甚者难容杂乱，故曰独行。"

（3）高士宗："如邪正之有余不足，迭胜而相间者，则并行其治。并行者补泻兼施，寒热互用也。如但邪气有余，正气不足而偏甚者，则独行其治。独行者，专补专泻，专寒专热也。"

（4）张景岳："按此为标本之义，凡治本十之八九，治标者惟中满及小大不利二者而已。盖此二者，亦不过因其急而不得不先之也。又如阴阳应象大论曰：治病必求于本。观此必字，即中满及小大不利二证，亦有急与不急之分，而先后乎其间者，此则圣人治本治标大义，可洞悉矣。奈何今之医家，多不知求本求标、孰缓孰急之道，以故治标者常八九，治本者无一二，且动称急则治其标，缓则治其本，尚不知孰为可缓，孰为可急，颠倒错认，举手误人，是未明此篇标本之真义耳。"

【原文】从内之外者，调其内①；从外之内者，治其外②；从内之外而盛于外者，先调其内而后治其外；从外之内而盛于内者，先治其外而后调其内；中外不相及，则治主病③。（《素问·至真要大论》）

【提示】说明治病必求于本，并掌握先后缓急的原则。

【注释】

①从内之外者，调其内：张志聪："从内之外者，内因之病而发于外也，故当调其内。"这里的之字，意同至。

②从外之内者，治其外：张志聪："从外之内者，外因之病而及于内也，故当治其外。"张景岳："从内之外者，内为本，从外之内者，外为本，但治其本，无不愈矣。"

③中外不相及，则治主病：张景岳："中外不相及，谓既不从内，又不从外，则但求其见在所主之病而治之。"

【语译】病从内生，而后影响于外的，则内为本，应先调治其内；病从外入而后影响于内的，则外为本，应先调治其外；病从内至外而反盛于外的，则内为本，外为标，仍当先调治其内而后调治其外；病从外至内而反盛于内的，则外为本，内为标，仍当先调治其外而后调治其内；既不从内，又不从外的，则治疗其主要病证。

【按语】本文主要说明内外标本的治疗原则。病"从内之外者"是内因之病影响于外，"从外之内者"是外因之病影响于内。按照疾病传变的次序，则先发之病为病原所在，故为本，而后发之病即属标。标本既定，则本为主，标为次。故在一般情况下，是先治其本，后治其标。如《伤寒论》："太阳病，外证未解者，不可下也，下之为逆，欲解外者，宜桂枝汤主之。"即属本文所谓"从外之内者治其外"的很好例证。可见本文还是阐明治病必须探求病因，从根本着手，即所谓"治病必求于本"的治疗原则。

第二节　正治与反治

正治与反治，又称逆治与从治。正治是采用与病证性质相逆的一类药物进行治疗，为临床常用的治疗方法，如"寒者热之，热者寒之"之类。而反治是采用与疾病现象相同的一类药物，顺从其疾病现象而治，一般适用于病情比较复杂的病证，此法也可看作是正治在特殊情况下的变法，即所谓"甚者从之"。正治与反治的理论原则，直到今天仍是指导中医临床的根本治则，有很大的实践意义，值得很好学习。

一、正治法

【原文】寒者热之，热者寒之，微者逆之，甚者从之①，坚者削之，客者除之，劳者温之，结者散之，留者攻之，燥者濡之，急者缓之，散者收之，损者温之，逸者行之②，惊者平之，上之下之，摩之浴之，薄之劫之③，开之发之，适事为故。（《素问·至真要大论》）

高者抑之，下者举之，有余折之，不足补之，佐以所利，和以所宜。（《素问·至真要大论》）

【提示】讨论正治法的具体应用。

【注释】

①微者逆之，甚者从之：张景岳："病之微者，如阳病则热，阴病则寒，真形易见，其病则微，故可逆之，逆即上文之正治也。病之甚者，如热极反寒，寒极反热，假证难辨，其病则甚，故当从之，从即下文之反治也。"张志聪："逆者以寒治热，以热治寒，故为正治。从者热病从热，寒病从寒，故为反治。"马元台："以热治寒，而佐之以寒，以寒治热，而佐之以热，此乃顺治也。顺者乃反治之法也，特观其病之轻重，以为药之多少耳。"

②逸者行之：李念莪："逸即安逸也，饥饱劳逸，皆能成病。过于逸，则气脉凝滞，故须行之。"

③薄之劫之：王一仁："薄者，内迫之而使去病也。劫者，劫夺之法也，犹砒之截疟，鸦片之止泻也。"

【语译】寒病用热药，热病用寒药。病轻微的，逆其病气而治；病严重的，从其病气而治；坚实的癥块，用削坚攻破的方法；病邪客留于体内的，用祛除的方法；因劳伤损耗气血的，用温补的方法；病属气血郁结的，则用消瘀散结的方法；病邪积滞留聚于内的，则用攻逐的方法；体内津液干燥的，用滋润的方法；病势急迫的，用缓和的方法；病属气血耗散的，则用收敛的方法；病属正气亏损的，用温补的方法；病属气血停滞的，则运而行之；病属惊悸不安的，则镇静而平定其气；病邪在上的，因其势使之上越；病邪积于下的，因其势使之下夺。或用按摩法，或用水浴法，或追迫内邪使之外出，或劫截其发作，或用开泄之法，或用发散之法，总以适合病情为宜。

上冲的抑之使下降，陷下的举之使上升，有余的折其势，不足的补其虚。视其病机发展趋势而佐以有利药物，调和以适宜方剂。

【按语】本文介绍的许多种治疗方法，都属正治法范围。一般说来，一定性质的疾病，大多表现与本质相符的证候，寒病有寒象，热病有热象，虚病有虚象，实病有实象。因此，绝大多数的疾病都可用正治法去解决。正治的目的，就是采用药物的温清补泻之偏，通过逆治，以调整病体的阴阳虚实之偏，达到补偏救弊，和调阴阳，恢复健康的目的。故正治是临床常用的治疗方法，而适用于病情比较单纯，疾病本质与症状表观相一致的病证。这也就是本文所谓的"微者逆之"之义。

【参考资料】

王冰："夫病之微小者，犹人火也，遇草而焫，得木而燔，可以湿伏，可以水灭，故逆其性气以折之、攻之。病之大甚者，犹龙火也，得湿而焰，遇水而燔，不知其性，以水湿折之，适足以光焰诣天，物穷方止矣。识其性者，反常之理，以火逐之，则燔灼自消，焰火扑灭。然逆之，谓以寒攻热，以热攻寒，从之，谓攻以寒热，须从其性用。"

【原文】故因其轻而扬之①，因其重而减之②，因其衰而彰之③。形不足者，温之以气；精不足者，补之以味④。其高者，因而越之⑤；其下者，引而竭之⑥；中满者，泻之于内⑦；其有邪者，渍形以为汗⑧；其在皮者，汗而发之；其慓悍者，按而收之⑨；其实者，散而泻之⑩。审其阴阳，以别柔刚⑪，阳病治阴，阴病治阳，定其血气，各守其乡⑫。血实宜决之，气虚宜掣引之⑬。（《素问·阴阳应象大论》）

【提示】观察疾病的趋向，以决定治法。

【注释】

①因其轻而扬之：张景岳："轻者，浮于表，故宜扬之。扬者，散也。"即表证用疏散法的意思。

②因其重而减之：张景岳："重者实于内，故宜减之。减者，泻也。"

③因其衰而彰之：张景岳："衰者，气血虚，故宜彰之。彰者，补之益之，而使气血复彰也。"彰，彰明显著，即使气血由衰转盛之意。

④形不足者，温之以气；精不足者，补之以味：李念莪："此彰之之法也。阳气衰微，则形不足，温之以气，则形渐复也。阴髓枯竭，则精不足，补之以味，则精神旺也。"这里的温之以气与补之以味，就是治阳虚和阴虚药的主要区别。味，是指味厚汁浊，填补阴精之品，如熟地、肉苁蓉之类。

⑤其高者，因而越之：张景岳："越，发扬也，谓升散之，吐涌之。"

⑥其下者，引而竭之：李念莪："下者病在下焦。竭者，下也，引其气液就下也，通利二便皆是也。或云引者，蜜导、胆导之类。竭者，承气、抵当之类。"

⑦中满者，泻之于内：张景岳："中满二字，最宜详察，即痞满大实坚之谓，故当泻之于内。若外见浮肿而胀不在内者，非中满也，妄行攻泻，必至为害。此节之要，最在一中字。"

⑧渍形以为汗：张志聪："渍，浸也。古用汤液浸渍取汗，以去其邪，此言有邪之在表也。"熏蒸和温浴，都是渍形之法。

⑨其慓悍者，按而收之：李念莪："慓者，急也，悍者，猛也，怒气伤肝之证也；按者，制伏酸收，如芍药之类是也。"

⑩其实者，散而泻之：表实宜散，里实宜泻，表里俱实，则散而泻之。

⑪柔刚：张景岳："形证有刚柔，脉色有刚柔，气味尤有刚柔，柔者属阴，刚者属阳。"

⑫各守其乡：安定其血气，使之各守其位之意。

⑬血实宜决之，气虚宜掣引之：李念莪："导之下流，如决江河也；提其上升，如手掣物也。"

【语译】 凡病邪轻浅在表的，宜用发散宣扬之法治之；邪重而实于里的，宜用削减之法以消除病邪；其气血衰弱的，宜用补益法以恢复其气血；形体虚弱的，当以气分药温养之，阴精不足的，当以厚味药滋补之。病邪在膈上的，可用吐法；病邪在下焦的，可用导下之法以排除之；病邪在腹中而痞满便闭的，可用泻下之法；其邪在肌表，可用汤药浴蒸浸渍以使出汗；邪在皮肤，可用发汗，使其外泄；病势急暴的，宜用制伏收敛之法治之；实证则用散法或泻法。观察疾病之在阴在阳，以辨别其为柔为刚，阳病应当治阴，阴病应当治阳，要安定其血气，使之各守其位。血实的宜用泻血法，气虚的宜用升举法。

【按语】 本节经文介绍了许多具体的治疗方法。其总的精神，说明治疗疾病首先必须辨证，明确疾病的病位、性质及其发展趋势，然后因势利导，进行治疗。如在表宜汗，在里宜下，虚者宜补，实者宜泻，随其所利而治之。另外，提出调和阴阳气血的治疗原则，"阳病治阴，阴病治阳"，以及"血实宜决之，气虚宜掣引之"的理论原则，一直指导着临床实践，为后世所遵循。

【参考资料】

（1）薛生白："此兼表里而言，风邪气之急剧者，按得其状，则可收而制之矣。"

（2）张景岳："阳胜者阴必病，阴胜者阳必病。如至真要大论曰：诸寒之而热者取之阴，热之而寒者取之阳。启玄子曰：壮水之主，以制阳光；益火之源，以消阴翳。皆阳病治阴，阴病治阳之道也。亦上文从阴引阳，从阳引阴之义。"

（3）张景岳："上气虚者升而举之，下气虚者纳而归之，中气虚者温而补之，是皆掣引之义。"

二、反治法

【原文】 帝曰：何谓逆从？岐伯曰：逆者正治，从者反治，从少从多，观其事也①。帝曰：反治何谓？岐伯曰：热因热用，寒因寒用②，塞因塞用③，通因通用④，必伏其所主，而先其所因⑤。其始则同，其终则异⑥，可使破积，可使溃坚，可使气和，可使必已。（《素问·至真要大论》）

【提示】 讨论反治法的具体应用。

【注释】

①逆者正治，从者反治，从少从多，观其事也：张景岳："以寒治热，以热治寒，逆其病者，谓之正治。以寒治寒，以热治热，从其病者，谓之反治。从少谓一同而二异，从多谓二同而一异，必观其事之轻重而为之增损，然则宜于全反者，自当尽同无疑矣。"

②热因热用，寒因寒用：原本作"热因寒用，寒因热用"。今据下文"塞因塞用，通因通用"之例改之。热因热用，就是以热治热，适用于阴寒过极反见热象，即真寒假热的病证；寒因寒用，就是以寒治寒，适用于热极反见寒象，即真热假寒的病证。

③塞因塞用：是以补治塞，适用于虚证出现实象。如脾虚胀满之证，不施攻利而治以参芪补益之品。

④通因通用：是以泻治通，适用于实证出现虚象。如肠中实热积滞而下利不止，不施固涩，反顺其病势治以硝、黄攻下之品。

⑤必伏其所主，而先其所因：张景岳："必伏其主者，制病之本也，先其所因者，求病之由也。"

⑥其始则同，其终则异：是说反治法开始时所用之药物与病情（指假象）似乎相同，但最终所起到的效果仍是针对疾病的本质，以热治寒，以寒治热；虚者补之，实者泻之。即药物性能与证之寒热相反，所以说其终则异。

【语译】 黄帝问道：什么叫做逆从？岐伯说：逆其病气而治的方法，就是正治法。从其病气而治的方法，就是反治法。至于从治药物的或少或多，要看病情而定。黄帝说：反治法是怎样的？岐伯说：就是热因热用、寒因寒用、塞因塞用、通因通用，必须是以制伏其主要病根为目的。为了达到这个目的，而要首先找出它的致病原因。这样才能明辨真伪，不为假象所惑。反治的药物，开始时药性与病情之寒热似乎相同，但它最终所得到的结果却不相同。可以用来破除积滞，可以用来溃破坚块，可以用来调和气血，可使疾病必定痊愈。

【按语】 在病情比较复杂，机体不能正常地反映邪正相争的情况，而出现假象的情况下，运用反治法。即本文所谓"热因热用，寒因寒用，塞因塞用，通因通用"。其所以称为反治，乃是指药性与外表征象的一致性而言。这些征象一般都属于假象。如果从疾病的本质来分析，仍不失热以治寒、寒以治热、补以治虚、泻以治实之义，还是紧紧扣住了治病求本的根本原则。因此，反治也可看作是正治在特殊情况下的变法。反治的另一说法，是指药物的反佐而言。即治热以寒药，而佐以热药，治寒以热药，而佐以寒药，如此以使同气相求，而免药物格拒之弊。如白通加猪胆汁汤，方中有温热之姜附，佐以少许的苦寒胆汁；左金丸而佐以吴茱萸，即是典型例证。

【参考资料】

张景岳："热因寒用者，如大寒内结，当治以热，然寒甚格热，热不得前，则以热药冷服，下嗌之后，冷体既消，热性便发，情且不违，而致大益，此热因寒用之法也。寒因热用者，如大热在中，以寒攻治则不入，以热攻治则病增，乃以寒药热服，入腹之后，热气既消，寒性遂行，情且协和，而病以减，此寒因热用之法也。如五常政大论云：治热以寒，温而行

317

之，治寒以热，凉而行之。亦寒因热用、热因寒用之义。塞因塞用者，如下气虚乏，中焦气壅，欲散满则更虚其下，欲补下则满甚于中，治不知本而先攻其满，药入或减，药过依然，气必更虚，病必渐甚，乃不知少服则资壅，多服则宣通，峻补其下以疏启其中，则下虚自实，中满自除，此塞因塞用之法也。通因通用者，如大热内蓄，或大寒内凝，积聚而滞，泻利不止，寒滞者以热下之，热滞者以寒下之，此通因通用之法也。"

【原文】气反者①，病在上，取之下；病在下，取之上；病在中，傍取②之，治热以寒，温而行之③；治寒以热，凉而行之；治温以清，冷而行之；治清以温，热而行之。（《素问·五常政大论》）

【提示】气反病变的治疗原则和服药反佐法。

【注释】

①气反者：张景岳："气反者，本在此而标在彼也；其病既反，其治亦宜反。'

②傍取：马元台："盖在于中，而经络行于左右，则或灸，或刺，或熨，或按，皆当取之于傍也。"

③行之：指服药。

【语译】若病气有相反的，亦应反治，如病在上的治其下；病在下的治其上；病在中的治其四傍。治热病用寒药，而用温服的方法；治寒病用热药，而用凉服的方法；治温病用清凉药，而用凉服；治清冷的病用温药，而用热服。

【按语】病在上，取之下，病在下，取之上，与"阴阳应象大论"中所说的"其高者因而越之，其下者引而竭之"的方法不同。彼系按疾病所在部位，用因势利导的方法；而此系从疾病所在部位相反的方面影响它的变法。如肝肾阴亏、虚阳上扰的头痛，病虽在上部，但必须治疗下部，用滋阴潜阳法才能奏效。又如肺气不宣的小便不利，病虽属于下焦，如单从通利膀胱去治疗是不行的，必须开提肺气，小便自然通畅。这就是"病在上，取之下，病在下，取之上"的例证。尤其针灸治疗时，多运用上病下取，下病上取，以右治左，以左治右的原则，以达到疏通气血，协调阴阳，使之复归于平衡的目的。此亦即《素问·阴阳应象大论》所谓："故善用针者，从阴引阳，从阳引阴，以右治左，以左治右。"

服药反佐法，是为了防止病气与药物之气相格拒而设。故热病用寒药，采用温服的方法，寒病用热药，采用凉服的方法。例如"姜附寒饮，承气热服"，即是服药的反佐法。

【参考资料】

（1）张景岳："病在上，取之下，谓如阳病者，治其阴，上壅者，疏其下也。病在下，取之上，谓如阴病者，治其阳，下滞者，宣其上也。病在中，傍取之，谓病生于内，而经连乎外，则或刺，或灸，或熨，或按，而随其所在也。"

（2）《灵枢·终始》："病在上者，下取之；病在下者，高取之；病在头者，取之足；病在足者，取之腘。"

第三节　三因制宜

人体与自然界是息息相关的整体，而人的体质又各有差异。因此在临床治疗上，必须考虑不同季节、不同地区和不同体质的特点，区别对待。这是中医学整体观念在治疗上的体现。

一、因时制宜

【原文】必先岁气①，无伐天和②，无盛盛③，无虚虚④，而遗人天殃⑤，无致邪，无失正，绝人长命。（《素问·五常政大论》）

用温远⑥温，用热远热，用凉远凉，用寒远寒，食宜同法，有假反常，此之道也。（《素问·六元正纪大论》）

帝曰：善。论言热无犯热，寒无犯寒，余欲不远寒不远热奈何？岐伯曰：悉乎哉问也。发表不远热，攻里不远寒⑦。帝曰：不发不攻，而犯寒犯热何如？岐伯曰：寒热内贼，其病益甚。（《素问·六元正纪大论》）

【提示】治疗必须注意气候的变化而考虑用药的原则。

【注释】

①岁气：犹言每年的气候。

②天和：吴鹤皋："天和者，天真冲和之气也。"张景岳："五运有纪，六气有序，四时有令，阴阳有节，皆岁气也。人气应之以生长收藏，即天和也。"

③盛盛：实证用补，使其重实，叫做盛盛。张景岳："邪气实者复助之，盛其盛矣。"

④虚虚：虚证用泻，使其重虚，叫做虚虚。张景岳："正气夺者复攻之，虚其虚矣。"

⑤夭殃：短寿曰夭殃，谓灾害。犹言有夭折的危险。

⑥远：张景岳："远，避也。言用寒药者，当远岁气之寒，用凉药者，当远岁气之凉，温热者亦然。"

⑦发表不远热，攻里不远寒：张景岳："中于表者多寒邪，故发表之治不能远热，夏月亦然；郁于里者多热邪，故攻里之治，不能远寒，冬月亦然。"

【语译】必须首先注意一年中气候的变化规律，在用药上不能违反自然气候的变化。不要实证用补，使其重实；不要虚证误下，使其重虚，而使人遭遇夭折的危险。不要误补而使邪气更盛，不要误泻丧其正气，而使人死亡。

应用温药要避免温暖的气候，应用热药要避免炎热的气候，应用凉药要避免清凉的气候，应用寒药要避免寒冷的气候。饮食调养之法也与此相同，若遇到反常的天气，就应以不同的适当方法来处理。这些都是适应自然的基本道理。

黄帝说：讲得对。论中曾说，用热而不要违反炎热的气候，用寒而不要违反寒冷的气候，我想要不忌寒，不忌热，怎样？岐伯说：问得真详细呀！发表不必忌热，攻里不必忌寒。黄帝说：不是发表亦不是攻里，而寒天用寒，热天用热，怎样？岐伯说：寒热内伤，它的病就更加严重了。

【按语】本节说明治病必须注意自然气候的变化，考虑治疗用药的原则。因为季节气候不同，人体生理状态与病变特点亦有所不同，治疗用药也应有所区别。一般来说，春夏气候由温渐热，阳气升发，人体腠理疏松多汗，阳气易于发泄，温热辛散之药不宜过用，如桂枝、麻黄、附子之类，以防阳气耗散或助阳伤阴；秋冬气候由凉渐寒，阴盛阳衰，人体腠理致密，阳气敛藏于内，当慎用寒凉之品，如石膏、芩、连之类，以防损伤阳气。这就是"必先岁气，无伐天和"的意义。故缪希雍说："此即春夏养阳，秋冬养阴之义耳，乃所以运养天和之道也。"不过这只是一个原则性的问题，因为自然气候的变化是错综复杂的。所以在治疗中，必须根据当时气候的具体情况来灵活运用。

二、因地制宜

【原文】黄帝问曰：医之治病也，一病而治各不同①，皆愈，何也？岐伯对曰：地势②使然也。故东方之域③，天地之所始生④也，鱼盐之地，海滨傍水，其民食鱼而嗜咸，皆安其处，美其食；鱼者使人热中⑤，盐者胜血⑥，故其民皆黑色疏理⑦，其病皆为痈疡，其治宜砭石⑧；故砭石者，亦从东方来。

西方者，金玉之域，沙石之处⑨，天地之所收引⑩也。其民陵居⑪而多风，水土刚强，其民不衣而褐荐⑫，其民华食⑬而脂肥；故邪不能伤其形体，其病生于内⑭，其治宜毒药⑮；故毒药者，亦从西方来。

北方者，天地所闭藏⑯之域也。其地高陵居，风寒冰冽⑰。其民乐野处而乳食⑱，藏寒生满病⑲，其治宜灸焫⑳；故灸焫者，亦从北方来。

南方者，天地所长养㉑，阳之所盛处也。其地下，水土弱㉒，雾露之所聚也。其民嗜酸而食胕㉓，故其民皆致理而赤色，其病挛痹㉔，其治宜微针㉕；故九针㉖者，亦从南方来。

中央者，其地平以湿，天地所以生万物也众㉗。其民食杂㉘而不劳，故其病多痿厥寒热㉙，其治宜导引按跷；故导引按跷㉚者，亦从中央出也㉛。故圣人杂合以治㉜，各得其所宜；故治所以异而病皆愈者，得病之情㉝，知治之大体㉞也。（《素问·异法方宜论》）

【提示】说明治疗疾病，应注意地区和生活习惯的不同。

【注释】

①治各不同：张景岳："治各不同，如下文砭石、毒药、灸焫、九针、导引按跷之类。"

②地势：地理形势。

③域：谓地区。

④始生：谓开始发生。因东方法春，为日升之方，故升发之气自东方开始。

⑤热中：张景岳："鱼，鳞虫也；鱼生水中，水体外阴而内阳，故能热中。"因鱼多食之使人热中，故易发痈疡。

⑥盐者胜血：张景岳："食咸者渴，胜血之征。"《素问·宣明五气》："咸走血，血病无

多食咸。"

⑦疏理：谓腠理松疏。

⑧砭石：古之医疗工具之一。石锋也，古以此物代针，治疗痈肿等证。郭璞说："可以为砥针治疗肿。"《春秋》："美疢不如恶石。"砥针即砭石，现在仍有以瓷锋刺血，即是古代砭石的意思。

⑨金玉之域，沙石之处：张志聪："地之刚在西方，故多金石沙石。"

⑩收引：张景岳："天地之气，自西而降，故为天地之收引，而在时则应秋。"

⑪陵居：谓居于山陵高处。

⑫褐荐：褐，音贺，毛布；荐音践，草席。褐荐，是以毛布细草为衣的意思。

⑬华食：王冰："华，谓鲜美酥酪骨肉之类也。以食鲜美，故人体脂肥。"

⑭病生于内：谓疾病的产生，由于内因，如饮食不调，性欲不节，情志波动过度等。

⑮毒药：张景岳："毒药者，总括药饵而言。凡除病者，皆可称为毒药。"汪机："药，谓草木鱼虫禽兽之类，以能攻病，皆谓之毒。"

⑯闭藏：张景岳："天之阴在北，故其气闭藏，而在时则应冬。"《素问·四气调神大论》："冬三月，此为闭藏。"

⑰冽：音列，就是寒冷。

⑱乐野处而乳食：高士宗："居，常居也；处，暂处也。乐野处而乳食，盖是一种游牧生活。"

⑲藏寒生满病：张景岳："地气寒，乳性亦寒，故令人藏寒；藏寒多滞，故生胀满等病。"即是内脏受寒，而发生胀满的疾病。

⑳灸焫：灸，艾灸；焫，音若，烧灼或火针。灸焫，就是以艾热火熏灼的方法，即现在的各种灸法。

㉑长养：谓南方法夏，气候水土适宜于长养万物。

㉒水土弱：《家语》："坚土之人刚，弱土之人柔。"系水土疏松的意思。

㉓胕：同"腐"字，即腐臭的食物。

㉔挛痹：挛，是筋脉拘急；痹，是麻木不仁。皆湿热郁结之病。

㉕微针：即小针。《灵枢·九针论》："黄帝欲以微针通其经脉。"

㉖九针：古代针有九种，即镵针、员针、锝针、锋针、铍针、长针、大针、毫针、员利针。

㉗生万物也众：王冰："法土德之用，故生物众。"盖谓中央土地平原，气候适宜，物产丰富。

㉘食杂：王冰："四方辐辏，而万物交归，故人食纷杂而不劳也。"

㉙痿厥寒热：高士宗："不劳则四肢不强，故其病多痿厥；食杂则阴阳乖错，故其病多寒热。"

㉚导引按蹻：张景岳："导引，谓摇筋骨动肢节，以行气血也。按，捏按也；蹻即阳蹻

阴跷之义。盖谓推拿豁谷跷穴以除疾病也。病在肢节，故用此法。凡后世所用导引按摩之法，亦自中州出也。"

㉛从中央出也：高士宗："四方会聚，故曰来；中央四布，故曰出。"

㉜杂合以治：张景岳："杂合五方之治而随机应变，则各得其宜也。"

㉝得病之情：谓能了解病情，如天时、地理、生活等。

㉞知治之大体：谓能了解与掌握治疗的大法。

【语译】黄帝问道：医生治疗疾病，对同样的疾病，而采取不同的治疗方法，都能够获得疗效，这是什么道理？岐伯回答说：这是地势不同的缘故。因为东方得天地始生之气，气候温和，是出产鱼和盐的地方。由于地处海滨而接近于水，那里的居民多食鱼类，而喜咸味；他们住在这个地方都很习惯，以鱼盐为美食。由于多吃鱼类，使人生内热，食盐过多，耗伤血液。因此那里居民，大都皮肤黑而腠理松疏。该地的疾病，多患痈疡一类的外科疾患，适宜用砭石来治疗。所以，砭石是从东方传来的。

西方属金，是处于多金玉沙石的地方。西方主秋，气候清凉，有一种收引的气象。居民住于山陵多风之处，水土刚强，居民不穿布帛衣服，而用皮毛和草荐，吃的是肉酪浓厚之品，身体多脂肪而肥胖，所以外邪不易侵伤他们的形体。疾病的发生，大都是由于内伤，适宜用药物来治疗。所以药物是从西方传来的。

北方主冬，自然界气候寒冷，有闭藏的气象。地形较高，人们多陵居，气候寒冷，冰冻的时候居多。该地居民，喜欢游牧而住在野外，吃的是牛羊乳汁，以致内脏受寒，易生胀满的疾病。在治疗方面，适宜用艾灸或烧灼，所以艾灸或烧灼疗法，是从北方传来的。

南方主夏，气候温暖，万物生长茂盛，是阳气最盛的地方。地势低下，水土薄弱，雾露经常聚集。该地居民，喜欢吃酸类和腐臭的食品，所以人们的皮肤腠理致密而带红色，以筋脉拘挛麻痹等疾病为多，适宜用微针治疗。所以九针是从南方传来的。

中央地形平坦而潮湿，物产丰富，居民食物的种类很多，生活比较安逸，发生的疾病，多是痿弱、厥逆、寒热等病。在治疗上，适宜用导引按跷的方法。所以导引按跷的方法，是从中央推广出来的。因此，一个高明的医生，能够将这些治疗方法综合起来，根据具体情况，随机应变，灵活运用。所以治法虽异，而疾病都能够痊愈。这是因为医生能够了解病情，并掌握了治疗大法的缘故。

【按语】由于五方的气候和当地居民的生活起居风俗习惯的不同，人体的生理活动和病变特点也不尽相同。因而治疗方法，也各有专长。所以善于治病的医生，一定要根据不同地区的气候条件和生活习惯的不同特点，运用不同的方法去治疗，这就是所谓因地制宜。结合临床来谈，如西北地区地势高而寒冷，人体腠理往往开少而闭多；南方地区地势低平而温暖，人体腠理往往开多而闭少。因此，同样患外感风寒，治以辛温解表，西北地区常用辛燥温散之品，如麻黄、桂枝、羌独活之类；而南方地区常用轻淡宣泄之品，如荆芥、紫苏叶、薄荷之类。同时，南方地区气候炎热而湿润，故南方多用清热化湿之品；北方地区气候严寒而干燥，故温热药用量就可稍重。说明地区不同，具体用药也有所区别。

【参考资料】

《医学源流论》:"西北之人气深而厚,凡受风寒,难于透出,宜用疏通重剂。东南之人,气浮而薄,凡遇风寒,易于疏泄,宜用疏通轻剂……皆当随地制宜。"

【原文】 帝曰:天不足西北①,左②寒而右冻;地不满东南①,右②热而左温。其故何也?岐伯曰:阴阳之气,高下之理,太少之异也。东南方,阳也。阳者,其精降于下,故右热而左温。西北方,阴也。阴者,其精奉于上,故左寒而右凉。是以地有高下,气有温凉,高者气寒,下者气热,故适③寒凉者胀,之③温热者疮,下之④则胀已,汗之⑤则疮已,此腠理开闭之常,太少之异耳。帝曰:其于寿夭,何如?岐伯曰:阴精所奉,其人寿⑥,阳精所降,其人夭⑦。帝曰:善。其病也,治之奈何?岐伯曰:西北之气,散而寒之⑧,东南之气,收而温之⑨,所谓同病异治也。故曰:气寒气凉,治以寒凉,行水渍之;气温气热,治以温热,强其内守⑩,必同其气,可使平也,假者反之⑪。帝曰:善。一州之气,生化寿夭不同,其故何也?岐伯曰:高下之理,地势使然也。崇高则阴气治之,污下则阳气治之⑫,阳胜者先天,阴胜者后天⑬,此地理之常,生化之道也。帝曰:其有寿夭乎?岐伯曰:高者其气寿,下者其气夭,地之小大异也,小者小异,大者大异。故治病者,必明天道地理,阴阳更胜,气之先后,人之寿夭,生化之期,乃可以知人之形气⑭矣。(《素问·五常政大论》)

【提示】 说明地势高下寒热不同,人之寿夭和治疗方法亦有不同。

【注释】

①天不足西北、地不满东南:张景岳:"天为阳,西北阴方,故天不足西北;地为阴,东南阳方,故地不满东南。"

②左、右:指方位而言,西北之右方是西方,属金,气凉;西北之左方是北方,属水,气寒。东南之左方是东方,属木,气温;东南之右方是南方,属火,气热。张景岳:"此节以背乾面巽而言,乾居西北,则左为北,右为西,故左寒右凉;巽居东南,则右为南,左为东,故右热左温,而四季之气应之也。"

③适、之:在这里皆作"在"解。张景岳:"之,亦适也。适寒凉之地,则腠理闭密,气多不达,故作内胀;之温热之地,则腠理多开,阳邪易入,故多疮疡。"

④下之:指下法。张景岳:"胀在里,故下之则已。"

⑤汗之:指汗法。张景岳:"疮在表,故汗之则已。"

⑥阴精所奉,其人寿:张景岳:"阴精所奉之地,阳气坚固,故人多寿,谓崇高之处也。"

⑦阳精所降,其人夭:张景岳:"阳精所降之地,阳气易泄,故人多夭,谓污下之处也。"

⑧散而寒之:张景岳:"西北气寒,寒固于外,则热郁于内,故宜散其外寒,清其内热。"

⑨收而温之:张景岳:"东南气热,气泄于外,则寒生于中,故宜收其外泄,温其中寒。"

⑩内守：指阳气的巩固于中。张景岳："欲令阳气不泄，而固其中也。"

⑪假者反之：指相反的病就得用相反的方法治疗。张景岳："然西北未必无假热，东南未必无假寒，假者当反治，则西北有当热，东南有当寒者矣。然余备历南北，还是热方多热病，寒方多寒病，又不可不知也。"

⑫崇高则阴气治之，污下则阳气治之：张志聪："山陵高阜之地，则多阴寒；污下卑湿之地，则多阳热。"

⑬阳胜者先天，阴胜者后天：张志聪："阳胜者，四时之气先天时而至，阴胜者，四时之气后天时而至。"张景岳："高者阴气升而治之，阴性迟，故物之荣枯皆后天而至。后天者，其荣迟，其枯亦迟，故多寿也。下者阳气降而治之，阳性速，故物之成败皆先天而至。先天者，其成速，其败亦速，故多夭也。"

⑭形气：形，指外之形体；气，指内之真气。

【语译】黄帝说：天气不足于西北，北方寒而西方凉；地气不满于东南，南方热而东方温。这是什么缘故？岐伯说：气候的阴阳，地理的高低，其中都有太过与不及的差异。东南方属阳，阳气有余，阳精自上而下降，所以南方热而东方温。西北方属阴，阴气有余，阴精自下而上奉，所以北方寒而西方冻。因此地理有高有低，气候有温有凉，地理高的气候寒凉，地理低下的气候温热；在西北寒凉的地方多胀病，在东南温热的地方多疮疡。用下法则胀病可消，用寒法则疮疡自愈，这是气候和地理影响人体腠理开闭失调而引起病变的一般情况，无非是太过与不及的不同罢了。黄帝说：天气寒热与地理高下对于人的寿夭，有什么关系？岐伯说：阴精上承的地方，阳气坚固，故其人长寿，阳精下降的地方，阳气常发泄而衰薄，故其人多夭。黄帝说：对，若发生病变，应该怎样治疗？岐伯说：西北方天气寒冷，其病多外寒而里热，应散其外寒，而凉其内热；东南方天气温热，阳气外泄，易生内寒，故治宜收敛外泄的阳气，而温其内寒；这就是所谓同病异治。所以说：气候寒凉的地方，多内热，可用寒凉药治之，并可以用汤液浸渍的方法。气候温热的地方，多内寒，可治以温热的方法，以加强阳气的巩固。治法必须与该地的气候相同，才能使其气归复平衡，但也必须辨别其相反的情况，若西北有冷病，则宜用温热的方法来治，东南有热病，则宜用寒凉的方法来治，这是与上述治疗方法相反的。黄帝说：对。但有同处在一个地方，而气候及生化寿夭有所不同，这是什么缘故？岐伯说：这是由于地理有高低的不同，是地势不同所造成的。因为地势崇高的地方，属于阴气所治，地势低下的地方，属于阳气所治，阳气盛的地方气候温热，万物生化往往先四时而早成，阴气盛的地方气候寒冷，万物的生化常后于四时而晚成，早成的早衰，晚成的晚衰，这是地理高下不同所形成的一般规律，而影响着生化的迟早。黄帝说：有没有寿和夭的分别呢？岐伯说：地势高的地方，其人多寿，地势低下的地方，其人多夭。而地势高下相差有程度上的不同，相差小的其寿和夭的差别也小，相差大的其差别也大。所以治病必须懂得天道和地理、阴阳的相胜，气候的先后，人的寿夭，生化的时期，然后可以知道人体内外形气的病变了。

【按语】本文说明由于地理有高下寒热的不同，因而会引起人体生理、病理和治疗上的不同差异，而且也会影响寿命的长短。这些论点，是值得很好研究的。

三、因人制宜

【原文】能毒^①者，以厚药，不胜毒者，以薄药。（《素问·五常政大论》）

胃厚、色黑、大骨及肥者，皆胜毒；故其瘦而薄胃者，皆不胜毒也。（《灵枢·论痛》）

形乐^②志苦^③，病生于脉，治之以灸刺；形乐志乐^③，病生于肉，治之以针石；形苦^②志乐，病生于筋，治之以熨引^④；形苦志苦，病生于咽嗌，治之以甘药^⑤；形数惊恐，经络不通，病生于不仁，治之以按摩醪药。是谓五形志也。（《素问·血气形志》）

【提示】说明治疗用药时，必须细审病人素体强弱和形志苦乐。

【注释】

①能毒：能，通"耐"；毒，含有剧烈的意义。凡药性猛烈的药物，均称之为毒药。能毒，指身体壮实能耐受毒药而言。

②形乐、形苦：形，指形体。形乐，指安逸消闲，身无劳役；形苦，指身形劳苦。

③志苦、志乐：志，指情志、精神。志苦，指情志忧郁苦闷；志乐，指心情愉快，无忧愁思虑。

④熨引：熨，是古时用以治病的温熨法，有药熨、酒熨、铁熨、葱熨、土熨等；引，就是导引。

⑤甘药：原作"百药"。《新校正》："百药作甘药。"今改从之。

【语译】身体壮实而能耐受毒药的就给以性味厚的药；若身体虚弱而不能胜任毒药的，就给以性味薄而缓和的药。

胃厚、色黑、骨骼大、体肥的人，都能够耐受毒性的药；反之，体质瘦弱而胃薄的人，都不能耐受毒性的药。

形乐志苦的人，病患多生于经脉，治疗宜用针灸；形乐志乐的人，病患多生于肌肉，治疗宜用针刺砭石；形苦志乐的人，病患多生于筋，治疗宜用温熨导引；形苦志苦的人，病患多生于咽嗌，治疗宜用甘药调养之；屡受惊恐的人，经络运行不畅，易发生肌肤麻木不仁，治疗宜用按摩和药酒。这是精神影响和形体劳逸的疾患，所谓五形志之病。

【按语】本文指出，治疗疾病，应根据病人体质强弱、形体劳逸、精神状态等不同情况，考虑治疗用药的原则。这说明治疗时不应孤立地看病，而要看到病人的整体。这就是所谓因人制宜。

第四节　制方用药

制方用药，是辨证后进行治疗的必要步骤。制方与用药时，除了要注意到天时气候、地理环境、疾病逆从外，还必须注意药物性能、方剂配伍等问题。《内经》制方原则，有君臣佐使与七方之分，这须根据病情及药物配伍的需要而定。药物有性有味，用药时须掌握药物的性味功能，也是制方的基本要求。

一、药物性能和宜忌

【原文】阴味出下窍，阳气出上窍。味厚者为阴，薄为阴之阳；气厚者为阳，薄为阳之阴。味厚则泄，薄则通；气薄则发泄，厚则发热。(《素问·阴阳应象大论》)

【提示】说明药物气味厚薄不同，其性能亦异。

【语译】味属阴，所以趋向下窍；气属阳，所以趋向上窍。味厚的属纯阴（阴中之阴），味薄的属阴中之阳；气厚的属纯阳（阳中之阳），气薄的属阳中之阴。因为味厚属纯阴，所以下泄；味薄为阴中之阳，所以能够宣通。气薄属阳中之阴，所以能够发泄；气厚属纯阳，所以发热。

【按语】本文所谓的气，是指有温热升散作用的气分药；味，是有敛降滋腻作用的阴分药而言。气属阳，是无形的，故气分药有升浮的作用，而趋向于上窍。但气分药之厚者，为阳中之阳，有助阳发热的作用，如附子、肉桂之类；气分药之薄者，为阳中之阴，有向外发泄的作用，如麻黄之类便是，此阳中又分阴阳。味属阴，是有形质的，故阴味药有沉降的作用，而趋向于下窍。但阴味药之厚者，为阴中之阴，其降必甚，故有泄下的作用，如大黄、芒硝之类；阴味药之薄者，为阴中之阳，降中有宣，故有向下宣通、渗利小便的作用，如木通、泽泻之类，此阴中又分阴阳。可见本文所论之气、味，与后文所论之四气五味有不同之处。药物之四气五味皆有升降。如以味来说，"辛甘发散为阳，酸苦涌泄为阴"；以气来说，温、热性药物主升主浮，寒、凉性药物主沉主降。但可以看出，由药物的气味阴阳，推演到药物的四气五味、升降浮沉，是有其一定联系与发展过程的。

【参考资料】

张景岳："此言气味之阴阳，而阴阳之中复各有阴阳也。味为阴矣，而厚者为纯阴，薄者为阴中之阳；气为阳矣，而厚者为纯阳，薄者为阳中之阴。阴味下行，故味厚者能泄于下，薄则能通利。阳气上行，故气薄者能泄于表，厚者能发热也。"

【原文】辛散，酸收，甘缓，苦坚①，咸耎。(《素问·脏气法时论》)

辛甘发散为阳，酸苦涌泄②为阴，咸味涌泄为阴，淡味渗泄③为阳。六者或收，或散，或缓，或急，或燥，或润，或耎，或坚，以所利而行之，调其气使其平也。(《素问·至真要大论》)

【提示】药物的性味和功用。

【注释】

①苦坚：坚作"固"解。肾主闭藏，气贵固密，若肾病失其坚固，则用苦味药以坚之。王好古谓以知母、黄柏之类以滋肾降火，谓之苦坚。吴鹤皋："盖苦物气寒，以滋肾也。"

②涌泄：张景岳："涌，吐也；泄，泻也。"

③渗泄：张景岳："渗泄，利小便及通窍也。"

【语译】辛味有发散作用，酸味有收敛作用，甘味有缓和作用，苦味有坚燥作用，咸味有软坚作用。

辛、甘有发散作用的属于阳，酸、苦有涌泄作用的属于阴，咸味有涌泄作用的属于阴，淡味有渗泄作用的属于阳。这六种药味的作用，或是收敛，或是发散，或是缓和，或是急暴，或是燥湿，或是润泽，或是柔软，或是坚实。根据病情之所宜而使用之，调和其气血阴阳使之归于平衡。

【按语】药物有辛、甘、酸、苦、咸、淡六味。一般认为，淡附于甘，所以称为五味。辛散、酸收、甘缓、苦坚、咸软，是后世药物学区分药味功用的理论根源和依据。不同的味，有不同的作用。而味相同的药物中，其作用有共同之处。五味又根据其味道和升降浮沉的不同，分为阴阳两大类。辛甘淡有升浮宣散的作用，故为阳。如辛走气分而主散主行；甘虽不如辛之行散，但甘属中央土味，有补养而灌溉四旁的作用，其作用亦是由中达外；至于淡味，则降中含有宣意而有渗利之功，故均属于阳。酸苦咸有向下向内的敛降作用，故为阴。如酸味能收、能涩，苦味有泻下之功，咸味有润下软坚的作用，故均属于阴。然则酸苦涌泄、咸味涌泄之涌，亦属向上，何以属阴？此因涌吐的作用系由中而上，没有发散之意。如用瓜蒂、藜芦之苦味涌吐，用盐汤之咸味探吐等；尤其凡有涌吐作用的药物皆多属味之厚者，以味之厚薄分阴阳，"味厚者为阴，薄为阴之阳"，故亦视属阴的范围。但在临床用药上，也并不是具有某一种味道的药物，仅只有某一种功能。实际上具有各种性味的药物，其功用都是很复杂的。例如，大黄味苦能泻下，黄连味苦止泻，黄芩味苦能清热。这就说明了苦味药并不限于一种涌泄的作用。

【参考资料】

（1）高士宗："咸味润下，主能下泄，能下泄即能上涌，故咸味涌泄为阴。"

（2）张景岳："辛甘酸苦咸淡六者之性，辛主散、主润，甘主缓，酸主收、主急，苦主燥、主坚，咸主奭，淡主渗泄。藏气法时论曰：辛散、酸收、甘缓、苦坚、咸奭。故五味之用，升而轻者为阳，降而重者为阴，各因其利而行之，则气可调而平矣。"

【原文】夫五味入胃，各归所喜，故[①]酸先入肝，苦先入心，甘先入脾，辛先入肺，咸先入肾。久而增气，物化之常[②]也。气增而久，夭之由也[③]。（《素问·至真要大论》）

心欲苦，肺欲辛，肝欲酸，脾欲甘，肾欲咸，此五味之所合也。（《素问·五脏生成》）

【提示】讨论五味入五脏各有所属，以及五味过食所导致的后果。

【注释】

①故：原作"攻"，张义本作"故"，查林校"宣明五气"引此文作"故"。为是，今从改。

②久而增气，物化之常：言药物是补偏救弊的，药味积久便能增长该脏之气，而起到治疗作用，这是药物在体内发生治疗作用的正常现象。

③气增而久，夭之由也：张景岳："气增而久，则藏有偏胜，藏有偏胜，则必有偏绝矣，此致夭之由也。"

【语译】五味入胃以后，各归其所喜入的脏器，所以酸味先入肝，苦味先入心，甘味先入脾，辛味先入肺，咸味先入肾。积久便能增长各所入脏之气，而起到治疗作用，这是药物入胃后所起生化作用的一般规律。如果长久地使某脏之气增强，这也是导致病害的原因。

心脏喜欢苦味，肺脏喜欢辛味，肝脏喜欢酸味，脾脏喜欢甘味，肾脏喜欢咸味，这是五味合于五脏的关系。

【按语】五味各有所偏入之脏，因此药物在人体所起的作用，也有它一定的适应范围。药物治病，就是取其所偏，以纠正或调和某脏之气的失调状态。在这样的基础上，便形成了药物归经的理论。因而五味之用不可过偏，过偏可导致脏气偏盛、偏绝，造成不良后果。

【参考资料】

《素问·生气通天论》："味过于酸，肝气以津，脾气乃绝。味过于咸，大骨气劳，短肌，心气抑。味过于甘，心气喘满，色黑，肾气不衡。味过于苦，脾气不濡，胃气乃厚。味过于辛，筋脉沮弛，精神乃央。"

【原文】五味所禁①：辛走气，气病无多食辛；咸走血，血病无多食咸；苦走骨，骨病无多食苦；甘走肉，肉病无多食甘；酸走筋，筋病无多食酸。是谓五禁，无令多食。（《素问·宣明五气》）

是故多食咸，则脉凝泣而变色；多食苦，则皮槁而毛拔；多食辛，则筋急而爪枯；多食酸，则肉胝胎②。而唇揭③；多食甘，则骨痛而发落。此五味之所伤也。（《素问·五脏生成》）

五禁：肝病禁辛，心病禁咸，脾病禁酸，肾病禁甘，肺病禁苦。（《灵枢·五味》）

【提示】指出五脏病变各有所禁之味，以及偏食五味所引起的诸种病证。

【注释】

①禁：禁忌的意思。

②肉胝胎：胝，音支，作"皮厚"解；胎，同"皱"，皱缩之意。肉胝胎，即指皮肉厚而皱缩。

③揭：作"掀起"解。

【语译】五味入五脏，五脏之病各有所禁忌：辛味走气，气病不可多食辛味；咸味走血，血病不可多食咸味；苦味走骨，骨病不可多食苦味；甘味走肉，肉病不可多食甘味；酸味走筋，筋病不可多食酸味。这就是所谓五禁，不可使令多食。

所以多食咸味，能使血脉流行凝涩不畅，并且血色改变；多食苦味，能使皮肤枯槁而毫毛脱落；多食辛味，能使筋脉拘急而爪甲枯槁；多食酸味，能使肌肉变厚皱缩，而口唇也会掀起；多食甘味，能使骨骼发生疼痛，而头发也会脱落。这些都是由于过于偏嗜五味所受到的伤害。

五脏之病对五味各有禁忌：肝病禁忌辛味，心病禁忌咸味，脾病禁忌酸味，肾病禁忌甘味，肺病禁忌苦味。

【按语】药之性味多偏，各有所宜，亦各有所不宜，故用药必当知所禁忌。本文所述诸禁，是用五行生克的理论说明的。药物本为治疗疾病而设，久服多生流弊，滥用尤所不宜，这是医者所必须知道的。

【参考资料】

（1）张志聪："肺主气，辛入肺，故走气，气病而多食之，反辛散而伤气。"

（2）《灵枢·五味》："血与咸相得则凝。"

（3）张景岳："苦性沉降，阴也，骨属肾，亦阴也，骨得苦则沉阴益甚，骨重难举矣，故骨病禁苦。"

（4）张景岳："苦从火化，火能克金，故病在肺之皮毛也。"

（5）张景岳："辛从金化，金能克木，故病在肝之筋爪也。"

（6）张景岳："酸从木化，木能克土，故病在脾之肉与唇也。"

（7）张景岳："甘从土化，土能克水，故病在肾之骨与发也。"

【原文】 肝苦急，急食甘以缓之……心苦缓，急食酸以收之……脾苦湿，急食苦以燥之……肺苦气上逆，急食苦以泄之……肾苦燥，急食辛以润之。（《素问·脏气法时论》）

【提示】 论五脏所苦及其治则。

【语译】 肝性苦于急亢，肝病急亢时，急食甘味药以缓和之……心性苦于虚缓，心气虚缓时，急食酸味药以收敛之……脾性苦湿，脾湿不化时，急食苦味药以燥之……肺性苦气上逆，肺气上逆时，急食苦味药以降泄之……肾性苦于干燥，肾阴不足时，急食辛润之品以润其燥。

【按语】 五脏所苦，是指五脏的功能失调所出现的主要病理特征。肝主条达疏泄，若疏泄太过，则亢急为病，如肝阳上亢，肝气横逆等；甘主和缓，故以甘味药和缓之，如甘草之类便是。心藏神，焦思苦虑，耗及心神，可致心气虚缓，症见心悸不寐，狂乱失神等；酸主收敛，故以酸味药收敛之，如五味子之类便是。脾喜燥恶湿，湿胜则脾土被困，运化失职，症见泄泻、浮肿等；则治以苦味燥湿之品，如苍术之类便是。肺气以肃降为顺，逆则为病，症见咳逆气喘等；则治以苦味泄降之品，如杏仁、厚朴之类。肾为水脏，而主藏精，肾病则阴常不足，可用辛润之品，以润其燥。王好古谓："肾主燥，急食辛以润之，知母、黄柏。"在临床实践中，肾燥多治以甘寒，如生地黄、玄参之类。掌握五脏所苦及其治则的理论，对临床实践有一定指导意义。

【参考资料】

（1）张景岳："肝为将军之官，其志怒，其气急，急则自伤，反为所苦，故宜食甘以缓之，则急者可平，柔能制刚也。"

（2）《素问·举痛论》："喜则气缓。"

（3）张景岳："脾以运化水谷制水为事，湿胜则反伤脾土，故宜食苦温以燥之。"

（4）张景岳："肾为水脏，藏精者也，阴病者苦燥，故宜食辛以润之。盖辛从金化，水之母也，其能开腠理致津液者，以辛能通气也。水中有真气，惟辛能达之，气至水亦至，故可以润肾之燥。"

【原文】 肝欲散，急食辛以散之，用辛补之，酸泻之①……心欲软，急食咸以软之，用咸补之，甘泻之②……脾欲缓，急食甘以缓之，用苦泻之，甘补之③……肺欲收，急食酸以收

329

内
经
精
义

之，用酸补之，辛泻之④……肾欲坚，急食苦以坚之，用苦补之，咸泻之⑤。（《素问·脏气法时论》）

【提示】论五脏所欲（性用偏向）及其反常的治疗原则。

【注释】

①用辛补之，酸泻之：吴鹤皋："顺其性为补，反其性为泻。肝木喜辛散而恶酸收，故辛为补而酸为泻也。"

②用咸补之，甘泻之：吴鹤皋："心火喜耎而恶缓，故咸为补、甘为泻也。"

③用苦泻之，甘补之：脾为湿土，湿滞不化，则以苦燥之，故脾以苦为泻。脾欲缓，甘则顺其性而缓之，故补脾用甘。

④用酸补之，辛泻之：张景岳："肺气宜聚不宜散，故酸收为补，辛散为泻。"

⑤肾欲坚，急食苦以坚之，用苦补之，咸泻之：张景岳："肾主闭藏，气贵周密，故肾欲坚，宜食苦以坚之也。苦能坚，故为补；咸能软坚，故为泻。"

【语译】肝性欲散，肝病抑郁而欲其散发时，则急食辛味药以散发之。若需要补的，采用辛味药来补肝；若需要泻的，采用酸味药来泻肝……心性欲软，心火太过而欲其缓软时，则急食咸味药以缓软之。需要补的，采用咸味来补心；需要泻的，采用甘味药来泻心……脾性欲缓，脾病而失其冲和之气时，则急食甘味药以缓和之。需要泻的，采用苦味药来泻脾；需要补的，采用甘味药来补脾……肺性欲收，肺气耗散而欲其收敛时，则急食酸味药以收敛之。需要补的，采用酸味药来补肺；需要泻的，采用辛味药来泻肺……肾性欲坚，肾精不藏而欲坚固时，则急食苦味药以坚之。需要补的，采用苦味药来补肾；需要泻的，采用咸味药来泻肾。

【按语】五脏所欲，主要是讨论五脏在生理状态下的性用偏向，及其反常时的治疗原则。肝性喜条达疏畅，此其生理之常，故谓"肝欲散"。如果一反其性而抑郁不舒，即为病理的主要特征。治疗时应顺其性而予疏散解郁之品，如逍遥散中用生姜、薄荷便是典型例子。心为火脏，心火欲其柔软平和，此其生理之常，故谓"心欲耎"。如果心火刚燥太过，烦躁狂越，即为病理的主要特征。治疗时应用咸润之品，如犀角、玄参、龟甲、阿胶之属治之。盖咸从水化，而能滋水济火，使其刚燥缓软之故。脾性温厚冲和，此其生理之常，故谓"脾欲缓"。病则失其冲和之气，而里急腹痛。治疗以甘药缓之，如小建中汤之用甘草、饴糖。肺应于秋，气主收敛，故谓"肺欲收"。病则气虚耗散，而以酸味药敛之，如五味子之属。肾主藏精，气贵周密充实，故谓"肾欲坚"。若肾精失于闭藏，阴虚火旺，则用苦味药以坚之，如用知母、黄柏之类以滋肾降火。五脏所欲与五脏所苦，是阐述五脏的生理与病理特征，示人以治疗准则，对临床实践的指导意义颇大。在学习中，必须相互参照，以加深领会其精神实质。

【参考资料】

（1）高士宗："苦为火味，故能坚也。"

（2）吴鹤皋："盖苦物气寒，以滋肾也。"

二、制方原则

（一）君臣佐使

【原文】方制君臣，何谓也？岐伯曰：主病之谓君，佐君之谓臣，应臣之谓使，非上中下三品①之谓也。帝曰：三品①何谓？岐伯曰：所以明善恶之殊贯②也。（《素问·至真要大论》）

【提示】论君臣佐使的制方原则。

【注释】

①三品：张景岳："言药性善恶，故有上中下之殊。神农云：上药为君，主养命以应天；中药为臣，主养性以应人；下药为佐使，主治病以应地。故在本草经有上中下三品之分，此所谓善恶之殊贯也。"

②善恶之殊贯：王冰："此明药善恶不同性用也。"张志聪："谓药有毒无毒之分。"马元台："殊贯者，异等也。"

【语译】制方有君臣之分，是什么意思？岐伯说：主治疾病的药味叫君，辅佐君药的叫做臣，应顺臣药的叫做使，不是上中下三品君臣的意思。黄帝说：什么叫三品？岐伯说：所谓三品，是用来说明药性缓峻、有毒无毒之不同的分类方法。

【按语】方剂的配伍有一定的法则，所谓君、臣、佐、使，就是处方用药的配伍法度。君药是一方中的主药，是针对疾病主症，起主要治疗作用的药物。臣药是辅助和加强君药功效的药物。佐药的含义有二：一是对主药有制约作用；一是能协助主药治疗一些次要症状。此外，尚有"反佐"之用，亦属佐药范围。使药，一是指引经药；一是方剂中有调和诸药作用的药物。一般处方除必须确立君药外，其他臣、佐、使，可根据病情及药物配伍的需要而决定。

【参考资料】

张景岳："主病者，对证之要药也，故谓之君，君者味数少而分两重，赖之以为主也。佐君者谓之臣，味数稍多而分两稍轻，所以匡君之不逮也。应臣者谓之使，数可出入而分两更轻，所以备通行向导之使也。"

（二）七方

【原文】帝曰：气有多少①，病有盛衰，治有缓急，方有大小，愿闻其约②，奈何？岐伯曰：气有高下，病有远近，证有中外，治有轻重，适其至所为故③也。大要④曰：君一臣二，奇之制也；君二臣四，偶之制也；君二臣三，奇之制也；君二臣六，偶之制也。故曰：近者奇之，远者偶之⑤；汗者不以奇，下者不以偶⑥；补上治上，制以缓⑦，补下治下，制以急⑦；急则气味厚，缓则气味薄。适其至所，此之谓也。病所远，而中道气味之者，食而过之，无越其制度也⑧。是故平气之道，近而奇偶，制小其服也；远而奇偶，制大其服也；大则数少，小则数多；多则九之，少则二之。奇之不去则偶之，是谓重方⑨；偶之不去，则反佐以取之⑩，所谓寒热温凉，反从其病。（《素问·至真要大论》）

【提示】讨论大、小、缓、急、奇、偶、重（复）七方的制定形成。

①气有多少：张景岳："五运之气各有太过不及，故曰气有多少。"

②约：简要的意思。

③故：张景岳："言必及于病至之所，而务得其所以然之故也。"按故这里宜作事解，《易系辞》："是故知幽明之故。"

④大要：张景岳："大要，大法也。"张志聪："大要者，数之大要也。"

⑤近者奇之，远者偶之：张景岳："近者为上为阳，故用奇方，用其轻而缓也；远者为下为阴，故用偶方，用其重而急也。"

⑥汗者不以奇，下者不以偶：张志聪："汗乃阴液，故宜用偶，而不以奇；盖直从下而使之上，犹地气升而后能为云为雨也。下者宜用奇而不以偶，盖从上而使之下，从天气之下降也。"

⑦制以缓、制以急：张景岳："补上治上，制以缓，欲其留布上部也；补下治下，制以急，欲其直达下焦也。"

⑧病所远，而中道气味之者，食而过之，无越其制度也：张志聪："病所远者，谓病之在上在下而远于中胃者也。中道气味之者，谓气味之从中道而行于上下也。故当以药食并用而制度之。如病之在上而远于中者，当先食而后药；病在下而远于中者，当先药而后食。以食之先后而使药味之过于上下也，是故上下之病近于中道而用奇方偶方者，宜制小其服；病远于中而用奇方偶方者，宜制大其服。"

⑨重方：张景岳："奇偶迭用，是曰重方，即后世所谓复方也。"

⑩反佐以取之：张景岳："反佐者，谓药同于病，而顺其性也。如以热治寒而寒拒热，则反佐以寒而入之；以寒治热而热格寒，则反佐以热而入之。又如寒药热用，借热以行寒；热药寒用，借寒以行热。是皆反佐变通之妙用，盖欲因其势而利导之耳。"

【语译】黄帝说：气有多少，病有盛衰，治疗有缓急，方剂有大小，希望简要地讲给我听一听，怎么样？岐伯说：邪气有在上和在下的不同，病处有远近的分别，症状表现有内外表里之异，治疗方法有轻重缓急的不同，总之以恰到病所为准则。大要说：君药一臣药二，是奇方的制度；君药二臣药四，是偶方的制度；君药二臣药三，是奇方的制度；君药二臣药六，是偶方的制度。所以说：病处近的用奇方，病处远的用偶方；汗法不用奇方，下法不用偶方；补上治上，方制宜缓，补下治下，方制宜急；急则气味浓厚，缓则气味淡薄。制方适当，缓急得宜，使其药力恰到病所，就是这个意思。病所一般是远于中焦胃而在上在下，而药物气味先归于胃部中道，而后行于上下，因而就要调剂药食之先后，使药之气味易达病所，而不要违反这个制度。所以适当的治疗方法，对病所近而用奇或偶方，宜制方小，服药量小；病所远而用奇方或偶方，宜制方大，服药量大。方剂大的是药味数少而量重，方剂小的是药味数多而量轻；味数多的可至九味，味数少的可仅二味。用奇方而病不去，则用偶方，叫做重方。用偶方而病不去，则用相反的药味来反佐。所谓反佐，就是所用的寒热温凉的佐药性味，反而顺从其病气，即与病情的寒热相同。

【按语】本文所述七方——大、小、缓、急、奇、偶、重（复），是中医学方剂分类的最早形式，是后世方剂学发展的理论基础。七方中除复方外，都是相对而言。奇偶的含义，是以药味的单数或双数来分的。奇，为单数，属阳而力轻，故病情比较单纯的用奇方；偶，为双数，属阴而力重，故病情比因药较复杂的用偶方。方剂分大小：药味数少而量重的为大方，因数少而量大，力专而气猛，故适用于重病及病所深远之疾；药味数多而量轻的为小方，因数多量小，则力分而气缓，故适用于轻病及病所浅近之疾。可见方剂的大小，是根据药味的多少、药量的大小、作用的强弱来定的。缓急是指药力而言，气味薄而药力缓和的称为缓方，气味厚而药力峻烈的称为急方。故病情轻缓的用缓方，病情危重的用急方。合数方以组成的方剂，称为复方。总之，七方的分类，主要是以病情轻重，病位上下，病势缓急，药味奇偶等，作为制方的依据。

【参考资料】

《素问·阴阳应象大论》："味厚则泄，薄则通，气薄则发泄，厚则发热。"

【原文】帝曰：非调气而得者，治之奈何？有毒无毒，何先何后，愿闻其道。岐伯曰：有毒无毒，所治为主，适大小为制也。帝曰：请言其制。岐伯曰：君一臣二，制之小也[1]；君一臣三佐五，制之中也；君一臣三佐九，制之大也[1]。（《素问·至真要大论》）

【提示】论方制分大、中、小方。

【注释】

[1]制之小也、制之大也：张志聪："病之微者，制小其服；病之甚者，制大其服。"

【语译】黄帝说：病有不是调气所能治好的，应该怎样治疗？有毒与无毒之药，哪种先用？哪种后用？我愿意听一听它的道理。岐伯说：药物有毒无毒，以所治之病为主，方剂的大小，以适合病情为标准。黄帝说：请说明方制的内容。岐伯说：君药一，臣药二，是方制的小型；君药一，臣药三，佐药五，是方制的中型；君药一，臣药三，佐药九，是方制的大型。

【按语】本节首先说明使用有毒无毒的药物，决定于病情的变化。其次，重点说明了制方的标准。凡药味多、组织复杂的为大方，用于治疗复杂或严重的疾病；药味少、组织简单的为中方或小方，用于治疗单纯或轻浅的疾病。可以看出本文所述之大、中、小方与前文七方中所述之大方、小方，有不同之处；前文所述是药味数少而量重的为大方，药味数多而量轻的为小方。可见《内经》中大、中、小方之分，有两种不同说法。

三、制约适宜

【原文】帝曰：有毒无毒，服有约[1]乎？岐伯曰：病有久新，方有大小，有毒无毒，固宜常制[2]矣。大毒治病，十去其六；常毒治病，十去其七；小毒治病，十去其八；无毒治病，十去其九；谷肉果菜，食养尽之，无使过之，伤其正也。不尽，行复如法[3]。（《素问·五常政大论》）

毒药攻邪[4]，五谷[5]为养，五果[5]为助，五畜[5]为益，五菜[5]为充，气味合而服之，以补益精气。（《素问·脏气法时论》）

333

【提示】说明毒药攻邪，必须注意正气，并指出食物滋养的重要性。

【注释】

①约：限制之意。

②有毒无毒，固宜常制：张景岳："药性有大毒、常毒、小毒、无毒之分，去病有六分、七分、八分、九分之约者。盖以治病之法，药不及病，则无济于事；药过于病，则反伤其正，而生他疾矣。故当知约制，而进止有度也。"

③不尽，行复如法：张景岳："如此而犹有未尽，则再行前法以渐除之，宁从乎慎也。"

④毒药攻邪：张景岳："药以治病，因毒为能。所谓毒者，以气味之有偏也。盖气味之正者，谷食之属是也，所以养人之正气。气味之偏者，药饵之属是也，所以去人之邪气。其为故也，正以人之为病，病在阴阳偏胜耳。欲救其偏，则惟气味之偏者能之，正者不及也。如五常政大论曰：'大毒治病，十去其六，常毒治病，十去其七，小毒治病，十去其八，无毒治病，十去其九。是凡可辟邪安正者，均可称为毒药，故曰毒药攻邪也。'"

⑤五谷、五果、五畜、五菜：王冰："五谷：粳米、小豆、麦、大豆、黄黍也；五果：桃、李、杏、栗、枣也；五畜：牛、羊、豕、犬、鸡（《素问·五常政大论》为马）也；五菜：葵、藿、薤、葱、韭也。"

【语译】黄帝说：药物有有毒和无毒的不同，在服药上有没有限制呢？岐伯说：患病的时间有久新，治疗的方剂有大小，药物的有毒无毒，在用法上都是有一定限度的。凡用大毒之药治病，病去十分之六，不可再服；平常的毒药治病，病去十分之七，不可再服；小毒之药治病，病去十分之八，不可再服；即使无毒之药治病，病去十分之九，也不可再服；以后就用五谷、肉类、果类、蔬菜等饮食调养，使其正气恢复，邪气尽去，不要过用毒药，而伤其正气。如果邪气未尽，可再如上法服药。

凡毒药是用以攻邪，五谷是用以营养，五果是作为辅助，五畜之肉是用以补益，五菜是用以充养，气味和合而服食，可以补益精气。

【按语】本文指出，在制方用药过程中，应根据药物性能的缓急，而适当调节。凡是峻烈的药物，虽治病之效力大，但对人体的正气也有一定的损害。古人在治疗实践中，已认识到这一点。所以谆谆告诫：十去其六、十去其七、十去其八等。即使是无毒的药物，也只能用到十去其九就应该停止，以免伤及正气。同时还指出药物的作用，一般宜于攻邪，而补益精气，还当依靠饮食调养。药疗、食养，是治疗过程中不可或缺的两个重要环节。

【原文】黄帝问曰：妇人重身①，毒之②何如？岐伯曰：有故无殒③，亦无殒③也。帝曰：愿闻其故，何谓也？岐伯曰：大积大聚，其可犯也，衰其大半而止，过者死。（《素问·六元正纪大论》）

【提示】论孕妇疾病的治疗原则。

【注释】

①重身：身中有身谓之重身，即指妇人怀孕。

②毒之：用毒药治病的意思，此处毒字应作"峻利药"解。

③殒：音允。张景岳："殒，伤也。"王冰："上无殒，言母必全；亦无殒，言子亦不死也。"

【语译】黄帝间道：孕妇有病，须用峻烈的药物治疗，又恐妨碍胎儿，应该怎样处理呢？岐伯说：如果孕妇有病，用药则病受之，既不伤及母体，亦不伤害胎儿。黄帝说：愿闻其中的道理何在？岐伯说：如有大积大聚，为了达到去病的目的，可以使用毒药，但必须谨慎，病去大半，即当停止，用药过分，就会死亡。

【按语】本文讨论了治疗孕妇疾病的用药原则。一般来说，凡遇正气亏损及妇女孕期，一般均禁用峻烈攻下之剂。唯在某些特殊情况下，如孕妇所患之病，非峻烈之药不能去其邪，非去邪不能安其胎时，才可使用攻药，并非绝对禁止。但必须掌握病情，不可过剂。此即本文所谓"有故无殒，亦无殒也""衰其大半而止"。故宋代陈自明《妇人大全良方》中曾这样说："千金有半夏茯苓汤、茯苓丸专治恶阻，此方比来少用，以半夏动脉之故……其实凡恶阻，非此方不能止，有故无殒也。"

【参考资料】

(1) 马元台："此言妊妇之用毒药者，可用而不可过也。妇人怀妊谓之重身，然用毒药以治其病者，正以内有其故，则有病以当毒药，其子必无殒也，不惟子全，而母亦无殒也。但有大积大聚，或甚不堪，不得不用此以犯之，抵宜衰其大半而止药，彼病自渐去，若过用其药，败损真气，而母子未必不损矣。"

(2) 王冰："大坚癥瘕，病甚不堪，则治以破积愈癥之药，是谓不救，必迁尽死，救之盖存其大也，虽服毒药不死也。"

第五节　治未病

中医学在总结古代劳动人民与疾病作斗争的经验中，已认识到预防的重要意义。故早在《内经》中就有了"治未病"的重要论述，充分体现了预防为主的思想。治未病有两种意义：一是未病之前，预防疾病的发生；一是既病以后，及早进行治疗，预防疾病的传变。《内经》的这种预防思想，成为中医学理论体系的特点之一。

一、无病先防

【原文】圣人不治已病治未病，不治已乱治未乱，此之谓也。夫病已成而后药之，乱已成而后治之。譬犹渴而穿井，斗而铸兵①，不亦晚乎！（《素问·四气调神大论》）

【提示】说明治未病的重要意义。

【注释】

①兵：即兵器。原作"锥"。今依《太素》、宋刻本、道藏本改。

【语译】技术高明的医生，不主张发生疾病后才讲求治疗，而主张在未病之前即讲求预防措施，防止疾病发生；如同治理国家一样，不要等出了乱子，然后才研究治乱的方法，而是在未乱之前，就设法防止乱子发生。这就是预防疾病之说。如果疾病已经形成了才用药治疗，战乱已经形成了才去平定，这就等于口渴了才想到挖井，发生战斗才想到铸造兵器，不是已经晚了吗！

【按语】本文提出防重于治的预防思想，在指导医疗实践的过程中，创造出一套具有民族特色的、行之有效的预防保健措施，对我国的民族繁衍有一定的贡献。

【原文】恬憺虚无①，真气从之，精神内守，病安从来。(《素问·上古天真论》)

其知道者：法于阴阳，和于术数②，食饮有节，起居有常，不妄作劳，故能形与神俱，而尽终其天年③，度百岁乃去。……以酒为浆，以妄为常，醉以入房，以欲竭其精，以耗散其真④，不知持满，不时御神⑤，务快其心，逆于生乐，起居无节，故半百而衰也。(《素问·上古天真论》)

【提示】强调涵养精神、生活规律化，对养生防病、增强体质的重要作用。

【注释】

①恬憺虚无：《广雅》："恬，静也。"《说文》："憺，安也。"恬憺，是安闲清静的意思。虚无，是指没有贪图妄求，患得患失的思想。

②法于阴阳，和于术数：法，取法；和，调和。术数，是指修身养性、锻炼身体的各种方法，如呼吸、导引、按跷、气功等。意思是说，懂得养生道理的人，能够取法和适应天地阴阳的变化规律，能够调和于各种术数以锻炼身体。

③天年：是指自然寿命所应活到的年龄。

④真：是真元之气。

⑤不时御神：御，是驾驭和使用。不时御神，是经常过分地使用精神。

【语译】精神上要安静愉快，排除一切杂念妄想，这样元真之气自然会保持充沛，精神亦内守而不耗散，病邪就无从来侵袭你了。

懂得养生道理的人，能够效法于阴阳，调和于术数，饮食有节制，作息合乎常规，不妄事操劳，所以能够使形体与精神健全如一，而尽其自然寿命，活到一百岁以后才去世。……不懂得养生道理的人，把酒当成水浆那样贪饮，把不正常的生活行为当成正常的生活规律；酒醉以后肆行房事，纵情色欲，竭尽精气，使真元之气过于耗散；不知道保持精气的充满，经常过分地使用精神，务求取快于其心，违反了养生的乐趣，作息没有节制，所以到五十岁左右便衰老了。

【按语】本节的中心内容，是说明摄生对防病却邪、增强身体健康的重要作用，是属于中医预防学说的重要内容。本文提出的摄生措施，一是要善于调摄精神，情绪要安静乐观，排除杂念妄想；二是要生活规律化，做到饮食有节，起居有常，不纵情色欲，保持精气充满；三是要适应外在的环境变化。这样才能达到增强体质、却病延年的目的。反之，如果不能防止过度的情志变动，保持乐观情绪；起居无节，以酒为浆；以妄为常，纵情色欲；不知持满，必然会影响身体健康，削弱抗病机能，容易发生疾病。

我国人民在长期实践中，创造了一种特殊的锻炼方法——静坐法，亦称气功，其中亦含有调摄精神的内容。在静坐时，首先要求调节呼吸，精神专一，意守丹田，内观五脏。这样经常地锻炼，就能增强体质，却病延年。同时，对某些疾病的治疗，也有良好的效果。所以每见长期坚持练功的人，精神焕发，行动矫健，年老不衰。

【参考资料】

（1）张景岳："节饮食以养内，慎起居以养外，不妄作劳以保其天真，则形神俱生，故得尽其天年。"

（2）张景岳："欲不可纵，纵则精竭，精不可竭，竭则真散，盖精能生气，气能生神，营卫一身，莫大乎此，故善养生者，必宝其精，精盈则气盛，气盛则神全，神全则身健，身健则病少，神气坚强，老而益壮，皆本乎精也。"

【原文】 夫四时阴阳①者，万物之根本也。所以圣人春夏养阳，秋冬养阴②，以从其根，故与万物沉浮于生长之门。逆其根，则伐其本，坏其真矣。故阴阳四时者，万物之终始也，死生之本也。逆之则灾害生，从之则苛③疾不起，是谓得道。（《素问·四气调神大论》）

【提示】 说明顺应四时阴阳的变化对养生防病的重要意义。

【注释】

①四时阴阳：四时气候的变化，即阴阳之气的变化。春温夏热为阳，秋凉冬寒为阴，有了四时阴阳之气的变化，万物才有生、长、收、藏的发展变化规律。所以人体必须与四时相适应，做到春夏养阳，秋冬养阴。

②春夏养阳，秋冬养阴：张景岳："夫阴根于阳，阳根于阴，阴以阳生，阳以阴长。所以圣人春夏则养阳，以为秋冬之地，秋冬则养阴，以为春夏之地，皆所以从其根也。今人有春夏不能养阳者，每因风凉生冷，伤此阳气，以致秋冬多患疟泻，此阴胜之为病也。有秋冬不能养阴者，每因纵欲过热，伤此阴气，以致春夏多患火证，此阳胜之为病也。善养生者，宜切佩之。"马元台："春夏而有养生养长之道者，养阳气也；秋冬而有养收养藏之道者，养阴气也。"

③苛：严重之意。王冰："苛者，重也。"张景岳："苛，残虐也。"

【语译】 阴阳四时的变化，是万物生长变化的根本，所以善于养生的人，春夏两季能够注意保养阳气，秋冬两季能够注意保养阴气，以从根本上来培养身体。所以才能和万物一样，顺随阴阳之性而生活于生长收藏的规律之中。如果违反了适应四时阴阳变化的根本问题，生命的根本就要受到伤伐，真气也就败坏了。所以阴阳四时的变化，是万物生长的始终，是死生的根本。如果违背了它，就要产生灾害，能顺从它，就不致发生严重的疾病，这就是养生的法则。

【按语】 人与自然界存有对立统一的密切关系。四时阴阳的变化，是人类和一切生物赖以生存和发展的必要条件。因此，人们在日常生活中，要做到"春夏养阳，秋冬养阴"，以适应春生、夏长、秋收、冬藏的变化规律。这也是养生防病所必须遵循的重要原则。

【参考资料】

(1)《素问·阴阳应象大论》："天有四时，以生长收藏。"

(2)《素问·四气调神大论》："逆春气则少阳不生，肝气内变；逆夏气则太阳不长，心气内洞；逆秋气则太阴不收，肺气焦满；逆冬气则少阴不藏，肾气独沉。"

【原文】 虚邪贼风，避之有时。（《素问·上古天真论》）

故风者，百病之始也①。清静②则肉腠闭拒，虽有大风苛毒③，弗之能害，此因时之序也。（《素问·生气通天论》）

风从其所居之乡来为实风④，主生，长养万物；从其冲后来为虚风⑤，伤人者也，主杀，主害者。谨候虚风而避之，故圣人曰避虚邪之道，如避矢石然，邪弗能害，此之谓也。（《灵枢·九宫八风》）

【提示】 趋避外邪侵袭，亦属防病的主要措施。

【注释】

①故风者，百病之始也：张景岳："凡邪伤卫气，如上文寒、暑、湿、气、风者，莫不缘风气以入，故风为百病之始。"

②清静：王冰："嗜欲不能劳其目，淫邪不能惑其心，不妄作劳，是为清静。"

③大风苛毒：厉害的风邪谓大风；毒之甚者为苛毒。

④风从其所居之乡来为实风：所居之乡，是指每一季节中所出现当令的风向，如春东风、夏南风、秋西风、冬北风之类。张志聪："实风者，春之东风，夏之南风，秋之西风，冬之北风；春夏交之东南风，秋冬交之西北风。此天地四时之正气，故主生，长养万物。"张景岳："气得其正者，正气王也，故曰实风。"

⑤从其冲后来为虚风：冲，对冲之意；后，言其所来之远。是言风所来之方向，与所居之乡是相对的，如春西风、夏北风、秋东风、冬南风之类。张景岳："冲者，对冲也。后者，言其来之远，远则气盛也。如太一居子，风从南方来，火反胜也；太一居卯，风从西方来，金胜木也；太一居午，风从北方来，水胜火也；太一居酉，风从东方来，木反胜也。气失其正者，正气不足，故曰虚风。"张志聪："从其冲后来者，如冬至从南西二方而来，春分从西北二方而来，是虚乡不正之风，主伤人而杀害万物。"

【语译】 外界的虚邪贼风，要注意随时躲避它，以免发生疾病。

风邪，是能够引起各种疾病的主要原因。但只要人们的意志清静而阳气固密，那么肌肉腠理就能密闭而拒抗外邪。虽有厉害的大风苛毒，也不能侵害，这是因为能够顺应四时的节序而调摄精神的缘故。

在每一季节中当令的风向就是实风，主生长之气，养育万物；如果风向与时令季节是相反的，就是虚风，能损伤人体，主肃杀之气，带有伤害性质。这种虚风，人们必须注意随时趋避。所以对养生之道有高度修养的人，每日都在随时注意趋避虚邪贼风的侵袭，就好像躲避箭矢石块的袭击一样，从而使外邪不能侵害，就是这个意思。

【按语】 预防疾病的发生，从外因方面来讲，除了要善于适应四时气候的变化以外，还要随时注意趋避外邪的侵袭，善于调养精神，增强体质，以抗拒外邪。这些都是养生防病的重要法则。

【参考资料】

（1）张志聪："所谓虚邪者，乃八方虚乡所来之邪气，其入身也深。"

（2）张景岳："卫气者，阳气也，人惟清静，无过烦扰，则腠理闭而阳气固，虽有大风苛毒，弗之能害也。所谓清静者无他，在因四时之气序耳。如四气调神论曰：应春气以养生，应夏气以养长，应秋气以养收，应冬气以养藏，逆之则灾害生，从之则苛疾不起。顺其自然，是得四时清静之道。"

（3）张景岳："所居者，太一所居之乡也。如月建居子，风从北方来，冬气之正也。月建居卯，风从东方来，春气之正也。月建居午，风从南方来，夏气之正也。月建居酉，风从西方来，秋气之正也。四隅十二建，其气皆然。"

二、既病防变

【原文】 上工[①]救其萌芽……下工[①]救其已成，救其已败。（《素问·八正神明论》）

邪风[②]之至，疾如风雨，故善治者治皮毛，其次治肌肤，其次治筋脉，其次治六府，其次治五脏，治五脏者，半死半生也。（《素问·阴阳应象大论》）

【提示】 强调早期治疗，防止病邪向里传变的重要意义。

【注释】

①上工、下工：上工，指技术好的医生；下工，指技术差的医生。

②邪风：马元台："即上古天真论之虚邪贼风。"

【语译】 技术好的医生，在疾病初起就给以救治。技术差的医生，是等到疾病已经形成，甚或恶化阶段才进行救治。

邪风侵袭人体，其传变之速，好像疾风暴雨一样。所以善于治病的医生，当邪在皮毛的时候，就给以及时治疗；技术较差的，则是邪至肌肤才治疗；再差一些的，是邪至筋脉才治疗；更差的，则是邪至六腑才治疗，最差的是邪至五脏才治疗。假如病邪传入到五脏，病已到了严重的程度，这时的治疗效果，只能是半死半生而已。

【按语】

本文说明外邪（六淫之邪）侵入人体是由最浅层之皮毛侵入，而后由浅及深，由表及里，层层深入。所以高明的医生，能够治疗及时，层层堵截，防止病邪向里传变，达到早期治愈的目的。以后，东汉张仲景《伤寒论》的六经传变，明清温病学说的卫气营血传变，都是在此基础上发展起来的。而清代温病学家吴鞠通又另辟门径，主张邪由口鼻而入，历经上、中、下三焦的传变过程，此为病邪传染途径之一大创新。然治疗尚未离开发表、和解半表半里、清里、攻下等由外及内的层层防治之法。说明《内经》的理论，是后世外感病学发展的理论基础。

【参考资料】

（1）《素问·缪刺论》："夫邪客于形，必先舍于皮毛，留而不去，入舍于孙络，留而不

339

去，入舍于络脉，留而不去，入舍于经脉，内连五藏，散于肠胃，阴阳俱感，五藏乃伤，此邪之从皮毛而入，极于五藏之次也。"

（2）叶天士："卫之后方言气，营之后方言血，在卫汗之可也，到气才可清气，入营犹可透热转气，入血就恐耗血动血，直须凉血散血。"

【原文】 经言上工治未病，中工治已病者，何谓也？然：所谓治未病者，见肝之病，则知肝当传之于脾，故先实其脾气，无令得受肝之邪，故曰治未病焉。中工者，见肝之病，不晓相传，但一心治肝，故曰治已病也。（《难经·七十七难》）

【提示】 论治未病与治已病。

【语译】 医经上说，上工能够治疗未病，中工只知道治疗已病，这是怎样讲的？答道：所谓治疗未病，例如看到肝脏的病变，就知道肝脏之病必当传脾，所以应当先充实脾气，使令脾土不致遭受肝邪的侵袭，这就是上工治未病。中工则不然，见到肝病，不懂得肝病能传脾的道理，但一心一意地治肝，这就叫做治已病。

【按语】 既病之后，不仅要积极防治病邪由浅及深向里传变，而且要根据脏腑关系，五行生克的原理，防治内脏之病相至传变。以本节经文举例来说，肝属木，脾属土，木能克土，所以肝脏有病往往会涉及脾。故在治肝的同时，亦要兼实脾气，使脾气充实而不受邪，以防止肝病传脾。这是处理内脏疾病，防止传变的一种治疗法则，也属于中医学强调内脏整体性在治疗上的体现。

【参考资料】

《金匮要略》："问曰：上工治未病，何也？师曰：夫治未病者，见肝之病；知其传脾，当先实脾，四季脾旺不受邪，即勿补之；中工不晓相传，见肝之病，不解实脾，惟治肝也。"

读经心悟

本章内容，是论述治疗学上所必须遵循的理论原则。临证时，立法处方或确立某些具体治疗措施，都是按治则的理论进行的。

标本，是辨证的方法和确立治疗先后、主次的原则。在治病必求于本的基本原则下，提出了急则治其标、缓则治其本和标本同治，体现了中医学在治疗方法上的原则性和灵活性。

正治与反治，是治疗中的两大原则，其目的都是燮理阴阳，使归平衡。寒者热之，热者寒之，虚者补之，实者泻之等，则属于正治法范围，是临床所常用的治疗原则。而塞因塞用，通因通用等，则属于反治法范围，是在特殊情况下所采用的变通治法。正治与反治的理论原则是治疗的根本大法，对指导中医临床实践有着重要的意义。

因时、因地、因人制宜，实质上是整体观念在治疗中的体现。人体与自然界是息息相关的整体，而人的体质又各有差异。因此临床治疗，必须考虑不同季节，不同地区和不同体质的特点，区别对待。

制方与用药，是辨证后进行治疗的必要步骤。药物有性有味，用药时必须掌握药物的性味功能，合理调剂。君臣佐使与七方，是《内经》的制方原则与方剂分类形式，也是临证治疗必守的准则。

治未病的问题，是预防思想在治疗上的具体贯彻。治未病有两种意义：一是预防疾病的发生；一是既病之后，防止病邪的传变。这对健康的保障，疗效的提高，是有很大作用的。

总之，本章所选录的内容，既有理论性的原则，提示性的启发，又有具体的方法和措施，能够反映出中医治疗学说的理论实质，是指导临床治疗的理论基础。

用 药 心 得

黄芪

黄芪有补益元气，扶正培本之功。我在临床上凡是遇到缠绵难愈的慢性疾患，而表现出正气虚损不足，如神疲体倦，气短懒言，体质瘦弱，面色不华等，均首选黄芪。另外，临床常见的虚实夹杂病证，如各种肝炎所致的肝脾肿大，肝硬化腹水；各种心脏病所致的血脉瘀滞，唇绀舌暗，血瘀肝大，心衰水肿；肾病水肿等，因其均系脏腑代谢功能衰退，而致病理代谢产物留滞为患，表现虚实夹杂、本虚标实的特点，故治在祛瘀利水以泻其实的同时，均宜辅以扶正益气之品，以治其本，而扶正益气之品我一般亦是首选黄芪。如治疗冠心病的"益气通痹汤"，治疗病态窦房结综合征的"培元复脉汤"，治疗再生障碍性贫血的"益气补血汤"，治疗肝硬化的"消癥利水汤"等均选用黄芪。此外我在治疗中风后遗症偏瘫时亦常喜重用黄芪，如处方：黄芪40g，当归9g，赤芍9g，川芎9g，广地龙20g，丹参20g，怀牛膝9g，全蝎6g。水煎服。临床应用效果颇佳。

淫羊藿

淫羊藿为补肾扶正之品。凡慢性疾患，须补肾扶正，增强免疫功能，我一般必用淫羊藿。医书记载，淫羊藿辛温偏燥，凡阴虚而相火易动者忌用。根据我的临床体会，淫羊藿之性味，应是甘温而偏平，温而不燥，升中有降，无升阳动火之不良反应，对一切虚证，或虚实夹杂之证，表现阴阳气血两虚，而须补肾培本者，均可选用。近代药理实验表明，淫羊藿还具有降血压、降血脂、降血糖和扩张冠脉治疗心绞痛的作用。可见，对淫羊藿的性味、功能的认识，在传统的基础上，应另有新意和补充。如"培元复脉汤""消癥利水汤""益气补血汤"等均选用淫羊藿。另我常用淫羊藿配伍黄芪、地龙、降香等治疗冠心病虚实夹杂，表现以胸闷、心痛、疲乏、脉结代为特点者，常收桴鼓之效。用药为淫羊藿20g，党参20g，黄芪20g，赤芍20g，丹参20g，延胡索20g，郁金15g，生山楂20g，广地龙20g，瓜蒌9g，桂枝9g，降香6g。

水蛭

水蛭有祛瘀消癥，通利水道之功。我在临床上，主要用于瘀水互结引起的病证，如肝硬化腹水、心衰水肿、肾功能不全引起的水肿等；另外，也用于血脉瘀滞引起的一些病证，如肝病出现的肝脾肿大，冠心病心绞痛，缺血性脑中风，萎缩性胃炎等。我使用水蛭，一般是晒干研粉，装入胶囊吞服。每次服 2～3g，每日 3 次。根据我的临床经验，水蛭与有扶正培本作用的淫羊藿、党参、白术、黄芪等合用，则可在增强机体自身免疫功能的同时，也有利于水蛭破血消癥利水功能的发挥。下面列数方说明我用水蛭的心得体会。

处方一：口服生水蛭粉（装入胶囊），1 日 2 次，每次 2g，15 天为 1 个疗程。

配伍药物：黄芪 40g，当归 9g，赤芍 9g，川芎 9g，丹参 20g，广地龙 20g，怀牛膝 9g，全蝎 6g，桑寄生 10g。水煎服。

主治：中风后遗症偏瘫。

处方二：口服生水蛭粉（装入胶囊），1 日 2 次，每次 2g，30 天为 1 个疗程。

配伍药物：黄芪 20g，淫羊藿 20g，瓜蒌 9g，川芎 15g，赤芍 15g，丹参 20g，延胡索 20g，广地龙 20g，生山楂 20g，桂枝 9g，细辛 4g，降香 6g。水煎服。

主治：冠心病表现胸闷、心痛、疲乏、脉结代者。

处方三：口服生水蛭粉（装入胶囊），1 日 2 次，每次 2.5g，30 天为 1 个疗程。

配伍药物：消癥利水汤。

主治：肝硬化腹水。

处方四：口服生水蛭粉（装入胶囊），1 日 2 次，每次 2.5g，30 天为 1 个疗程。

配伍药物：熟地黄 20g，山茱萸 20g，丹参 20g，泽泻 20g，猪苓、茯苓各 20g，车前子 20g，怀牛膝 9g，党参 20g，黄芪 20g，淫羊藿 20g，桂枝 9g，制附子 9g，益母草 20，水煎服。

主治：慢性肾炎、肾病综合征、肾功能不全引起的浮肿、腹水等。

附子

附子有温阳散寒，温经止痛之功。我一般用于治疗风寒湿痹所致之周身关节疼痛，冠心病心绞痛，病态窦房结综合征，肝硬化腹水，慢性肾炎、肾病综合征、肾功能不全所致之浮肿、腹水，慢性胃肠炎阴寒内盛所致之腹痛、腹泄等。但必须表现为肢冷畏寒，脉象弦紧或迟缓，疼痛急剧，喜温喜按等阳虚阴盛的证候特点方可使用该药。附子含乌头碱，辛热有毒性，必须炮制使用。用量首次从 9g 开始，服药 5～7 天后无明显不良反应，可逐渐加大用量，我临床一般是加至 30g 为止。然用量大时，处方中必须标明"另包先煎"，即开水浸泡先煎 1 小时。我的经验方"培元复脉汤""消癥利水汤"都选用了附子，我治疗慢性肾炎等引起的浮肿、腹水时亦喜用附子（参看水蛭单味药处方之四的配伍药物）。

下面再举两方说明我用附子的心得体会。

处方一：制附子 15g（先煎），桂枝 9g，麻黄 9g，黄芪 20g，当归 20g，赤芍、白芍各

9g, 丹参 20g, 片姜黄 20g, 延胡索 20g, 桑枝 20g, 羌活、独活各 9g, 海桐皮 20g, 淫羊藿 20g, 怀牛膝 9g, 甘草 6g。水煎服。

主治: 风寒湿痹所致之周身关节疼痛。

处方二: 制附子 9g, 桂枝 9g, 细辛 4g, 瓜蒌 9g, 赤芍 20g, 丹参 20g, 川芎 15g, 广地龙 20g, 延胡索 20g, 生山楂 20g, 黄芪 20g, 淫羊藿 20g, 生水蛭粉 5g (早、晚 2 次冲服), 水煎服。

主治: 冠心病, 心绞痛。

莪术

莪术有行气破血, 消积止痛的作用。我一般用于治疗肝病出现肝脾肿大, 肝硬化腹水, 冠心病心绞痛, 萎缩性胃炎镜检胃黏膜结节隆起、肠上皮化生, 血瘀痛经、经闭, 肿瘤疼痛等病证。按医书记载, 莪术为行气破血之品, 仅适用于气滞血瘀所致之实证。根据我的临床经验, 实际莪术性味平和, 既有攻坚消积之功, 又有保肝、护心和增强人体免疫功能。故临床不仅适用于气滞血瘀引起的实证, 而且适用于气虚血瘀、癥瘕积聚所表现的虚实夹杂病证, 如上所述的肝硬化腹水等。

下面仅列数方, 以说明我用莪术的临床体会。

处方一: 莪术 20g, 丹参 20g, 醋鳖甲 30g, 淫羊藿 20g, 党参 15g, 炒白术 20g, 黄芪 20g, 五味子 15g, 茵陈 20g, 柴胡 15g, 大腹皮 20g, 猪苓、茯苓各 20g, 泽泻 20g, 车前子 20g (包煎), 生水蛭粉 5g (早、晚分服)。水煎服。

主治: 肝硬化腹水。

处方二: 莪术 20g, 赤芍 15g, 川芎 15g, 丹参 20g, 延胡索 20g, 生山楂 20g, 广地龙 20g, 桂枝 9g, 细辛 4g, 荜茇 9g, 黄芪 20g, 生水蛭粉 4g (早、晚分冲)。水煎服。

主治: 冠心病心绞痛, 胸痛彻背。

处方三: 莪术 20g, 三棱 15g, 当归 15g, 川芎 15g, 赤芍 15g, 桂枝 9g, 小茴香 9g, 香附 9g, 乌药 9g, 益母草 20g, 桃仁 9g, 红花 9g。水煎服。

主治: 血瘀痛经、经闭。

三七

三七除化瘀止血, 活血消肿止痛功能外, 又是一味补血、益气的补虚强壮佳品。近年来,我在临床上，根据久病必虚，久病必瘀的病理特点，凡治疗一些久病不愈、虚实夹杂、气虚血瘀的慢性疾患，多使用三七，均收到满意效果。如治疗各种慢性病毒性肝炎，肝硬化腹水，胃及十二指肠溃疡出血，萎缩性胃炎，冠心病心绞痛，高脂血症等。我使用三七，一般是晒干研粉，每次 2~3g，日服 2 次。根据我的临床经验，三七与有扶正培本作用的党参、白术、黄芪及活血化瘀之丹参、赤芍、莪术等相伍为用，具有一补一散，相互制约，相互为用，补而不滞，散而不耗，共奏益气活血，通补兼施，相得益彰之效。清代《本草新编》提出三七能补虚，通过临床应用，又据现代药理研究表明，三七含有大量人参皂苷，具有类似人参的药理效应，能增加巨噬细胞的吞噬能力，增强人体的新陈代谢和免疫功能。其作用主要表现在补血益气两个方面。可见对三七的功能认识，在传统的基础上，应另有新义和补充。下面仅列数方，说明我用三七的临床体会。

处方一：党参 15g，炒白术 9g，黄芪 20g，当归 9g，炒白芍 20g，丹参 15g，延胡索 15g，三七粉 4g（早、晚分服），海螵蛸 30g，白及 15g，黄连 6g，吴茱萸 6g，鸡内金 15g，砂仁 9g，香附 9g，甘草 9g。水煎服。

主治：消化性溃疡。

处方二：白及粉 3g，三七粉 3g，乌贼骨 3g，黄芪粉 3g。混匀调成糊状装入胶囊吞服，日服 3 次，每次服 2g。

主治：消化性溃疡日久不愈，大便潜血。

处方三：党参 20g，炒白术 9g，黄芪 20g，陈皮 9g，姜半夏 9g，香附 9g，砂仁 9g，鸡内金 15g，炒白芍 20g，莪术 20g，三七粉 5g（早、晚分服），蒲公英 15g，乌梅 9g，甘草 6g。水煎服。

主治：萎缩性胃炎伴有肠化增生者。

处方四：瓜蒌 9g，川芎 15g，赤芍 15g，丹参 20g，郁金 15g，延胡索 20g，生山楂 20g，广地龙 20g，桂枝 9g，细辛 4g，荜茇 9g，黄芪 20g，淫羊藿 20g，三七粉 5g（早、晚分服）。水煎服。

主治：冠心病病势缠绵，时轻时重，而表现本虚标实者。

处方五：黄芪 20g，党参 20g，淫羊藿 20g，桂枝 9g，降香 6g，赤芍 15g，丹参 20g，广地龙 20g，当归 15g，延胡索 20g，制附子 9g，三七粉 5g（早、晚分服）。水煎服。

主治：心肌梗死，呈现持续性心绞痛，胸闷，憋气，心律失常，舌质紫暗等症状。

处方六：何首乌 20g，黄精 20g，生山楂 20g，草决明 20g，桑寄生 20g，三七粉 5g（早、晚分服）。水煎服。

主治：冠心病、高血压病、脑动脉硬化伴有血脂及胆固醇增高者。

处方七：夏枯草 20g，黄芩 9g，桑叶 9g，菊花 20g，钩藤 20g，生地黄 20g，玄参 20g，生龙骨、生牡蛎各 30g，石决明 30g，桑寄生 9g，怀牛膝 9g，何首乌 20g，僵蚕 9g，蒺藜 15g，槐花 15g，三七粉 4g（早、晚分服）。水煎服。

主治：肝风内动，风阳上扰，气血上壅，痰火壅盛之络损血溢，中风昏厥。

处方八：党参20g，黄芪20g，茯苓15g，淫羊藿20g，桂枝9g，当归9g，丹参20g，赤芍15g，广地龙20g，红花9g，莪术9g，虎杖20g，半夏9g，杏仁9g，三七粉5g（早、晚分服），炙甘草9g。水煎服。

主治：肺源性心脏病，证系瘀血阻络型（弥漫性血管内凝血）。呈现颜面口唇青紫，喘促，心悸，脉来结代，伴肢冷，皮肤色青，肢端尤甚，或胁下瘀积，血瘀水停面肿，或血瘀络损而咯血，舌紫暗，脉涩。

处方九：党参15g，黄芪20g，炒白术9g，熟地黄15g，益母草20g，乌贼骨30g，川续断15g，补骨脂20g，五味子20g，阿胶9g（烊化），艾叶炭9g，陈棕榈炭9g，侧柏炭9g，仙鹤草20g，三七粉5g（早、晚分服）。水煎服。

主治：崩漏。适于中虚气陷，月经过多，持续期长，体倦乏力，面色白等。

处方十：党参20g，炒白术20g，黄芪20g，淫羊藿20g，仙鹤草20g，女贞子20g，鳖甲30g，赤芍20g，丹参20g，三棱15g，莪术15g，鹿角胶9g（烊化），大腹皮20g，猪苓、茯苓各20g，泽泻20g，白茅根20g，车前子20g（包煎），益母草20g，三七粉5g（早、晚分服）。水煎服。

主治：肝硬化腹水，证属虚瘀癥积型。

生蛭粉

气属阳而主温煦，血属阴而主濡润，两者同源于水谷之精微和肾中之精气。气与血阴阳互根，相互依赖，不可须臾相离。它们的关系被概括为"气为血之帅""血为气之母"。生蛭粉中水蛭与黄芪相伍，一行血，一益气，一补一通，君臣合参，药味虽少，其功大妙。我根据气血之间的关系和历代医家的用药经验，及现代科学实验研究，将黄芪提纯后与生蛭粉按照一定的比例进行配制，应用于临床，在治疗一些疑难重病时，收到了意想不到的效果，挽救了许多危重病人的生命。

方中黄芪以补为主，水蛭以通为要，二者相和，益气通脉，消癥祛瘀，利水消肿，攻补兼施，通补并用，扶正祛邪。现代研究表明，黄芪有扩张血管、改善微循环、调节免疫、强心、利尿，并对血压有双向调节等作用。水蛭含有水蛭素、组胺、肝素和抗血栓素等成分，具有抗凝、降低血液黏稠度、溶栓、扩血管、促进血液循环等作用。二药合用，在临床上对防治心脑血管疾病，消化、呼吸系统疾病，及肿瘤、妇科病等疾病效果显著。

我行医六十余年，用药药谱颇广，但对生蛭粉的应用，却有着深厚的感情和体会。我的临床经验证明生蛭粉不但是治疗一切血瘀证的佳品，且尤长于治疗水瘀互结之证，如肝硬化腹水、心衰水肿、肾功能不全引起水肿等。据我观察，生蛭粉的利水消肿作用，优于其它一切中药。利水效果比西药慢一些，但效果稳定可靠，无不良反应。另外，生蛭粉对血瘀之重证，如肝硬化、冠心病引起的心肌损害、萎缩性胃炎等的治疗效果非常明显。现将临床应用体会分述如下：

（一）治疗肝病

生蛭粉有益气通脉，消癥祛瘀，利水消肿等功效，对于治疗肝系病证之水瘀互结者疗效极佳。如肝硬化之肝脾肿大、腹水、黄疸等。由于水蛭素有降血脂等作用，故对脂肪肝也有很好的疗效。另外生蛭粉对于肝癌也有一定的疗效。

1. 治疗肝病引起的黄疸

肝病病人出现瘀黄现象时，根据黄因瘀致，治黄先治瘀之理，应用生蛭粉，药力强而疗效高。

治疗方法：生蛭粉 10g，早、晚分服。配服中药汤剂：虎杖 20g，茵陈 40g，板蓝根 20g，白花蛇舌草 20g，土茯苓 20g，金钱草 20g，郁金 20g，栀子 9g，赤芍 40g，丹参 20g，莪术 20g，枳实 20g，黄芪 20g，三七粉 5g（分冲）。

2. 治疗肝硬化腹水失代偿期

肝硬化之病，虚瘀癥积，血瘀肝硬，水瘀互结，腹鼓脾大。治当扶正祛瘀，消癥利水。此甚合生蛭粉之功效，故临床应用效果极佳。

治疗方法：生蛭粉，每次 10g，分早、晚冲服。另配中药汤剂：淫羊藿 20g，党参 15g，炒白术 20g，黄芪 20g，醋鳖甲 30g，五味子 15g，茵陈 20g，柴胡 15g，丹参 20g，莪术 20g，大腹皮 20g，猪苓 20g，茯苓 20g，泽泻 20g，车前子 20g。水煎服。

病案举例：见本书《临证心得》之"肝炎后肝硬化"的治疗经验。

3. 治疗肝癌

治疗方法：生蛭粉 10g，早、晚分服。配：半枝莲 20g，白花蛇舌草 20g，生薏苡仁 20g，丹参 20g，当归 15g，莪术 9g，党参 20g，黄芪 20g，女贞子 20g，淫羊藿 20g，鳖甲 30g，甘草 6g。水煎服。

病案举例：王某，女，56 岁。2005 年 5 月 24 日初诊。病人患乙肝十余年，未坚持治疗，病情时好时坏。今年以来，反复发作，逐日加重，于 2005 年在省肿瘤医院确诊为肝癌后，于 2005 年 4 月 19 日，在解放军第一医院行肝癌手术，2005 年 5 月 24 日经病友介绍求余诊治。症见：面色黧黑，形体消瘦，精神萎靡，语气低沉，疲乏不支，脘腹胀满，皮肤松弛，舌偏平瘦小、光滑无苔，脉沉细弱无力。B 超提示：肝癌术后，肝硬化代偿期待排。心电图提示：窦性心律，T 波异常（前壁心肌缺血），异常心电图。其余化验检查正常。证属气阴两虚，脾肾阳虚，血脉瘀滞。治宜清热解毒抗癌，温阳益气祛瘀，理气软坚散结。处方：虎杖 20g，茵陈 20g，板蓝根 20g，白花蛇舌草 20g，生薏苡仁 20g，苦参 20g，淫羊藿 20g，仙茅 20g，仙鹤草 20g，党参 20g，炒白术 9g，黄芪 20g，赤芍 20g，丹参 20g，莪术 20g，延胡索 20g，枳实 20g，砂仁 9g，制附子 9g，鳖甲 20g，桂枝 9g，干姜 6g，甘草 6g，生蛭粉 10g（早、晚分服），三七粉 5g（分服）。水煎服。另配服"舒肝消积丸"，每次 45 粒，日服 3 次。

2005 年 6 月 27 日二诊：服上方 30 剂，心电图检查正常。有食欲，精神稍好，余症同前，效不更方，守方继服。2006 年 8 月 19 日复诊，询知从初诊至今 16 个月，方药略作增减，时断时续服药 125 剂，于 2006 年 8 月 14 日在当地医院进行 B 超检查，除见多发性胆结石外，肝、脾、胰、双肾未见异常。生化、肝功检验除转氨酶、黄疸指数略高于正常，其余各项目均在正常范围内，甲胎蛋白化验亦正常。诊见病人面色红润有光泽，精神佳，食量正常，舌质淡红、苔薄稍腻，脉细弱。无腹水、浮肿、胁痛、疲乏等症。原方生蛭粉量减半，去板蓝根、延胡索、砂仁、桂枝，加半枝莲 20g，继服。此例病人目前正在治疗观察之中。

医案评析：此例病人病久邪深，术后正气亏耗，形成虚实错杂的局面。治疗时抓住了邪气久深、脾肾阳虚、血脉瘀滞这一主要病机，采取攻补兼施、综合运用、整体调节之法。将清热解毒祛邪之虎杖、茵陈、板蓝根、白花蛇舌草、苦参等与以培补脾肾之阳为主的淫羊藿、仙茅、仙鹤草、党参、炒白术、黄芪和活血祛瘀软坚散结之品赤芍、丹参、莪术、延胡索、鳖甲、生蛭粉、三七粉等药合用，从而使机体功能正气恢复，抗病能力增强，出现诸症减轻的显象。对于肝硬化病人的治疗，应从全局观念出发，不能见病治病，肝病多有瘀血症状，在活血化瘀的同时用温阳益气药，较先消后补者易于康复。据我临床观察，生蛭粉有较强的抑癌和抗癌作用。

（二）治疗心、脑疾病

我在临床上用生蛭粉治疗心、脑疾病疗效颇佳。现代研究也证实：水蛭中所含的组胺能扩张毛细血管，促进机体在出血的同时改善微循环状况，有抗垂体后叶素造成的心肌缺氧及抗血小板聚集作用；水蛭素对脑血肿能促进吸收，减轻周围脑组织的炎性反应及水肿，缓解颅内压升高，改善局部血液循环，保护脑细胞免遭破坏，并有利于神经功能的恢复；水蛭素还可促进脑动脉血流量，减少血管阻力，使血管扩张，可活化纤溶系统，溶解血栓；水蛭素还能阻止凝血酶对纤维蛋白的作用，阻碍血液凝固；能抑制血小板凝集，有抗血栓形成作用；可活化纤维系统，溶解血栓；水蛭水提取液能降低大鼠的全血比黏度和血浆比黏度、缩短红细胞电泳时间。

1. 治疗冠心病之心绞痛、心肌梗死恢复期

治疗方法：生蛭粉，每次 3g，每日 3 次冲服。可配合中药汤剂：瓜蒌 9g，川芎 15g，赤芍 15g，丹参 15g，郁金 15g，延胡索 20g，生山楂 20g，广地龙 15g，桂枝 6g，降香 6g，黄芪 30g，淫羊藿 20g，三七粉 5g（早、晚分冲）。水煎服。1 个月为 1 个疗程。注：一般心肌梗死后的病人宜长期服用抗血小板聚集药。

2. 治疗肺心病

肺病及心，气虚血瘀，心脉痹阻，病人出现口唇发绀，颜面皮肤青紫，尤以指端为甚。伴心悸、喘促、脉结代、舌紫暗，甚至胁下癥积。或血瘀络损而咯血，或血瘀水停而面肿。治疗上宜攻补兼施，标本兼顾，而以活血化瘀为主。所以在具体用药时，常在培元补虚、益气统血的基础上，复以大队活血化瘀之品，如当归、丹参、赤芍、郁金、红花、虎杖、莪术、三七等，轻重药并用，以促进微循环，推动血液运行，消除血脉瘀滞。

治疗方法：生蛭粉，每次 5g，分早、晚冲服。另配中药汤剂：党参 20g，黄芪 20g，茯苓

15g，五味子 15g，淫羊藿 20g，桂枝 9g，当归 9g，丹参 20g，赤芍 15g，郁金 15g，红花 9g，莪术 9g，虎杖 20g，半夏 9g，杏仁 9g，炙甘草 9g，三七粉 5g（分冲）。水煎服。生蛭粉配合抗炎、解痉、祛痰、补液治疗肺心病，效果尤佳。肺心病后期表现气虚血瘀，水气凌心，而致喘急、咳逆、不得平卧、心悸、心慌、面目浮肿、肢肿、尿少、腹水诸证。可在上方基础上加炒白术 15g，猪苓 20g，泽泻 20g，车前子 20g，制附子 9g，川椒目 3g，泽兰 20g，益母草 20g，鳖甲 30g，大腹皮 20g，葶苈子 9g。

3. 治疗脑出血，颅内血肿

治疗方法：生蛭粉，每次 3g，每日 2 次冲服，1 个月为 1 个疗程。并配合中药汤剂：夏枯草 20g，黄芩 9g，桑叶 9g，菊花 20g，钩藤 20g，生地黄 20g，玄参 20g，生龙骨、生牡蛎各 30g，石决明 30g，桑寄生 9g，怀牛膝 9g，何首乌 20g，僵蚕 9g，蒺藜 15g，槐花 15g。水煎服。

4. 治疗脑血栓，脑梗死

治疗方法：生蛭粉，每次 3g，每日 2 次冲服，1 个月为 1 个疗程。并配合中药汤剂：何首乌 20g，桑椹 15g，黄芪 30g，当归 9g，赤芍 20g，丹参 30g，川芎 20g，广地龙 20g，生山楂 20g，泽泻 9g，红花 9g，鸡血藤 20g。水煎服。

5. 治疗中风后遗症偏瘫

治疗方法：生蛭粉 5g，早、晚分服。配：黄芪 40g，当归 9g，赤芍 9g，川芎 9g，广地龙 20g，丹参 20g，怀牛膝 9g，全蝎 6g。水煎服。

（三）治疗其他病证

1. 治疗高血脂症，单纯性血黏度增高

治疗方法：生蛭粉，每次 3g，每日 2 次冲服；生山楂 3g，决明子 3g，泡水当茶饮。1 个月为 1 个疗程。

2. 治慢性肾炎、肾病综合征、肾功能不全引起的水肿、腹腔积液等

治疗方法：生蛭粉 10g，早、晚分服。配：熟地黄 20g，山茱萸 20g，丹参 20g，泽泻 20g，猪、茯苓各 20g，车前子 20g，怀牛膝 9g，党参 20g，黄芪 20g，淫羊藿 20g，桂枝 9g，制附子 9g，益母草 20g。水煎服。1 个月为 1 个疗程。

病案举例：见本书《临证心得》之"慢性肾小球肾炎"的辨治经验、"慢性肾功能不全"的治疗经验。

3. 治疗糖尿病肢体闭塞症、视力模糊等

治法：生蛭粉，每次 3g，每日服 3 次，3 个月为 1 个疗程，配合中药可显著提高疗效。

4. 治疗脉管炎（血栓性静脉炎、血栓闭塞性脉管炎）

治疗方法：生蛭粉 5g，早、晚分服。配：桂枝 9g，黄芪 20g，当归 9g，丹参 9g，赤芍、白芍各 9g，鸡血藤 20g，延胡索 20g，淫羊藿 20g，怀牛膝 20g，明天麻 9g，全蝎 6g，党参 20g，甘草 9g。水煎服。2 个月为 1 个疗程。

5. 治疗气血虚弱型闭经

治疗方法：生蛭粉5g，早、晚分服。配：党参15g，炒白术9g，黄芪20g，当归9g，熟地黄9g，炒白芍9g，补骨脂20g，巴戟天20g，淫羊藿20g，桂枝9g，制附子9g，肉桂6g，炙甘草6g。水煎服。

6. 治疗前列腺增生之尿闭

治疗方法：生蛭粉5g，早、晚分服，3个月为1个疗程。配服中药见《临证心得》"前列腺炎和前列腺肥大"之治疗经验。

7. 治疗萎缩性胃炎伴有结节隆起和肠上皮化生

治疗方法：生蛭粉5g，每日早、晚分冲。配：党参20g，炒白术9g，黄芪20g，枳实20g，厚朴9g，香附9g，砂仁9g，鸡内金9g，炒白芍20g，郁金15g，延胡索20g，莪术20g，三棱20g，炒穿山甲9g，海藻15g，五味子9g，乌梅9g，白花蛇舌草20g，制附子9g，甘草6g，三七粉4g（早、晚分冲）。水煎服。

名医名方

舒肝化癥汤

【组成】柴胡9g，茵陈20g，板蓝根15g，当归9g，丹参20g，莪术9g，党参9g，炒白术9g，黄芪20g，女贞子20g，五味子15g，茯苓9g。

【功效】舒肝解郁，活血化癥，清解祛邪，培补脾肾。

【主治】各种急慢性病毒性肝炎、早期肝硬化、肝脾肿大、肝功能异常等。

【用法】水煎服，每日1剂。头煎二煎药液相混，早、中、晚分3次服。亦可共碾为末，炼蜜为丸，每丸重9g，日服3丸。

【方解】湿热挟毒，邪毒留连，是各种病毒性肝炎致病的主要病因，正气虚损，免疫功能紊乱、低下，是发病的重要病机，肝失调达，气滞血瘀，又是本病的基本病理变化。因此，本方组成采取解毒化湿、补虚、祛瘀三法合用的治疗原则，通治各种病毒性肝炎。方中以柴胡调达肝气；茵陈、板蓝根、茯苓等清热利湿，抑制病毒；当归、丹参、莪术等养血调肝，和血祛瘀，以扩张肝脏血管，增强肝内血液循环和增加肝脏血流量，从而起到改善肝脏营养及氧气供应，防止肝脏细胞损害、变性和纤维组织增生，以防肝病的发生发展，并促使肝病恢复；党参、白术、黄芪、女贞子、五味子等为扶正补虚之品，参、术、芪健脾益气，而有利于血浆蛋白的提高，促进肝功能的恢复，其中五味子酸收入肝，使转氨酶不致释放出来，从而起到降酶作用。上药配伍，全面兼顾，起到中药处方综合作用和整体调节作用，这是运用中药治疗病毒性肝炎的一大优势。

【加减】有湿热证候或瘀胆现象的，方中茵陈可重用40~60g，以利于清利湿热，再加赤芍、栀子，是出于祛瘀利胆的目的；虚羸不足严重的，偏于阳虚酌加淫羊藿、仙茅、肉桂以温补肾阳；偏于阴虚酌加生地黄、枸杞子等以滋补肾阴。对于肝硬化代偿失调，血脉瘀滞、阳虚不化所出现的腹水，根据"去菀陈莝"、温阳利水的治则，在重用补益脾肾和活血祛瘀之品的基础上，尚须酌加理气利水之品，如大腹皮、茯苓皮、泽泻、白茅根等，如此标本兼治，有利于腹水消除，恢复肝脏代偿功能。

【按语】舒肝消积丸，系撷取茵陈蒿汤、四逆散、逍遥散、枳术丸、保元汤、当归补血汤等诸方之长，并结合本人长期临床经验加减化裁而成。

消癥利水汤

【组成】柴胡9g，茵陈20g，丹参20g，莪术12g，党参15g，炒白术20g，炙黄芪20g，淫羊藿 20g，醋鳖甲 30g，五味子 15g，大腹皮 20g，猪苓、茯苓各 20g，泽泻 20g，白茅根 20g。

【用法】水煎服，每日 1 剂，早、中、晚分 3 次服。

【功效】培补脾肾，祛瘀化癥，利水消肿。

【主治】肝硬化代偿失调所出现的水肿臌胀、肝脾肿大。

【方解】肝硬化腹水的形成，表现"虚""瘀"交错的病理特点。一由脾肾阳虚，水不化津，而致水液潴留，此因虚；一由气血瘀滞，血不循经，津液外渗，"血不利则为水"，而致腹腔积液，此因瘀。故方中重用补益脾肾之淫羊藿、参、术、芪和活血祛瘀之丹参、莪术等，以达到温阳化津和祛瘀以利水之目的，同时活血散瘀之品亦能改善肝微循环和解除循环障碍，而有消瘀散结，回缩肝脾肿大之功效。在此基础上，再用理气利水之大腹皮、猪苓、茯苓、泽泻、白茅根等，更有利于消除臌胀腹水。方中更用柴胡、茵陈以调达肝气，清利湿毒；鳖甲以软坚消散；五味子以补益肝肾，酸收降酶。如此标本兼顾，各种药效有机结合，共奏消癥利水，恢复肝脏功能之功效。

【加减】肝病虚损严重，肝功障碍，絮浊试验、血清蛋白电泳试验异常，可加培补脾肾之品，白术可增至 40g，另加仙茅 20g，女贞子 20g，鹿角胶 9g（烊化）。经验证明，重用扶正培本、补益脾肾之品，证候和肝功化验、免疫指标都能得到相应改善，说明扶正补虚是降絮浊和提高血清蛋白的关键。当然，虚与瘀是互为因果的，肝病虚损严重，抵抗力低下，微循环障碍，又能因虚致瘀，导致肝脾肿大，形成癥积肿块。故在扶正补虚的同时尚须重用活血祛瘀之品。对此我一般是轻重药并用，加重丹参、赤芍、莪术药之分量。补虚与祛瘀多是综合运用，不过有时有所侧重罢了。

【按语】根据病毒性肝炎的症状和体征，我在临床上一般将其分为湿热未尽、肝郁脾虚、气阴两虚、虚瘀癥积四型。肝硬化代偿失调，肝脾肿大，腹水潴留，属于虚瘀癥积型，突出表现虚瘀交错、虚实夹杂之病理特点。因此，在治疗上，多补虚、祛瘀综合运用，再辅以利水消肿。西医学认为，腹水的形成，是由于血浆白蛋白减少，且伴有门脉压力增高，血浆胶体渗透压下降，毛细血管床的滤过压增加，使血管中的水分外渗，形成腹腔积液。这与中医学的道理有共同之处。此外，鳖甲在治疗肝硬化腹水方中使用率颇高，值得研究。考《本经》谓其"主心腹癥瘕坚积，寒热。去痞疾息肉"，《别录》谓其"疗湿病，血瘕腰痛，小儿胁下坚"，甄权谓其主"宿食癥块，痃癖冷瘕，劳瘦……下瘀血"，《大明本草》谓其"去血气，破癥结，恶血"，李时珍谓"鳖甲乃厥阴肝经血分之药，肝主血也……鳖色青入肝，故所主者，疾劳寒热，疟瘕惊痫……皆厥阴血分之病也"，日华子云"去血气，破癥结恶血"等等。可见本品入肝经，补阴血，祛瘀血，消癥瘕；水陆两栖，又能利水，故本品与肝硬化腹水"虚、瘀、癥、水"的病理特点相适应。现代研究表明，鳖甲含有动物胶、角蛋白、维生素 D 及碘等，能抑制结缔组织增生，起到软化肝、脾的作用，并能提升血浆白蛋白，故对肝硬化腹水大有治疗作用。

益气通痹汤

【组成】瓜蒌 9g，川芎 15g，赤芍 15g，丹参 20g，莪术 15g，延胡索 20g，生山楂 20g，广地龙 20g，桂枝 9g，细辛 4g，荜茇 9g，黄芪 30g，淫羊藿 20g。

【用法】水煎服，每日 1 剂，头煎二煎药液相混，早、中、晚分 3 次服。亦可共碾为末，炼蜜为丸，重 9g，日服 3 丸。

【功效】益气培元，温经宣阳，祛瘀通痹。

【主治】气虚血瘀引起的胸痹，心痛，脉结代。包括冠心病，心绞痛，心肌梗死，房颤。

【加减】本方组成体现治疗冠心病通补兼施，综合运用，整体调节的治疗原则，是治疗冠心病的基本方。若证偏阴虚阳亢，或血压偏高，表现烦热、心悸、口干、头晕、耳鸣症状者，可去温经散寒之桂、辛、荜茇和温肾助阳之淫羊藿，加生地黄、黄连、茺蔚子、何首乌藤等品。如果血压偏低，而表现气短、虚弱无力，脉沉细弱、舌质淡嫩等阴虚气脱之象，则原方去桂、辛、荜茇，加生脉散以补气养阳，复脉救脱。若病情进一步严重，表现气虚阳脱，心阳不振，肾阳衰微，症见四肢厥冷，面色苍白，冷汗淋漓，舌质胖淡或暗紫，脉微欲绝等，则在原方基础上加红参 9g，五味子 9g，制附子 15g，干姜 9g，肉桂 6g。

益胃平萎汤

【组成】党参 20g，炒白术 9g，黄芪 20g，陈皮 9g，姜半夏 9g，香附 9g，砂仁 9g，鸡内金 9g，炒白芍 20g，莪术 20g，蒲公英 15g，甘草 6g。

【用法】水煎服。

【功效】益气和胃，祛瘀止痛，生肌平萎。

【主治】萎缩性胃炎，临床以胃脘胀痛，嗳气，纳差，疲乏无力，胃酸减少为特点。

【方解】本病以气虚、气滞、胃络瘀滞为多见。故方中以参、术、芪补中益气，健脾生血，托里生肌。以白芍、莪术等养血祛瘀，以促进胃黏膜血液循环，增加局部营养，起到生肌平萎之功。脾虚不运，胃失和降，故以陈、半、香、砂、内金等以和胃利气，消胀助运。胃镜所见胃黏膜常有充血、糜烂现象，故佐苦寒清降之蒲公英以助疗效。

【加减】伴有肠上皮化生者，加水蛭 9g；伴有胃黏膜粗糙不平，隆起结节者，加炮穿山甲 9g，王不留行 15g，海藻 15g；伴有胃溃疡或十二指肠球部溃疡加白及 9g，三七粉 5g（分 2 次服）；胃酸减少或无酸者，加木瓜 9g，乌梅 9g，山楂 15g。

培元复脉汤

【组成】炙麻黄 9g，制附子 15g（先煎），细辛 4g，红参 20g，黄芪 30g，淫羊藿 20g，仙茅 20g，桂枝 9g，肉桂 6g，五味子 20g，当归 9g，丹参 30g，炙甘草 20g。

【用法】水煎服，头煎二煎药液相混，早、中、晚分 3 次服。

【功效】温肾助阳，和络复脉。

【主治】心肾阳虚，脉失统运，而致脉象迟缓结代，心慌气憋，疲乏，畏寒，甚至昏厥。包括病态窦房结综合征，窦性心动过缓等。

【方解】本病发生机制主要是脾肾阳虚，心阳不振，不能统运血脉，而致脉迟结代，心悸怔忡诸证发生，故方中以参、芪、草、淫、仙等品以温补心、脾、肾之阳，培补元气，鼓舞生机，统运血脉；复以麻黄附子细辛汤佐桂枝、肉桂等大队辛温之品以助阳升发，升高血压，增加脉速；以五味子益气敛阴。因本病常在冠心病、心肌炎等器质性病变的基础上发生，表现气虚血瘀，心脉痹阻，故以当归、丹参养心通脉。

【加减】有房颤者加何首乌藤、生龙骨、生牡蛎以安神敛气；胸闷者加瓜蒌、薤白以宣痹通阳；若迟脉持续不复，血压不升，参、芪、麻、桂、淫等均可加大药量，复以肉桂研粉 1.5g 冲服，日 3 次。

益肾壮骨丸

【组成】桂枝 90g，黄芪 200g，当归 90g，丹参 90g，赤芍、白芍各 90g，鸡血藤 200g，延胡索 200g，淫羊藿 200g，骨碎补 200g，狗脊 120g，怀牛膝 120g，补骨脂 120g，巴戟天 120g，明天麻 90g，全蝎 60g，党参 200g，生龙骨、生牡蛎各 300g，熟地黄 90g，甘草 90g。

【用法】上药共碾为末，炼蜜为丸，每丸重 9g，早、中、晚饭前服，每次 1 丸。

【功效】温肾助阳，滋肾填髓，强筋壮骨，益气养血，祛瘀通痹。

【主治】骨质疏松所致腰膝酸软，疲倦乏力，周身或骨折部位骨痛，肢体活动障碍，肢体某部位骨折，肌肉萎缩等。

【方解】本病病位在骨，老年人易患，是由肾精亏乏，不能生髓滋骨，而致腰膝酸软，体倦乏力，骨松易折，此其病本，故本方以大队温肾助阳，滋肾填精之品以培补肾元，强筋壮骨，如淫羊藿、补骨脂、巴戟天、骨碎补、狗脊、怀牛膝等。肾元亏损，不能鼓舞生机，温煦气血，而致气血涩少瘀滞，骨痹疼痛，此又由虚而致瘀，是其病机。故本方又以党参、熟地黄补益气血；以当归、丹参、赤芍、白芍、鸡血藤、延胡索等养血和血，祛瘀通痹；又以桂枝温经通脉，以天麻、全蝎祛风舒筋。共奏标本兼顾，虚实兼治之效。

风湿骨痛方

【组成】土鳖虫 9g，川牛膝 24g，川木瓜 24g，杜仲 24g，地龙 24g，桂枝 9g，乳香 15g，生地黄 18g，川乌头 9g，香附 9g。

【用法】先煎川乌头 1 小时后纳诸药同煎，头煎二煎药液相混，早、中、晚饭后分 3 次服。

【功效】活血祛瘀，调补肝肾，强壮筋骨，疏风通痹，温经止痛。

【主治】由骨质增生引起的四肢或头、肩、腰脊等不同部位酸、麻、疼痛，甚则手不能举，足不能步。

【方解】骨质增生是人体常见的一种退行性病变。人到中年以后，肾精渐亏，骨失所养，结合外因由风寒湿之邪阻闭经络，而致骨质增生异常。属中医学"痹证"范畴。在治疗上，宜用活血祛瘀之土鳖虫、丹参、地龙、乳香等，以改善微循环，增加血流量，消除经络之瘀滞，改善骨化周围组织血运。活血祛瘀药中土鳖虫为骨伤科要药，功专走窜通络，且可直达病所，改善骨内血液循环，增进对骨质的营养，故取土鳖虫一味为本组方的君药。肾精亏损，骨失所养，亦为本病的重要病机，故方中以杜仲、牛膝等以扶正培本，补益肝肾，强壮筋骨，与活血祛瘀药地龙、丹参、乳香等同用，补虚祛瘀相辅相成，相得益彰，故均可视为本组方的臣药。方中桂枝、川乌头、细辛等温经散寒，开痹止痛；羌活、独活等疏风散寒，通痹止痛，均是针对驱散风寒湿外邪而施治，可视为本组方的佐药。木瓜舒筋通络，香附理气消滞，生地黄养阴润燥，可作为本组方的佐药或使药看待。

培元生血胶囊

【组成】党参 20g，黄芪 20g，黄精 20g，淫羊藿 20g，补骨脂 20g，巴戟天 20g，山茱萸 20g，枸杞子 20g，女贞子 20g，丹参 15g，鸡血藤 20g，五味子 15g，龟甲 30g，鹿角胶 9g，熟地黄 20g，紫河车 1 具。

【制法】上药紫河车、龟甲、鹿角胶粉碎成小块，以乙醇浸泡提取浓缩成浸膏。其他药水煎取汁，浓缩成浸膏。混合二种浸膏制成。

【用法】1 次 8g，1 日 3 次，饭后服。或遵医嘱。3 个月为 1 个疗程。

【功效】温阳益气，补肾填精，养血和营，大补气血。有扶正培本，提高机体免疫力，鼓舞阳气，激发生机，促进气化功能，生精化血，益精填髓，以及改善微循环，扫除病损代谢障碍的作用。

【主治】各种原因引起的贫血，包括再生障碍性贫血，白细胞减少症，血小板减少性紫癜，化疗放疗后骨髓抑制引起的贫血；白细胞和血小板减少，以及大病之后引起的身体虚羸，气血虚损不足等。

【方解】根据肾主藏精，为精血之源，脾主运化，为气血生化之源的道理，治疗贫血，当以调补脾肾气血为主。《内经》谓"阳生阴长""阳化气，阴成形"，可见阴阳气血生化之机，阳居主位，故调补脾肾气血，又当以益阳益气为先。通过温阳益气，以促进气化功能，激发生机，气化功能旺盛，自能无形生有形，促进营血再生，故本方把健脾益气之党参、黄芪、黄精与补肾助阳之淫羊藿、补骨脂、巴戟天、山茱萸、鹿角胶、紫河车等作为基本方药。根据实验观察，这些药品似对红细胞系统的造血功能有促进作用，这是符合中医学理论观点的。根据中医学"血以和为补"的原理，本处方加入功兼补血与和血作用的丹参、鸡血藤二味，以改善微循环，扫除病损代谢障碍。根据临床观察，本药用以治疗白细胞减少有明显效果。当然，侧重温阳益气，并不是不重视滋补阴血。各种贫血，每出现阴虚内热之候，表现阴阳气血两虚的特点，故本处方亦辅以枸杞子、女贞子、龟甲、熟地黄等滋阴养血、育阴潜阳之品。再予一味五味子酸敛，以敛阴益气，扶正固本。诸药共奏温阳益气，培补脾肾，滋阴养血，扶正培元，促进营血再生之综合作用，用以治疗各种原因引起的贫血疾患。

舒胆消炎冲剂

【组成】柴胡30g，茵陈50g，败酱草30g，生大黄12g，金钱草30g，青皮30g，郁金30g，槟榔30g，延胡索30g，赤芍30g，香附15g，川楝子15g，枳实20g，鸡内金20g，使君子肉30g，栀子20g。

【制法】上药混匀，共为粗末，水煎浓缩，制成浸膏颗粒冲剂。

【用法】口服1次8g，1日2次，饭后服，每服6日，停服1日，可间断服30~60日，进行观察。或遵医嘱。

【功效】消炎，利胆，退黄，化石，排石，驱蛔。

【主治】急慢性胆囊炎，胆结石，胆道蛔虫，黄疸（包括胆道梗阻性黄疸、黄疸型肝炎）。

附：舒胆消炎冲剂辅助方剂

方剂一号

【组成】金银花20g，连翘20g，黄芩15g，板蓝根20g，虎杖20g，牡丹皮5g，竹茹9g。

水煎服。

【功效】清热利胆。

【主治】急慢性胆囊炎，症见往来寒热，胸胁苦满、疼痛，心烦，喜呕等。

方剂二号

【组成】金钱草30g，瓜蒌9g，半夏9g，片姜黄15g，广木香15g，生薏苡仁30g，穿山甲片20g。水煎服。

【功效】舒肝利胆，排石，化石。

【主治】胆结石。

方剂三号

【组成】乌梅20g，花椒9g，川黄连6g，苦楝皮15g，广木香15g，当归9g。水煎服。

【功效】利胆安蛔，驱蛔。

【主治】胆道蛔虫。

贴心护肝康

【组成】制马钱子30g，川乌、草乌各20g，制乳香20g，没药20g，三棱20g，莪术20g，生南星20g，川芎20g，丹参20g，肉桂20g，荜茇20g，党参30g，黄芪40g，女贞子30g，淫羊藿40g，地龙30g，紫河车60g，板蓝根40g，茵陈40g，冰片5g，苏合香油30g，麝香1.5g，二甲基亚砜适量。

【制法】上药共为细粉，掺匀，再以医用凡士林适量，将苏合香油、冰片、麝香研粉加入，调成软膏状，再加入适量二甲基亚砜溶液剂即成。

【用法】将药薄敷于纱布上，外以胶布固定。将药膏贴于肝区、心区或疼痛部位。

【功效】内病外治，益气培元，活血化瘀，软坚散结，散寒止痛。

【主治】心、肝系统慢性疾患，如慢性肝炎、肝硬化所致之胁痛、肝脾肿大，冠心病，病毒性心肌炎所致之心前区痛、胸闷气憋等，以及风寒湿痹痛、骨质增生、椎间盘脱出所致之疼痛等。

扶康戒毒灵胶囊

人是一个有机的整体，若气血顺畅，三焦通利，五脏安和，则百病不生。阿片乃苦温有毒之品，性涩，味香，长期吸入成瘾，耗损人体气血津液，因苦温而升火，涩而凝滞血瘀，香而耗气，出现气虚火旺，津亏血瘀等证。久吸成瘾，全身脏腑气血，全赖吸食毒力以推动。若吸不及时，则毒瘾发作，全身气机升降失调，气为之逆乱，血为之瘀滞，津液为之停聚，脏腑功能为之失和，于是则诸恙蜂起，怪病丛生。此时可见呵欠频作，涕泪交流，烦躁狂怒，全身痛不可耐，抽搐，震颤，毛孔竖立，彻骨生寒，痛苦不可言状，呕吐、腹泄一齐来。逃遁者、骂詈者、寻死者均有人在。探其病机，不外五脏违和，气机升降失调，而表现气血逆乱、痰闭心窍、火旺扰神的特点。但总以脏腑虚衰，气血耗损，且烟毒致瘾为主。因此在治疗上，当以解毒祛邪，活血化瘀，温经通络，理气止痛，清火安神，扶正培本为大法。

【组成】红参60g，黄芪60g，淫羊藿60g，郁金40g，川芎60g，延胡索60g，广地龙60g，白芷60g，制附子60g，制草乌60g，明天麻40g，黄连60g，黄芩60g，枳实60g，砂仁40g，罂粟壳60g，洋金花60g。

【制法】上药合计960g，研成细粉，装入零号空心胶囊，每粒装0.5g，约共装胶囊1920粒。

【用法】每次服5粒，日服3次，（其中洋金花每粒含0.03g，每次服0.15g）。

【方解】本方组成，根据中医理、法、方、药辨证施治的理论原则，体现复方多法，综合运用，整体调节的特点。因长期吸毒，邪毒内侵，耗损脏腑气血，故吸毒者总以脏腑虚衰，免疫功能低下为本。故在方首以参、芪、淫羊藿等以扶正培本，增加机体免疫功能与抗邪能力。经观察，人参提取物中存在能改变机体对吗啡依赖性的有效成分。由于毒瘾发作导致全身气机逆乱，阴阳失调，血脉瘀滞，彻骨生寒，痛不可耐，故方中以郁金、川芎、延胡索、广地龙等以活血祛瘀，通络止痛，复以疏风、温阳、散寒之白芷、附子、草乌等，以疏通表里，温经止痛。如此祛瘀、温经之药并用，冀以解除成瘾病人在戒断期间不可名状的剧痛难忍症状。方中以枳实、砂仁理气和胃，以解除肠胃功能紊乱引起的呕吐、腹泄；以天麻镇肝平眩。由于烟毒苦温升火，火旺扰神，而致出现焦急、烦躁失眠诸症，故以黄连、黄芩以清解祛邪，宁神除烦；洋金花为传统常用的中药麻醉止痛剂，对解除阿片类的戒断症状有显著效果，本品与草乌制剂同用，可能会增强麻醉作用，并能互相抵消其不良反应，如草乌生物碱引起的副交感神经系统兴奋现象（如流涎、出汗、腹泄等）均可为曼陀罗制剂所对抗。罂粟壳为阿片类药物，为了消除病人的生理依赖而进行逐渐撤药计划，方中以依赖性小的罂粟壳代替依赖强的阿片类毒品，此为普遍应用的替代疗法，即所谓维持疗法，其目的在于减少或停止应用非法麻醉剂。

评价戒毒药品的疗法，其目的在于减少或停止应用非法麻醉剂。评价戒毒药品的疗效时，不是看其脱瘾率，而是观察其对戒断症状的抑制过程，重点是观察用药一周内是否出现戒断症状。

【治疗过程】吸毒者入院后数小时，往往毒瘾发作，戒断症状来势凶猛，急切之中，汤药难及，需用有效的脱瘾药物迅速改善症状。可采用盐酸二氢埃托啡片舌下含化，配合静脉滴注氯丙嗪、654-2，肌内注射安定等，使其迅速安静。接着口服扶康戒毒灵胶囊，每次服5粒，每日2次。配合口服利眠宁10mg，每日3次；或舒乐安定1mg，每日3次。戒断症状多在 2~3 天减轻或消失，平均可住院 6 天。以后可服扶正胶囊以巩固治疗，疗程 2~4 周。

扶正胶囊组方：扶康戒毒灵胶囊，减去罂粟壳、洋金花。每次口服 6 粒，日服 3 次。

回春壮阳冲剂

【组成】淫羊藿 40g，仙茅 40g，韭子 40g，菟丝子 40g，补骨脂 40g，巴戟天 40g，五味子 30g，枸杞子 40g，当归 20g，黄芪 50g，制附子 20g，覆盆子 30g，蛇床子 40g，黄狗肾 1 具，蛤蚧 1 对，紫河车 1 具。

【制法】上药狗肾、蛤蚧、紫河车粉碎成小块，以乙醇浸泡提取浓缩成浸膏。其他药水煎过滤浓缩成浸膏。混合二种浸膏制成冲剂，或制成片剂。

【用法】口服，1 次 8g，1 日 3 次，饭后服。或遵医嘱。

【功效】补肾壮阳，强筋健骨，益精添髓，固精缩尿，防老抗衰。

【主治】性功能减退，阳痿不举，遗精滑泄，腰膝冷痛，筋骨痿弱，身体虚羸，精血衰少，男女不育，尿频遗尿。

百合抗皱增白霜

【组成】甘肃百合 20g，白及 20g，白芷 20g，甘肃丹参 30g，黄芪 20g。

【制法】百合、白及碾细粉（120 目以上）或提取，白芷、丹参、黄芪提取。添加的油脂类、防腐与抗氧剂、色素、香精等最好从中药中提取。

【用法】敷面。

【功效】主要抗皮肤衰老。有护肤、减皱、增白、润燥、祛斑、止痒等功效。

【方解】本配方的拟定，主要博采古今众方之长，并结合本人多年的临床经验，设计而成。方中白芷、白及，均为美容要药，能润燥爽肌，护肤增白。《神农本草经》谓白芷"长肌肤，润泽颜色，可作面脂"。《药性论》谓白及擅长治疗"面上黑干疱，令人肌滑"。在古代诸多护肤美容方中均二药合用。如《太平圣惠方》一书中的"永和公主药澡豆"方、"七白挺子膏"方、《千金要方》一书中的"千金面脂"方、《必用全书》一书中的"全国宫女八白散"方、《御药院方》一书中的"御前洗面药"方、"皇后洗面药"方等，均载有用白芷、白及洗面、涂面，使人颜色悦泽，神清气爽。黄芪为益气要药，能补益气血，营养皮肤。《千金要方》"玉香散""千金涂面方"《外台秘要》"常敷面脂"等方中均列为营养皮肤、抗皱防老的主要药品。百合有养阴润肺之功，常与白及相伍内服，治疗肺痿咯血。本方百合与白及相配，对护肤抗皱增白有良效。至于丹参为中药中活血化瘀常用佳品，前人认为丹参既可行血，又可养血，有"丹参一味顶四物"之说，用于化妆品涂肤，能促进皮肤血液循环，增进皮肤营养。故古今化妆品，均列为护肤良药。

【按语】中医学认为，减缓皮肤早衰老化，在用药上，无论内服外涂，其主要治则是，滋阴润燥，益气养血，祛瘀生新。本配方的拟定，即根据这一治则。肺主皮毛，百合为滋阴润肺的主要药品，故本配方首选百合为养阴护肤药。黄芪为益气佳品，一般谓补药中风药，善走体表卫分，有益气固表止汗之功，作为化妆品，对调柔皮肤腠理，增进皮肤营养有良效，而且取其益气活血之力，以通调皮肤营卫气血，促进皮肤新陈代谢。活血祛瘀为护肤抗皱增白的主要治则，而且独具中医护肤疗法的特点，故本配方丹参用量占全方三分之二。就是为了通过活血祛瘀，以促进皮下毛细血管的血液循环，增进皮肤营养，以达到延缓皮肤过早衰老的目的。白及与白芷，历代中医典籍和宫廷秘方均载为美容要药。白及性黏质滑，能吸浊祛垢，滑润皮肤。与白芷合用，其护肤爽肌、抗皱增白之力更著。综观本配方，是通过多种药物功效的综合作用，以达到延缓皮肤早衰老化的目的。

还少乌发生发乳

【组成】旱莲草20g，侧柏叶20g，何首乌20g，川芎20g。

【制法】上药均用提取物。添加的油脂类、防腐与抗氧剂、色素、香精等最好从中药中提取。

【用法】涂发。

【功效】生发乌发。涂治须发脱落不生，稀疏斑秃，变白为黑。防止脱发白发并治头痒、白屑。

【方解】本配方的拟定，亦是博采古今众方之长，并结合自己多年的临床经验设计而成。方中旱莲草对乌须生发有特效。《新修本草》谓"汁涂眉发，生速而繁"。故在古代众多护发方中，如《太平圣惠方》一书中的"零陵香油"方、"摩顶黑发方""治眉毛脱落方""令发易长方"，《寿亲养老书》一书中的"牢牙乌发方"，《必用全书》一书中的"金主绿云油"方，《御药院方》一书中的"洗发菊花散"，《外台秘要》一书中的"蔓荆子膏"方等，均列为乌须生发的要药。用侧柏汁涂头以乌须生发，载于《太平圣惠方》一书中的"桑皮柏汁汤""治发鬓黄赤方""胡麻膏"等诸方中，是治疗头发不生或变白的良药。《日华子本草》谓：生侧柏叶"烧取液涂头，黑润鬓发"。何首乌能益寿延年，乌须黑发，为古今常用要药，不仅可内服，亦可外用。《本草纲目》谓"何首乌固精益肾，乌鬓发，为滋补良药"。川芎为活血祛瘀主要药品，亦为护发的必用药物，故古代医学家亦视川芎为护发要药。古典医籍护发药方，如《太平圣惠方》"零陵香油"方、"胡麻膏"方，《千金翼方》"瓜子散"，《外台秘要》"魏文帝用效秘方"，《御药院方》"洗发菊花散"等诸方中均有记载。

【按语】中医学谓"肾其华在发"；又谓"发为血之余"。所以，中医学认为护发药品，无论内服外涂，均宜调补肝肾，活血养血。故本方所配药品，每以调补肝肾，活血养血为主。何首乌、旱莲草为调补肝肾要药，能填补肾精，营养发根，促使头发色素生成，有护发、养发、生发之功，作为化妆品，是一种很好的头发调理剂。川芎与侧柏叶为血分药，且川芎为活血化瘀的理想药品，能扩大头部毛细血管，促进血液循环，增加头皮营养，故可以延缓白发生长，保持头发润滑光泽，防止脱落。侧柏叶用于护发化妆品，亦取其凉血和营之功。有人报道，用鲜侧柏汁涂搽毛发脱落部位，治后均见毛发生长。

减肥乐

【组成】麻黄 20g，薄荷 20g，桂枝 20g，汉防己 20g，生石膏 40g，滑石 30g，大黄 30g，芒硝 30g，苍术 30g，泽泻 30g，茯苓 20g，生山楂 40g，川芎 30g，生姜 20g，茵陈 30g，草决明 30g，二甲基亚砜适量。

【制法】诸药提取，加二甲基亚砜适量，生姜挤汁掺入，生石膏、滑石、芒硝研粉掺入。

【用法】涂搽身体脂肪肥厚之处，如臂部、腹部等处，每日早、晚涂 2 次。涂后摩擦至皮肤发热为宜，5~10 分钟。

【功效】宣散湿浊，祛瘀清化，减肥降脂。

【方解】肥胖的原因，多为血脉不畅，湿浊阻滞、痰浊壅滞脉道，以致脂肪、胆固醇等物质堆积不化所致。因此，本处方以麻、桂、姜、薄荷等品辛温宣泄，宣化湿浊；复以苍术燥湿，茯苓、泽泻、滑石渗湿，达到排除皮下壅滞的湿浊。以川芎、莪术、生山楂等通脉祛瘀，促进血液循环，增加新陈代谢；以生石膏、大黄、芒硝等苦寒清泄、消除皮下壅滞物质，共同达到减肥降脂的目的，加入二甲基亚砜溶液剂，以增加药物的溶解与渗透作用，促进皮肤吸收，增强治疗效果。

丰乳疏乳宝

【组成】紫河车 80g，人参 60g，黄芪 80g，川芎 60g，附子、肉桂、南星、半夏、穿山甲、乳香、没药、白芷、木香各 30g，鲜仙人掌 40g，僵蚕 30g，冰片 5g，苏合香油 30g，二甲基亚砜适量。

【制法】诸药提取。鲜仙人掌挤汁掺入。将苏合油、冰片研粉加入搅和，再加入适量二甲基亚砜溶液剂。

【用法】外涂乳房部。涂后辅以摩擦，效果更好。乳腺结节，涂后摩擦局部皮肤，至发热为宜，5～10分钟，每日早、晚2次，以促进药物吸收。乳房弱小平坦，每日在晨起和晚上临睡前涂2次。涂后自行按摩，用双手掌反复揉摩乳房和乳头。顺序是由上而下，周围到乳头，用力均匀柔和，可边捏按边揉摩，最后提拉乳头5次（未婚青年女性可不提拉乳头）。

【功效】补肾益气，促使乳房发育，祛瘀化痰，消癥散结。

【主治】本化妆品一用于乳房弱小平坦，一用于乳腺增生，乳房结节。另外，用于妇女臀部瘦小扁平，外涂臀部，并辅以自行按摩，也每有使之丰满的效果。

【方解】乳房发育隆起丰满，是保持青春女性健美曲线的重要前提。而乳腺增生，乳房结节，又是妇女常见的多发疾患。本化妆品对此均有治疗作用。方中紫河车、人参、黄芪等补肾益气之品，能增强内分泌，促使乳房发育。桂、附温阳助火，通阳宣痹，既可鼓舞生机，生长激素，促使乳房发育；又可通阳宣化，辛温散结，消除乳房癥块。有活血祛瘀，理气消导作用的芎、乳、没、穿山甲、木香等品，其理气祛瘀作用，既可有利于促进血液循环，增加乳房营养，促使乳房发育；又有理气消滞，祛瘀消癥的作用。这种综合性的治疗效果，体现了中药药效学的特点。方中僵蚕、南星、半夏等祛瘀散结；白芷祛风消肿；苏合香、冰片芳香宣闭；仙人掌清热解毒，软坚消肿，对消除乳腺癥块有良效。加入二甲基亚砜的治疗原理同前。

芳香透腋宝

【组成】枯矾50g，公丁香20g，胡椒5g，龙眼核20g，川芎30g，冰片5g，百部30g，二甲基亚砜适量。

【制法】诸药提取，冰片研粉掺入，加入适量二甲基亚砜溶液。制成膏剂或乳剂。

【用法】清洗腋下外涂，每日早、晚涂搽。

【功效】芳香透腋，辟秽燥湿，和营除臭。

【主治】湿浊浸淫，瘀热互结而致的"腋臭"证。

【方解】本病多是湿浊侵淫腋下，湿瘀热腐，营卫失调，致如野狐之气，臭秽袭人。另外也与先天遗传有关。本方重用枯矾，为燥湿吸浊要药；丁香芬芳辟秽；冰片芳香透腋，开窍辟浊。龙眼核与胡椒配伍，前者善于燥湿除臭，后者可以通利毛窍，二药配合，相得益彰；川芎有活血祛瘀之功；单用百部一味，抗菌杀虫。诸药合用，以达到芳香透腋，辟秽燥湿，和营除臭之目的。加入二甲基亚砜溶液剂的治疗原理同前。

脚气灵

【组成】土荆皮30g，大枫子肉30g，地肤子30g，蛇床子30g，白鲜皮30g，苦参30g，黄芩 30g，硫黄 15g，枯矾 125g，樟脑 15g，普鲁卡因 20mg，50% 乙醇 2000ml，二甲基亚砜适量。

【制法】 将土荆皮打成粗末，大枫子肉捣碎，硫黄研细，枯矾打松，诸药用 50% 乙醇浸泡，第一次加 800ml，浸 2 天后，倾取清液，第二次再加 600ml，再浸 2 天，倾取清液，第三次加 600ml，去渣取液，将三次浸出之药液混和，再把樟脑用 95% 乙醇溶解后，加入药液中，并加入二甲基亚砜及普鲁卡因适量，待药液澄清，倾取上层清液备用制成酊剂。

【用法】 涂搽患处，每日 3~4 次。

【功效】 疏风祛湿，杀虫止痒。

【主治】 脱屑型、水疱型和糜烂型等各种脚气，脚癣，脚臭，脚汗，并可防治香港脚。

皮肤保健浴液

【组成】 白鲜皮 20g，苦参 20g，赤芍 30g，白芷 20g，桔梗 20g，白及 20g，黄芪 30g，土茯苓 20g，白花蛇舌草 20g，二甲基亚砜适量。

【制法】 均用提取物，溶解于二甲基亚砜中，加赋型基质。制成霜剂。

【用法】 洗完澡后，将浴液均匀涂搽在全身各处，搓揉数分钟，再用水冲洗全身。

【功效】 滋润荣养皮肤。防治一切皮肤病、皮疖、瘙痒，清洁卫生解毒，并有抗皱增白防晒，抗癌和防治性病等作用。

【方解】 本处方的治则是疏风祛湿，清热解毒，益气和营，荣养皮肤。方中白鲜皮、苦参有清热利湿，祛风止痒之功效，以善治各种皮肤病见长，如湿疹、疥癣、疮癞等。土茯苓、白花蛇舌草，为清热解毒之要药，有清洁皮肤，预防皮肤疖疮感染之功效。土茯苓有凉血排毒之功，是防治梅毒之要药，且有解汞毒之效。白花蛇舌草有抗肿瘤的作用，制成沐浴液化妆品，有预防某些癌症的可能，而且有滑润皮肤，使皮肤细腻的效能。白及与白芷，历代中医典籍和宫廷秘方均载为美容要药。白及性黏质滑，能吸浊祛垢，滑润皮肤。与白芷合用，其护肤爽肌，抗皱增白之力更著。桔梗有祛痰作用，用于化妆品可作为增白剂。黄芪为益气之佳品，一般谓补药中风药，善走体表卫分，有益气固表止汗之功，作为化妆品，对调柔皮肤腠理，增进皮肤营养有良效，而且取其益气活血之力，以通调皮肤营卫气血，促进皮肤新陈代谢。活血祛瘀为荣养皮肤的主要治则，故本配方赤芍用量较多，就是为了通过活血祛瘀，以促进皮下毛细血管的血液循环，增进皮肤营养，以达到荣养皮肤的目的。赤芍用于化妆品，亦可作为增白剂。

益气补血汤

【组成】党参20g，黄芪（蜜炙）20g，黄精20g，山茱萸20g，女贞子15g，淫羊藿15g，巴戟天20g，丹参20g，鸡血藤20g，龟甲30g，鹿角胶（烊化）9g，大枣10枚，干地黄15g。

【用法】水煎，日服3次。另外，人参研粉每服1.5g，早、晚2次吞服。

【功效】培补脾肾，益气养血。

【主治】再生障碍性贫血，表现为阴阳气血两虚者，也可用以治疗化疗后骨髓抑制所表现的贫血、白细胞减少、血小板减少等，可作为临床常用的基本方剂。

【方解】再生障碍性贫血是严重的血液疾患，西医学认为是骨髓造血功能障碍引起严重贫血。中医学认为肾藏精纳气、主骨生髓，脾为气血生化之源。再障贫血，主要是由于脾肾虚损，气血生化无源，而致气血虚损不足。故本方遵培补脾肾、补益气血这一基本原则。根据《内经》"阳生阴长""阳先阴后"的理论观点，培补脾肾，补益气血，又专以温阳益气为先。故本方把健脾益气之党参、黄芪、黄精与补肾助阳之淫羊藿、巴戟天、山茱萸、鹿角胶等做为基本药用于疾病之全过程。据临床观察，这类药似对红细胞系统的造血功能有促进作用，这与中医学观点是一致的。同时，根据"血以和为补"的原理，亦加入兼补血与和血作用的丹参、鸡血藤，这类药似有改善循环及清除病损处代谢障碍的作用；加入干地黄、龟甲、大枣，是考虑滋阴养血，阴阳双补，取得阴阳平衡。诸药共奏补脾肾，益气血之功。

【加减】如偏于阴虚而又口干舌燥、五心烦热的阴虚内热之候，可减淫羊藿，干地黄易生地黄20g，加玄参20g，知母15g，地骨皮15g。但是需要明确的是：不要因为有阴虚内热之候，而放弃温阳益气的基本原则。再障出现发热，有阴虚、气虚、感染之别。前两者为本病引起，一般为低热或无热而有灼热感，可遵"治病必求其本"的原则，按贫血辨证施治，调整阴阳气血。如系感染外邪引起高热，就要考虑内外合治，在上方的基础上，酌加金银花、连翘、蒲公英、板蓝根、山豆根等清解祛邪之品。再障贫血，以气虚血虚，气不摄血为多见，仍应抓住病之本质，培补脾肾、益气摄血，并加入相应的止血药，如阿胶、煅龙牡、赤石脂、白及、生地炭、侧柏炭、地榆炭、仙鹤草等。如系外邪感染，邪热炽盛，灼伤血络、血热妄行，则须在清解祛邪基础上，加入凉血止血之品，如金银花、连翘、板蓝根、黄芩、黄连、犀角、生地黄、牡丹皮、大小蓟、侧柏叶等。无论各种严重出血，均可用大小蓟、生地榆、藕节、仙鹤草各60克，水煎服。

【按语】再障目前尚无特效药物，中药只能改善症状、纠正西药之副作用。至于中药的选用则以补药为主。本方除重在温补脾肾之外，尚辅以丹参、鸡血藤养血、活血，有祛瘀生新之意，与众不同。对指导临床处方用药颇有启示。

补肾排毒汤

【组成】 熟地黄 20g，山茱萸 20g，党参 20g，白术（麸炒）20g，生黄芪 30g，茯苓 15g，益母草 20g，丹参 20g，淫羊藿（羊脂油炙制）20g，制附子 9g，怀牛膝 9g，生大黄 6～10g。

【用法】 水煎服，日 1 剂，早、晚温服。

【功效】 益气温肾，活血利水，通腑泄热。

【主治】 慢性肾功能不全。

【加减】 阳虚偏重者，加巴戟天 20g，仙茅 20g；偏阴虚者，加女贞子 20g，鳖甲（醋制）30g；蛋白尿长期不退者，生黄芪加至 50g，另加生水蛭粉 5g，早、晚分冲；血尿明显者，加白茅根 30g，仙鹤草 30g；血尿素氮、肌酐明显升高者，生大黄可加至 20g，另加生牡蛎 30g。

【按语】 慢性肾功能不全在中医学中属于"水肿""关格"等病的范畴。我认为治疗本病的思路应集中于保护残存肾功能，促进体内代谢废物的排泄，改善机体的自中毒症状。本方是集泄浊、祛瘀、扶正三法于一体的综合应用。临证加减方面，水蛭不焙炙，一律生用，可装入胶囊吞服，减轻服药刺激。应用生大黄治疗该病，是取其通腑泄浊之效，给邪以出路，临证不可拘泥其用量。用通下泄水、温肾排毒治疗尿毒症，制附子、生大黄为必用，制附子可加至 30g。

皮疾蠲

【组成】 白鲜皮 20g，地肤子 9g，苦参 20g，板蓝根 20g，土茯苓 20g，浮萍 9g，蝉蜕 9g，赤芍 20g，丹参 20g，紫草 20g，防风 9g，蒺藜 20g，何首乌 20g。

【用法】 水煎服，日 1 剂，分早、晚 2 次温服。

【功效】 疏风祛湿，清热解毒，凉血和营。

【主治】 临床常见的湿疹、荨麻疹、风疹、脓疱疮、带状疱疹等而以瘙痒症状为主的皮肤病。

【方解】 方中以防风、浮萍、蝉蜕疏风止痒。经验证明，浮萍、蝉蜕有抗过敏的作用，临床多用于治疗荨麻疹和各种皮肤瘙痒之证。以白鲜皮、地肤子、苦参清热利湿，此三味药相伍，以治疗各种皮疹瘙痒症见长。以板蓝根、土茯苓清热解毒；赤芍、丹参、紫草凉血和血；何首乌有补血益精之功，临床常用于治疗瘰疬痰核及各种皮肤病等，老年性皮肤瘙痒尤为适宜。本方用蒺藜是取其清风热抗过敏之作用，以治疗皮疹瘙痒。

【加减】 若热毒壅盛，皮肤呈潮红、灼热、化脓，加金银花 20g，连翘 20g；皮疹瘙痒难忍，加蛇床子 20g，全蝎 6g。

【按语】 我认为本病的发生，总的来讲，多系素体血热，湿热内蕴，风邪外侵，风、湿、热三邪搏于肌肤，以至血行不畅，营卫失和而发生。故对本病的治疗，一般是以疏风祛湿，清热解毒，凉血和营为大法。具体病因病机分析如下：

（1）《诸病源候论》卷三十七谓："风瘙痒者，是体虚受风，风入腠理，与血相搏，而俱往来于皮肤之间，邪气微不能冲击为痛，故但瘙痒也"。瘙痒的致病因素主要是风邪侵表，与血气相搏。风邪善行而数变，故其痒常流窜不定，遍发全身，迅发速消。西医学认为本病的发病机制主要是变态反应所致。

（2）引起瘙痒的致病因素还可因湿胜所致。故其痒多见于人体下部的皮肤病，其皮疹损害常伴糜烂、溃疡、脓水淋漓，如湿疹。

（3）血分有热，营卫失和亦是引起皮疹、瘙痒的主要病因。皮肤疮疡症见痛痒，其病因病机亦多属心火盛、血分有热，热郁肌肤、营血之中，热甚则痛，热微则痒。皮肤病热盛作痒，则皮损多见色红、灼热、化脓、痒痛相兼，入晚或得热尤甚。

临证心得

病毒性心肌炎（胸痹、心悸）

病毒性心肌炎，主要由柯萨奇病毒、流感病毒和埃可奇病毒所引起。发病前 1～4 周内有感冒、流感或其他病毒感染史，病毒感染后随即出现胸闷、胸痛、心悸、气短等症状。本病属中医学"胸痹""心悸"范畴。

【病因病机】

本病的发生，多由素体虚弱，正气不足，复感于邪，内舍于心而成。即《素问·痹论》所谓："脉痹不已，复感于邪，内舍于心""心痹者，脉不通，烦则心下鼓，暴上气而喘"。故本病《内经》称"心痹"，《金匮要略》称"胸痹"。本病发病机制，《内经》有明确记载，如《素问·痹论》谓："荣卫之气，亦令人痹乎？……岐伯曰：不与风寒湿气合，故不为痹"。说明心痹的发生，是风寒湿邪侵入人体，内舍于心，引起心肌荣卫气血阻逆失调，发为心痹。这说明只有外因风寒湿邪气侵入人体，而无内因荣卫二气之阻逆失调，亦不致成痹。必须二者相合，始可成痹。由此可以看出，正气虚损，招致病毒感染，而致心肌荣卫气血阻逆失调，这是引起心肌炎的内因，而风寒湿邪侵犯，病毒感染，这是外因，外因通过内因起作用。在临床上外邪感染，留恋不去，常常可从咽喉部发红充血，且长期不易消退反映出来。这就说明本病的病理共性，还是表现虚实夹杂的特点，而且贯穿于疾病之始终。外邪感染，而致心肌荣卫气血阻逆失调，所表现出的寒热失调，胸闷、胸痛之症状特点，此为实。早搏频繁，且有心悸、气短、乏力等症状，此为虚。可以看出，虚则多为气阴虚或气阳虚；实则多为邪毒留恋，瘀血、痰浊阻滞脉络。故诊治本病，必须抓住虚实夹杂之病理共性特点，始得要领。

【辨证施治】

本病前期，多表现邪毒留恋，热痰络阻，气阴两虚。治宜清热解毒，养心益气，活血祛瘀。后期往往影响心脏，使心脏功能减退，而表现为心气虚、心阳虚、脾肾不足、寒凝络阻。症见动则心悸自汗，气短乏力，胸闷隐痛等，治宜调补脾肾，温阳益气，温经通络。根据本病虚实夹杂的病理共性，在治疗上必须考虑全面，不可偏执一端，要虚实兼顾，通补兼施，始为得法。

处方一号：板蓝根 20g，白花蛇舌草 20g，连翘 20g，当归 9g，赤芍 20g，丹参 20g，郁金 15g，广地龙 20g，生地黄 20g，苦参 20g，桂枝 9g，党参 20g，黄芪 20g，炒酸枣仁 20g，瓜蒌 9g，半夏 9g。水煎服。

适应证：适于发病初期，邪毒留恋，气阴两虚，热瘀络阻，而表现心悸，气短，乏力，胸痛，伴有咽干咽痛，或有热候。

方解：本方有清热解毒，养心益气，活血祛瘀之功。方中以板蓝根、连翘、白花蛇舌草清热解毒。实验提示，此三味有明显的抗病毒作用。以生地黄滋阴，苦参清热抑阳，以抗心律失常；以党参、黄芪养心益气；酸枣仁、柏子仁养心安神；瓜蒌、半夏、桂枝宣阳通痹，以利肺气；复以大队活血祛瘀之品，当归、赤芍、丹参、郁金、广地龙等以促进血液循环，改善心肌供血状态，消除心肌炎性改变，恢复心肌功能。

加减运用：咽干而红肿，则加玄参、牡丹皮、山豆根；咽间作阻，则加射干；血压高加菊花、钩藤、茺蔚子等。

处方二号：桂枝9g，黄芪20g，当归9g，丹参20g，广地龙20g，郁金15g，鸡血藤20g，炙麻黄6g，细辛4g，制附子10g，党参20g，黄精20g，淫羊藿20g，瓜蒌9g，炙甘草9g。水煎服。

适应证：适于心气虚，心阳虚，脾肾不足，寒凝络阻，表现为动则心悸自汗，气短乏力，胸闷隐痛，心律缓慢等症。

方解：本方有温阳散寒，温经通脉，活血祛瘀，调补脾肾之功。方中以桂枝、麻黄、细辛、附子等助阳温散之品以增加脉速，温经通脉；以党参、黄芪、黄精、炙甘草、淫羊藿调补脾肾，益气生肌，达到增加心肌细胞活力，消除心肌细胞炎性改变之目的；以瓜蒌一味宣阳通痹，以利肺气；复以活血祛瘀之品如当归、丹参、广地龙、郁金、鸡血藤等，以促进血液循环，改善心肌供血状态，增加心肌营养，消除心肌炎性改变。

加减运用：如果服上方效果不显，可重用温阳益气、养血祛瘀之品，可增量丹参、鸡血藤各30g，黄芪30g，制附子15g，党参30g，淫羊藿30g，再加五味子20g。如此可升高血压，增加心律。

【病案举例】

刘某，女，37岁。1997年3月初诊。病人自1996年9月诊查为病毒性心肌炎，曾住院治疗，仍迁延不愈。来诊时心电图示：窦性心律；频发室性早搏；ST波改变。伴有心前区疼痛，心悸，气短，胸闷，疲乏等症，舌紫暗，脉结代。中医辨证为脾肾阳虚，心阳不振，寒凝络阻，心脉痹阻。治宜培补脾肾，通阳宣痹，活血祛瘀，温经通脉。处方：党参20g，炒白术9g，黄芪20g，淫羊藿20g，丹参20g，五味子20g，赤芍20g，川芎20g，广地龙20g，桂枝9g，荜茇9g，瓜蒌9g，炙甘草9g。水煎服。每日1剂。并辅以心痹舒胶囊，每服5粒，日3次。连续服药10天，自感症状减轻。后药方随症加减，心痹舒胶囊继续服用，连续服药1个月有余，病人胸部窒闷疼痛消失，早搏消失，诸症大减。嘱其坚持服药三四个月，以巩固疗效。1997年10月再次来诊，心电图未见异常，诸症消失，病人已正常上班工作。直到现在，身体健康无恙。

心律失常（心悸、怔忡、昏厥）

心律失常系心脏内冲动的形式和传导的不正常，使心脏活动的规律发生紊乱，引起心动过速、心动过缓、或心律不齐，统称心律失常。常见于各种类型的心血管疾病。脉象变化可出现结脉、代脉、促脉、散脉、疾脉、数脉、迟脉等。属中医学"心悸""怔忡""眩晕""昏厥"等范畴。

一、病态窦房结综合征（心悸、怔忡、昏厥）

病态窦房结综合征是由于窦房结或其周围组织的器质性病变导致功能障碍，从而产生多种心律失常和多种症状的综合病证。可由多种病因引起，但多继发于冠心病、心肌病和心肌炎。

【病因病机】

由于多种病因引起窦房结传出发生障碍，发生心律紊乱。其症状特点，主要出现迟脉，通常是小于 50 ~ 60 次/分，或出现结代脉，血压一般为 49/40mmHg，并伴随出现疲乏，头晕，心悸，气短，肢冷畏寒，甚至昏厥等的一组综合征。若脉乍疏乍数，迟数交替，即出现西医学所谓快 – 慢综合征时，常提示病情危重。本病的发病机制主要是阳虚阴盛，寒从中生。《素问·调经论》谓："阳虚则外寒""阴盛则内寒"。阳虚失去温煦作用，寒从中生，故表现肢冷畏寒，四肢厥逆。阳虚则升发不及，气虚则不能统运血脉，而致出现心率慢、脉结代、血压低，甚则出现昏厥险象。此即《灵枢·本神》所谓："肾气虚则厥"，《素问·平人气象论》所谓："人一呼脉一动，一吸脉一动，曰少气……脉绝不至曰死，乍疏乍数曰死"。

【辨证施治】

本病病机所表现的阳虚阴盛，主要是脾肾阳虚，心阳不振，失去温煦肢体、脏腑，统运血脉的作用，故出现身寒肢冷，心律失常的病证。根据《内经》"劳者温之""虚者补之""寒者温之"的治疗原则，当以温补脾肾，扶助心阳，回阳救急为主。因本病亦常在冠心病、心肌炎等器质性病变的基础上发生，兼挟瘀血、痰浊，而表现本虚标实，虚实夹杂的特点，故在治疗上，尚须根据病情辅以祛瘀、涤痰之品。

基本处方：炙麻黄10g，制附子15g（先煎1小时），细辛5g，红参20g（另煎服），黄芪30g，淫羊藿30g，仙茅20g，桂枝9g，肉桂6g，五味子20g，当归9g，丹参30g，炙甘草20g。水煎服。

方解：本病表现心、脾、肾阳虚阴盛，失去温升统运，故以红参、黄芪、炙甘草、淫羊藿、仙茅等品温补心、脾、肾之阳，以培补元气，鼓舞生机，统运血脉；复以麻黄附子细辛汤佐桂枝、肉桂等大队温阳升散之品以助阳升发，升高血压，增加脉速；以五味子益气敛阴；

因本病多表现气虚血瘀，心脉痹阻，故以当归、丹参养心通脉。

加减运用：若迟脉持续不复，血压不升，红参、黄芪、桂枝、附子、炙甘草、淫羊藿、仙茅等均可加大药量。一般黄芪、党参均可加大至 50～100g，制附子可加大至 30g，但必须先煎 1 小时。复以肉桂研粉 1.5g 冲服，每日 2～3 次。

【病案举例】

王某，男，49 岁。近 20 年来，脉搏跳动缓慢，40～50 次/分，活动后可升至 80～90 次/分。曾因爬山劳累出现心慌、气短、胸闷、心前区痛等不适症状，并有逐渐加重的趋势。于 1997 年 6 月 25 日以病窦综合征住进某院。入院时心率 40 次/分，血压 135/90mmHg。心电图示：窦性心动过缓，40 次/分，阿托品试验阳性，异常心电图。住院治疗，症有所减，于 7 月 20 日出院，但仍感心前区不适，遂前来就诊。自诉胸闷气憋，心前区隐痛，伴疲乏、畏寒，四肢麻木，舌体胖嫩质淡紫、边尖见瘀斑点、苔白滑，脉迟涩。中医辨证属脾肾阳虚，阴寒内盛，心脉失统，血脉瘀滞。治宜扶正培本，温补脾肾，益气扶阳，祛瘀通脉。处方：炙麻黄 9g，桂枝 9g，制附子 9g，细辛 4g，红参 9g，黄芪 30g，淫羊藿 30g，五味子 9g，当归 9g，丹参 20g，川芎 9g，炙甘草 15g。水煎服，并配服心痹舒胶囊，每服 5 粒，日服 3 次。

1997 年 8 月 1 日二诊：连续服药 10 天。自感症状减轻，但活动后仍气短，心悸，苔脉从前。守方继进 15 剂，心痹舒胶囊继服。

1997 年 8 月 18 日三诊：胸闷、气憋、心痛明显减轻，自觉心率有所增加。原方加阿胶 9g（烊化），继服 15 剂。心痹舒胶囊继服。

1997 年 9 月 4 日四诊：服药 37 剂，诸症基本消失。心电图查：正常心电图，心电轴不偏，74°；心率 71 次/分。以后来诊随症加减，继续服药 2 个月后，心前区不适症状全部消失。于 1997 年 10 月 16 日复查心电图：心电轴正中，正常心电图，心率 70 次/分。为巩固疗效，嘱病人坚持连续服药二三个月，注意生活起居调养。以后多次随访，直到现在健康状况一直良好。

二、频发性早搏，心房颤动，心动过速（心悸、怔忡、昏厥）

以上三病，其发病机制有共同之处，均系心脏内冲动的形成和传导的不正常，使心脏活动的规律发生紊乱，形成心律失常的病证，而且在中医病机分析与辨证治疗上也有共同的特点，故合并一起讨论。

【病因病机】

本病的发生，首先要区分有无器质性心脏病。而发生本病者，多由身体素虚，情志失调，饮食劳伤等因素引起。一般病情较轻，或无任何症状，而偶发早搏或心律失常。但有器质性心脏病者更易发生，而且往往病情严重。治疗上，在治疗本病的同时，先要兼顾原发病。

早搏亦称过早搏动，可发生于正常人与器质性心脏病病人，症见心悸，气短，乏力，头晕等。心房颤动是心脏的搏动快而不规则，发生极快而细的乱颤，脉呈结、散、代、乱象，绝大部分发生于有器质性心脏病病人。症见心悸不安，疲乏，气短及昏厥等。心动过速多表现于阵发性，每次发作可持续数分钟至数小时或数天。心率常在 160～220 次/分，平均 200 次左右。可见于多种病因的心脏病病人，但常发生于没有器质性心脏病的人。症见突发心动过速，心悸，气短，或在发作时精神不安有恐惧感。以上诸病的发病机制有共同特点，一般是虚证居多。多由心脾两虚，肾阳不足，以致阳虚不摄，心神不守，脉失统运，引起心神动悸不安，节律失调，发生早搏，心房颤动，或心动过速。此即《内经》所谓："代则气衰""乍疏乍数曰死"。本病亦多因虚而致瘀，兼挟瘀血痰浊，阻滞心脉，形成本虚标实，虚中夹实的复杂病机，此多见于由器质性心脏病继发本病的病人。故在治疗上又当标本兼顾。

【辨证施治】

本病的基本证型当属脾肾虚损，心阳不振。治宜补益脾肾，益气补血，养心安神。如由器质性心脏病继发本病，兼挟瘀血痰浊，尚须随症选加祛瘀豁痰之品，临床上常用血府逐瘀汤治疗心律不齐，就是这个道理。亦有气阴两虚，阴虚阳动而致心动过速，此又当酌加滋阴清热，潜镇安神之品。

基本处方：党参 20g，炒白术 9g，黄芪 30g，淫羊藿 30g，当归 9g，丹参 30g，广地龙 20g，五味子 20g，苦参 30g，生地黄 20g，阿胶 9g，何首乌藤 20g，炒酸枣仁 20g，炙甘草 9g。水煎服。

方解：本病系脾肾虚损，心阳不振，脉失统运。故以党参、炒白术、黄芪、炙甘草、淫羊藿等补益脾肾，益气助阳，以统运血脉；五味子益气敛阴；生地黄、阿胶滋阴养血；何首乌藤、炒酸枣仁养心安神；因本病多表现气虚血瘀、心脉失统，故复以当归、丹参、地龙等养心通脉。根据临床经验和实验提示，苦参有较好的抗心律失常作用，对各种快速型心律失常均有一定疗效。故本方重用苦参以抗心律失常。

加减运用：胸闷、憋气加瓜蒌、半夏；血瘀加赤芍、郁金、延胡索、莪术；血压高加菊花、钩藤、茺蔚子；若表现气阴两虚，阳亢悸动，又当佐黄连以清心宁神，佐生龙骨、生牡蛎、灵磁石以潜镇安神，效果更显。实验提示，黄连的有效成分小檗碱，能抵抗肾上腺素类药物（去甲肾上腺素、甲氧胺）等所致的心律失常、心电图改变；若早搏频发，病程较长者，可使用葛根、常山等抗心律失常中药，可以增加疗效（为有效地防止常山不良反应，常山须用酒炒，并要小剂量递增而用之）；若病势缠绵，累及肾阳，表现肢冷、畏寒现象，亦可增加温阳散寒、扶命助阳之品，桂枝、肉桂、附子等品均可选用。

【病案举例】

雍某，男，50 岁，兰州高压阀门厂工人。病人于 1992 年 8 月因胸闷、气憋、心慌不安住院治疗。心电图示：室性早搏，为二联律。经动态心电图查，24 小时早搏 2700 余次。几年来，先后经多家医院治疗，均未有明显好转。整天心慌，心悸，早搏频繁，不能正常生活。1996 年 5 月 12 日来诊。症见：胸部窒闷疼痛，气憋，心悸怔忡，有恐惧感，脘痞纳呆，神疲体倦，面色晦暗，舌暗淡、苔白腻，脉结代，早搏频繁，为二联律。诊系胸痹、怔忡。证属脾肾阳虚，心神不守，寒滞血瘀。西医诊为冠心病，心律失常。治宜补益脾肾，温经通脉，养心安神。药用心痹舒胶囊，每服 4 粒，日 3 次。并辅以汤剂，以基本处方加减。处方：党参 20g，炒白术 9g，黄芪 20g，淫羊藿 20g，五味子 9g，当归 9g，丹参 20g，广地龙 20g，苦参 20g，桂枝 9g，瓜蒌 9g，生地黄 20g，何首乌藤 20g，制附子 9g，炙甘草 6g。水煎服。

以上方药服用 1 周，胸部窒闷疼痛减轻，早搏明显减少，纳谷增加。半月以后，胸痛未作，早搏每日 6 次左右。病人自述，这是近几年来从未有过的好转情况。病人症状消失，情绪稳定。以后，心痹舒胶囊继续服用，药方略经加减服用，连续服药半年多，早搏已稳定在每天 1~2 次，有时 1 天 1 个早搏也未出现。现在病人症状消失，体力恢复，精神乐观，已正常上班工作。

风湿性心脏病（心悸、怔忡、水肿、喘证）

风湿性心脏病是风湿性关节炎急性发作或反复发作后遗留的心脏瓣膜损害所形成的慢性心脏病。以二尖瓣病变或二尖瓣合并主动脉瓣病变为常见。因瓣膜狭窄和（或）关闭不全，导致血流动力学改变，从而出现心脏杂音及心脏增大，以至心衰等临床表现。在病变处于代偿期，病人往往仅有典型的二尖瓣狭窄的体征，而无明显的自觉症状，体力活动不受限制。如果病变长期下去，可发展为心力衰竭，产生体循环静脉淤血，而引起发绀，肝脾肿大，浮肿，腹水，呼吸困难等。属中医学"心悸""怔忡""水肿""喘证"范畴。

【病因病机】

本病的发生多由风寒湿邪侵犯人体，先引起肢体痹证，复因治疗不当，反复发作，内舍于心，致成本病。故本病《内经》称为"心痹"，《金匮要略》亦称"胸痹"。《素问·痹论》谓："风寒湿三气杂至合而为痹也……脉痹不已，复感于邪，内舍于心……心痹者，脉不通，烦则心下鼓，暴上气而喘。"本病中医辨证，心气虚、心阳虚是其病理基础。心气不足，鼓动无力，而致血脉瘀阻，故本病多症见口唇青紫，或胁下癥块。故血脉瘀滞是本病中心病理环节。心病日久，累及脾肾，肾主纳气、肾气虚则摄纳失常，发为喘逆；脾肾阳虚，三焦气化不行，水饮泛滥而为水肿；饮邪内停，凌心射肺，则见气急喘促不得卧。故水饮、痰浊所致水肿、喘逆亦为本病的重要病理变化。于此可见，本病病机常表现虚实夹杂，本虚标实之病理特点，而且贯穿于疾病始终。心、脾、肾阳气虚损不足，是其本，而瘀血、水饮、痰浊是为标实之邪。而标实之邪，是在正气虚损，脏腑代谢功能失常的基础上产生的。正气愈虚，则瘀阻愈甚，水饮愈盛。

【辨证施治】

本病之治，当扶正祛邪，以补虚固本为主，兼佐活血祛瘀，行水逐饮，以治其标。宗"劳者温之"之法，拟基本处方为治。临床上，可根据病情，随症加减。

基本处方：党参20g，炒白术9g，黄芪20g，当归9g，丹参20g，广地龙20g，远志9g，五味子20g，淫羊藿20g，桂枝9g，制附子9g，葶苈子20g，猪苓、茯苓各20g，泽泻20g，大腹皮20g。水煎服。

方解和加减运用：方中以参、术、芪、淫羊藿培补脾肾，五味子益气敛阴，是为治本。治疗本病出现的心衰，应时刻注意顾护正气，扶正药宜重用。例如在应用人参时，可视病情及体质选用太子参、红参、西洋参等。太子参、党参用量可达30~60g，红参、西洋参用量可至10~30g。对喘咳欲脱的危证，可用高丽参浓煎频服，以补气固脱。方中以当归、丹参、地龙等活血祛瘀。活血祛瘀药可根据病情，轻重药并用。可酌加益母草、莪术、赤芍、三七等，以增强疗效。以猪苓、茯苓、泽泻等利水消肿；葶苈子、远志等蠲饮化痰；大腹皮利气消胀；复以桂枝、附子以通阳宣痹，温阳化水，温经止痛。共奏标本兼顾，综合调节之效。

【病案举例】

王某，男，45岁。1994年5月初诊。病人素体虚弱，自诉过去曾野外工作，风餐露宿，而患有风湿病史。常有四肢关节疼痛不适，下肢屈伸不利等症。近日来自感心慌，气短，疲乏无力，肢冷畏寒，时觉心前区憋闷不适。来诊时唇绀，下肢浮肿，苔白滑，脉弦涩。中医辨证为风湿阻络，心脉痹阻，阳虚水泛，气虚血瘀。治宜培补脾肾，活血祛痉，蠲饮化痰，利水消肿。处方：党参20g，炒白术9g，黄芪20g，当归9g，丹参20g，广地龙20g，远志9g，五味子20g，淫羊藿20g，猪苓、茯苓各20g，益母草20g，桂枝9g，制附子9g，葶苈子20g。水煎服，每日1剂。辅以心痹舒胶囊，每服5粒，日3次。并口服生水蛭粉（装入胶囊），每次服2.5g，每日早、晚服。服药10天，诸症大减。守方继服，随症加减，连续服药2个月，病人病情稳定，诸症消失，已能正常上班工作。

高血压病（眩晕、头痛）

高血压病又称原发性高血压，临床颇为常见，多表现为原因不明的体循环动脉血压持续增高，伴有不同程度的脑、心、肾等脏器病变。属中医学"眩晕""头痛"等范畴。

【病因病机】

中医学认为，肾在下，为阴阳水火之宅，下为本，上为标。肝肾精血同源，肾精充足则肝有所养，肾精亏则肝失所养。本病病人多见年事渐高，肾精渐亏，肝肾阴虚于下，阴不敛阳，阳亢气逆，则变化为风，扶摇而上，间或挟痰挟瘀，上扰清空，而见头痛、头晕、耳鸣耳聋，血压波动不定。《素问·五脏生成》谓："是以头痛癫疾，下虚上实"，《素问·脉要精微论》亦谓："上实下虚，为厥巅疾"，可谓一语中的。是故下虚上实，阴虚阳亢，虚实夹杂为本病之病理共性。

【辨证施治】

治疗之法，遵经所言："肾虚气逆，非滋不纳"之旨，治疗以"滋潜"为主要治法，亦即育阴潜阳，潜镇降逆。

高血压和动脉硬化两者常相互联系，互相影响，而致血脉瘀滞，浊瘀闭络。故养血活血通络亦当为治疗高血压和防治变证的主要治法。

肾中精气亏损，蒸化无力，脾失健运，精化为浊，痰浊入血，又可导致血脂升高，故化浊降脂亦为治疗本病常选用的治法。

总之，在治疗上，对本病所表现的上下升降和阴阳虚实偏颇失调的病理状态，要分别轻重、先后，化裁适宜，用药得当。要充分发挥中药复方的综合运用和整体调节的作用。任何偏执一法一方的治疗原则，不综合考虑上下升降，阴阳虚实之间的辩证关系，都必然会带来某种局限性，影响疗效。

处方一：夏枯草20g，黄芩9g，桑叶9g，菊花20g，钩藤20g，茺蔚子20g，决明子20g，泽泻9g，生龙骨、生牡蛎各30g，石决明30g，生地黄20g，玄参20g，怀牛膝9g，桑寄生15g，丹参20g。水煎服。

适应证：本方有清泄肝胆，明目止眩，育阴潜阳，养血通络之功。适用于阳亢，阴虚阳亢，肝肾阴虚型高血压。

方解：本方以夏枯草、黄芩之苦寒，清泄肝胆，泻火降压；以桑叶、菊花、钩藤、茺蔚子、决明子明目止眩；生地黄、玄参、龙骨、牡蛎育阴潜阳；泽泻利肾降脂；怀牛膝、桑寄生培补下元；复以丹参一味，养血通络，以防瘀塞。诸药共用，合奏清肝明目，育阴潜阳，养血通络之功。

加减运用：血热上攻，颜面潮红，肝阳上亢显著者，可酌加川黄连、龙胆草、栀子、青黛等苦降之品，以泻火降阳；大便燥结者加生大黄以通便；头痛、眩晕明显者，加珍珠母、生赭石、明天麻、僵蚕、蝉蜕等重镇肝阳，息风止眩；血压长期波动，或持续升高，表现头重脚轻，腰膝酸软等肝肾阴虚之候者，可酌加女贞子、旱莲草、石斛、玉竹、桑椹、何首乌等滋肾养液；胸闷、胸痛、肢麻者，加广地龙、赤芍、红花、桃仁、郁金以宣阳通痹，活血通脉；心悸者加远志、酸枣仁、柏子仁等养心安神。

处方二：夏枯草20g，桑叶9g，菊花20g，钩藤20g，决明子20g，茺蔚子20g，何首乌20g，桑椹15g，生山楂20g，川芎15g，丹参30g，当归9g，赤芍30g，地龙20g。水煎分服。

适应证：本方有清肝明目，滋肾培元，降脂通脉之功。适用于阴虚阳亢，血压升高且伴有浊瘀闭络、中风、胸痹发展趋势之高血压病证。

方解：方中夏枯草、桑叶、菊花、钩藤、茺蔚子、决明子等有清肝明目之功，是针对肝阳上亢，血压升高而施治。何首乌、桑椹有填精益髓，滋补阴津作用。现代药理研究表明，何首乌有降低胆固醇及抗动脉硬化作用。根据整体调节的原则，养血活血通络属治疗本病的主要治法之一，故以丹参、川芎、当归、赤芍、山楂、地龙等活血化瘀，养血通络，能明显改变血流动力学、血液流变性，具有明显改善微循环障碍及抗血栓形成的作用，且地龙尚能息风止痉，可防肝风上扰而致中风之变。

加减运用：肝阳上亢，血压升高显著者，可酌加黄芩、龙胆草、栀子等苦寒清降之品；视物昏花者加枸杞子、菊花；头项强痛者加葛根；肢麻者加豨莶草；面部麻木者加僵蚕、全蝎；肌肉跳动者加白芍、木瓜；胸闷、胸痛者加瓜蒌、半夏；头重脚轻，腰膝酸软者加女贞子、旱莲草、怀牛膝、桑寄生。

处方三：何首乌20g，桑椹20g，女贞子20g，桑寄生20g，怀牛膝15g，炒白术15g，黄芪20g，枸杞子15g，菊花20g，益母草20g，钩藤20g，泽泻20g，猪苓、茯苓各15g，车前子20g（包），丹参20g。水煎分服。

适应证：本方有培补脾肾，滋潜降压，利水通脉之功。适用于阴阳两虚型，见于高血压长期不愈，病累及肾，出现肾功能不全者。

方解：本方以何首乌、桑椹、女贞子、桑寄生、牛膝、白术、黄芪、枸杞子大队调补脾肾之品，以冀扶正培元，恢复肾脏功能，以为治本；复以菊花、钩藤清肝明目，潜阳降压，以为治标；以泽泻、猪苓、茯苓、车前子利水泄浊；以丹参、益母草活血化瘀。诸药合用，共奏调补脾肾，育阴潜阳，利水通脉之功。

【病案举例】

于某，男，67岁。1997年3月来诊。自诉头昏痛，脑袋发胀，耳鸣，眩晕，失眠，口干，脉弦有力，舌红无苔。血压：188/110mmHg。中医辨证为肝肾阴虚，阴虚阳亢。治宜清泄肝胆，育阴潜阳，养血通络，明目定眩。处方：夏枯草9g，黄芩9g，玄参20g，桑叶9g，菊花20g，茺蔚子20g，决明子20g，广地龙20g，钩藤20g，生龙骨、生牡蛎各30g，石决明30g，丹参20g。水煎服。连服4剂，诸症悉减。二诊加怀牛膝9g，继服药10剂，症除病愈，血压稳定在130/85mmHg左右。

低血压病（眩晕）

低血压病临证以血压偏低，头晕疲乏，倦怠懒动，心悸气短为表现，临床颇为常见。我用中药治低血压病，疗效满意。

【病因病机】

低血压病究其发病原因，多因久病不复，损气伤血，迁延而成；或素体羸弱，复加劳累，伤及气血；或年事渐高，积劳成疾。久病不复，辗转延续，累及于肾，终致脾肾双亏，阳虚失于温运，升发不及，生机衰退而见一系列低血压病表现。

【辨证施治】

低血压病之因虽有多端，但究其根本，皆为脾肾阳虚，失于温煦、升发所致。因此治宜温补脾肾，益气升阳。

基本处方：红参9g，炒白术9g，黄芪20g，当归9g，丹参15g，五味子15g，淫羊藿20g，仙茅20g，补骨脂20g，桂枝9g，麻黄6g，肉桂7g，制附子9g，炙甘草1.5g。每日1剂，水煎服。

方解：本方以红参、白术、黄芪健脾益气升阳；以淫羊藿、仙茅、补骨脂等温补肾阳，鼓舞生发之气；以桂枝、麻黄、附子、肉桂之温散升发作用以助阳气之上升；复以当归、丹参养心通脉，奏调补脾肾，益气升阳，活血通脉之功。

【病案举例】

李某，男，62岁。1995年7月初诊。精神倦怠，心悸，气短，纳差，腰困，来诊时头晕，疲乏肢冷，当时血压95/60mmHg，脉沉弱，苔薄。中医辨证属脾肾阳虚，失于温运，升发不及。治宜温补脾肾，益气升阳。处方：红参9g，炒白术9g，黄芪20g，当归9g，丹参20g，五味子20g，淫羊藿20g，仙茅20g，桂枝9g，麻黄6g，肉桂6g，甘草9g。水煎服，每日1剂。连续服药15剂，血压上升为110/70mmHg，诸症悉除。

脑血管意外（脑中风）

脑血管意外包括脑出血、脑血栓形成、脑梗死、脑血管痉挛等。中医学统称"中风"。因此类病多以突然昏仆，不省人事，或口眼歪斜，语言不利，半身不遂为主症，病起急骤，而又见症复杂，与自然界中风性善行而数变的特征相似，故古代医家从广义角度上去认识风病，类比称为中风。

【病因病机】

本病的发生多与家族中的遗传因素有关，而且多见于中老年人：因为人趋老年，脏腑之气日衰，阴阳失调，精元不固，阴不敛阳，可致气血冲逆，肝阳暴张，而患本病。即《内经》所谓："气之与血，并走于上，则为大厥"；清代叶天士谓："精血衰耗，水不涵木，木少滋荣，故肝阳偏亢"。可见本病的发生，着重在于内因。而饮食无节、恣食肥甘、情志失调、五志过极，亦是引起本病发生的重要因素。本病的临床表现，古代医家根据病情之深浅轻重，分为中经中络、入脏入腑。即轻则出现经络证候，突发口眼歪斜或语言不利，或半身不遂；重则猝然昏仆，不省人事，继则出现各种颓败症状，甚至转归死亡。

一、脑血栓形成

脑血栓形成最常见的原因为动脉硬化和高血压。属于中医学"中风"病范畴。《内经》有"血菀于上，使人薄厥"的记载，就是说肝气上逆，气血上壅，可致头部血络阻闭，而发生中风、半身不遂一类的疾病。

【辨证施治】

历代中医有应用活血化瘀法进行治疗的记载，如清代王清任用补阳还五汤治疗中风及半身不遂，为后世所效法。其方剂的组成，系在益气的基础上选用了大量的活血化瘀药物。根据我的临床经验，拟处方如下。

基本处方：何首乌20g，桑椹15g，黄芪30g，当归9g，赤芍20g，丹参30g，川芎20g，广地龙20g，生山楂20g，泽泻9g，红花9g，鸡血藤20g。水煎服。

适应证：本方有滋肾益气，活血化瘀，降脂之功。适于有动脉硬化、高血压，出现偏瘫、失语、失读和失写等证的老年病人。

方解：本方是在滋肾益气的基础上加大量活血化瘀的药物。何首乌滋肾益髓，有柔润血管、降低胆固醇及抗动脉硬化作用；黄芪益气助运，有统运血脉运行之功；所用大队活血化瘀药，是为了改善血流动力，防治血栓形成。实验提示，这类药都具有明显的改善微循环障碍及抗血栓形成作用。

加减运用：血压较高者加夏枯草、钩藤；视物昏花明显者加枸杞子、菊花；肢体麻木者加豨莶草；面部麻木加僵蚕；肌肉跳动者加白芍、木瓜；痰浊壅盛者加天竺黄、胆南星、石菖蒲等。对痰壅昏迷的中风实证，亦可加服生水蛭粉2.5g（装入胶囊），早、晚服2次。

愈瘫汤：当归9g，赤芍9g，川芎9g，黄芪60g，淫羊藿30g，桃仁6g，广地龙9g，僵蚕9g，天麻9g，续断9g，杜仲9g，桑寄生9g，川牛膝9g，乌梢蛇6g，伸筋草9g，骨碎补9g。水煎服。

适应证：本方有益气养血，通经活络，强筋壮骨之功效。适于脑血栓形成出现偏瘫、失语等证者。

【病案举例】

李某某，女，64岁。1996年5月4日初诊。病人因昏迷、大便失禁，于1996年4月住院。经颅脑CT平扫，查为两侧基底结区多发腔隙性脑梗死。住院时经对症治疗病情稳定。来诊时病人反应迟钝，寡言息微，口角右偏漏水，左侧上下肢发软，耳鸣目眩，左侧头昏头痛；舌紫、苔白腻，脉弦涩，有高血压病史。证属肝风内动，挟痰走窜，气血上逆，阻闭脉络。西医诊为脑梗死。治宜滋阴潜阳，息风通络，豁痰开窍，活血益气。处方：当归20g，赤芍20g，川芎20g，丹参20g，广地龙20g，生山楂20g，黄芪20g，生地黄20g，全蝎6g，僵蚕9g，茺蔚子20g，明天麻9g，蒺藜20g，胆南星9g。水煎服，辅以心痹舒胶囊，每服5粒，日3次。

1996年5月15日二诊：服药10剂，自觉头脑清爽，精神好转。黄芪加至40g，并加牛膝、桑寄生各9g，继服10剂。

5月26日三诊：病人自诉左半身有劲，左手可持物，头痛减轻。守方继服15剂。

6月11日四诊：病人反应灵敏，语言清晰，病情大为好转。病人信心倍增。原方加菊花20g，继服30剂，续服心痹舒胶囊。

7月10日五诊：病人诸症悉除，并能下地自由活动，口角已正位，与友人可交谈往事。为巩固疗效，嘱其坚持服药二三个月并加强体育锻炼，注意调节饮食起居，保待乐观情绪。经随访，直到目前病人身体健康状况一直良好。

二、脑出血

脑出血最常见和最主要的原因为高血压和动脉硬化。当血压骤然上升至病变动脉管壁不能耐受的程度时，动脉壁破裂，血液进入脑实质内而发生。中医学解释为肝气上逆，风阳上扰，气血冲逆而上壅，迫使血离经道，而致中风昏厥。痰阻经道，血脉瘀滞，故半身不遂。即《内经》所谓："血菀于上，则为薄厥""厥气上行，满脉去形"。症见突然昏厥，不省人事，颜面潮红，呼吸深重而带鼾声，伴随出现偏瘫、口眼歪斜等。

【辨证施治】

在治疗上，有"脑血栓非温药不化，脑出血非凉药不止"之论。西医以降血压，降颅压，止血为主。中医以平肝息风，重镇潜阳，凉血止血为主。

基本处方：夏枯草20g，黄芩9g，桑叶9g，菊花20g，钩藤20g，生地黄20g，玄参20g，生龙骨、生牡蛎各30g，石决明30g，桑寄生9g，怀牛膝9g，何首乌20g，僵蚕9g，蒺藜15g，槐花15g。水煎服。

适应证：本方有清肝明目降压，平肝息风，重镇潜阳，滋阴凉血止血之功。适于肝风内动，风阳上扰，气血上壅，痰火壅盛之络损血溢，中风昏厥。

方解：本方以夏枯草、黄芩、桑叶、菊花、钩藤大队清肝明目之品，以达到降压之目的；以龙骨、牡蛎、石决明重镇潜阳；蒺藜、僵蚕平肝息风；桑寄生、怀牛膝补肝肾、降血压；何首乌滋肾降脂，抗动脉硬化；生地黄、玄参滋阴养液；配以槐花，合有滋阴，降压，凉血止血之功。

加减运用：挟火者当泻火，酌加龙胆草、栀子、知母之类；兼痰者当清热涤痰，酌加胆南星、天竺黄、竹茹、贝母、竹沥之类。脑出血急性期不省人事，尚须辨别是闭证还是脱证。闭证要分阳闭、阴闭。阳闭以至宝丹辛凉开窍，阴闭以苏合香丸辛温开窍；但须注意，在急性期一律用香窜药来开窍促苏，不是上策，虽然麝香可以改善或消除水肿，但是香窜容易引起血管渗漏，有再出血的可能。关于开窍，据我临床体会，无论属于何种类型之闭证，均可服用安宫牛黄丸，每日一丸至二丸。昏迷与否，在出血性中风中只是闭窍程度深浅之别，因此均当应用此法。使闭窍者其窍早开，未闭者防患于未然。辨别脱证主要以测量血压为准，血压骤降者为闭证转脱证或合并心脉闭阻所致。脱证者血压均低于正常。凡见脱证者，应投人参、附子、肉桂、干姜等，益气固脱，回阳救逆。出血性中风为气血逆乱，血溢于上而发病。一旦确诊切忌用破血活血之品，免使出血加重。但可用和血凉血之法，可小剂量用当归、丹参等。丹参具有出血者止血，瘀血者活血的双向调节作用。根据病情亦可酌加利尿药，以引出邪浊，促使脑压下降，如泽泻、茯苓、车前子、益母草等。通过通腑以减轻脑压，亦为临床所常用，昏迷者用灌肠法。

【病案举例】

任某，男，65岁。1995年6月15日初诊。曾于1995年4月25日昏厥不省人事，住院查为脑出血，经治疗后病人意识清楚。来诊时口眼歪斜，口角流涎，自诉右侧肢体麻木酸痛，头痛头晕，耳鸣，右脸发麻，舌红绛、苔薄黄，脉弦有力。血压160/100mmHg。证属肝风内动，风阳上扰，气血冲逆，痰火壅盛，络损血溢。治宜平肝潜阳，息风通络，凉血止血。处方：夏枯草20g，黄芩9g，当归9g，丹参9g，龟甲30g，蒺藜20g，僵蚕9g，全蝎6g，广地龙20g，菊花20g，黄芪20g。水煎服。

5月10日三诊：服前药6剂，头晕、耳鸣减轻，加知母20g，继服10剂。

5月20日三诊：右侧肢体酸痛麻木减缓，口不流涎，脸不发麻，原方10剂继服。以后随症加减施治，病人坚持服药1个月余，诸症除，口眼恢复正位，血压120/85mmHg。嘱其连续服药二三个月，以巩固疗效。以后再未复发，身体状况良好。

肝炎后肝硬化（胁痛、癥积、臌胀）

引起肝硬化的原因很多，主要有病毒性肝炎、慢性酒精中毒、营养失调、药物或工业毒物中毒及慢性心功能不全等。本章所谈，主要指病毒性乙型肝炎所致肝硬化而言。属中医学"胁痛""癥积""臌胀"范畴。

【病因病机】

肝炎后肝硬化大多因乙型肝炎迁延不愈转变而成。其病理特点，表现肝细胞变性、坏死、新生，同时伴有弥漫性炎症及结缔组织增生，最后演变成肝硬化。中医学认为，其病因病机，主要是由正气虚亏，复感邪毒，内外合因，导致乙肝发生。乙肝迁延不愈，肝失疏泄，肝气郁结，肝络阻塞，因致血瘀肝硬。而正气虚损，脾肾虚弱，肝脏抗病能力低下，又是招致乙肝邪毒感染，气虚血瘀，肝络阻塞，血瘀肝硬，引起臌胀、癥积的内在因素。此即《内经》谓"勇者气行则已，怯者着而为病也"。李中梓谓："积之成者，正气不足，而后邪气踞之"，而胁下癥积，瘀血不行，又可导致新血不生，而成为促进气血虚损不足的因素。形成"虚"与"瘀"互为因果，造成恶性循环，使病情愈益加重。所以本病主要表现邪实正虚、虚实夹杂的病理共性。而其症状特点，亦是虚实杂见。胁下癥积，腹水潴留，此为邪实；伴随出现的虚损不足病候，如疲乏、倦怠、食少纳呆；实验室检查有红、白细胞及血小板减少，蛋白倒置等，此又为正虚。作为肝炎主症的"乏力"，其程度常与肝功能损害这一微观指标相一致。肝功能损害严重时，全身乏力也严重，肝功能稳定或好转时，乏力也减轻。这是由于肝病引起的肝功能损害使肝脏对碳水化合物、脂肪、蛋白质的中间代谢受到障碍致能量产生不足所致。肝病所表现的正虚邪实、虚实夹杂的病理共性与症状特点，贯穿于疾病的全过程。

【辨证施治】

肝硬化临床分期，可分为肝功能代偿期和肝功能失代偿期。肝功能代偿期多为肝硬化初期阶段。临床辨证分型多属肝郁脾虚型和肝郁血瘀型。主要表现肝失条达，气滞血瘀，症见胁下癥积（肝脾肿大），面黧舌暗等；肝木旺则乘脾土，引起脾虚气弱，生血无源，气血亏损，表现疲乏无力，食少纳呆等症。临证治疗，宜针对邪实正虚，予攻补兼施之法。对此，古人早有明训，《内经》谓："因其重而减之""坚者削之""血实宜决之"。张洁古谓："养正积自肖"，故对胁下癥积，血瘀实邪，当予活血祛瘀，削坚破积之法。近代实验表明，活血祛瘀类药物，具有明显的抗肝纤维化增生作用，可以改善肝脏微循环，促进肝内胶原纤维的加强及纤维蛋白溶解，或可抑制肝内胶原纤维的合成，使肝脏回缩，所以，活血祛瘀是治疗肝硬化的重要原则。但在祛瘀泻实的基础上，亦要顾护正气，辅以健脾益气，调养气血之品，以增强机体的抗邪能力，即所谓"扶正以祛邪"。这又是中医治疗肝病所必须遵循的标本兼顾、整体调节的治疗原则。另外，乙肝邪毒感染，是致病外因；肝失条达，肝气郁滞，而致气滞血瘀，亦为本病的主要病机。故在扶正益气，活血祛瘀的基础上，尚须辅以舒肝理气，清解祛邪之品，如此复方多法，综合运用，才能达到整体调节之目的。根据以上原则，拟一基本处方，以通治本病，再根据病情不同，随症加减。

处方一号：虎杖 20g，茵陈 20g，板蓝根 20g，党参 20g，炒白术 20g，黄芪 20g，赤芍 20g，丹参 20g，莪术 20g，延胡索 20g，制鳖甲 30g，枳实 20g，炙甘草 6g。水煎服。

适应证：本方适于正气虚损，肝失疏泄，肝络阻塞，血瘀肝硬的病证。一般属于肝郁脾虚型，肝郁血瘀型。症见右胁胀痛，胁下癥积（肝脾肿大），脘痞纳呆，体倦神疲，舌质暗淡，脉沉弦等。

方解：本病证属肝郁气滞，血瘀肝硬，肝木乘脾，脾虚气弱。治当祛瘀削坚，健脾益气，辅以清解祛邪，舒肝理气。故方中以党参、白术、黄芪健脾益气，扶正培本。据现代研究，党参、白术能扩张毛细血管，增加组织灌流量，改善微循环，促进肝细胞修复，调节蛋白比例，即能较好的升高白蛋白，纠正白蛋白/球蛋白比例倒置，而且有抗血凝和明显而持久的利尿作用，有利于腹水消退。黄芪与党参、白术均为扶正益气常用之品，其功效有相近之处，临床常相伍为用，其效益显。黄芪除有补气利水之功外，尚有补气活血之力，有利于改善微循环，促进血脉流量，起到护心、保肝的作用。血瘀肝硬，是本病的症结所在。故方中用赤芍、丹参、莪术、延胡索等以活血祛瘀，消坚破积；鳖甲一味，软坚散结，回缩肝脾；枳实理气消滞；因肝硬化是由乙型肝炎迁延不愈转变而成，病因是内外合邪，故以虎杖、茵陈、板蓝根等以清解祛邪，内外合治。

加减运用：为了加强祛瘀破积之疗效，可加生水蛭，研粉吞服，每日服 4～5g。若证偏肝肾阴虚，口苦舌干，手足心热，舌质红绛，可加滋养肝肾之品沙参、麦冬、生地黄等。肝脏是人体内最重要的代谢器官，是人体物质代谢的中枢。肝病严重时，每引起肝脏代谢功能障碍，如絮浊试验异常、血清白蛋白减少，球蛋白增高。这时的治疗，要通过改善肝细胞功能，促进蛋白质的合成，以达到降絮浊和调整蛋白比例异常。我对降絮浊和调整蛋白比例异常的着眼点，是放在补虚与祛瘀的综合运用整体调节上。通过补虚与祛瘀，以调整机体免疫功能，改善肝细胞功能，增进肝脏微循环，以促进蛋白的合成，达到降絮浊的目的。我一般是在上方的基础上，每重用和增加培补脾肾和活血之品，如淫羊藿、仙茅、巴戟天、党参、黄芪、白术、鳖甲、鹿角胶、三棱、水蛭等，每收到满意的效果。

肝硬化失代偿期多为肝硬化晚期阶段，临床辨证分型多属脾肾阳虚型和虚瘀癥积型。主要表现脾肾阳虚，气化失司，血瘀肝硬，胁下癥积，腹水潴留，身体虚羸等。此证的特点主要表现虚实夹杂，虚瘀交错，互为因果。胁下癥积之瘀，与腹水臌胀之邪实，是与肝脏抗病能力低下，脾肾之气严重虚损不足密切相关。因此，临证治疗，根据虚实夹杂的特点，拟一基本处方，再根据病情不同，随症加减。

处方二号：党参 20g，炒白术 20g，黄芪 20g，淫羊藿 20g，仙茅 20g，仙鹤草 20g，制鳖甲 30g，赤芍 20g，丹参 20g，三棱 15g，莪术 15～30g，鹿角胶 9g（烊化），大腹皮 20g，猪苓、茯苓各 20g，泽泻 20g，车前子 20g（包煎），益母草 20g，柴胡 9g。水煎服。

另：生水蛭粉5g（早、晚分吞）。

适应证：本方适于脾肾阳虚，气化失司，血瘀肝硬，腹水臌胀之证。一般属肝功能失代偿期。常并发功能性肾衰竭（肝肾综合征）。证属脾肾阳虚型，虚瘀癥积型。

方解：如前所述，本病证属脾肾阳虚，气化失司，血瘀癥积，腹水臌胀。表现虚瘀交错，本虚标实之特点。此病《内经》称"臌胀"，后世亦称蛊胀。即形容腹胀如鼓皮之绷急，乃气滞、血瘀、积水等综合因素形成。一般多见于肝硬化、血吸虫等疾病所出现的腹水体征，乃肝功能进行性恶化的结果。可以看出，此病所表现出的邪实正虚、血瘀肝硬、腹水潴留，乃脾土衰败，脾虚失运，肾阳衰微，阳虚不化的结果。故本方首以三仙（淫羊藿、仙茅、仙鹤草）、党参、白术、黄芪、鹿角胶以扶正培本，补益脾肾，健脾渗湿，温阳化水；以赤芍、丹参、三棱、莪术、益母草、水蛭等以活血祛瘀，消坚破积，而且可以达到祛瘀利水的目的。中医学认为，肝硬化腹水的形成，一由脾肾阳虚，肾虚不化，脾虚不运，可致水液潴留，此因虚而致；一由肝失条达，气血瘀滞，血不循经，津液外渗而成腹水，此又因瘀而致。即《金匮要略》所谓："血不利则为水"。西医学认为，血浆白蛋白减少，且伴有门静脉压力增高时，引起血浆胶体渗透压下降，毛细血管床的滤过压增加，使血管中的水分外渗，而致腹腔积液。中西医道理是一致的。故本方补虚与祛瘀综合运用，既可改善微循环，促进肝细胞修复，调整肝脏代谢功能，促进蛋白合成，又可攻坚破积，回缩肝脾，达到利水消肿的目的。祛瘀利水的方法，即《内经》所谓"去菀陈莝"的治疗原则。据我观察，水蛭的化瘀通络，利水消肿作用远胜于他药，而且软化回缩肝脾亦较他药为胜，具有明显的利胆退黄之功。我在临床上，治疗肝硬化腹水，每重用党参、白术，轻则15～30g，重则30～50g。现代药理研究表明，白术具有较好的升高白蛋白，纠正白蛋白/球蛋白比例倒置的功能，丹溪治臌胀"必用大剂参术"。再配合祛瘀利水之水蛭、益母草，伍以大队利水消肿之品猪苓、茯苓、泽泻、车前子等，以达消除腹水之目的。本方以鳖甲一味，软坚散结，回缩肝脾。柴胡、大腹皮疏肝理气消滞。

加减运用：若证偏肾阳衰微，肢冷神疲，呼吸气促，面色黧黑，腹水臌胀等，加制附子9～15g、桂枝9g，以补肾益火，温阳化水。早期肝硬化病人，少数有瘀黄出现，瘀黄必从瘀论治，乃治黄之变法，加水蛭治瘀黄有显效。若食管静脉曲张，血小板减少，有出血史者，破血祛瘀重品宜少用或不用，但活血祛瘀轻品如当归、丹参等一般要用，而且最好加服有散瘀止血作用的三七粉。须知，肝硬化病变主要表现门静脉循环障碍、结缔组织增生，此属气滞血瘀，只有通过活血祛瘀，才能减轻或降低门静脉高压引起的血脉瘀滞状态，回缩肝脾，消除腹水，达到止血目的。所以活血祛瘀轻品还是要用的，对顽固难消的腹水，在用中药利水渗湿，温阳化气，祛瘀利水的基础上，再配西药利尿剂氢氯噻嗪和保钾利尿剂螺内酯，以加强腹水消退，确实较单一的中药或西药利尿法优越。有的难治性腹水病人，输入适量的人体白蛋白，可以提高血浆胶体渗透压，增加循环血容量，从而加强利尿作用，减少腹水量。另外还须知道，肝硬化腹水虽多表现脾肾阳虚的证型特点，但有的晚期肝硬化腹水，由于水邪潴留而不化津，体液循环中之有效体液量减少，亦常出现口燥咽干，舌质红绛，阴津严重亏涸的阴虚之象。此时预后较差。须警惕阴虚风动，而出现肝昏迷之可能。可见对本病之辨证分型与治疗，既要有所侧重，抓住各型的特点，施以针对性的治疗，又要统观全局，综合分析，进行整体调节，始为得当。

综上所述，可以看出肝硬化的病机，不外虚瘀为主，表现正虚邪实，虚实夹杂的特点。另外，肝炎后肝硬化大多因乙型肝炎迁延不愈转变而成。因此，还要重视内外合邪的因素。在治疗上，根据其病因病机特点，必须采取复方多法，综合运用，整体调节的治疗原则，要标本兼顾，攻补兼施。任何仅用一法一方，或以祛邪为主，忽略扶正；或以扶正为主，忽略祛邪，都必然会带来某种局限性，影响治疗效果。而这种相互联系，全面兼顾，综合运用，整体调节的治疗方法与措施，正体现了中医学术思想系统观、整体观的理论原则在临证治疗上的体现，这也是中医学理论的特色和优势所在。

【病案举例】

李某，男，33岁，某电厂职工。1986年4月经诊断为乙型肝炎、早期肝硬化，曾两次因病情恶化出现腹水、吐血住院抢救，1988年元月又因大量吐血和肝硬化腹水住进某医院。经住院治疗3个月之久，病情未见明显好转。病人精神负担沉重，生活无望，焦苦万分，遂出院并于1988年4月25日来诊。出院时化验，表面抗原1:128，黄疸指数17单位，麝香草酚浊度21单位，硫酸锌浊度20.4单位，麝香草酚絮状试验（+++），血清总蛋白6.2%，白蛋白2.6g%，球蛋白3.6%，谷丙转氨酶325单位，血小板计数$380 \times 10^9/L$。症见两胁痛，胁下癥积（肝脾肿大），触痛，腹胀腹水，腹大如鼓，全身浮肿，饮食不进，面色黧黑，牙龈出血，舌质暗淡，小便不利，脉弦涩。诊系肝硬化失代偿期，病情危重。中医辨证为虚瘀交错，血瘀肝硬，脾肾两虚，水津不化，水邪潴留。拟培补脾肾，祛瘀化癥，利水消肿。治用舒肝消积丸，配服消癥利水汤，稍施加减。连续服丸、汤药3个月，腹胀腹水消除，诸症悉减，肝功能已接近正常。又服药治疗半年多，于1989年3月6日化验，除乙肝表面抗原滴度为弱阳性外，肝功能和蛋白电泳、血小板计数已完全恢复正常，脾肿大已回缩，诸症悉除，身体无任何不适。现已上班恢复工作。

急性胃炎（胃痛、呕吐）

急性胃炎以感受暑湿之邪，秽浊之气犯胃及饮食生冷，进食不洁、腐败、刺激性饮食，或进食由微生物、细菌毒素污染的食物而引起者最为常见。本病的临床特点，主要是起病急，突发呕吐，脘腹胀痛，厌食，舌苔厚腻，脉滑数，或兼恶寒发热等症。

【病因病机】

其发病机制，是由暑湿之邪犯胃，或暴饮暴食，恣食生冷不洁之物，均可导致胃失和降，积滞不消，郁滞生热，火逆冲上，而发生呕吐之主症。

【辨证施治】

对本病治疗，宜以苦寒清泄，芳香化湿，和胃导滞为主要治法。根据我的临床经验，拟一基本处方如下。

基本处方：藿香9g，黄芩9g，黄连9g，姜半夏9g，陈皮9g，厚朴9g，蒲公英9g，竹茹9g，瓜蒌9g，麦冬9g，生姜3片。水煎服。

加减运用：胃脘痛重者可加炒白芍20g，延胡索20g；呕吐严重者可加旋覆花15g（包煎），赭石20g（包煎），姜半夏可加至15~20g。

【病案举例】

杨某，女，34岁。1997年5月2日来诊。胃脘胀痛难忍，有灼热感，痛势急迫，烦躁易怒，呕恶嘈杂，口干口苦，舌红苔黄，脉弦数。1997年4月7日胃镜检查：黏膜弥漫性充血水肿，皱襞粗大紊乱，腔内见大量胆汁，未见溃疡及新生物。病人平素情绪不稳定，每遇不顺之事，则有恚怒之反常情绪。证属肝气郁结，日久化热，横逆犯胃，胃气逆乱，发为灼痛、呕恶等症。治宜疏肝泄热，和胃降逆，理气止痛。处方：柴胡9g，枳实20g，青陈皮各9g，川楝子20g，郁金20g，延胡索20g，炒白芍20g，黄芩9g，黄连5g，蒲公英9g，竹茹9g，麦冬9g，藿香9g，姜半夏9g。水煎服。每日1剂，服3剂症除而愈。嘱其心胸开朗，心情乐观，不要斤斤计较，要注意调节饮食起居。近年来未再复发。1998年2月7日胃镜查：黏膜平整，皱襞整齐，余（-）。

慢性萎缩性胃炎（胃痛、痞满、嘈杂）

慢性萎缩性胃炎系指不同病因引起的慢性胃黏膜性病变，为临床常见病、多发病，严重影响着病人的身心健康。病理上主要表现为黏膜腺体萎缩，并常伴有肠化和不典型增生。当肠化和不典型增生在中度以上，则有癌变可能。

【病因病机】

（1）寒邪客胃　腹部受凉，或恣食生冷，致寒凝气滞，胃气不和，收引作痛。《素问·举痛论》曾曰："寒气客于肠胃之间，膜原之下，血不得散，小络急引故痛。"

（2）饮食不节　暴饮暴食，恣食肥甘，损脾伤胃，胃气阻滞，食滞不化，则痞满疼痛。

（3）情志失调　忿怒不畅，肝失疏泄，横逆犯胃，胃失和降，则胃病生矣。

（4）脾胃虚弱　素体不足，脾胃虚弱，或久病不愈，脾阳不足，寒从中生，或胃阴不足，胃络失养而作痛。寒邪客胃、饮食、情感所伤而导致的胃气阻滞，和降失司，食滞不化，痞满疼痛等，此属邪实，而其发病多是在脾胃虚弱基础上而致，形成了虚实夹杂的病理特点。中医学尚认为，"久病气虚致瘀""气滞血瘀""久痛入络"等，因此胃络阻滞，亦是本病的主要病机。参照临床胃镜所见，胃黏膜充血水肿，色暗或灰暗，黏膜粗糙不平，或呈结节隆起等，皆属局部血脉瘀滞，与临床血瘀所见一致。

综合而言，本病总属虚中夹杂，而此中尤以脾胃虚弱与气滞血瘀为主，且互为因果，交错出现。脾胃愈虚，则脾虚不运，气机不畅，可致胃络瘀阻益甚；而胃络瘀阻，气滞血瘀，又可致脾胃升降难复，脾主运化功能失职，气血生化乏源，导致中州之气愈益虚损。

【辨证施治】

本病病机，主要表现为气虚、气滞、寒凝、血瘀之特点；尚有肝失条达，胃失和降，痰湿中阻，而表现蕴湿化热，伤及胃阴之病理特点。因此对本病常分气虚寒滞型和阴虚瘀热型论治。临床上以前者多见，根据"久病久虚致瘀""气滞血瘀""寒凝血瘀"等理论及我的临床经验，健脾、益气、理气、祛瘀、温中，即调气法与活血化瘀法并用，是治疗本病的基本原则。

1. 气虚寒滞型

症见：上腹部胀闷，疼痛，嗳气，遇寒加重，得热则舒，倦怠懒动，纳谷减少，大便溏稀，舌淡暗，或边有齿痕，脉细弱。

处方：党参20g，炒白术9g，黄芪20g，枳实20g，厚朴9g，香附9g，砂仁9g，鸡内金9g，炒白芍20g，郁金15g，延胡索20g，莪术20g，五味子9g，乌梅9g，白花蛇舌草20g，制附子9g，甘草6g。水煎分服。

方解：本型治疗以健脾益气，温中散寒，消滞祛瘀为原则。方中党参、白术、黄芪、甘草健脾益气，补虚生肌，尤其参、芪对提高机体免疫功能，调整胃分泌功能的平衡，加速胃黏膜上皮细胞的新生有良好作用；脾虚则胃失和降，消化迟滞，故以枳实、厚朴、香附、砂仁、鸡内金等品以理气消滞，促进消化功能；方中又以大队活血化瘀之品，如白芍、郁金、延胡索、莪术等，通过活血化瘀，以改善微循环，增加血流量，促进胃黏膜局部血液循环，加速炎症吸收，促进固有腺体再生和胃黏膜修复，这是治疗本病之关键。特别是与参芪配伍为用，通补兼施，寓攻于补，相得益彰；附子一味，以温阳散寒，温经止痛；本病多表现胃酸缺乏，故以酸敛之品五味子、乌梅以益胃敛阴助酸，尤其以五味子治疗萎缩性胃炎，对病变胃黏膜的恢复有良好作用。本病所伴随出现的肠化和不典型增生，属于癌前病变。一般抗癌中药复方多采用活血祛瘀和清热解毒之品，故本方以白花蛇舌草清热解毒以起抗癌作用，预防癌变发生，复配以有抗癌作用的祛瘀之品莪术，当起到良好作用。

加减运用：当伴有结节隆起和肠上皮化生者，加三棱20g，炒穿山甲9g，海藻15g，另加服水蛭粉5g，每日早、晚分冲；伴有胃溃疡或十二指肠球部溃疡，减去五味子、乌梅，加白及10g，三七粉4g（早、晚分冲），海螵蛸30g。一般认为萎缩性胃炎的胃黏膜固有腺体萎缩是不可逆转的，但实践证明，运用中药治疗本病，能使萎缩的胃黏膜逆转，其疗效明显优于西药。

2. 阴虚瘀热型

症见：胃脘隐痛灼热，口干舌燥，饥而不欲食，大便偏干，舌质暗红、苔少，脉细兼数。

处方：沙参20g，麦冬9g，玉竹9g，党参20g，黄芪20g，香附9g，炒白芍20g，丹参20g，郁金20g，蒲公英20g，黄芩9g，乌梅9g，甘草6g。水煎服。

方解：本证系脾胃阴虚有热而挟瘀，治宜采用养胃益阴，补气生肌，祛瘀消滞和苦寒清胃的治疗原则。方中沙参、麦冬、玉竹、乌梅可滋养胃阴，生津止渴，且对本证之胃酸缺乏，有酸甘化阴，甘寒生津之妙用；因胃黏膜充血，糜烂，且伴有出血点，故辅以苦寒清热凉血之蒲公英、黄芩等；胃络阻滞亦是本证之重要病机，故以白芍、丹参、郁金、香附等以养血和营，行气祛瘀；以参芪健脾益气，补虚生肌，加速胃黏膜上皮细胞的新生。

萎缩性胃炎是一个病程很长而且较为难治的慢性胃病。在治疗上，症状改善尚较容易，若要取得胃镜及病理上的良好效果则较困难，尤其肠化、不典型增生则难度较大。因此治疗萎缩性胃炎的疗程较长，我主张以3个月为1个疗程。重度萎缩或伴肠化、不典型增生者则宜延长疗程，长期坚持治疗，并定期复查以判断病情。

【病案举例】

朱某，女，61岁。1996年8月15日初诊。半年来自感上腹部胀痛不适，饭量减少。1996年8月8日做胃镜检查：（胃窦）慢性萎缩性胃炎Ⅰ级伴灶性肠化；慢性浅表性胃炎Ⅲ级；（胃体）慢性浅表性胃炎Ⅲ级，Hp（++）。症见胃脘胀满，疼痛，纳差，疲乏，嗳气，遇寒加重，得温则舒，便溏，舌淡，脉细弱。证属气虚寒滞型。治宜健脾益气，温中散寒，消滞祛瘀。处方：党参 20g，炒白术 9g，黄芪 20g，枳实 20g，青陈皮各 9g，半夏 9g，厚朴 9g，焦三仙各 9g，砂仁 9g，干姜 6g，炒白芍 20g，郁金 20g，制附子 9g，五味子 20g，延胡索 20g，莪术 20g，白花蛇舌草 20g。水煎服。服 2 剂胀痛减轻，效不更方，守方继进。服 6 剂纳谷增加，精神尚可，仍有隐痛不适，原方加炙甘草 9g，继服 7 剂，诸症悉除。嘱其坚持服药两三个疗程，以巩固疗效。

消化性溃疡（胃痛、嘈杂、吐酸）

消化性溃疡是指消化道组织所产生的慢性溃疡，好发于胃和十二指肠部位，易于复发。

【病因病机】

消化性溃疡之发生，多系内外合邪所致。外因主要为寒邪客胃，饮食不节和情志郁结，可致胃气阻滞，和降失调，胃络阻滞，导致局部营养、血循环障碍，使胃黏膜糜烂，导致溃疡发生。中医学认为"邪之所凑，其气必虚"，本病患者发病及愈后复发时，多见脾虚证候表现，病人亦多属脾虚体质。此乃体质、遗传因素所造成的病理变化，属于虚。溃疡之发生，常为内外因合邪所致，形成了虚实夹杂，本虚标实，错综复杂的病理特点，且以正虚为主。其中外邪犯胃和脾虚不运所引起的气机不畅，胃络瘀阻，乃是胃黏膜糜烂，溃疡形成的关键。

【辨证施治】

我在临床上对本病辨证分型认为，以脾胃虚寒证型为主，兼挟气滞、血瘀。治疗上，宜标本兼顾，通补兼施，以健脾益气、温中与活血祛瘀为主法，辅以理气和胃，并合理使用制酸剂，这是治疗本病的主要原则。拟定基本处方，以通治本病，再结合偏寒、偏热、偏虚、偏实之不同，随症加减。

基本处方：党参20g，炒白术9g，黄芪20g，当归9g，炒白芍20g，丹参20g，延胡索20g，三七粉4g（分冲），白及15g，海螵蛸30g，砂仁9g，鸡内金15g，香附9g，制附子9g，干姜6g，甘草9g。水煎分服。

方解：方中参、术、芪、草有补中益气，健脾生血，托里生肌之功。现代药理研究表明，参、芪、草具有抗溃疡作用，能改善微循环，增加胃黏膜血流，促进溃疡愈合，提高机体抵抗力。当归、白芍、丹参、延胡索等养血和血、化瘀之品，具有明显的增加胃黏膜血流，增强溃疡局部营养，起到活血生肌，促使溃疡愈合的作用；活血祛瘀乃治疗本病的重要方法，故方中所用药物较多，配用化瘀止血之三七，可收相得益彰之功；有谓"无酸不成溃疡"，故方中以海螵蛸制酸止血，中和胃酸，防止氢离子反渗，且对胃黏膜可起到重要保护作用；白及可止血生肌，香附、砂仁、鸡内金和胃理气消食，有调理肠胃蠕动之功；附子、干姜可温中散寒止痛。

加减运用：如寒象重或疼痛明显者，可加重制附子至15~30g；若证系胃阴不足，胃脘隐痛伴灼热感，口干口苦，大便秘结，舌红少苔者，可减去温燥之品附子、干姜、砂仁等，加滋阴养胃之品沙参、麦冬、石斛各15g。制酸剂之配伍则要视寒热虚实不同而选择，属虚属寒者可选海螵蛸、煅龙骨、煅牡蛎、甘草等；属实属热者，可选浙贝母、左金丸6~10g（入煎或另吞）。而瓦楞子、鸡蛋壳、海蛤壳等性平之品，属寒属热者均可酌选。对于制酸剂须坚持作为佐使药伍用，因这类药物在抑酸，保护胃黏膜，调整肠胃的运动和分泌等方面，均有协调、促进作用，且泛酸、吞酸症之有无，并非与胃酸分泌的高低成正比。因此即使临证无泛酸之症，亦要使用些类药物。大便隐血试验阳性，或呈柏油样便者，可加服白及粉3g，三七粉3g，大黄粉1.5g，混匀调成糊状或装入胶囊，1日分3次服；亦可单加白及粉9g，每日分3次调服；若日久溃疡不愈，时见大便潜血者，可加服白及粉3g，三七粉3g，乌贼骨3g，黄芪粉3g，混匀调成糊状或装入胶囊。分3次吞服。

【病案举例】

孙某，男，60岁。1998年4月20日初诊。1997年11月做胃镜查为十二指肠球部溃疡。于每次进餐后上腹部有疼痛感，可持续2~3小时，直到下次进餐时疼痛才可缓解或消失。有时半夜疼痛，难以入睡。曾服西药（具体不详）亦无缓减。病人极度痛苦，遂来就诊，请求中医汤药调治。症见胃脘胀痛，喜温喜按，吞酸泛恶，纳差，疲乏，便黑，舌暗淡、苔白，脉虚弱。证属脾胃虚寒，和降失调，胃络瘀阻，虚实夹杂。治宜健脾益气，和中制酸，和血祛瘀，温中消滞。处方：党参20g，炒白术9g，黄芪20g，炒白芍20g，丹参20g，延胡索20g，三七粉4g（分冲），白及15g，海螵蛸30g，砂仁9g，鸡内金15g，干姜6g，制附子9g，甘草9g。水煎分服，早、中、晚3次。服上药7剂，疼痛减轻，不泛恶，饭量增加，便色好转，仍吞酸，乏力，原方继服7剂，诸症消失，大便颜色正常。嘱其饮食有节，继续服药1个月，以巩固疗效。

急性肠炎（腹痛、泄泻）

急性肠炎多由夏秋之间暑热之邪伤及肠胃，或进食肥甘，或进食由细菌毒素污染的不洁之品，导致肠胃传化失常，湿热蕴蒸，热迫下注，引起腹痛泄泻。故本病的特点，是急性发病，腹痛，泻利频繁，急剧，如水样的注泻，泻下烙肛，心烦口渴，小便短赤，舌苔黄而厚腻，脉濡滑而数或兼恶寒发热等症。故对本病的治疗，宜以芳香化浊，清热利湿，和胃导滞为主要治法。我一般是以葛根芩连汤与藿香正气散加减施治，拟处方如下。

处方：藿香9g，苍术9g，黄芩9g，黄连9g，黄柏9g，厚朴9g，白豆蔻9g，滑石9g（包煎），木通9g，生扁豆15g，生薏苡仁15g。水煎服。

加减运用：若有寒热表证，可酌加金银花、连翘、葛根、紫苏等；若兼有呕吐，则为急性胃肠炎，可加竹茹、枇杷叶、瓜蒌、陈皮等；若大便中有黏液或混有脓血，则可上方中加白头翁、白芍等。

【病案举例】

何某，女，63岁。1996年10月22日初诊。自述饮酒过量并进食肥甘不洁之品，引起频繁的水样腹泻，急剧泄泻，泻下烙肛，腹痛肠鸣，脘痞泛恶，并伴有寒热不适，苔黄厚腻，脉濡数。证系饮酒过量及进食不洁之品，伤及肠胃，导致肠胃传化失常，湿热蕴蒸，热迫注泻。治宜苦寒清热，芳香化湿，和胃导滞。处方：藿香9g，葛根9g，苍术9g，黄芩9g，黄连9g，厚朴9g，白豆蔻9g，滑石9g（包煎），茯苓9g，竹茹9g。水煎服。连服3剂而愈。

慢性肠炎（腹痛、泄泻）

慢性肠炎系指不同病因引起的肠黏膜炎性病变，属于中医学"腹痛""泄泻"范畴。其症状特点，主要以腹痛、泄泻为主症，而且病势缠绵，久泄不愈。

【病因病机】

本病的发病原因，可由寒邪侵犯，或饮食不节，恣食生冷，伤及脾胃，脾阳受损，运化失司，而致脾胃升降失司，清浊不分，水走大肠，引起肠鸣泄泻而清稀；寒气客于肠胃之间，寒凝气滞，血络挛急引起腹痛。情志失调，肝气乘脾，亦可引起腹痛、泄泻。可见，寒邪侵犯，饮食不节，情志所伤导致脾阳受损，运化失司，是引起本病发生的主要机制。然脾中阳气又与肾中阳气密切相关，脾阳受损，久泄不愈，又可进而累及肾阳，而引起命门火衰。所以久泄不愈的病证，最终导致脾肾之阳皆虚。另外，尚须知道，本病的发生，亦与脾肾素虚有关。脾肾不虚，肾中阳气，命门之火，能助脾胃"腐熟水谷"，帮助脾胃消化吸收，亦不能令人洞泄不止。

【辨证施治】

因此本病的治疗，宜以补脾温肾，涩肠止泄为主，若症兼胃失和降，腹胀肠鸣，佐以和胃助消化之品。拟处方如下。

处方：党参9g，炒白术9g，茯苓9g，陈皮9g，制附子9g，厚朴9g，炒山药15g，炒扁豆9g，莲子肉9g，白豆蔻9g，煨肉豆蔻9g，干姜6g，黄连6g，甘草6g。水煎服。

加减运用：若脾肾虚寒，久泄不止，可加入益智仁20g，煨诃子9g，肉桂6g（后下）；必要时，临时加入罂粟壳5~10g，乌梅炭9g以涩肠止泄。症状改善即去罂粟壳，加重乌梅炭，另加石榴皮9g，以免久服成瘾。黄连是治疗泻痢属热的常用良药。脾肾虚寒泄泻虽无明显热证，但应于温热药中加入少量黄连，温中有寒，亦属反佐之治，况且黄连苦燥坚阴，不同于其他寒性药物。久泻不止，在治泻方中加入川黄连、诃子，常有卓效。

【病案举例】

王某，男，54岁。1996年10月3日初诊。腹泻半年多，大便不成形，有时混有黏液，腹部胀痛，肠鸣，疲乏，纳差，面色萎黄，舌淡苔白，脉细弱。中医辨证属脾肾阳虚，运化失司，发为久泄。治宜温肾健脾，固涩止泻，理气消胀。处方：党参9g，炒白术9g，茯苓9g，陈皮9g，枳壳9g，厚朴9g，焦三仙各9g，砂仁9g，干姜6g，制附子9g，黄连9g，诃子9g，补骨脂20g。水煎，日服3次，并嘱其忌生冷、油腻、辛辣之品。连续服药7剂，大便成形，腹部胀痛消失，纳谷增加，诸症除病愈。

细菌性痢疾（痢疾）

细菌性痢疾是由痢疾杆菌引起的一种常见肠道传染病。多流行于夏秋季节，临床一般可分为急性和慢性两大类。中医学分为湿热痢，疫毒痢，寒湿痢，休息痢等。

本病的发生，多由外受湿热疫毒之气，内伤饮食生冷，损及脾胃与肠道，使肠之脂络受伤，气血与邪相搏结，化而为脓。故本病症状表现是以腹痛、里急后重、痢下赤白脓血为特征。在治疗上，一般是以清热解毒、和血利气化滞为大法。再根据临床症状虚实变化，随症加减化裁，根据我的临床经验，拟处方如下。

基本处方：白头翁20g，黄连9g，黄芩9g，黄柏9g，秦皮9g，当归9g，炒白芍9g，枳壳9g，广木香6g，槟榔9g，肉桂4g，水煎服。

加减运用：有寒热表证者，加金银花20g，葛根9g。我认为，痢疾初起，不论是白痢还是赤痢，或赤白相杂，黄连、金银花皆可选用。大便滞塞不通或所下不多者，可加大黄9g；暑湿重可加滑石9~15g，以清利肠胃湿热；病后有伤阴之势，口干舌燥，加石斛20g、天花粉15g。慢性痢疾长期不愈，有些收涩药亦可酌情使用，不必拘泥于"涩可敛邪"之说。如现代研究发现，诃子对白喉杆菌、肺炎双球菌、痢疾杆菌等皆有较强的抑制作用；乌梅对大肠杆菌、伤寒杆菌、绿脓杆菌有抑制作用；赤石脂的吸附作用能吸附消化道的有毒物质、细菌毒素及食物异常发酵产物。这些针对病原体的直接作用皆属"祛邪"范畴。因此以上药物，对痢疾泄泻的治疗效果，不应一概归为收涩之功，而应是祛邪与收涩双重作用之效果。因此收涩药的运用亦应根据病情灵活掌握。

【病案举例】

李某，男，34岁。1995年9月来诊。腹痛，腹泻，脓血便2天，大便每日3~5次，呈水样，含有黏液和少量脓血，有里急后重感。大便化验有少量脓细胞及红细胞。当时体温38℃，伴恶心，食欲不振，畏寒发热，烦躁等症，舌红、苔黄燥，脉滑数。中医辨证属湿热疫毒瘀滞肠道，脂络受损，气机不畅，传导失司。治宜清热解毒，凉血和营，利气化滞。处方：白头翁20g，黄连9g，黄芩9g，黄柏9g，秦皮9g，当归9g，枳壳9g，木香6g，槟榔9g，金银花20g，炒白芍20g。水煎，日服3次。服药2剂，便次减少，腹痛减。原方继服3剂，诸症悉除，检查大便正常。嘱其饮食清淡，忌油腻生冷辛辣刺激之品。

溃疡性结肠炎（泄泻、肠风、脏毒）

溃疡性结肠炎又称慢性非特异性溃疡性结肠炎，是直肠和结肠的一种原因不明的慢性炎性疾病。临床表现慢性反复发作的腹痛，腹泻，排便次数增多，黏液性血便，里急后重。便检无特异病原体发现。

【病因病机】

本病的发生，多由脾胃素虚，复外受暑湿之邪，内伤饮食生冷，损及脾胃肠道，使肠胃之气血阻滞，肠之脂络受伤而引起。

【辨证施治】

故对本病的治疗，祛邪扶正并施，以清解祛邪，调和气血，利气导滞，健脾益气为大法。根据我的临床经验，拟处方加减施治如下。

基本处方：党参9g，炒白术9g，茯苓9g，厚朴9g，炒扁豆9g，白豆蔻9g，干姜6g，陈皮9g，炒白芍15g，生地榆20g，金银花炭15g，白头翁15g，黄连9g，炒槐花9g，煨诃子9g，乌梅炭9g。水煎服。

适应证：腹泻，腹痛及粪便中含脓血和黏液，病情缓慢，反复发作。

加减运用：治疗本病，我常以补消寒温并施，用四君子汤合白头翁汤加减化裁。大便次数多而久泄不止者，常加入一些固涩之品，赤石脂9g（包煎），或加罂粟壳5~10g。因系补消寒温并施，故能收到涩而不滞之效，即使大便次数减少，亦不致有留邪之弊。灌肠常用生地榆15g，五倍子10g，明矾10g。水煎去渣成100ml，每次60ml，保留灌肠。

【病案举例】

罗某，男，30岁。1996年12月30日初诊。腹痛腹泄，黏液脓血便两三年，多处求医，缠绵难愈，慕名来诊。自诉左下腹隐痛，触之明显，腹胀，伴有食欲不振、疲乏等症。曾做乙状结肠镜检查：直肠前壁黏膜有多发性浅溃疡，伴充血、水肿、黏膜粗糙呈细颗粒状，质脆易出血，附有脓性分泌物。诊其脉濡软虚数，舌淡苔腻。辨证属湿热壅滞肠道，气机不畅，传导失司，热灼肠道，络膜受损，下利脓血。治宜健脾益气，清利湿热，调气行血，寒温消补并施。处方：党参9g，妙白术9g，茯苓9g，陈皮9g，枳实20g，厚朴9g，焦三仙各9g，砂仁9g，干姜6g，炒白芍20g，黄连9g，金银花20g，白头翁20g，生地榆20g，白豆蔻9g。水煎日服3次，嘱服药期间忌生冷油腻、辛辣刺激之品。连续服药10剂，腹泻减轻，便色发黄，脓血减少。仍腹痛，加制附子9g，黄芪20g，继服15剂，便中无脓血，诸症除病愈。1997年3月做结肠镜检查基本正常。至目前病人身体健康，本病未再复发。

胆囊炎、胆结石（胁痛、黄疸）

临床上，胆囊炎常与胆结石同时存在，亦有因感染而引起胆囊炎而无结石者。其症常突然发作右上腹疼痛（胆结石则常为阵发性绞痛），放射至右肩胛部。其急性发作常伴有恶寒，身热，血中白细胞增高，恶心，呕吐，或出现黄疸等症状。慢性者常时发右上腹疼痛，口苦，泛恶，纳呆等。

【病因病机】

本病的发生，多由饮食无节，情志失调，或外邪感染，而致湿热蕴结，肝气郁滞，升降失司，胆汁阻滞而发病。或热灼胆液，久而成石，发为胆结石病证。

【辨证施治】

我对本病的治疗，本着腑以通为用的原则（因胆为六腑之一），多以清热利湿，疏肝利胆，和胃降逆为大法；对胆结石的治疗，如果是胆结石、胆囊炎合并发病，是在上法的基础上，再辅以通腑泻浊，利胆排石之品，根据我的临床经验，拟处方加减施治如下：

胆囊炎处方：柴胡9g，黄芩9，栀子9g，茵陈30g，板蓝根20g，虎杖20g，金钱草30g，败酱草20g，赤芍20g，丹参20g，郁金15g，枳壳9g。水煎服。

加减运用：根据病情亦可加生大黄9g（后下）；呕吐加半夏9g，竹茹9g；腹痛重加延胡索20g，川楝子9g；若出现黄疸，茵陈、赤芍均可加至60g。目前研究发现：茵陈、金钱草、黄芩、栀子、郁金、大黄均有较明显的利胆作用；栀子和茵陈具有促进胆囊收缩作用；重用赤芍，对瘀胆型肝炎退黄有显效。

胆石症处方：柴胡30g，茵陈40g，青皮30g，郁金30g，槟榔30g，大黄9g（后下），延胡索15g，香附15g，川楝子9g，枳实20g，鸡内金20g，金钱草30g，赤芍20g。水煎服，1个月为1个疗程。

方解：本方主要具有疏肝利气，利胆通腑的作用。经验证明，疏肝理气，利胆通腑之品，均具有不同程度的排石作用。其中尤以破气药青皮、枳实、槟榔最为明显。经过实验，槟榔能加强胆囊收缩，有利于促进结石排出。本方所用的赤芍、郁金、延胡索等活血祛瘀药，有祛瘀利胆排石之功。柴胡、茵陈、金钱草等均有较明显的利胆作用。但排石中药主要适用于分布在胆囊、总胆管、肝管中的直径不超过1cm且不伴有粘连、嵌顿等情况的小结石。至于鸡内金，是取其化石的作用。目前所采用的化石药主要有黄芪、白术、薏苡仁、金钱草、茵陈、防己、威灵仙、乌梅、鸡内金、穿山甲等。其实排石化石作用是互为交叉，故在具体应用上，须加以配合。唯对粘连、嵌顿之结石，应慎用理气之品。

【病案举例】

病案一：王某，女，38岁。1997年4月19日来诊。右胁及后背胀痛1个月余，口苦，纳呆，时恶心呕吐。4月15日做B超查为胆囊慢性炎症。右上腹压痛及叩击痛明显，小便黄赤，舌苔黄腻，脉弦滑数。证属湿热蕴结于肝胆，肝络失和，胆不疏泄，湿热交蒸而发病。治宜清热利湿，疏肝利胆，和胃降逆。处方：柴胡9g，黄芩9g，栀子9g，茵陈20g，板蓝根20g，虎杖20g，金钱草20g，赤芍20g，丹参20g，郁金20g，延胡索20g，香附9g，川楝子20g，枳实20g，竹茹9g。水煎，日服3次，辅以舒肝消癥丸，每次服1丸，日3次。服药5天，右胁、后背胀痛减轻。

4月25日二诊：原方继服。服药3天后症除病愈。嘱续服舒肝消癥丸1个月，以巩固疗效。

病案二：赵某，女，58岁。1996年4月25日初诊。病人于1996年4月16日B超检查为肝内胆管结石（泥沙型）。半月来常有胁肋疼痛，连及肩背，口干口苦，纳差，胆囊区压痛明显，曾有黄疸病史，舌红苔黄腻，脉弦有力。证属肝胆湿热，日久煎熬成石，阻滞胆道，发为本病。治宜疏肝利气，祛瘀利胆，通腑排石。处方：柴胡15g，茵陈30g，青皮20g，郁金20g，槟榔20g，大黄9g（后下），延胡索20g，香附9g，川楝子20g，枳实20g，鸡内金20g，金钱草20g，赤芍20g，丹参20g。水煎服。1个月为1个疗程，辅以舒肝消癥丸，每次1丸，日服3次。连续服药1周后，胆囊疼痛减轻。服药1个月，疼痛未再复发。再服舒肝消癥丸1个月，以巩固疗效。

急性支气管炎（外感咳嗽）

急性支气管炎是由病毒和细菌感染、物理化学刺激或过敏所引起的气管和支气管黏膜的急性炎症。中医学称为"外感咳嗽"。故常具有外感表证，出现上呼吸道感染症状，如鼻塞、流涕、咽痛、头痛、身痛、畏寒等。继而发生咳嗽，始为干咳，第一、二天咳出少量黏痰，以后为脓性痰。中医辨证分风寒束肺、风热袭肺两种。根据我的临床经验，拟处方辨治如下。

处方一：麻黄6g，杏仁9g，荆芥9g，防风9g，桔梗9g，前胡9g，桑白皮9g，半夏9g，白前9g，甘草6g。水煎服。

适应证：此方系以三拗汤、荆防败毒散加减施治，适于风寒束肺证。症见咳嗽咳痰，痰稀白或泡沫痰，恶寒发热，头痛，身痛，苔白，脉浮等。治宜辛温发表，祛风散寒，宣肺化痰。

处方二：金银花20g，连翘20g，鱼腥草20g，黄芩9g，杏仁9g，前胡9g，桑白皮9g，批把叶9g，川贝母9g，沙参9g，桔梗9g，甘草9g。水煎服。

适应证：方用银翘散加减施治，适于风热袭肺证。症见咳嗽，咳痰黄稠，身热，口干咽痛，舌红苔黄，脉浮数。治宜辛凉清解，疏风清热，宣肺化痰。

【病案举例】

罗某，男，43岁。1995年11月2日初诊。因出差穿衣单薄而患头痛，身痛，畏寒，发热，咳嗽，咽痛之证。诊脉浮紧，舌淡苔薄。辨证属风寒束肺，卫阳被郁。治宜解表散寒，宣肺止咳。处方：麻黄6g，杏仁、荆芥、防风、薄荷、紫苏、桔梗、牛蒡子、前胡、桑白皮、白前、半夏各9g。水煎服，3剂症除而愈。

急性肺炎（风温、肺热咳嗽）

急性肺炎多系由肺炎链球菌引起的急性肺部感染，占细菌性肺炎发病的 90%～95%。属于中医学"风温""肺热咳嗽"等范畴。症见畏寒战栗，高热烦渴，咳嗽气促，胸痛，咯出铁锈色痰等症状。治宜清热解毒，泻肺化痰。根据我的临床经验拟处方加减施治如下。

处方一：金银花20g，连翘20g，鱼腥草20g，桔梗9g，玄参15g，知母15g，生石膏40g，贝母9g，黄芩9g，前胡9g，桑白皮9g，杏仁9g，瓜蒌子9g，冬瓜子15g，牡丹皮9g，生薏苡仁15g，赤芍9g，芦根9g。水煎服。

适应证：急性肺炎。症见热毒壅肺，壮热烦渴，咳嗽气喘，咯痰黄稠，胸痛，咯出铁锈色痰等。

加减运用：治疗本病以清热解毒为主，除上药金银花、连翘、鱼腥草、黄芩、知母、生石膏外，尚有蒲公英、板蓝根、大青叶等，可供选用。我临床上亦习惯用麻杏石甘汤来加减论治，效果颇佳。用方为：麻黄6g，杏仁6g，生石膏40g，金银花20g，连翘20g，沙参9g，前胡9g，桑白皮9g，瓜蒌子9g，知母15g，贝母9g，赤芍9g，甘草6g。水煎服。

处方二：北沙参15g，麦冬15g，玄参15g，贝母9g，杏仁9g，射干9g，前胡9g，桑白皮9g，知母9g，鱼腥草20g，桔梗9g，甘草6g。水煎服。

适应证：病势渐退，偏阴虚而低热不退。症见咳嗽少痰，口干，舌红少苔等，故治宜清热润肺，止咳化痰之品。

【病案举例】

陈某，男，13岁。1996年4月12日初诊。来诊时咳嗽频剧，气粗，声音嘎哑，咳痰黄稠，黏腻不爽，伴烦躁，口渴，头痛，肢楚，胸痛，恶风，舌苔薄黄，脉浮数；测体温39℃。中医辨证属风热犯肺，热毒壅盛，肺失清肃。治宜清热解毒，宣肺化痰止咳。处方：金银花15g，连翘15g，鱼腥草15g，桔梗9g，玄参15g，知母15g，生石膏30g，贝母9g，黄芩9g，前胡9g，桑白皮9g，杏仁9g，瓜蒌子9g，赤芍9g，牡丹皮9g。水煎服。服药3剂，体温下降为37℃，咳痰减少，无烦躁。

4月15日二诊：原方加板蓝根15g，继服5剂，症除而愈。

慢性支气管炎（咳嗽、痰饮、气喘）

本病以咳嗽，咳痰为主要症状，或伴有喘息，每年发病持续 3 个月，连续 2 年或 2 年以上，并排除其他心肺疾患引起的咳嗽、咳痰、喘息者，即可做出诊断。临床分型：①单纯型：具有咳嗽、咳痰两项症状而无哮喘者；②喘息型：具有咳嗽、咳痰、喘息三项症状，并经常出现哮鸣者。

【辨证施治】

根据慢支长期不愈，反复发作的特点，临床可分急性发作期、慢性迁延期和临床缓解期。急性发作期：指在一周内出现脓性或黏液脓性痰，痰量明显增多，可伴有发热等炎症表现，或咳、痰、喘症状任何一项明显加剧。此时治疗以宣肺清热，化痰止咳为主；伴发喘息时，加以解痉平喘治疗。一般以麻杏石甘汤加减治疗。慢性迁延期：指病人有不同程度的咳、痰、喘症状，迁延 1 个月以上者。治疗以扶正固本，提高机体免疫力，预防复发为主。临床缓解期：系指经治疗后自然缓解，症状基本消失，或偶有轻微咳嗽和少量痰液，保持 2 个月以上者。

处方一：麻黄 6g，杏仁 9g，生石膏 40g，鱼腥草 20g，黄芩 9g，贝母 9g，桔梗 9g，桑白皮 9g，前胡 9g，瓜蒌子 9g，炙枇杷叶 9g，沙参 9g，广地龙 9g，甘草 9g。水煎服。

适应证：慢性支气管炎急性发作，痰热蕴肺型。症见咳嗽气促，咳痰黄稠，舌红苔黄，可伴有发热等炎症表现。故治宜清热宣肺，化痰平喘。以麻杏石甘汤加减施治。

方解：此时的治疗，应以控制感染为主。予麻杏石甘汤重用生石膏，并加黄芩、鱼腥草等以辛凉清解，宣肺平喘。麻杏石甘汤是治疗痰热壅肺证的常用方剂，再加黄芩、鱼腥草等，其效更显；桑白皮、前胡、枇杷叶、瓜蒌子、贝母等为清热化痰药，既有润燥化痰作用，又有清肺除热之功；配用沙参滋阴润燥之品，使其痰由稠变稀，容易咳出；用地龙以清热解痉定喘，并促进血液循环，消除血脉瘀滞，防止由肺及心，引起肺心病发生。

处方二：麻黄 6g，桂枝 6g，杏仁 9g，半夏 9g，干姜 6g，细辛 3g，五味子 9g，紫菀 9g，款冬花 9g，白前 9g，桑白皮 9g，紫苏子 9g，芥子 6g，甘草 6g。水煎服。

适应证：慢性支气管炎急性发作，痰浊阻肺型。症见咳嗽，气喘，痰多而稀白，或恶寒身疼，舌淡苔白腻。治宜宣肺散寒，祛痰止咳，利肺平喘。以小青龙汤，射干麻黄汤，三子养亲汤加减施治。

方解：久咳不愈，多表现本虚标实。痰浊阻肺引起的咳喘，系慢性支气管炎急性发作，风寒外束，痰浊阻肺，当以标实为主。故以大队辛温发散之品如麻黄、桂枝、射干、细辛等以温散外寒，内化寒饮。痰浊阻肺，是引起咳、喘的主要因素，又是激发感染的主要因素，故方中亦用大队利肺化痰之品，如半夏、杏仁、桑白皮、白前、紫菀、款冬花等，以利痰液通畅排出。复以紫苏子、芥子利肺平喘。此皆是针对标实之痰浊而治。以一味五味子酸敛，使散中有收，以防肺气耗散太过之弊。

加减运用：若痰浊化热，痰液由稀薄而变黏浊黄稠，舌红苔黄，则应改为处方一治疗。或以麻杏石甘汤、千金苇茎汤加减施治，或仿仲景小青龙汤加石膏之意，或以本方加射干15g，生石膏60g，鱼腥草20g，黄芩9g。此本仲景治痰饮化热，寒温并用制方之意。通常用于慢性支气管炎发作，风寒外束，痰饮内停，而有化热之势者。

处方三：党参9g，黄芪20g，五味子15g，淫羊藿20g，补骨脂20g，半夏9g，茯苓9g，杏仁9g，桑白皮9g，紫菀9g，款冬花9g，白前9g，广地龙9g，炙甘草9g。水煎服。

适应证：适于"慢支"迁延期及缓解期。久病咳喘，迁延不愈，咳嗽，咳痰，呼吸气促，时轻时重。治宜培本为主，兼顾其标，调补脾肾，祛痰止咳，利肺平喘。

方解：中医学认为"肺不伤不咳，脾不伤不久咳，肾不伤咳而不喘"。久病咳喘，迁延不愈，系肺脾肾三脏交亏。"缓则治本"，故迁延期、缓解期的治疗，因着重培本补虚，调补脾肾，以治其本，但也要兼顾其标，辅以祛痰止咳，利肺平喘之品。现在广为推行治疗慢性咳喘，用冬病夏治之法，即在夏季缓解期进行固本治疗，往往到了冬季发病季节，病情大为减轻或杜绝疾病发生，收到长期治疗效果。故本方以党参、黄芪、甘草、五味子、淫羊藿、补骨脂、茯苓等以调补脾肾，扶正培本，以资收到长期疗效。在扶正培本的基础上，兼治痰浊之标实，辅以大队利肺化痰，止咳平喘之品，如半夏、杏仁、桑白皮、紫菀、款冬花、白前等，以利痰液通畅排出，使其收到短期效果。并以地龙解痉定喘，因蚯蚓中有一种含氮物质，对支气管有显著扩张作用，是扩张支气管以平喘的良好药物。这种对慢支迁延期、缓解期标本兼顾的治疗原则，既有利于巩固长期疗效，亦有利于收到短期止咳祛痰平喘的效果。

加减运用：如果病势缠绵，上盛下虚，肺肾出纳失常，则应加重补肾纳气，培补其下，加肉桂、沉香，若能加入蛤蚧、冬虫夏草更佳，对改善呼吸功能有一定好处。我每配合应用蛤蚧粉4g（冲服），紫河车粉9g（冲服）。有时亦用红参9g，蛤蚧1对（去头），冬虫夏草9g，五味子9g。水煎服，每日1剂。症状控制后改为粉剂。动物实验发现，蛤蚧既有雄激素作用，又有雌激素作用，尤以尾部为强，儿童重用之可能引起性早熟。如系干咳痰稠，应加滋阴生痰之品，如沙参、麦冬等，使其痰增加，由稠变稀，容易咳出，即可减少咳嗽。如系痰多气壅，用刺激性祛痰药物，使其痰能排除，痰除则咳喘易止。麻黄可缓解气管痉挛，为治咳喘要药，若咳喘严重，可加麻黄10g左右；久咳不止，可加罂粟壳6g，此为定喘止咳良药，但中病即止，以防久服成瘾；痰多加川贝母，或贝母、半夏同用，效果良好；若痰浊有化热倾向，黏稠不易咯出，此时慎用干姜、桂枝等大辛大热之品，以免助邪化热，可酌加清解之品，如黄芩、鱼腥草等，或黄芩、桑白皮相配，以泻肺平喘清热，或配以黄芩、广地龙清热解痉定喘，以防痰湿转化痰热，引起急性发作。

【病案举例】

李某，男，50岁。1995年12月3日初诊。一周来咳嗽，气喘，痰多稀白，伴恶寒，身重，发热，舌苔白腻，脉濡滑。辨证属风寒外束，痰浊阻肺。治宜宣肺散寒，祛痰止咳，利肺平喘。处方：麻黄6g，桂枝6g，杏仁9g，半夏9g，干姜6g，细辛3g，五味子9g，紫菀9g，款冬花9g，白前9g，桑白皮9g，紫苏子9g，芥子6g，甘草6g。水煎服，服药6剂症除而愈。

支气管哮喘（哮喘）

支气管哮喘是因过敏原或其他非过敏因素引起的一种支气管反应性过度增高的疾病。属中医学"哮喘"范畴。发病前多有鼻、眼、睑痒，喷嚏，流涕或咳嗽，胸闷等先兆症状。继之出现带哮鸣音的呼气期呼吸困难，严重时出现紫绀。发作将停止时，咳出较多稀薄痰液后，气促减轻，哮喘停止，如同常人。化验检查：痰和血中嗜酸性细胞增多。

【辨证施治】

对本病的治疗，按中医辨证，可分寒喘、热喘施治。热喘可按慢性支气管炎急性发作之痰热蕴肺型的治疗方药（见慢性支气管炎·处方一）；寒喘可按慢性支气管炎急性发作之风寒外束，痰浊阻肺型的治疗方药（见慢性支气管炎·处方二）。麻黄可解气管痉挛，为治哮喘之要药，用量以10g左右为宜。在实践中探索到全蝎、蜈蚣、土鳖虫、僵蚕、蝉蜕、炒地龙、蜂房、穿山甲等虫类药具有松解支气管平滑肌的作用。实践证明，蝉蜕、僵蚕更具解痉缓急之功。我每在辨证施治方药中选加二三味，确能收到显著疗效。朱震亨医案中有应用椒目劫喘的记载，临床应用有效，可加用6～9g。对于缓解期的治疗，可本着"缓则治本"的原则，着重培本补虚，调补脾肾。平素可服人参蛤蚧丸，金匮肾气丸。其治疗方药可参照慢性支气管炎·处方三。

经验证明丹参有防治支气管哮喘的作用，改善病人因长期缺氧而形成的微循环障碍，可在处方中适当加用。另外，川芎也可加用。说明"瘀血"与哮喘的发生及发病有着密切关系。近几年选用活血祛瘀药治疗哮喘，取得很大进展。

【病案举例】

单某，男，65岁。1997年11月5日初诊。来诊时气喘，喉中哮鸣有声，呼吸急促，不能平卧，胸膈满闷如塞，咳痰，面色晦暗，唇绀，苔白腻，脉弦紧。中医辨证属风寒外束，痰浊阻肺，肺气郁闭，宣降失司。治宜宣肺散寒，利肺平喘，化痰止咳。处方：麻黄6g，杏仁9g，前胡9g，桑白皮9g，半夏9g，川贝母9g，紫菀9g，款冬花9g，射干20g，葶苈子20g，鱼腥草20g，五味子9g，广地龙20g，紫苏子9g。每日1剂，水煎分3次服。

11月11日二诊：服上方6剂，咳喘减轻，呼吸平稳，仍胸闷不适，加淫羊藿20g，以温肾培本。继服6剂，诸症除，嘱其连续服药1个月余，以巩固疗效。

肺脓肿（肺痈）

本病是由于多种细菌感染引起的肺部化脓性炎症、坏死，形成脓肿。中医学称"肺痈"。以起病急骤，兼恶寒战栗，壮热烦渴，咯出大量脓臭痰液为特征。其发病机制系热毒蕴肺，热壅血瘀，腐化为脓成痈。故治宜清热解毒，利肺祛痰，化痈排脓。

基本处方：金银花 20g，连翘 20g，鱼腥草 20g，黄芩 9g，杏仁 9g，桔梗 9g，苇茎 30g，桃仁 9g，冬瓜子 20g，生薏苡仁 20g，赤芍 9g，贝母 9g，沙参 15g，甘草 6g。水煎服。

加减运用：本病一般分初期、成痈期、溃脓期、恢复期。但蕴毒成痈、溃脓之病理变化，互相交错，很难截然分开，故治疗宜抓住清解、化痈、排脓、祛痰这一综合性治疗原则，在此基础上，再随症加减，化裁用药。疾病初期，应着重使用疏散风热，清肺化痰之品，如金银花、连翘、鱼腥草、黄芩、贝母、杏仁等。因尚未成痈溃脓，薏苡仁、冬瓜子、桃仁等化痈排脓之品可减去不用。病至成痈溃脓，咯吐脓臭痰液，则重点应用本方施治。病至恢复期，身热渐退，咳嗽减轻，痰量减少，气短神疲，口干舌红等，即治宜益气养阴，润肺化痰。方用清燥救肺汤加减：北沙参 15g，麦冬 15g，黄精 15g，杏仁 9g，浙贝母 9g，炙枇杷叶 9g，桑白皮 9g，桔梗 9g，甘草 6g。水煎服。

【病案举例】

李某，男，65 岁。1996 年 7 月 15 日初诊。病人吸烟史达 30 余年，平素咳声不断，有时咯吐大量脓血痰，或如米粥，腥臭异常。胸中满闷而痛，甚则气喘不得卧，身热烦渴，喜饮，舌红、苔黄腻，脉滑数。于 7 月 13 日做胸部透视，X 线片上呈大片浓密模糊阴影，边缘不清。西医诊为肺脓肿。中医辨证属热毒蕴肺，热壅血瘀，肉腐血败，化脓成痈。治宜清热解毒，利肺祛痰，化痈排脓。处方：金银花 20g，连翘 20g，鱼腥草 20g，黄芩 9g，杏仁 9g，桔梗 9g，苇茎 30g，桃仁 9g，冬瓜子 20g，生薏苡仁 20g，赤芍 9g，牡丹皮 9g，贝母 9g，沙参 15g，甘草 6g。水煎，日服 3 次。

7 月 25 日二诊：服药 10 剂，咳痰减轻，痰液变稀，原方加瓜蒌 9g，继服药 10 剂。

8 月 5 日三诊：仍有间断咳嗽，但不咳痰，口内无异味，原方继服十余剂，以巩固疗效，并嘱其戒烟、戒酒。

支气管扩张（肺痈、咯血、咳嗽）

支气管扩张是常见的慢性支气管化脓性疾病，多继发于呼吸道感染和支气管阻塞，由于支气管管壁被破坏而形成管腔扩张。中医学概属于"肺痈""咯血""咳嗽"等范畴。本病病程较长，慢性咳嗽，咳出大量脓性痰，多具臭味，痰量在晨起或体位改变时较多，而且反复咯血，程度不等，通常为痰带血丝，血痰或小量咯血，亦有大量咯血。少数病人仅有反复咯血，而无明显咳嗽及咳痰。长期反复感染的病人可有杵状指（趾）。

【辨证施治】

因其症状特点以咳出脓性痰为主，系热毒蕴肺，热壅血瘀，腐败化脓而成痈。故治疗的基本原则，仍宗肺脓肿的治疗原则，以清热祛痰，化瘀排脓为主。因本病多系慢性反复出血，缠绵难愈，表现气阴两虚，虚实夹杂的特点，因而在清解祛痰、化瘀排脓的基础上，尚须根据病情佐以益气、养阴、止血之品。如非急性感染，清泄之品宜减量少用为宜。

基本处方：鲜苇茎60g，鱼腥草30g，桔梗9g，杏仁9g，瓜蒌9g，黄芩9g，海蛤粉9g，桑白皮9g，贝母9g，冬瓜子20g，桃仁9g，藕节9g。水煎服。

适应证：咳嗽，痰黄黏稠量多，带有臭味，时有咯血，或有发热，口干，舌红、苔黄，脉数。

加减运用：若发热者加金银花、连翘各20g；咯血量不多者，加侧柏叶、茜草根各9g，大小蓟各9g；咯血量多者加白及9g，三七粉6g，分3次冲服。

【病案举例】

姜某，男，72岁。1996年4月18日初诊。自述年轻时有支气管肺炎的病史，每入冬季常有呼吸道感染的反复发作史。长期咳嗽，咳吐大量脓性痰，每日达300ml左右，具有臭味，痰量在体位改变时，如起床时增多。痰带血丝，反复咯血。曾住院治疗，无明显好转，遂慕名而来，请求汤药调治。来诊时病人除有上述自觉症状外，还伴有发热、盗汗、口干、纳差、胸闷不适等症，杵状指，全身营养情况较差，舌红，脉细数。中医辨证属热毒蕴肺，热壅血瘀，腐败化脓。又因其病程长，缠绵难愈，故兼气阴两虚、虚实夹杂的特点。治宜清热祛痰，化瘀排脓，益气养阴，凉血止血。处方：苇茎30g，鱼腥草30g，金银花20g，桔梗9g，杏仁9g，紫菀9g，款冬花9g，桑白皮9g，川贝母9g，瓜蒌子9g，冬瓜子20g，沙参20g，桃仁9g，白茅根9g。水煎服。

4月21日二诊：服上方3剂，咯痰减少，自感喉中通利。上方加太子参20g，继服6剂。

4月27日三诊：晨起时咯痰大减，自述150ml左右，咳声平稳，血丝减少，身热亦退。多年来的顽疾，服汤药凑效，病人信心倍增，上方连服1个月余，诸症悉除。嘱其穿衣暖，避风寒，谨防感冒，防患于未然。

肺结核（肺痨）

本病在临床上有数种证型之分，但最常见的是气阴两虚，多贯穿于疾病之始终，故治疗多以滋肾润肺，益气养阴，止咳祛痰为主。常以百合固金汤、沙参麦冬汤加减施治。

基本处方：百合9g，百部20g，沙参9g，麦冬9g，玉竹9g，生地黄15g，当归9g，川贝母9g，五味子9g，杏仁9g，冬虫夏草9g，甘草6g。水煎服。

加减运用：证兼气虚者加炙黄芪20g，党参15g；阴虚甚者加玄参20g；阴阳两虚者加蛤蚧1对；五心烦热、骨蒸潮热者可酌加地骨皮15g，青蒿9g，鳖甲30g，银柴胡9g，秦艽9g，胡黄连9g，知母9g等之一两味；久咳不止，或兼气喘，可酌加桑白皮9g，杏仁9g，瓜蒌子9g，桔梗9g，紫菀9g，款冬花9g，白前9g（有选择地加入）；泡沫痰多者加芥子6g，生薏苡仁20g；自汗多者加炙黄芪20g，煅龙骨、煅牡蛎各30g，浮小麦10g；咯血者酌加白茅根15g，藕节9g，仙鹤草20g，白及9g，大蓟、小蓟各9g，阿胶9g（烊化），炒黄芩9g等（酌加1～3味）

【病案举例】

杨某，女，41岁。1996年10月6日初诊。胸痛、咯血半年多，平日盗汗较多，时发潮热，手足心热，口干，疲倦，食少无味。于1996年9月X线透视检查诊为：右肺中上叶球形结核，右下叶肺纤维化改变。痰结核菌检查（＋）。诊其脉细而数，舌红少津。证属肺燥阴虚，气阴耗伤，虚火伤络。治宜润肺止咳，益气养阴，凉血止血。处方：百合20g，生地黄20g，玄参20g，沙参20g，百部20g，赤芍9g，牡丹皮9g，玉竹9g，川贝母9g，青蒿9g，地骨皮20g，黄芪20g，白及20g，五味子9g。水煎服。连服上方十余剂，咯血消失，胸痛减轻，手足心热退，舌润有津。原方去白及，加太子参20g，连服药半月，诸症消失。X线检查病灶无活动。后继续调服数剂汤药，历时8个月余，痰菌实验室检查（－），本病未再复发。

结核性胸膜炎（胸胁痛、悬饮）

结核性胸膜炎，是由于结核菌及其代谢产物进入对结核菌过敏的机体的胸腔而引起。根据临床表现，本病可概属于中医学的"胸胁痛""悬饮"等范畴。

本病起病较急，早期是干性胸膜炎，主要症状为胸痛，并随呼吸、咳嗽加剧。可伴低热、盗汗、乏力等全身症状。炎症进一步发展，形成渗出性胸膜炎时，病情急剧加重，常有中等发热，干咳、气促逐渐加重，但胸痛反渐减轻。病人呼吸活动受限，叩诊实音，语颤及呼吸音减弱以至消失。

处方一：柴胡9g，黄芩9g，半夏9g，瓜蒌9g，丝瓜络9g，赤芍15g，郁金15g，枳壳9g，浙贝母9g，忍冬藤20g，生薏苡仁20g，冬瓜子20g，芦根9g。水煎服。

功效：和解表里，清热利肺，和血通络。

适应证：干性胸膜炎。

处方二：柴胡9g，黄芩9g，半夏9g，瓜蒌9g，葶苈子（包）20g，茯苓15g，车前子（包）15g，冬瓜皮15g，泽泻9g，枳壳9g，桔梗9g，赤芍15g，百部20g，青蒿9g。水煎服。另生水蛭粉5g（早、晚分冲）。

功效：和解表里，泻肺利水。

适应证：渗出性胸膜炎。

【病案举例】

牛某某，男，54岁。1997年9月15日初诊。曾因胸胁疼痛，呼吸困难，不能平卧住进某院，住院X线检查诊断为：右肺结核性胸膜炎，胸腔少量积液，肋膈角变钝。右下肺盘状肺不张，右侧胸膜增厚粘连。住院半月，对症治疗有缓解，欲求中医调治。来诊时仍胸痛，转侧疼痛加重，胸闷不舒，呼吸不畅，咳逆气喘息促，不能平卧，伴脘痞、嗳气、低热、盗汗、手足心热、苔白腻、脉弦滑。中医辨证属饮邪犯肺，肺失宣降。治宜和解表里，泻肺蠲饮。处方：柴胡15g，半夏9g，瓜蒌9g，葶苈子（包）20g，车前子（包）15g，猪苓、茯苓各20g，枳实20g，炒白芍20g，百部20g，青蒿9g，延胡索20g，郁金20g，泽泻20g。水煎服，另生水蛭粉5g（早、晚分冲）。

9月25日二诊：服上方药10剂，胸痛减，呼吸通畅，排尿增多，自感胸部舒畅，乃加黄芪20g，薤白9g。继服药20剂，诸症消失，正常上班工作。

急性肾小球肾炎（风水）

急性肾小球肾炎简称急性肾炎，是一种由感染后变态反应引起的两侧肾脏弥漫性肾小球损害为主的病证。临床上以浮肿、高血压、血尿和蛋白尿为主要表现。属于中医学"风水""阳水"范畴。

【病因病机】

病前2~3周常有上呼吸道炎症，如咽峡炎、扁桃体炎，或皮肤感染如丹毒、脓皮病等链球菌感染史，然后突然起病。也有感染后数天即发病者。起病时症状不尽一致，以浮肿、血尿等最为多见。小儿有时在出现头痛、恶心、呕吐、抽搐或气急、心悸等症状时始被发现。病情轻重不一，一部分轻证病例临床上可毫无症状，尿中仅有少量蛋白、红细胞等，肾功能可完全正常。有3%~5%病例可以表现为尿闭以至发展为尿毒症，为重型急性肾炎。此型肾炎多为链球菌引起者，有80%~90%的可康复。

【辨证施治】

从中医学来讲，急性肾炎是由于外感风邪，湿热内蕴而致肺失宣降，不能正常宣发水津，疏通永道，引起水湿停留，而致水肿。一般先见眼睑头面部浮肿，继则波及全身，每兼有咳嗽，尿少而黄赤。治宜宣肺利水，此即《内经》"开鬼门"之法。通过宣肺发表则肺气得开，三焦通利，水液得以下输膀胱而有利尿作用。此即"启上窍而利下窍"之法，此一般以麻黄连翘赤小豆汤为主方，方中可重用麻黄，有时辅以紫苏、羌活、防风等品，以增强辛温发散作用，通过宣肺发汗，以调整肺气宣降的功能。在宣肺发汗的基本上，再辅以利水之品，如车前草、白茅根等。若伴有感染发热症状的，如皮肤疮毒，咽红肿痛，少尿，血尿等，可急以控制感染为主，辅以清热解毒，凉血止血之品，如蒲公英、土茯苓、鱼腥草、石韦、苦参、黄柏、板蓝根、桔梗、牛蒡子、益母草、大蓟、小蓟、白茅根、车前草等。清热解毒药可控制病灶感染，还有抗变态反应的作用。本人对小儿急性肾炎临床各证型都以清热解毒利水为主，辅以其他治法，确能较快地收到满意效果。上述各型有头痛，血压升高者，于方中加钩藤、茺蔚子、夏枯草、决明子等。

处方一：麻黄6g，连翘20g，防己9g，赤小豆30g，紫苏9g，茯苓9g，泽泻9g，白茅根20g，益母草20g。水煎服。

功效：宣肺利水。

适应证：风水型。症见眼睑面部浮肿、尿少等，属于轻证病例，而无明显感染症状。

处方二：麻黄6g，连翘20g，赤小豆20g，蒲公英20g，鱼腥草20g，土茯苓20g，石韦20g，苦参20g，益母草30g，丹参20g，木通9g，车前草9g，白茅根20g，泽泻20g。水煎服。

功效：疏风清热，利水消肿。

适应证：外感风邪，湿热内蕴。多由外邪感染引起，如皮肤疮毒，咽红肿痛，咽拭培养溶血性链球菌阳性。症见咽红肿痛，眼睑浮肿，遍及全身，小便红赤，舌苔黄腻，脉浮滑。治宜外疏内利，清热解毒，活血凉血。

加减运用：如蛋白尿很多者，加玉米须、牡蛎各30g，芡实9g，山茱萸、黄芪各20g；尿中红细胞明显增高者，选加大蓟、小蓟、藕节、炒地榆、旱莲草、仙鹤草各30g，紫珠草15g，白茅根用量多在30g以上；血压高者，加玉米须30g，钩藤、茺蔚子、夏枯草、决明子各20g；小便不利者加玉米须30g，猪苓、茯苓各20g。

疾病后期演变为慢性，则按慢性肾炎辨证论治。

【病案举例】

李某，男，13岁。1995年11月7日初诊。一周来反复感冒，咽喉红肿疼痛，迁延不愈，服药（具体不详）无缓解。来诊时眼睑四肢浮肿，咽部红肿，伴有恶寒、发热、肢节疼痛，小便短赤等症。尿常规检查：尿量少于400ml，尿蛋白（＋＋），尿潜血（＋＋＋），体温：38℃。诊其脉浮滑数，舌红、苔黄腻。西医诊断为急性肾炎；中医辨证属风邪袭表，湿热内蕴，肺失宣降，通利失调。治宜宣肺利水，清热解毒，凉血活血。处方：麻黄6g，连翘15g，赤小豆9g，鱼腥草15g，土茯苓15g，石韦15g，苦参15g，益母草15g，木通9g，车前草9g，泽泻9g，白茅根15g，牡丹皮9g，生地黄9g，芡实9g，山茱萸15g。水煎服。服上方药3剂，体温降为36.5℃，不发热。原方继服6剂，咽部肿痛减轻，浮肿大减。原方加黄芪15g，桔梗9g，继服6剂。11月25日来诊，不浮肿，诸症除。尿常规检查正常，病愈。

慢性肾小球肾炎（水肿）

引起慢性肾炎的病因至今尚未完全阐明。小儿从急性肾炎发展到慢性者罕见。但少部分急性肾炎成年病人因反应性差，或在急性期未经适当治疗，或因慢性感染病灶存在如鼻窦炎、中耳炎、咽炎、睾丸炎、多发性疖肿、前列腺炎、蜂窝炎、痤疮感染等，以至变态反应继续影响肾脏，使病情继续发展，终而演变为慢性肾炎。慢性病灶不清除，对本病的恢复亦极为不利，此组病人经临床及病理证实者仅占慢性肾炎发病率的10%～30%。多数慢性肾炎病人常无急性肾炎史，发病时抗链球菌溶血素"O"以及其他链球菌抗体测定值并不升高，其发病年龄、起病方式以及病理变化均与链球菌感染后肾炎不同，因此认为二者并非同一原因引起，很可能目前所谓慢性肾炎，除链球菌引起者外，包含着不止一个疾病。但临床症状很相似，随着医学的发展，本病病因及分类将逐渐明确。

临床表现为不同程度的蛋白尿、镜下血尿、高血压、水肿及肾功能损害。后期可出现贫血、视网膜病变及尿毒症。病程中可因呼吸道感染等原因诱发急性发作，出现类似急性肾炎的表现，也有部分病例可自行缓解。

【临床分型】

（1）普通型　是慢性肾炎中最常见的一种类型。轻度或中等程度的水肿，可伴有中等程度血压升高。尿检查有中等程度蛋白尿（＋～＋＋），尿沉渣检查红细胞常超过10个高倍视野，并有不同程度的管型尿。肾功能常有一定程度的损害，肌酐清除率下降，酚红排泄率下降，夜尿增多，尿浓缩功能下降，尿比重低于1.015及氮质血症。大部分病人有乏力，腰酸，纳差，常出现贫血。

（2）肾病型　有肾病综合征的表现。大量蛋白质，血浆蛋白低，白蛋白低于3g%，有明显水肿，血浆胆固醇轻度增高或不增高，镜下血尿和（或）高血压及进行性肾功能损害。

（3）高血压　具有普通型的表现，但以血压持续性、中等度以上升高（特别是舒张压升高）为特点。水肿及尿检查改变较轻，肾功能多有中度甚至更重的损害。眼底检查常有视网膜动脉细窄、迂曲、反光增强及动脉静脉交叉压迫现象和絮状渗生物。

【病因病机】

从中医学来讲，慢性肾炎的发生与发展，都与正虚邪实有关，正虚为本，邪实为标，是一种虚实夹杂的病证。正虚主要表现在肺、脾、肾三脏之虚，而以肾虚为最重要。现代医学亦确认肾炎的发生与机体免疫反应失调有密切关系，这是构成慢性肾炎发生的内在基础。邪实是指诱发因素和病理产物，如风、寒、湿、热疮毒和水毒等。其中三脏之虚和湿浊、瘀血、湿瘀交阻是慢性肾炎发病机制中的重要环节，贯穿于疾病的全过程。

肺、脾、肾三脏均与人体水液代谢有关。水为至阴，其本在肾；水化于气，其标在肺；

水性畏土，其制在脾。肺、脾、肾三脏的关系，是病情由浅入深的过程。慢性肾炎在急性发作阶段或病初可能有肺气失宣现象，但同时常伴有脾虚水肿的病机，再进一步则有脾肾两虚现象。病情不论深浅，都挟有湿浊、瘀血。因此，在辨证方面，既要注意本虚（肺、脾、肾三脏虚损），又要注意标实（湿浊、瘀血）。本虚与标实之间，又常是相互交错，互为因果。脾虚则运化无能，肾虚则关门不利，于是水湿潴留形成水肿。这是因虚而致实。而慢性肾炎的发生与发展，又常因风邪外袭，湿浊内蕴，损伤脾肾气化所致。肾炎后期，湿浊、溺毒停蓄体内，血中氮质等代谢产物的潴留，反过来又可严重损害肾的气化功能，促进肾衰竭，造成脏腑升降功能失调、清浊逆乱的结果，从而引起关格危象。这又是因实而致虚。终致虚实夹杂，且又互为因果。这在治疗上就要应用"通腑泄浊"的治疗原则，并配合"利尿泌浊"，及在此基础上的扶正，使氮质潴留得到减轻。同时，根据水与血不可分割的关系，水能病血，血能病水。肾病水分代谢不良，可以导致肾脏"血瘀"，这是水病及血；到了慢性期，肾脏血瘀，进而又可影响水的代谢，这又是血病及水。《金匮要略》谓"血不利则为水"。亦有人认为肾衰竭，尿闭不通，系由肾脏毛细血管阻塞所致。所以"血瘀"亦是慢性肾炎的主要病理。根据实验观察，慢性肾炎受累的肾单位的最终结局，是由于炎症细胞的浸润，以致肾小球毛细血管痉挛，以及凝血与血栓形成的改变，因而引起毛细血管管腔闭塞，肾血流受阻，肾小球滤过功能减退和丧失，最终导致肾小球的纤维化、玻璃样变、肾小管的缺血性萎缩和肾间质的纤维化。而且病人体内亦产生不同程度的血液高凝状态，这样有使肾毛细血管内微血栓形成的倾向。反映在中医辨证分型上的特点是脾肾阳虚型以全血黏度增高为主，肺脾气虚型、肝肾阴虚型、气阴两虚型以血浆黏度增高为主。

【辨证施治】

在慢性肾炎的治疗上，活血化瘀药物已越来越引起众多医学家的重视，而药理实验也表现其有显著的作用。这些作用可以归纳为：改善肾血流量，保护肾脏的作用；抗炎抗菌作用；调节机体免疫功能作用；抗凝、抗血栓作用；改善血液黏滞作用；抗血小板聚集作用；改善微循环障碍；抗排斥反应作用。并能增加近端肾小管的排泄作用。因而可以有促进废用肾单位逆转的作用，这是活血化瘀药治疗慢性肾炎的主要机制。

可见，正虚、湿浊、瘀血是慢性肾炎的病理症结所在。有人提出慢性肾炎非湿即瘀，在临床上治疗以扶正、利湿、祛瘀三法并重，强调气、血、水同治的重要性。从而提出益气健脾，温肾利水，活血化瘀是治疗慢性肾炎的基本原则。在这一前提下，根据临床不同证型，辨别邪正虚实，进而提出益气利湿活血法，温阳利湿活血法，滋阴利湿活血法。显然，这种既考虑正虚，又考虑邪实，既重视扶正，又重视利湿、祛瘀、泄浊以泻其实的综合调节的治疗原则，体现了中医学治疗慢性肾炎的理论特点。

中医辨证分型，可分为肺脾气虚型、肝肾阴虚型、气阴两虚型、脾肾阳虚型和湿热内蕴型。前四型是以本虚为主要矛盾，故从本虚分型；后一型是以标实为主要矛盾，故从标实分型。从肾功能损害来看，脾肾阳虚型最多，且损害程度重，肺脾气虚型较少，损害程度较轻，而肝肾阴虚型、气阴两虚型介于二型之间。下面分别叙述各证型的证候表现和施治用药。

1. 肺脾气虚型

多见于慢性肾炎普通型或兼有表证者。症见：面浮肢肿，少气乏力，纳差腹胀，面色萎黄，舌胖嫩，有齿痕，苔薄白，脉细弱。或兼有表证，如恶寒，发热，咳嗽，脉浮等。治宜宣肺健脾，利水活血。因肺主皮毛，脾主运化，与水液代谢有关。宣肺使肺气得开，三焦水道通利，此即"启上窍而利水窍"之法。健脾使水湿运化，输布全身。再配合利湿活血之品，则自能起到利尿，消除水肿作用。方用越婢加术汤，麻黄附子细辛汤合五皮、五苓之类加减施治。

基本处方：麻黄6g，桂枝9g，防己9g，炒白术15g，黄芪30g，茯苓30g，泽泻15g，益母草30g，丹参10g，党参20g，怀牛膝9g，车前子15g（包煎）。水煎服。

2. 肝肾阴虚型

本型多见于慢性肾炎高血压型。症见：头晕耳鸣，腰酸腿软，五心烦热，咽干口噪，面部烘热，心悸寐差，舌红少苔，脉细数。此属肾阴虚亏，水不涵木，木失滋荣而致虚阳上亢所致。治当滋肾柔肝，育阴潜阳，活血利水。用杞菊地黄丸加减。

基本处方：生地黄30g，山茱萸20g，枸杞子20g，女贞子20g，旱莲草20g，桑寄生20g，益母草子各30g，丹参30g，泽泻15g，车前子15g（包煎），白茅根30g，怀牛膝20g，菊花30g，石决明30g。水煎服。

加减运用：经验证明，控制血压升高，能减缓慢性肾炎病人病情进展速度。因此，提高本病疗效，延长病人生命，稳定血压乃是一个重要课题。血压持续升高，可选加平肝潜阳降压之品，如夏枯草、决明子、钩藤、黄芩、槐花、杜仲、地龙等；对顽固型高血压病，可加用西药降压，配合治疗，但仍要坚持中医辨证施治。本型常见挟热、挟瘀、挟湿之象。阴虚化热，热瘀络阻，络损血溢，镜检红细胞高者，可酌加凉血止血之品，如大蓟、小蓟、生地榆、藕节、仙鹤草、牡丹皮、赤芍、生蒲黄、琥珀末之类；白细胞多者，为挟热之象，可增加清热之品，如金银花、连翘、蒲公英、白花蛇舌草等。

3. 气阴两虚型

本型多见于慢性肾炎普通型。从中医分型来看，是介于肝肾阴虚型与脾肾阳虚型之间的中间类型。症见：面浮肢肿，少气乏力，腰膝酸软，口干舌燥，心悸寐差，舌红苔白，脉弦滑。治宜益气养阴，利水祛瘀。

基本处方：熟地黄20g，怀山药20g，山茱萸20g，桑寄生20g，女贞子20g，党参20g，炒白术20g，黄芪30g，怀牛膝9g，丹参30g，益母草30g，猪苓、茯苓各20g，泽泻20g。水煎服。

加减运用：若阴虚阳亢，血压高者，可将熟地黄易生地黄，并酌加茺蔚子、枸杞子、菊花、钩藤、杜仲等清肝明目降压之品。慢性肾炎后期主要表现脾肾两脏虚损，本型气虚，尚未兼及肾脏，主要是指脾气虚而言，若病情发展兼及肾虚症状明显者，因证兼阴虚，可酌加温而不燥的补肾之品如淫羊藿、补骨脂、巴戟天、女贞子等。若挟瘀症状明显者，当归、赤芍、桃仁、红花、川芎、苏木、王不留行、泽兰叶、地龙等活血化瘀药均可选用。

4. 脾肾阳虚型

本型多见于慢性肾炎肾病型或慢性肾功能不全、肾病综合征等。症见：全身水肿，或伴有胸腹水，尿少，形寒肢冷，腰膝酸软，纳差腹胀，大便溏稀，面色萎黄或黧黑，舌淡胖有齿痕、苔白滑，脉沉细，或恶心呕吐。因脾主运化，作用于精微的摄取与水液的输布；肾司开阖，作用于精气的蓄藏与湿浊的排泄。今脾虚则运化无能，肾虚则关门不利，于是水液潴留而出现严重水肿。由于脾肾摄取、封固失职，精气不藏，镜检尿蛋白多及有管型。故对本型的治疗应着重温补脾肾，温阳利水，并应加强脾气摄取精微与肾气封固功能。同时脾肾阳虚反应在血液流变学上有全血黏度增高的特点，因而在治疗上亦要重视祛瘀治法的运用。而且，管型尿为精微物质在水道"瘀滞""积聚"的结果，用活血化瘀药治疗有效。如果肾的气化功能衰竭，分清泌浊失调，致使浊阴潴留为害，表现为尿素氮增高之氮质血症，症见恶心呕吐等，这时的治疗，应在温补脾肾的基础上，辅以通便泄浊和利尿泌浊。有时应把泄浊看作是治疗的主法。一般应以生大黄、附子、红参等为主。总的来讲，对本型的治疗，宜益气温肾，利水活血，通便泄浊。方用肾气丸、真武汤、参附汤加减。

基本处方：黄芪30g，党参15g，炒白术15g，制附子10～20g，桂枝9g，淫羊藿20g，巴戟天20g，猪苓、茯苓各20g，泽泻20g，车前子20g（包煎），益母草30g，丹参20g。水煎服。

加减运用：难治性水肿，必伴气虚血瘀，宜加重益气活血化瘀药用量，以推动利尿。黄芪、党参、丹参、益母草四味量宜大，可用至60g。有报道补气药对实验性肾炎有病理性修复作用。黄芪是治疗难治性肾炎之良药，现代药理研究证明，黄芪有利尿作用，而且持续时间长，对实验性肾炎，能降低蛋白尿的排泄，这与黄芪的摄精作用相吻合；黄芪还可扩张血管，改善肾血流量，降低尿素氮，提高血浆蛋白，调整免疫平衡，减轻免疫复合物对肾小管基底膜的损害；黄芪还可延长人胎肾细胞的生长寿命。活血化瘀药对抑制免疫、抑制肾小球纤维化，改善病人的高凝状态均有一定作用。益母草经药理研究，给麻醉兔静注益母草碱后，尿量可增加2～3倍；益母草抗血栓形成作用较强，使血栓形成时间延长，血小板聚集功能减弱，使凝血酶原时间及白陶土部分凝血活酶时间延长，血浆纤维蛋白原减少。根据病情，活血化瘀药可再酌加泽兰叶、桃仁、红花、川芎、苏木、地龙、王不留行、水蛭等。泽兰叶亦用至60g。水蛭有破瘀血、利水道之功。水蛭粉用量每次1.5～2g，1日2次，15天为1个疗程，一般服3个疗程。水蛭粉不但活血化瘀，还有明显的利尿作用，其利尿消蛋白尿作用一般在加用水蛭粉后7～30天最明显。我用水蛭粉最大量为1日6g。水蛭粉所以能利水，消蛋白尿，可能与水蛭的蛋白质成分水蛭素及组胺所具有的抑制血小板凝聚、激活血中纤溶系统、改善微循环、增加肾血流量等作用有关。水蛭亦每水煎入药，剂量为10～20g，因本品不易研细，所以常入汤剂。对胸水甚至肺水肿和左心衰竭，重用红参、葶苈子、酒大黄、制附子，以经肠腑通泄湿邪，以红参6g，制附子10g，葶苈子20g，酒大黄10g，水煎服。对肾炎后期，少尿、无尿的治疗，亦不要忽视温阳利水的治疗原则。实验证明，常用的利水方药茯苓、泽泻和五苓散等，有抑制肾小球再吸收或促进肾小球滤过率作用，能使肾小球滤过率增加

20%～30%，并可使肾血液量增加，体内钠盐及低阈物质大量排出，使水肿消退。关于温药剂量问题，有人报道治一病例，开始附子30g（去麻），桂枝9g，病人症状无改善，乃加重每剂制附子90g（去麻），桂枝15g，干姜15g，始获疗效。当然本例之所以能受大剂温热药物，系由真阳大虚，非一般机体所能承受。温阳与祛瘀药同用，似乎加强了协同作用。中医学有"血得寒则凝，得温则行"的理论，可见祛瘀药物得温阳药物之助加强了活血之功，改善了肾脏毛细血管阻塞状况。于是温肾益气，健脾利湿，活血化瘀就成了治疗慢性肾炎后期少尿、无尿、水肿严重的主要治疗原则，也是本处方所遵循的治疗原则与理论依据。

某些病人的蛋白尿长期不消，意味着肾脏损害仍然存在，要积极寻求治疗蛋白尿的方法，促使慢性肾炎病情向好的方面转化。同时大量蛋白尿本身也是加剧肾功能恶化的一个重要因素。蛋白偏高者西医采用激素泼尼松口服，口服之后，有类似中医阴虚阳亢之副作用，配合中药滋肾养阴可减轻副作用。其次治疗应加强脾气摄取精微与肾气封固功能，可酌加山茱萸、芡实、覆盆子、鸡内金、怀山药、玉米须、金樱子、紫河车、淫羊藿、仙茅、巴戟天、菟丝子、桑椹、枸杞子、何首乌、五味子等收敛固涩之品。

另外，据报道，对慢性肾炎反复发作，用中药清热利湿法较易收效，治疗结果亦证实了湿热的存在。若镜检见到红细胞和白细胞者其病应着眼于湿热，应在处方中酌加清利之品和凉血止血之品，如蚤休、白花蛇舌草、半枝莲、生地榆、槐花、藕节等。

慢性肾衰竭是肾脏疾病的终末期表现，为肾阳衰竭，肾失蒸化，浊中之清不能复升，浊中之浊不能下注，以至湿浊、水毒潴留体内，津液不能上承，湿浊不能下注，清浊相混，升降失常，而致发生尿闭、呕吐、腹胀、纳呆之证，甚至神志昏迷。其呕吐常与癃闭并见，属于中医学"关格"范畴。仲景谓："关则不得小便，格则呕吐"，为西医尿毒症。此由脾肾阳虚，湿毒内蕴，浊气上逆，是因虚致实，虚中夹实，本虚标实之证。因此对本病的治疗，应从改善气机升降入手，采用升清降浊的方法，立足于益气温肾以治其本，活血利水，通腑泄浊以治其标。因此可在上方的基础上，加入善走血分的大黄，以通腑泄浊。各种肾功能不全，均可用制大黄6～15g，这是治标。近年来研究表明大黄导泻可致肠道排氮增多，使尿素氮减少。大黄泻热毒、荡积滞，且有活血化瘀作用，可以改善肾脏微循环，是治疗急慢性肾衰竭的良药。

一般来说，治本之药，附子为温肾扶阳之首选药，用量至少10g以上，常用15g为宜，配合红参、淫羊藿、巴戟天等其效更显。过去人们较多地注重"脾肾虚损"而采用"温补"的方法，但是大量或长期温补，可加重氮质血症或诱发出血，值得注意。呕吐者可加赭石30g（包、先煎），姜半夏9g。亦可用单方番泻叶5～10g，加沸水100～150ml浸泡2小时，去渣，滤过，分上下午2次服完。服15～30天，病人服后一般每日腹泻6～8次。对早、中期慢性肾衰竭病人治疗效果显著，症状改善明显。对终末期尿毒症也具有改善症状，延长寿命作用，为准备施行腹透或血透争取了时间。服药过程中应注意低钾反应，病人一旦有表情淡漠、嗜睡、四肢麻木无力、心律不齐等症状，应急测血钾和查心电图，及时补钾。若湿浊化热，心烦不安，口苦纳呆，恶心呕吐，腹胀便结，小便短涩，苔多黄腻而垢浊，可上方合黄连温胆汤加减，加酒大黄15g，黄连、姜半夏、生姜、竹茹、枳壳各9g，水煎分次服。若尿素氮、肌酐等代谢产物潴留体内，气化严重障碍，浊阴不泄，湿浊弥漫三焦，蒙蔽心窍，出现高度浮肿，少尿无尿，口出秽气，神志昏迷或引动肝风，狂躁抽搐，血热妄行，高热谵妄、鼻衄、齿衄、紫癜等，可急用安宫牛黄丸、紫雪丹、至宝丹之类，以清心开窍。衄血者，可配合服用犀角地黄汤加减，犀角3g（或水牛角30g），生地黄30g，赤芍、牡丹皮各15g，板蓝根20g，藕节20g，大蓟、小蓟各15g。水煎分多次服，必要时可配合西药积极抢救，以冀挽回万一。

急性肾衰竭之死因伴发感染败血症者仍占相当比例。感染不控制，则急性肾衰竭颇难处理和治疗，中药可以收到较好的控制感染的效果，如紫花地丁、蒲公英、黄芩、金银花、蚤休、连翘、夏枯草、白芍、知母、牡丹皮、地榆等，均有较广的抗菌谱。根据病情，可在上方中选择加入，亦可单独组方使用，待感染控制后，再服用上方。

另外，治疗慢性肾炎和肾病综合征，有的用激素配合北黄芪、附子等益气温阳药以鼓舞肾气，改善肾脏功能，疗效较快且巩固。实验结果提示北黄芪、附子均有类似激素样作用，益气补肾药与激素同用，可起到协同作用，有的病人单用温肾药加激素，容易表现阳亢症状，而应用小剂量激素配合温肾药，再加生地黄或玄参，不仅可以减弱或消除激素不良反应，而且每有显著的增效作用。

5. 湿浊内蕴型

本型是指诱发因素湿热及其症状表现比较明显，如症见皮肤疮肿、疮疡、咽喉肿痛、小便短赤、舌苔黄腻等。镜检可见白细胞、红细胞，或有脓细胞等。治宜益气养阴，清热利湿，活血化瘀。

基本处方：生地黄20g，玄参20g，黄芪30g，山茱萸20g，桑寄生20g，泽泻15g，白茅根20g，益母草30g，丹参20g，赤芍20g，山豆根15g，白花蛇舌草20g，蒲公英20g，石韦20g。水煎服。

加减运用：红细胞增多，可酌加生地榆、槐花、赤芍、牡丹皮、藕节、仙鹤草、生蒲黄、琥珀末等；白细胞增多，酌加萹蓄、瞿麦、蚤休、半枝莲、金银花、连翘等；如发现脓细胞，亦酌加金银花、连翘、蒲公英、鱼腥草之类。

【病案举例】

王某，男，54岁。1996年4月19日初诊。患慢性肾炎半年多，缠绵难愈，极度痛苦，经人介绍，慕名而来，请求中医诊治。4月18日尿常规检查：尿蛋白（＋＋＋），脓细胞（0～1）。症见：面浮肢肿，少气乏力，腰膝酸软，尿频，口干，口苦，身痒，心悸寐差，舌红、苔白滑，脉弦。中医辨证属气阴两虚型。治宜益气养阴，利水祛瘀。处方：熟地黄20g，山药20g，山茱萸20g，党参20g，炒白术15g，黄芪20g，怀牛膝8g，丹参20g，泽泻20g，车前子20g，猪苓、茯苓各20g，补骨脂20g，益母草20g。水煎服。连续随症调服汤药40剂，诸症悉除，病愈，尿检正常。嘱饮食宜清淡，少盐。

肾病综合征（水肿、虚劳）

肾病综合征是一组以大量蛋白尿、低蛋白血症、水肿及高脂血症为特征的临床综合征。原发性肾病综合征（原发于肾脏疾病）主要有原发性肾小球肾病及各类急、慢性肾炎的肾病型；继发性肾病综合征（继发于全身性疾病）多见于系统性红斑狼疮、过敏性紫癜、糖尿病及肾淀粉样变等。

本病的中医辨证论治同"慢性肾小球肾炎·脾肾阳虚型"。

本病由于尿中大量丢失蛋白质，加上胃肠道水肿，导致恶心作呕，厌食纳差，蛋白质摄入不足，造成低蛋白血症。在此阶段，采用中药扶持胃气，增进食欲，以提高血浆蛋白，往往能收到明显效果，我常用益气健胃之法。

处方：黄芪15g，党参15g，白术12g，茯苓10g，山药12g，白豆蔻9g，陈皮10g，炒谷、麦芽各10g，甘草9g。水煎服。

另：应用附子、淫羊藿、炙甘草为主协同西药泼尼松龙治疗肾病综合征疗效显著。

【病案举例】

陈某，男，4岁。1997年1月7日初诊。半年来患儿全身浮肿，小便量少，住某医院检查诊为肾病综合征。当时检查，总蛋白：32.8g/L，白蛋白13.4g/L，球蛋白19.4g/L。尿量400ml，三酰甘油2.35mmol/L（正常值0.45～1.80mmol/L），尿蛋白（＋＋）。住院经服泼尼松等激素类药，对症支持治疗，水肿有减，遂出院慕名而来，欲求中药调治。症见：全身水肿尿少，纳减便溏，面色黧黑，表情呆板，舌淡胖、苔白滑，脉沉细。中医辨证属脾肾阳虚，运行失司，水湿泛滥。治宜益气温肾，利水活血。处方：党参6g，炒白术6g，黄芪6g，制附子4g，猪苓、茯苓各6g，泽泻6g，车前子6g（包），益母草6g，怀牛膝4g，桂枝4g，巴戟天6g，山茱萸6g，熟地黄6g。水煎，日服3次。

1月18日二诊：服药10剂，患儿浮肿有减，尿量增多，每日500ml，效不更方，守方继进20剂。

2月18日三诊：家人诉患儿尿量每日约700ml，不浮肿，纳谷增加，小孩精神好转。原方加补骨脂6g，继服5剂，以巩固疗效。于1997年3月4日化验尿常规正常，三酰甘油1.60mmol/L（正常值0.45～1.80mmol/L）。目前，小孩健康成长，身体良好。

慢性肾功能不全（关格）

慢性肾功能不全，是发生在各种慢性肾脏疾病晚期的一种严重综合征。临床上以肾功能减退，代谢产物潴留，水、电解质及酸碱平衡失调为主要表现。本病在中医学中属于"关格"范畴。其辨证论治同"慢性肾小球肾炎之脾肾阳虚型"。

治疗肾衰竭，其思路集中于保护残存的肾功能，促进体内代谢废物的排泄，改善机体的自中毒症状，其代表治法有：①以大黄为代表的祛邪法；②以冬虫夏草为代表的扶正法；③以丹参为代表的活血祛瘀法，或大黄、冬虫夏草、丹参同用的泄浊、祛瘀、扶正综合运用法。方用补肾排毒汤治疗慢性肾衰竭。

处方：熟地黄 20g，山茱萸 20g，党参 20g，炒白术 15g，黄芪 30g，茯苓 15g，益母草 20g，丹参 20g，淫羊藿 20g，制附子 9g，怀牛膝 9g，生大黄 6~10g。水煎服。

加减运用：阳虚偏重者，加巴戟天 20g，仙茅 20g；偏阴虚者，加女贞子 20g，炙鳖甲 30g；蛋白尿长期不退者生黄芪加至 50g，生水蛭粉 5g（早、晚分冲）。我用水蛭概不焙炙，一律生用之，多装入胶囊吞服，用于治疗慢性肾功能不全和蛋白尿长期不退者。血尿明显者加白茅根 30g，仙鹤草 30g；血尿素氮、血肌酐明显升高者加生大黄 20g，生牡蛎 30g；应用大黄治疗慢性肾衰竭，是通过大黄通腑泄浊给邪以出路。用通下泄水，温肾排毒法治疗尿毒症，制附子、大黄为必用，制附子可加至 30g。

【病案举例】

梅某，女，66 岁。1996 年 8 月 12 日初诊。患有慢性肾炎病史两三年，曾就治于当地卫生院，仍迁延不愈。1996 年 7 月，突然发生尿闭，一身尽肿，恶心、呕吐、头晕、昏迷等症，而住进某医院。住院诊查为慢性肾功能不全。经住院及时抢救，对症治疗，病情稳定，脱离危险。病人欲求中医诊治，遂带药（具体不详）出院，慕名来诊。症见：全身浮肿，恶心呕吐，腹胀，纳差，口干，小便时有不通，四肢厥冷，怯寒神疲，面色灰白，舌质胖、苔白滑，脉沉细弱。中医辨证属脾肾阳虚，湿毒内蕴，水液潴留。治宜益气温肾，活血利水，通腑泻浊。处方：熟地黄 20g，山茱萸 20g，党参 20g，炒白术 9g，黄芪 20g，制附子 15g，淫羊藿 20g，桂枝 9g，猪苓、茯苓各 20g，泽泻 20g，车前子 20g（包），益母草 20g，丹参 20g，生大黄 9g，赭石 30g（包、先煎），生姜 3 片，生水蛭粉 5g（早、晚分冲）。水煎服。嘱注意饮食，宜清淡少盐，病人连续服药 15 天，浮肿大减，日排尿 1200ml，诸症改善明显，疗效显著，守方继服 15 剂，症状悉无，尿量稳定，再加减原方调服十余剂，以巩固疗效。

肾盂肾炎（淋证）

肾盂肾炎是由细菌侵入肾盂、肾小管及间质所引起的化脓性炎症，是尿路感染中的常见病。本病在临床上分为急性和慢性两种，好发于女性，以育龄妇女尤为多见。属于中医学的"淋证"范畴。

急性肾盂肾炎起病多急骤，有寒战或畏寒，高热（体温可达38℃以上），全身不适，头痛，恶心呕吐，尿频、尿急、尿痛，腰痛或向阴部下传的腹痛，肾区有叩痛，肋腰点（腰大肌外缘与第十二肋交叉处）有压痛，上输尿管点（腹直肌外缘平脐处）和膀胱区压痛，血白细胞及中性粒细胞增多，尿沉渣涂片检查有大量白细胞，有时可见到白细胞管型，对诊断意义较大。

慢性肾盂肾炎系反复发作或迁延不愈，病程常超过一年以上。部分病人急性期不明显，而仅表现为低热、乏力、厌食、贫血、腰酸、腰痛、轻度尿频等症状及肾区叩痛，肋腰点压痛等阳性体征。反复尿常规检查有少数白细胞或脓细胞及尿细菌培养阳性，尿含菌数大于10^5/ml，肾小管功能有持续性损害，表现为多尿，低比重尿，肾小管性酸中毒等。

1. 膀胱湿热型

多见于肾盂肾炎急性期或慢性期急性发作，亦包括急性膀胱炎和尿道炎等病，多呈现湿热下注或瘀热蓄于膀胱，阻滞气机，下窍不利，引起小便淋沥频数、尿急、尿痛，少腹胀痛，腰痛，往来寒热，口苦咽干，舌质红、苔黄，脉弦数等。治宜清热解毒，利水通淋。方用八正散、导赤散、龙胆泄肝汤加减施治。

基本处方：柴胡9g，黄柏9g，苦参15g，木通9g，瞿麦9g，萹蓄9g，车前子9g（包煎），石韦20g，败酱草20g，土茯苓20g，白茅根20g，竹叶9g，生地黄9g，赤芍9g，牡丹皮9g，金钱草20g。水煎服。

加减运用：镜检红细胞增多或肉眼血尿者，可酌加凉血止血之品如大蓟、小蓟、炒地榆、藕节等，生地黄加至30g，小蓟可用至45g，亦可用白茅根50～100g，煎汤代饮。琥珀、三七等量研末吞服，每次1g，1日3次，适用于血尿而瘀证明显者。另外：单味败酱草50g。水煎服，治淋证有效。

2. 肾阴不足，湿热留恋型

本型见于慢性肾盂肾炎和急性肾盂肾炎临床急性症状已缓解者，亦包括膀胱炎和尿道炎之慢性期。症见腰膝酸软，咽干唇燥，尿频而短，小便涩痛，欲出不尽或伴有低热，舌质偏红、苔薄，脉弦细而数等。治宜滋肾育阴，清热利湿。方用知柏地黄汤、猪苓汤加减。

处方：生地黄20g，怀山药20g，女贞子15g，泽泻10g，车前子10g（包煎），土茯苓20g，知母9g，黄柏9g，竹叶9g，败酱草20g，赤芍9g，牡丹皮9g。水煎服。

【病案举例】

李某，女，27 岁。1998 年 5 月 15 日初诊。近三天来，尿频，尿急，每小时排尿 4～5 次，每次尿量不多，排尿时有尿道烧灼感及下腹部疼痛，尿液浑浊。尿常规检查：SG1.0，UBG3.2，白细胞 >5，脓细胞 0.2。症见：小便短数，灼热刺痛，溺色黄赤，少腹拘急胀痛，腰痛，口苦，舌红、苔黄腻，脉濡数。病系肾盂肾炎。中医辨证属湿热蕴结下焦，膀胱气化失司。治宜清热解毒，利水通淋。处方：柴胡、黄柏各 9g，苦参 20g，木通、车前子（包煎）、泽泻、萹蓄、瞿麦各 9g，石韦、土茯苓各 20g，竹叶、生地黄、赤芍各 9g，灯心草 6g。水煎服。服上方药 3 剂，排尿自感通畅，尿液变清，下腹疼痛减轻，原方加牡丹皮 9g，败酱草 20g，继服药 5 剂，诸症除，尿检正常，病愈。

泌尿系结石（石淋）

泌尿系结石由肾虚膀胱气化失司，湿热蓄结下焦，尿液煎熬形成砂石所致。属中医学"石淋"范畴。对肾绞痛的发生，则认为系水道不通，湿热气血交阻，不通则痛，故治疗上不外利尿通淋，清热利湿，活血化瘀，行气导滞诸法。尤其清热利湿，利水通淋，是治疗泌尿系结石的常规治法。通过利尿之品可使尿液稀释，尿量增加，对结石的冲击力增大，同时由于尿中某些成分的改变，使结石致密度降低，因而使结石易于裂解。再加上祛瘀利气之品，更能增加排石作用。中医古代文献对"淋"证的描述，是以小便淋沥涩痛为主症，湿与热是淋的主因，尿中排石则为砂石淋的特征。但对西医确认为结石（特别是肾及输尿管上段结石）而临床又无小便淋沥涩痛症状，尿中又未排出结石的病人，用中医学"淋"来辨证就不恰当。因此，近来很多医家从实践中已观察到治疗泌尿系结石必须从肾虚着手，以腰痛为主要辨证依据，采用补肾益气，温肾固本等方法，以大剂量姜、附温肾行气。其理论根据认为腰为肾之外府，肾虚腰痛、寒湿内滞，温肾是主要治疗方法。故以附子为首，配以干姜，古人有"附子无姜不温"之说，因有相得益彰之效。临床往往取得良好疗效。我临床治疗输尿管结石、嵌顿性肾积水疾患，以及老年尿路结石病人，特别是由于梗阻积水而致肾功能不全者，所谓"久病及肾"，则用温肾利水，活血祛瘀之法。通过温运肾阳，可以加强肾脏功能，克服阴寒凝滞，提高肾内压力，从而推动结石使之移动下行，使积水消去。活血化瘀之品，一方面对结石所在部位的水肿、炎症粘连能起到抑制和松解作用；另一方面并可促使结石结构变化，使之断裂碎解，易于下排。兹根据临床辨证制定下列处方。

轻剂排石汤：金钱草30g，海金沙15g，车前子15g（包煎），冬葵子15g，川牛膝15g，王不留行20g，滑石30g（包煎），石韦20g，夏枯草20g，枳壳10g。水煎服。

加减运用：对于直径小于0.5～0.8cm的结石有一定的促进排石作用。利尿药中石韦、车前子、牛膝作用较为平稳。其中石韦似有减少尿蛋白作用，车前子似有改善肾功能作用，牛膝似有促进尿路平滑肌蠕动的作用，有待今后进一步观察。有泌尿系感染时加黄芩、紫花地丁；对久不移动的尿路结石，酌加行气、活血化瘀之品。

重剂排石汤：金钱草30g，海金沙15g，车前子（包煎）15g，冬葵子15g，石韦20g，川牛膝15g，王不留行20g，三棱15g，茯苓15g，鳖甲30g，皂刺9g，炒穿山甲30g，夏枯草20g。水煎服。

加减运用：本剂是在上剂的基础上又加重了活血化瘀之品，适于尿路结石较重的病证。如果炎症粘连久不移动者，再加乳香、没药、桃仁各15g。为了加强排石作用，可再加服利气之品，如槟榔片、枳实、青皮、厚朴、橘核、荔枝核等，槟榔片、青皮可加至30g；亦可加入有攻坚、溶石作用之鸡内金、琥珀、地龙等。鸡内金末（冲）6g，琥珀末（冲）3g。对下段输尿管结石可加川大黄；对湿热蕴结之尿路结石亦可用单味金钱草60g，泡开水当茶频饮。对结石梗阻、巨大肾积水、静脉肾盂造影不明显、肾功能不佳的病人，要注意培补脾肾，保护肾功能，可酌减清利之品，而加入黄芪、黄精、补骨脂、菟丝子等品。同时亦要注意控制感染。凡有泌尿系感染现象的，酌加黄柏、紫花地丁、蒲公英、石韦、金银花、土茯苓等。

益肾温通排石汤：黄芪20g，党参20g，补骨脂20g，巴戟天20g，制附子6g，干姜6g，王不留行20g，冬葵子20g，穿山甲15g，赤芍20g，莪术15g，鸡内金20g，槟榔片30g，车前子15g（包煎），泽泻9g，金钱草30g。水煎服。

加减运用：用于尿路结石嵌顿性积水、老年尿路结石和肾功能不佳的病人，通过益气温肾，提高肾内压力，使肾盂、输尿管蠕动增强，推动结石下移，积水消除。利水药可使尿量增加，冲刷力增大，再加之活血化瘀、理气导滞，更有利于推动结石下行。对结石日久不移者，可增加活血化瘀与利气导滞之品。这种标本兼顾、补利兼施综合运用的方法，既重视扶正培本以增强肾脏功能，提高肾内压力，又重视治标，通过利水、祛瘀、利气的治法，以增强对结石的洗刷、推冲、溶解作用，体现了中医整体调节的治疗原则。

国内有报道温阳利水治疗心包积液、脑积水、小儿鞘膜积液等局部积水的病证都取得了疗效。

另据实验及临床观察证实，活血化瘀药具有扩张输尿管，增加输尿管蠕动频率，并长时间持续，促进炎性吸收，减少炎性组织增生，缓解平滑肌痉挛，促使结石碎裂和溶解等作用。临床若炎证粘连较重，已有梗阻、积水存在的较大结石，应以活血化瘀为主来组方。可选用三棱、莪术、乳香、没药、川牛膝、丹参、赤芍、延胡索等，并合用炮穿山甲、鸡内金、皂角刺等软坚药来直接对结石软化和消溶，可收到满意效果。若见虚象者，有报道补气药能增加平滑肌的紧张性而有助于排石。若迁延至肾积水并损及肾功能时，表现虚寒之象，用温阳利水法，以加强肾功能，加强肾盂及输尿管的蠕动，有助于排石和消除积水。

我治疗尿路结石用药，常由清利化瘀、软坚、利气三组药组成。服用时采用大剂冲击法，即每次煎取之药量在500ml以上，以增加尿量，再跳跃5分钟，以冲刷推荡和松动结石。服常规方10剂左右时不管有无气虚表现均可加用益气药。

【病案举例】

张某，男，28岁。1996年5月2日初诊。一周来小便艰涩，时夹砂石，排尿有时突然中断，尿道窘迫疼痛，少腹拘急，腰腹阵痛，尿中带血，舌红、苔薄黄，脉弦数。曾做尿路X线平片检查：可见直径约0.4cm的结石阴影。中医辨证属湿热下注，煎熬尿液，结为砂石。治宜清热利湿，通淋排石，行气导滞，活血化瘀。处方：柴胡15g，金钱草30g，海金沙15g，石韦20g，枳实20g，槟榔20g，鸡内金20g，赤芍20g，丹参20g，车前子20g（包煎），泽泻20g，滑石20g（包煎），王不留行20g，白茅根15g。水煎，日服3次。连续服药十余剂，自诉小便排下乳白色砂石样硬结物，排尿通畅，诸症悉除，病愈。

前列腺炎和前列腺肥大（淋证、癃闭）

本病多见于中老年人，其主要矛盾为腺泡、腺管、腺叶之炎症梗阻瘀滞，腺体肥大，纤维化等病理变化。因此治疗以化瘀导滞为主，并结合症状表现，蕴毒下焦者投以清热解毒药；老年前列腺肥大而有肾虚表现的，投以温肾散寒，化瘀软坚之品。

1. 气滞血瘀型

处方：丹参20g，赤芍20g，泽兰、泽泻各15g，桃仁泥9g，红花9g，王不留行20g，青皮15g，香附9g，川楝子9g，白芷9g，三棱9g，莪术9g，败酱草20g，蒲公英20g，石韦20g，车前子15g（包煎）。水煎服。

加减运用：前列腺炎肿大，系络充血逆，经脉瘀阻，腺体增生，形成包块，多见于老年病人。活血化瘀药多具有较好的改善微循环、抗缺氧、抗凝、解聚、纤溶等作用，故适于前列腺发炎肿大。若有肾虚表现的，特别是老年前列腺肥大，则配以补肾扶正药，可增加淫羊藿、女贞子等，有增加前列腺局部免疫水平，增强吞噬细胞功能作用。兼湿热下注者，酌加萹蓄、竹叶、冬葵子等清利之品，再伍以行气止痛，清热解毒等药，发挥全面治疗作用。

2. 湿热下注型

处方：萹蓄9g，瞿麦9g，木通9g，车前子9g（包煎），滑石15g（包煎），竹叶9g，石韦20g，赤芍20g，丹参20g，王不留行20g，败酱草20g，蒲公英20g，苦参20g，黄柏9g，通草4g。水煎服。

加减运用：此方适于病程一般不长，以膀胱及后尿道刺激症状为主。若镜检脓细胞多者，可酌加紫花地丁、金银花、连翘、鱼腥草、生薏苡仁等；红细胞多者，酌加大蓟、小蓟、生地榆、槐花、牡丹皮等。

3. 肾虚型

处方：淫羊藿20g，女贞子20g，金毛狗脊15g，怀牛膝15g，香附9g，川楝子9g，肉桂6g，王不留行15g，制鳖甲30g，桃仁泥9g，赤芍20g，冬葵子15g，车前子15g（包煎），泽泻15g。水煎服。

加减运用：中医补肾药似有提高睾丸激素水平，增加前列腺液的作用，适于老年前列腺肥大病人。故其治，补肾温阳治其本，祛瘀、散结、利水治其标。如腺体硬韧肿大较重，酌加三棱、莪术、皂角刺、炒穿山甲、苏木、制乳没等破血化瘀之品；肾气不足，腺体硬缩或萎平，再酌加益气温肾之品，如黄芪、制附子、巴戟天等；腰痛甚者加续断，桑寄生；会阴、下腹、阴囊痛甚者，重用香附、川楝子、肉桂，并选加小茴香、橘核、荔枝核、延胡索等；尿频、尿痛之因湿热所致者，酌加滑石、萹蓄、瞿麦、竹叶等。

425

【病案举例】

朱某，男，60岁。1996年12月28日初诊。半年来小便点滴不畅，尿急、尿频、尿痛，B超检查诊为：前列腺炎伴前列腺Ⅰ度肥大，尿检有脓细胞。来诊时自述时欲小便而排尿不畅，短赤灼热，小腹胀满疼痛，会阴部、阴囊部疼痛不适，性欲减退，口苦，舌质紫暗、苔根黄腻，脉涩。中医辨证属湿热蕴积膀胱，络充血逆，经脉瘀阻，腺体增生，形成包块。治宜清热解毒，行气止痛，化瘀散结，通利水道。处方：柴胡9g，黄柏9g，赤芍20g，丹参20g，王不留行20g，香附9g，川楝子20g，益母草20g，竹叶9g，木通9g，泽泻9g，石韦20g，三棱9g，莪术9g，败酱草20g。水煎服。服上方药7剂自感排尿较前通畅，下身疼痛减轻。原方加夏枯草20g，继服20剂，诸症消失。再次做B超：前列腺肥大减半。化验尿常规正常。为巩固疗效，嘱其继服药十余剂。

痛风

痛风是长期嘌呤代谢障碍、血尿酸增高引起组织损伤的一组异质性疾病。发病关节以下肢末端为主。关节肿痛，僵直畸形，夜半发病居多。日久可见痛风结节或溃流脂浊，或伴"石淋"，腰痛，尿血，甚而"关格"，尿闭，频吐等。

【病因病机】

痛风乃浊毒留滞经脉，郁痹不利使然，其名为风而实非风也。其多因恣啖膏粱肥甘厚味，加之脾肾功能紊乱失调，脾失健运，升清降浊无权，肾乏气化，分别清浊失司，于是水谷不归正化，浊毒随之而生，滞留血中，终则瘀结为患。

基本处方：土茯苓30g，萆薢20g，生薏苡仁20g，泽兰9g，泽泻9g，当归9g，丹参20g，赤芍15g，延胡索20g，桂枝9g，防己9g，川牛膝9g，木瓜9g。水煎服。

功效：疏风通络，渗泄浊毒。

加减运用：本方以降泄浊毒与活血化瘀药物为主进行配伍。亦可随症加入疏风通络之品。倘遇痛风急性发作，则需增大土茯苓、萆薢剂量，土茯苓一般每日用30～120g，萆薢用15～45g。

【病案举例】

张某，男，42岁。1997年5月12初诊。平素喜饮酒、恣食膏粱肥甘厚味，体形肥胖，营养过剩。过去有肾炎、糖尿病病史。近1个月来足关节剧痛，反复发作，常夜半痛醒。见蹠趾关节红肿灼热，压痛明显，活动受限。查血尿酸增高（超过476μmol/L），诊为痛风性关节炎。前医用消炎药外敷，疼痛稍减，随即又发，欲求中药治疗，前来就诊。伴腰痛，尿频浑浊，疲乏纳差，舌淡苔白，脉沉弱。证属脾肾虚损，健运失司，气化无权，浊毒滞留经脉，瘀痹不利。治宜调补脾肾，疏风通络，渗泄浊毒。处方：土茯苓30g，萆薢20g，生薏苡仁20g，泽兰9g，泽泻9g，当归9g，丹参20g，赤芍15g，延胡索20g，桂枝9g，防己9g，川牛膝9g，木瓜9g。水煎服，每日1剂。服药5剂，足趾关节热痛明显减轻。原方中萆薢加至30g，复加党参20g，淫羊藿20g，继服药10剂，趾关节红肿灼痛消失。又嘱其服药十余剂，以彻底清除残留之浊毒。于1997年7月查血尿酸正常。2年后随访，未见复发。

白血病（虚劳、血证、积聚）

白血病的病理特点是以虚为主，虚中夹实，虚实夹杂。故治疗白血病的基本原则，应扶正与祛邪兼顾，再视邪正消长情况，或以扶正为主，辅以祛邪，或以祛邪为主，辅以扶正。一般在疾病无明显感染，或化疗后骨髓抑制，表现贫血、白细胞减少、血小板减少者，当以扶正为主，以增强机体免疫功能，再辅以祛邪；若病势较重，且有外邪感染引起发烧、出血现象者，当以祛邪为主，辅以扶正。扶正当以培补脾肾，益气养阴为主，其药物如党参、黄芪、黄精、女贞子、枸杞子、补骨脂、菟丝子、淫羊藿、五味子、仙茅、山茱萸、何首乌、生地黄、玄参、麦冬等。视病性的寒热，有的侧重温补，有的侧重滋补。祛邪一般多用清热解毒之品，如大青叶、白花蛇舌草、土茯苓、山慈菇、山豆根、半枝莲、蚤休、黄药子、龙葵等。这类药一般有抗癌攻毒作用。另外，白血病亦常表现血脉瘀滞的情况，如淋巴结肿大，肝脾肿大等，故在方中加入当归、丹参、鸡血藤、莪术等活血祛瘀之品，亦有利于提高治疗效果。而且这类药物根据报道同样有抑制癌细胞作用。

处方一：党参20g，黄芪20g，淫羊藿20g，女贞子20g，巴戟天20g，五味子15g，熟地黄15g，山茱萸20g，鸡血藤20g，丹参20g，莪术15g，白花蛇舌草20g，半枝莲15g，山豆根20g，黄药子15g，生薏苡仁20g，龙葵20g。水煎服。

适应证：本方以培补脾肾，大补气血为主，辅以清热解毒。用治病势缠绵起伏，无明显感染，气血两虚，气少懒言，体疲神倦，面色无华，或化疗后骨髓抑制，出现贫血，白细胞减低，血小板减少。

处方二：生地黄20g，玄参20g，枸杞子20g，女贞子20g，桑椹20g，太子参15g，黄精20g，旱莲草20g，白花蛇舌草20g，半枝莲15g，板蓝根20g，蚤休20g，黄药子15g，当归9g，牡丹皮15g，赤芍15g，水牛角片20g。以水牛角片煎汤代水煎药口服，日3次。

适应证：本方以养阴清热解毒为主。用治阴虚内热，或外邪感染引起发热烦渴，以及化疗期而骨髓增生旺盛者。

加减运用：若外邪感染引起高热，可酌加羚羊角粉1~3g（另煎兑入），金银花20g，连翘20g，大青叶20g，山慈菇20g，生石膏40~60g。亦可加青黛，但青黛味极苦，一般宜装入胶囊吞服；若出现严重出血，可加大蓟、小蓟、生地榆、藕节、仙鹤草各60g，并配白及粉，每次调服9g，日2次；淋巴结肿大或肝脾肿大，加莪术15g，丹参20g，鳖甲30g等。

【病案举例】

王某，女，44岁。1995年10月30日初诊。今年9月以来，自感疲乏无力，体重减轻，低热，时有汗出。去当地医院就诊，查血象：白细胞计数增高，达600×10⁹/L，各阶段中性粒细胞均增多。骨髓检查：核细胞增生活跃，粒、红比例明显增高。B超查：脾肿大，淋巴结肿大。西医诊为慢性粒细胞白血病。给予化学疗法，以抑制白细胞增生。但诸症无减，疲乏更甚，汗出依然。遂慕名而来，请求中药治疗。症见低热汗出，乏力困倦，少气懒言，面色㿠白无华，头晕目眩，食少便溏，腰膝酸软，舌淡，脉沉细。中医辨证属气血不足，脾肾两虚，邪毒留恋，血脉瘀滞。治宜培补脾肾，益气养阴，清解祛毒，活血祛瘀。处方：党参20g，炒白术9g，黄芪20g，淫羊藿20g，女贞子20g，巴戟天20g，五味子9g，生地黄20g，山茱萸20g，鸡血藤20g，丹参20g，白花蛇舌草20g，半枝莲20g，板蓝根20g，土茯苓20g，生薏苡仁20g。日1剂，水煎服。服药5剂，低热退，不汗出。在原方基础上略施加减，连续服用半月余，自觉精神好转，纳谷增加。1个月后，化验血象基本稳定，嘱其再连续服药一两个月，以巩固疗效。1年后，查血象完全正常，B超查脾脏回缩。多次随访，无异常变化。

紫癜（发斑）

紫癜分过敏性紫癜和血小板减少性紫癜。一般来说，前者多属阳证，后者多属虚证。中医辨证，一般可分内热伤阴，虚火损络和劳倦伤脾，脾肾两虚，气不摄血所致，此多属虚。至于"温病发斑"多属外感热病范围，此属实，多见于外邪感染引起的败血症，当不在本病论治范围。

对本病的治疗，属于阴虚内热者，当以滋阴凉血为主；属于气虚不摄者，当以调补脾肾，益气摄血为主，但都须辅以活血化瘀之品，这是治疗本病的关键。对活血化瘀药物的选用，既可随症选用仙鹤草、茜草、益母草、紫草、三七等具有止血和化瘀作用的药物，亦可选用当归、丹参、赤芍、红花、鸡血藤等活血化瘀之品。再根据病情，配以有止血作用的药物，如地榆、侧柏叶、大蓟、小蓟、白茅根、白及等。说明止血和化瘀药物配伍应用，具有相辅相成的作用，对止血和消退紫斑及提高血小板有一定疗效，这是因为经过实验，紫癜转归中常有毛细血管脆性增加而使血液外渗，通过活血化瘀治疗后，有较多改善，紫癜皮损也相应消失，这一结果初步提示血管脆性增加与中医血瘀有着一定的联系。这就间接说明了活血化瘀药有增强毛细血管张力、减低毛细血管脆性的作用，因而治疗紫癜有效。测定紫癜病人血液生化特性，与正常人比较，有变浓、变黏、变聚的倾向，提示毛细血管血液瘀滞，这些客观指标均给临床应用活血化瘀法提供了初步理论依据。另外，紫癜发病机制属自体免疫反应，实验证明，活血化瘀药有免疫抑制作用，这也为用活血化瘀治疗紫癜提供了理论依据。

处方一：生地黄20g，玄参20g，枸杞子15g，旱莲草20g，当归9g，丹参20g，牡丹皮9g，赤芍20g，茜草15g，益母草20g，紫草20g，三七粉4g（分冲），板蓝根20g，槐花20g。

适应证：适于阴虚内热，络损血溢。以养阴清热，凉血止血化瘀治之。

加减运用：发热重而迫血妄行者，加蒲公英20g，大青叶20g，连翘20g，生石膏60g；若常有鼻出血，牙齿出血者，加白茅根20g，藕节20g，生地榆15g，大蓟、小蓟各10g；若月经过多者，加棕榈炭15g，仙鹤草20g。

处方二：党参20g，炒白术9g，黄芪20g，熟地黄20g，女贞子20g，淫羊藿20g，五味子15g，山茱萸20g，当归9g，丹参20g，赤芍20g，鸡血藤20g，茜草20g，益母草20g，仙鹤草20g，紫草20g，白及10g，阿胶9g（烊化），甘草9g。水煎服。

适应证：适于血小板减少性紫癜、过敏性紫癜，表现肢倦乏力，气短懒言，面色㿠白，证属脾肾两虚，气不摄血者。

加减运用：在辨证论治汤药中可加大甘草用量，从20g开始，逐渐加量，最多用100g。用药过程中注意如有浮肿、高血压及低血钾出现，须减量或停药。治疗紫癜，茜草是主要药物，活血化瘀药赤芍、三七有较好疗效。另外，对过敏性紫癜，可在清热凉血方中，加入具有抗过敏作用的祛风药，如蝉蜕、防风、蒺藜、白鲜皮、地肤子等，可提高疗效。本病亦可引起关节损害，消化道出血，肾脏损害等，若有此等合并症出现，亦须随症加减，用药施治。

【病案举例】

柴某，女，12岁。1997年1月6日初诊。病人禀赋素虚，幼年多病，于半月前右下肢皮肤出现弥漫性青紫斑块，血常规检查：血小板计数为68×10^9/L。西医诊断为血小板减少性紫癜，注射激素药治疗，血小板无回升，紫斑散在，体胖浮肿。家人欲求服中药治疗，遂来就诊。观其患儿神疲乏力，懒言气短，面色㿠白，面颊虚浮。伴头晕眼花，食欲不振，鼻衄每日二三次，舌淡、苔薄白，脉细弱。证属脾肾两虚，气不摄血。治宜调补脾肾，益气摄血，活血化瘀。处方：党参15g，炒白术9g，黄芪15g，淫羊藿15g，仙茅15g，仙鹤草15g，当归9g，丹参9g，鸡血藤15g，赤芍9g，茜草9g，阿胶9g（烊化），枸杞子15g，女贞子15g，旱莲草15g，三七粉4g（早、晚分冲）。水煎服，日1剂。

1月13日二诊：服药6剂，紫斑减少，乏力减轻。原方加山茱萸15g，继服10剂。

1月23日三诊：紫斑明显减少，肤色好转，纳食增加。原方加白茅根15g，炒地榆15g，继服10剂。

2月5日四诊：下肢紫斑已退，肤色正常，面色红润，近1个月来未流鼻血。为巩固疗效，嘱连续服药半月余。于1997年4月查血小板计数升为157×10^9/L，患儿一切恢复正常。

糖尿病（消渴）

糖尿病中医学称为"消渴"，临床表现以多饮、多食、多尿为主。分为上、中、下消论治。上消以烦渴多饮为主，为肺热津伤，宜清热润肺，生津止渴。方用消渴方、麦门冬饮、白虎加人参汤，或用玉女煎、玉泉散。中消以多食善饥为主，为胃热炽盛，宜清胃泄火，养阴增液，方用白虎汤。下消以多饮多尿为主，宜滋阴益肾，用六味地黄汤之类。

据临床观察，多数病人均表现气阴两虚的症状特点，如疲乏无力，日渐消瘦，口渴多饮，多食善饥，尿多等。因此，益气养阴就成了治疗糖尿病的基本原则。临床及实验观察表明，益气养阴法对改变糖耐量和胰岛分泌功能，有双相调节作用。而从其病位来讲，多主张从脾肾论治入手。戴元礼有"三消久久不治气极虚"的观点，多数医家宗张锡纯，重用黄芪治消渴。有的认为糖尿病系内分泌疾患，多尿而味甘，阴精外泄，肾为精血之源，治当注意调补阴血精气，当以补肾为主。多数主张从肾阴论治。亦有的认为系由肾阳虚损，命火衰微，阳不化气，水津不能四布，肾不固摄，多尿而狂渴，主张从肾阳论治，以桂、附、益智仁等品，温肾助阳固摄。近年来，在中医治疗糖尿病的研究中，发现常伴有瘀血证的表现。如并发冠心病、脑血栓、视网膜病变、坏疽、肾病等。糖尿病的高凝状态亦逐渐被重视，因此在对糖尿病的治疗中，活血化瘀药的兼用亦已被许多医家所采用。据临床用活血化瘀法治疗结果表明，临床症状得到改善，全血比黏度、血浆比黏度、纤维蛋白质、血糖、血脂显著下降。表明活血化瘀治疗本病，可直接或间接地起到纠正糖、脂肪和蛋白质代谢紊乱的作用，因而对防治糖尿病性血管病具有一定的作用。糖尿病挟血瘀的病机，中医学认为系"因虚致瘀"，主要为阴虚及气虚致瘀。据此我对糖尿病的治疗，采用补脾益肾、滋阴清热、益气生津、活血化瘀的诸种方法综合运用、整体调节的治疗原则。撷取增液汤、生脉散、白虎加人参汤、玉女煎、六味地黄丸、玉泉散、补阳还五汤诸方之长，制定了定型方剂，临床治疗取得了一定疗效。根据临床和实验观察表明，本方除具有明显降糖作用外，还具有降血脂、提高免疫功能、控制尿糖、改善临床症状等综合作用。

基本处方：生黄芪 30g，党参 20g，生山药 30g，黄精 20g，生地黄 20g，玄参 20g，五味子 15g，山茱萸 20g，何首乌 20g，肉苁蓉 20g，丹参 20g，赤芍 20g，生山楂 20g。水煎服。

加减运用：烦渴突出者加生石膏 40～80g，黄连 9g，或选用白虎加人参汤。日本报道此方对改善症状、降低血糖和尿糖有显著作用；全身瘙痒者加蒺藜、地肤子；上消用玉米须，量要大，入药或煎水代茶；消化不良者加鸡内金。

单方：猪胰 1 只，常法洗净，山药 200g，洗净，去外皮，切片。一起入锅内，加水，隔水泡熟，再以食盐调味，一分四份，分 4 天吃完。平日坚持服或常服。又：猪胰 2 条，怀山药 30g，清水适量煎后，饮汤食渣。

糖尿病是全身性疾病，由于机体抵抗力低，组织修补能力差，易于并发疖肿，疖肿又使糖尿病病情加重，严重者会发生糖尿病酮症酸中毒以及败血症。故有人主张，以酸胜甘法治疗糖尿病。酸胜甘降糖方：山茱萸、五味子、丹参、黄芪、五倍子、乌梅、白芍、金樱子等。

【病案举例】

苏某，男，44岁。1996年12月26日初诊。自述年轻时养尊处优，贪食肥甘，体型偏胖，中年事业未成，心境欠佳，形体渐瘦，烦渴多饮，易饥多食，小便频多，疲乏无力，遂去医院就诊。经检查：尿糖（＋＋＋＋），空腹血糖12.2mmol/L（正常值3.9~5.6mmol/L），GLU（＋＋＋），总胆固醇7.8mmol/L（正常值2.9~6.0mmol/L）。西医诊断为非胰岛素依赖型糖尿病。口服降血糖药物对症治疗，血糖似有降低，自行停药，其后血糖又有增高，病情反复。欲求中医诊治，遂慕名前来。自述尿浑浊如膏，口渴多饮，小便频多，口干唇燥，腰酸腿困，诊其脉沉细数，舌红、苔薄黄。证属肺胃热蕴，化燥耗津，肾阴亏损，气阴两虚。治宜滋阴清热，补脾益肾，益气生津，活血化瘀。处方：生山药20g，生黄芪20g，党参20g，生地黄20g，玄参20g，沙参20g，麦冬20g，知母20g，石斛20g，五味子20g，山茱萸20g，生石膏40g，丹参20g，当归9g，生山楂20g。水煎服，每日1剂。连续服药10剂，烦渴减轻，饮水大减，尿量减少。上方加黄精20g，何首乌20g，继服10剂，病人精神好转，不烦渴，纳食规律，量尚可，诸症皆除。嘱其调节饮食，不食肥甘，心态要乐观。后以上方为丸续服，以巩固疗效。于1997年3月查尿糖（－），血糖4.20mmol/L，GLU（－），血脂接近正常。1年后随访，未再复发。

甲状腺功能亢进（瘿气）

甲亢病人的辨证分析，主要在于气阴不足，肝失调达，痰瘀阻塞，瘿瘤结聚。故症见气虚肢倦乏力，易于出汗；阴虚心火易旺，口干舌燥，心悸怔忡，烦躁不寐；阴虚阳泛，血虚生风，则肢端震颤；痰瘀阻塞，则眼球突出，瘿瘤形成，甲状腺肿大。治宜益气养阴，活血化瘀，豁痰疏郁，消瘿散结，潜镇息风。

处方：夏枯草20g，玄参20g，浙贝母9g，瓜蒌9g，海藻9g，昆布9g，黄药子9g，生地黄20g，黄芪30g，香附9g，生龙骨、生牡蛎各30g，丹参20g，赤芍、白芍各9g，炙鳖甲30g。水煎服。

加减运用：益气养阴药中重用黄芪，治疗甲亢确有独特的优越性。据文献报道，海藻、昆布、黄药子、夏枯草等含有丰富的碘。因此给含碘的中药后，能使血中甲状腺素的浓度适当增高，从而对脑下垂体起抑制作用，减少促甲状腺素的分泌，这样就可以使突眼症和甲状腺肿大得到控制。也有报道，这些含碘药物，主要用于地方性甲状腺肿和青春期甲状腺肿，而治疗甲亢时，则不宜单独使用。常期大量服用黄药子后，可加重对肝脏的损害，临床应用时应予慎重。另据报道，海藻、昆布等海产药品含碘丰富，用以治疗甲亢遗患较多，用时当慎。

【病案举例】

刘某，女，33岁。1996年3月来诊。症见：眼球突出，甲状腺轻度弥漫性对称性肿大。伴心慌，气短，肢倦乏力，手指颤动，口干，烦躁不寐，舌质红无苔，脉弦细数。经放射免疫法测定，T_3：3.7nmol/L（正常值1.5～2.3nmol/L）；T_4：166nmol/L（正常值51～154nmol/L）。中医辨证属气阴不足，肝失调达，痰瘀阻塞，虚风内动。治宜益气养阴，活血化瘀，豁痰疏郁，消瘿散结，潜阳息风。处方：夏枯草20g，玄参20g，浙贝母9g，瓜蒌9g，半夏9g，海藻9g，昆布9g，生地黄20g，黄芪20g，香附9g，生龙骨、生牡蛎各30g，丹参20g，赤芍20g，莪术20g，炙鳖甲30g。水煎，日服3次。服药15剂，甲状腺肿缩小，心慌、气短、乏力等症减轻。守方继进10剂，眼球稍突，手时颤抖，在上方基础上，随症加减调服十余剂，手指不颤抖，甲状腺不肿大，眼突不明显。1996年4月查：T_3 1.7nmol/L，T_4 75nmol/L。久治不愈的沉疴顽疾，药到病除，病人感激不尽。

盆腔炎（带下）

盆腔炎是子宫、附件及盆腔结缔组织等部位炎症的总称。中医学认为其病因病机为热毒或湿浊邪气郁积胞宫和盆腔，以致经络闭阻，气血凝滞，营卫失调。

处方一：金银花20g，连翘20g，败酱草20g，当归9g，赤芍9g，牡丹皮9g，桃仁9g，延胡索9g，车前草15g，生薏苡仁20g，土茯苓20g，椿根皮15g，生地榆15g，苦参9g。水煎服。

适应证：本方有清热解毒，祛瘀调经，渗湿止带之效。用治急性盆腔炎。

加减运用：本方采用清热解毒利湿法，佐以凉血活血调气之品，以利病灶局部血脉通畅，促进炎症吸收，避免组织形成瘀滞（粘连或包块）。热重加大青叶、板蓝根、紫花地丁各20g；痛重延胡索加量至40g，并加川楝子20g，乳香、没药各9g（食欲差或有恶心呕吐时不宜用）；体虚加太子参、黄芪等。

处方二：当归9g，赤芍15g，川芎9g，益母草20g，延胡索15g，牡丹皮15g，三棱9g，莪术9g，香附9g，川楝子9g，桂枝9g，小茴香9g，土茯苓20g，黄柏9g，薏苡仁20g。水煎服。

适应证：本方有清热利湿，祛瘀调经，温经止痛之功。用治慢性盆腔炎有包块形成者，亦适于输卵管积水、子宫肌瘤、卵巢囊肿等证。

加减运用：由于慢性炎症长久不愈，组织粘连，经脉气血瘀阻，以致形成包块。中医辨证属血瘀，气滞，寒凝，痰阻。故治以活血化瘀为主，佐以温经散寒之品。因"血得温则行"，以促进组织气血通畅，改善组织营养，有利于消除粘连肿块。由于湿热余邪未清，病邪易于反复感染，故常辅以清热利湿药物。如小腹胀痛、包块难消亦可再加祛瘀利气之品，如荔枝核、橘核、红花、土鳖虫等。

【病案举例】

卫某，女，33岁。1997年11月18日初诊。带下1年余，黄白混杂，质黏腻，有臭气，时右下腹疼痛。经妇科检查诊为附件炎。1997年9月，B超查为：右侧输卵管炎，右下腹炎性包块。屡经治疗，时轻时重。近来带下黏腻腥秽，质如糊状，伴阴道瘙痒，小便黄涩，腰痛腿酸，脐下坠胀，疼痛拒按。前医诊治，效不甚显，慕名来诊。诊其脉滑数，舌红、苔黄腻。证属湿热壅盛，内阻经脉，气滞血瘀。治宜清热利湿，祛瘀散结，温经止痛。处方：当归9g，赤芍20g，牡丹皮20g，益母草20g，莪术20g，延胡索20g，香附9g，川楝子15g，苦参20g，土茯苓20g，黄柏9g，败酱草20g，桂枝9g，小茴香9g。水煎服，日1剂。服上方6剂后，腹痛明显减轻，阴痒消失。守方连服十余剂，白带减少，已无腥味，诸症悉除。妇科检查，炎性包块基本痊愈。

痛经

目前认为，子宫肌活动增强是痛经发生的主要机制。对本病的治疗，经前以防为主，一般以上月行经期为标准，提前一周开始服用调经止痛方剂，连服5~7剂，直至月经来潮，一般连续治疗3个月，即获痊愈。子宫内膜移位症部分病例常兼经血过多如注，且愈多愈痛。缘该病宿瘀内结，随化随下，经血虽多，瘀仍未清，故腹痛不减。治疗原则，仍以化瘀为主，不能因下血过多而采用固涩法，否则下血更多，腹痛更剧。此相当于西医刮宫，或给黄体酮，使其发生撤退性出血（亦称药物刮宫），或给宫缩剂，使子宫内膜迅速脱落，重新修复以止血。是故宜采用活血化瘀，健脾益气之品，以起到药物清宫止血的作用。此融"塞流、澄源、复旧"于一体。

处方一：当归9g，赤芍15g，丹参20g，牡丹皮15g，桃仁9g，延胡索20g，益母草20g，泽兰9g，败酱草20g，红藤20g，紫花地丁20g，金银花20g，香附9g。水煎服。

功效：调经化瘀，清热利湿。

适应证：经期腹痛，内有灼热感，赤白带下，尿黄。素有慢性盆腔炎疾患，继发疼痛，故在调经的同时，亦要消除炎症。

处方二：当归9g，赤芍20g，川芎15g，制乳香、制没药各9g，延胡索20g，香附9g，乌药9g，川楝子9g，肉桂6g，吴茱萸6g，小茴香9g。水煎服。

功效：温经散寒，化瘀止痛。

适应证：经行小腹冷痛，血行不畅，经期后错，四肢发凉。

处方三：柴胡9g，枳壳9g，当归9g，川芎15g，赤芍20g，郁金20g，延胡索20g，丹参20g，香附9g，川楝子9g，青皮9g，荔枝核20g。

功效：调经理气，化瘀止痛。

适应证：肝郁气滞，经期胁肋胀痛，小腹肿痛，血行不畅。

【病案举例】

孙某，女，28岁。1996年8月8日初诊。早年月经准期来潮，经量较多，每月经前小腹疼痛，服止血剂血量渐少，经前仍腹痛。后因适来经水，又冒雨劳作，小腹冷痛难忍，遂来就诊。平素带下量多，色白清稀，经行有血块，色黯，畏寒便溏。诊其脉沉紧，舌淡、苔白腻。证属寒湿内阻，气血瘀滞。治宜温经散寒，理气祛瘀。处方：当归9g，赤芍20g，川芎20g，延胡索20g，香附9g，川楝子20g，乌药9g，桂枝9g，小茴香9g，制附子9g，苍术9g。每日1剂，水煎服。服药5剂，腹痛减轻，原方加茯苓9g，继续服药至月经来潮，小腹不痛，行经无块，月经正常。

闭经

闭经的发生多是垂体或卵巢的反应性不好，性激素水平低下。据观察闭经后多见子宫萎缩（小于4cm×3cm×2cm）。中医辨证系肾元亏损，气虚血寒，故治宜补肾温经，益气养血。治宜八珍汤合当归补血汤再加补骨脂、巴戟天、小茴香、吴茱萸等。待全身情况好转，子宫大小正常，激素水平逐渐正常而月经仍不来潮者，再给予调经通经之剂。如果由于子宫内膜的损伤而造成的瘢痕收缩与宫腔粘连的闭经，则应用活血化瘀佐以补肾之品，可使变化的纤维组织恢复，瘢痕松解，使子宫内膜的反应性恢复正常，而月经来潮。实践证明，闭经病人只要没有局部的器质病变或其他有关器官严重的病变，病人在40岁以下，即使子宫萎缩，月经仍有恢复的希望。

处方一：党参15g，炒白术9g，黄芪20g，当归9g，熟地黄9g，炒白芍9g，补骨脂20g，巴戟天20g，淫羊藿20g，桂枝9g，制附子9g，肉桂6g，炙甘草6g。水煎服

功效：益气养血，补肾温经。

适应证：适于垂体或卵巢反应性不好，激素水平低下，子宫萎缩，肾元虚损，气虚血寒，而致闭经。对这种虚证闭经，开始治疗时不能用通经活血、攻下之剂，否则，可促使病情恶化。

处方二：党参15g，炒白术9g，黄芪20g，当归9g，补骨脂20g，巴戟天20g，淫羊藿20g，桂枝9g，赤芍15g，川芎15g，泽兰叶9g，苏木9g，三棱9g，莪术9g，小茴香9g。水煎服。

功效：补肾益气，祛瘀温经。

适应证：用治子宫内膜损伤而造成的瘢痕收缩与宫腔粘连引起的闭经。

处方三：当归9g，川芎15g，赤芍15g，丹参20g，桂枝9g，小茴香9g，苏木9g，香附9g，川楝子9g，乌药9g，三棱9g，莪术9g，红花9g。水煎服。

功效：舒肝理气，祛瘀温经。

适应证：系肝郁气滞，闭经时间较短，子宫大小正常，激素水平正常或偏高，用舒肝通经之剂，短期内月经可恢复正常。

【病案举例】

仲某，女，21岁。1997年10月4日初诊。高考落榜，情志不遂，精神抑郁，先为月经失调，后发展为闭经。经水50天未潮，胸胁胀满，烦躁易怒，少腹胀痛，前来就诊。诊脉弦涩，舌质紫暗、苔薄黄。证属肝郁气滞，冲任不通，经闭不行。治宜疏肝理气，祛瘀通经。处方：当归9g，川芎20g，赤芍20g，益母草20g，桂枝9g，小茴香9g，苏木9g，郁金20g，香附9g，川楝子20g，乌药9g，三棱9g，莪术9g，淫羊藿20g。每日1剂，水煎服。连续服药6剂，适逢经期月经来潮，胸胁少腹胀痛消失。后经水正常，按期而至。

崩漏

血热、气虚、血瘀三者往往是崩漏最基本最重要的机制。热者清之，虚者补之，瘀者消之，是其基本治则。血热堤决，迫血妄行，则宜予清热、凉血、止血之品，如生地黄、熟大黄炭、盐知母、盐黄柏、益母草、生侧柏、生地榆、大蓟、小蓟等。此多见于月经过多，经行超前，白带夹血等。中虚气陷，冲任不固，势必成崩，当以补补气为主，参、芪为必需之要药，佐以升举固涩之品，以补中益气汤加赤石脂、禹余粮之类。方中要重用参、芪。有瘀血阻其新血，积而成崩者，则宜用化瘀之中有止血，止血之中有化瘀的药，如鸡血藤、益母草、三七之类，以达到祛瘀不伤正，止血不滞瘀的目的。治疗更年期功能性子宫出血，属于子宫内膜增生过长的病人，其症见下血瘀块明显，淋漓不尽者，可用大黄配以三七，正如傅山所说的"逐瘀如扫，止血如神"，寓涩于通之中。诊断血瘀则以有无小腹痛为主要依据。功能性子宫出血是卵巢功能失调引起子宫内膜不正常反应，以致月经周期缩短，经期延长的月经疾病。如无瘀血现象，则治疗不用当归、川芎，因二者气辛而动，芎之蕴动尤甚于归。常用归脾汤酌加益母草、仙鹤草等。

基本处方：党参20g，炒白术9g，黄芪20g，熟地黄20g，益母草20g，乌贼骨30g，川续断15g，补骨脂20g，五味子20g，阿胶珠9g（烊化），艾叶炭9g，棕榈炭9g，侧柏炭9g，仙鹤草20g。水煎服。

功效：补脾固肾，益气摄血。

适应证：适于中虚气陷，月经过多，持续期长，体倦乏力，面色㿠白。对产后子宫复旧不良的出血亦可选用。

【病案举例】

蒲某，女，24岁。1995年10月初诊。适来经水，参加重体力劳动，而致经水漏下不止，已月余。初时量多，继而淋漓不断，几无净止之日。经色淡而质薄，观其人面色㿠白，唇色淡，神疲气短懒言，伴纳呆，便溏，舌淡、苔薄白、边有齿痕，脉沉细弱。曾注射止血剂，血量似减，仍淋漓不断，欲求服中药治疗。中医辨证属脾虚气陷，统摄无权，血不循经，遂成漏下。治宜补脾固肾，益气摄血。处方：党参20g，炒白术9g，黄芪20g，熟地黄20g，益母草20g，乌贼骨30g，川续断15g，补骨脂20g，淫羊藿20g，艾叶炭9g，棕榈炭9g，侧柏炭9g，仙鹤草20g，阿胶9g（烊化）。1日1剂，水煎分3次服。连续服药6剂，漏血有减，诸症好转。原方继服10剂，血已不流，行经接近正常，病人身体逐渐恢复。

急性乳腺炎（乳痈）

本病是发生于乳房部的一种急性化脓性疾病。多见于哺乳期妇女，以初产妇多见，是乳房疾病中的常见病。症见乳房肿胀疼痛，乳汁分泌不畅，伴有恶寒发热。逐渐肿块增大，皮色焮红，疼痛加重，壮热不退，此已有化脓趋势。若肿块中央变软，按之有波动感时，是属已经成脓。对本病的治疗，当以清热解毒，通乳消肿为大法。若已成脓，宜辅以托里透脓之剂。根据我的临床经验，拟基本处方如下。

处方：金银花20g，连翘20g，蒲公英20g，王不留行9g，瓜蒌9g，漏芦9g，路路通9g，赤芍15g，丹参20g，通草4g，桔梗9g，白芷9g，炒穿山甲9g。水煎服。

方解：本方是以清热解毒为主，选用金银花、连翘、蒲公英等，并以通乳为辅，药如瓜蒌、王不留行、漏芦、路路通等。亦可再加回乳之品生麦芽30g，生山楂20g，以抑制乳汁生成。这样，通乳药与回乳药合用，既可加速郁积之乳汁疏通，又可抑制乳汁生成，减少郁积的来源。再加上赤芍、丹参、炒穿山甲等凉血和营消肿之品，桔梗、白芷等化痰消肿止痛之品。诸药共奏相得益彰之效。

加减运用：若肿块变软，脓肿形成，可加炒穿山甲、皂角刺、生薏苡仁、冬瓜子、黄芪等以托里透脓。外科宜切开引流。若热退而乳房肿块不消者，可减清热解毒药量，加三棱、莪术等。

【病案举例】

刘某，女，28岁。1997年1月5日初诊。产后半月余，自感两乳房肿胀疼痛，皮色焮红，按之有块，触痛拒按，乳房微热，乳汁排出不畅。伴全身发热恶寒，头痛，胸闷不舒，口渴。西医诊为急性乳腺炎。诊其脉弦数，苔薄黄。中医辨证属热毒蕴结，乳络阻塞。治宜清热解毒，凉血和营，通乳消肿。处方：金银花20g，连翘20g，蒲公英20g，王不留行9g，瓜蒌9g，漏芦9g，路路通9g，赤芍15g，丹参20g，通草4g，桔梗9g，白芷9g，炒穿山甲9g，郁金20g，生麦芽30g。水煎，日1剂，服3次。服药5剂，两乳胀痛减轻，全身不发热，肿块变小。原方继服5剂，诸症除，病愈。

乳腺增生（乳癖）

本病是乳房部一种非炎症性疾病，好发于 30～40 岁妇女。属于中医学的"乳癖"范畴。因乳房部自觉症状不明显，肿块不易被发现，故名"乳癖"。《疡科心得集》谓："乳中结核，形如丸卵，不疼痛，不发寒热，皮色不变，其核随喜怒而消长，此名乳癖。"本病可能数年无变化，但也有在妊娠期快速增大，有癌变可能，应引起重视。

本病多由郁怒伤肝，肝郁气滞；忧思伤脾，脾失健运，痰湿内蕴。以致气滞血瘀，痰瘀交结而成块。故治宜舒肝解郁，活血通络，化痰散结。

处方：瓜蒌 9g，半夏 9g，赤芍 20g，丹参 20g，郁金 20g，柴胡 9g，青皮 15g，三棱 9g，莪术 9g，夏枯草 20g，香附 9g，丝瓜络 9g，白芷 9g，浙贝母 9g。水煎服，每日 1 剂。

【病案举例】

张某，女，28 岁。1996 年 11 月 28 日初诊。自诉月经前双侧乳房胀痛不适。触之两侧乳房内散在大小不等的圆形硬结，压之疼痛，推之可移。经红外线分型检查：两侧乳房红晕区多为纤维增生性改变。伴疲乏，经期腹痛，腰痛。平素情绪烦躁易怒。舌暗淡，脉沉缓。中医辨证属肝郁气滞，血瘀痰结。治宜疏肝理气，化痰散结，活血祛瘀。处方：瓜蒌 9g，半夏 9g，赤芍 20g，丹参 20g，郁金 20g，柴胡 9g，青皮 9g，三棱 9g，莪术 9g，香附 9g，浙贝母 9g，白芷 9g，夏枯草 20g。水煎，日服 1 剂。服药 3 剂，双侧乳房胀痛减轻；原方加桂枝 9g，继服 7 剂，自述两胁已不胀痛，自觉舒服，硬结变小。继服原方 15 剂，硬结消，诸症悉除。

不孕症

治疗不孕症常首分虚实而论治。

一、虚证不孕

虚证多为功能性疾病。中医辨证为肾虚不孕。如继发性卵巢功能失调所致不孕（简称功能失调性不孕症）属此型，包括排卵功能障碍、黄体功能不健全、继发性闭经、功能性子宫出血、子宫发育不良、多囊卵巢综合征等。因此在治疗上，调补脾肾，填补精血是其治疗大法。结合现代医学性腺轴中卵胞发育的不同阶段，给予周期性用药。可归纳为补肾－活血－补肾这种模式能较成功地治疗卵巢功能障碍所致的月经病。对卵巢排卵功能失调，在排卵前应用补肾药，可促进卵泡发育，但不能激发卵泡破裂，因此在妇女月经中期卵泡发育成熟的排卵之日，如该排卵而未排，必有留瘀为患，当以祛瘀为先，我一般是在补肾药中加入祛瘀之品，以促进增大的成熟卵泡发生破裂而排出。而且补肾药加祛瘀，亦有利于促黄体形成和月经通调，而使月经恢复周期性，达到周期性排卵。

处方一：熟地黄9g，当归9g，淫羊藿20g，补骨脂20g，巴戟天20g，桂枝9g，黄芪30g，小茴香9g，怀牛膝9g，何首乌20g，菟丝子20g，炙甘草6g。水煎服。

适应证：为促卵泡发育剂。一般在月经来潮第5天服用，以促进卵泡发育成熟，直服至月经中期卵泡成熟之日。

处方二：当归9g，丹参20g，赤芍20g，泽兰20g，红花9g，益母草20g，香附9g，淫羊藿20g，仙茅20g，补骨脂20g，桂枝9g，黄芪20g，炙甘草6g。水煎服。

适应证：为促排卵剂。用于妇女月经中期卵泡发育成熟的排卵之日，既可单用活血化瘀药，亦可活血化瘀药加补肾药（即本方所用），以促进增大成熟的卵泡发生破裂而排出。而且补肾药或补肾药加祛瘀药，每有利于促黄体形成。月经来潮前5天，可服活血调经药5剂。

二、实证不孕

实证不孕系由湿热内蕴，胞脉阻塞所致之女性内生殖器炎症性疾病，如输卵管炎、附件增厚、输卵管阻塞。如能治愈的多为输卵管不完全阻塞或假性阻塞，子宫输卵管造影不通畅或通而不畅，此型属现代医学慢性盆腔炎。治疗以活血化瘀，理气通滞，清热利湿为大法。根据病情，湿热留恋，尚有炎症的用"清通法"；病情久，炎症已除，胞络不通的用"温通法"。血瘀气滞明显者三棱、莪术等破血祛瘀之品均可加用。具体用药可参考盆腔炎处方。

【病案举例】

刘某，女，30岁。1995年10月27日初诊。结婚2年，同居未孕。月经16岁初潮，周

441

期正常，经期 7~10 天，有痛经史，婚后月经延期 10 天左右，经色淡红或暗红，量中等，有少许血块。10 月 20 日妇检，外阴、阴道正常，宫颈光滑，宫体大小、活动度正常，双侧附件无异常。爱人身体健康，精液常规检查正常。诊见：小腹隐痛喜按，腰膝酸软，性欲淡漠，形寒肢冷，胃纳欠佳，小便清长，夜尿 1~2 次，便溏，白带少，观其面色晦暗。诊其脉沉细而弱，舌淡、苔薄白。中医辨证属脾肾阳虚，宫寒不孕。治宜温补脾肾，调冲暖宫。处方：党参 20g，炒白术 9g，黄芪 20g，淫羊藿 20g，仙茅 20g，补骨脂 20g，巴戟天 20g，当归 20g，益母草 20g，小茴香 9g，菟丝子 20g，怀牛膝 9g，桂枝 9g，炙甘草 6g。水煎，在月经来潮第 5 天起服用，每日 1 剂，直到月经中期为至。在月经周期第 14 天开始，即月经中期的排卵之日内，上方加活血祛瘀之品丹参 20g，赤芍 20g，泽兰 20g，红花 9g，香附 9g。通过活血祛瘀，以促进成熟卵泡发生破裂而排出。共服药 4 个周期，于 1996 年 3 月欣闻有孕。时至今日，妇人健康，小孩已满 3 岁。

更年期综合征

中医学认为更年期综合征是妇女到了月经将要断绝的时候（约在 49 岁前后），由于肾脏日衰，任脉虚，太冲脉衰少，天癸竭，人体调节阴阳的功能衰退，以致阴阳平衡失调，而发生的一种疾病。更年期综合征的主要临床表现是内分泌系统、自主神经系统、心血管系统的功能紊乱和新陈代谢的异常。因此治疗时，根据临床表现，应予调理阴阳，补益肝肾，温下清上，育阴潜阳等综合调理的方法，往往收到良好效果。

处方：淫羊藿 20g，当归 9g，丹参 20g，生地黄 20g，白芍 15g，菊花 15g，栀子 9g，黄芩 9g，炒酸枣仁 20g，夜交藤 20g，五味子 20g，生龙骨、生牡蛎各 30g，珍珠母 30g，紫草 9g。水煎服。

方解：药理研究证明淫羊藿能促进狗精液的分泌，有雄性激素样作用，又为中医温肾壮阳之要药，有促进卵巢功能的作用，所以用作该方主药。其他各药均随症而施，是一张平调阴阳，温下清上的方剂。

【病案举例】

陈某，女，48 岁。1995 年 5 月 6 日初诊。主诉一年多来常有头晕，耳鸣，头胀，心烦易怒，潮热汗出，五心烦热，腰膝酸软，口干便结，失眠多梦等症。月经先后不定期，经量不一，平素白带量多，查血压：180/120mmHg。西医诊为更年期综合征。诊其脉沉弦而数，舌暗红、少苔。中医辨证属肝肾阴虚，虚阳浮动。治宜凉血平肝，育阴潜阳。处方：生地黄 20g，玄参 20g，当归 9g，丹参 20g，白芍 15g，菊花 20g，黄芩 9g，栀子 9g，炒酸枣仁 20g，夜交藤 20g，五味子 15g，生龙骨、生牡蛎各 30g，蒺藜 20g，枸杞子 20g，椿根皮 20g。水煎，日 1 剂，服 3 次。连服药 4 剂，头晕头胀减轻，夜间睡觉平稳。原方加桑椹 20g，桑寄生 20g，连服 5 剂，诸症消失，血压：145/95mmHg。又嘱其服药 6 剂，以巩固疗效。

骨质增生（痹证）

骨质增生属中医学"痹证"范畴。多发生在 40 岁以上，以疼痛麻木、酸楚、无力等为主症。受损关节，以负重的膝、脊柱为常见，无局部红肿或游走现象，也无全身症状，X 线检查：关节周围骨质有钙质沉着，关节边缘的骨有外生骨疣。一般健康状况良好。

一般认为，肝主筋，肾主骨，腰为肾之府。所以在治疗上，以调补肝肾，强筋壮骨，辅以活血祛瘀为基本治疗方法。我近年来用石拍法并配服顽痹定痛丸治疗骨质增生，对消除症状和抑制新的骨质增生，取得显著疗效。

石拍法，本源于《易筋经》，原为我国练武者所掌握。拍打的目的在于疏通气血，强筋壮骨，如书中说："捣打久久则骨缝之膜皆坚矣""久锤痛自止"。

近几年，我将《易筋经》中所记载的"石袋"拍打法运用于临床，对某些顽固性颈椎病，腰椎骨质增生，椎间盘脱出，肩周炎等进行了临床观察，并积累了一定经验，现简述如下。

1. 石拍法的运用

治疗前，先准备 500g 左右豌豆样小圆石，用布包扎紧，再用清油熬制红花、桃仁、血竭、木通等 12 味草药，外搽患部。治疗时，先将所熬制的药液搽在患部，轻揉片刻，再用包好的石袋在患部进行拍打，频率为每分钟 200 次左右，轻重以病人能耐受为度，颈椎部宜轻拍，腰骶部宜重拍，每次每部位拍打 10 分钟，每疗程为 15 天，间隔 2～3 天，再做第 2 疗程，以此反复治疗。

通过石拍对身体某部的打击、振动以促进血液循环，增强和活跃人体组织的运动能力，调节神经的兴奋抑制状态，从而达到镇静解痉，消肿止痛，活血化瘀，增进各种功能的恢复。

2. 为增强疗效，配服顽痹定痛丸

顽痹定痛丸系根据风、寒、湿三气合而为痹的病因及痹证的临床主要表现，将活络效应丹、黄芪桂枝五物汤、蠲痹汤等方加减化裁而成。方中药物由桂枝、黄芪、制川乌、草乌、马钱子、淫羊藿、桑寄生、当归、全蝎等组成，通治多种痹证，具有祛风除湿，温经散寒，活血通络，调补肝肾之效。对痹证表现关节畸型、疼痛、酸楚、麻木、重着、活动障碍等，外用石拍法，内服顽痹定痛丸，内外合治，效果颇佳。

颈椎病属于中医学"眩晕""痹证"等范畴。由于椎体前缘骨质增生，压迫神经根，并刺激该部位的神经由最初的兴奋状态转化为抑制状态，表现为局部麻木，功能衰退。同时因损伤所致的水肿、出血被吸收以后发生僵化，使神经周围结缔组织增生、挛缩、粘连、结疤、僵硬，加重了神经的抑制状态。石拍法通过在这些病变部位上进行拍打，使长期处于抑制状态的神经兴奋起来，使压迫于神经周围的挛缩结节粘连现象逐渐解除，加上内服顽痹定痛丸，起到活血化瘀，通络止痛，软坚散结之效果，从而达到治愈的目的。

【病案举例】

杨某，男，64岁。自诉发病2个月余，颈痛，眩晕，头不能转动，行走需有人照顾，伴有右肩疼痛，功能障碍，右手指麻木胀痛等。经X线摄片示：颈第5、6、7椎椎体前缘骨质增生。诊断：颈椎病。遂以石拍法治疗，配服顽痹定痛丸，每次1丸，每天3次，饭后用红糖水送服。1个疗程后，头晕、颈痛消失，行走不需人扶，连续治疗3个疗程，诸症消失而愈。

骨质疏松

骨质疏松一般多见于老年，妇女常见于绝经期后，女性的发病率常数倍于男性。老年性骨质疏松主要因性激素水平低下，骨骼合成性代谢刺激减少所致。但亦有见于营养缺乏，如饮食中长期缺钙，或蛋白质、维生素 C 等影响基质形成所致。

【病因病机】

中医学认为肾藏精，生髓主骨，为精血生化之源。因此，骨质疏松多由肾元不足，肾精亏损，不能生髓滋骨，骨失所养所致。人届老年，肾气渐衰，精血亏乏，不能滋养于骨，故易患本病。临床表现常有疲倦乏力，腰膝酸软，周身骨痛，于登楼或体位改变时尤甚，机体活动受到明显障碍，久后下肢肌肉往往有不同程度的萎缩。易患骨折，常见脊椎压缩性骨折或其他部位的病理骨折。

【辨证施治】

本病病位在骨，因肾藏精，生髓主骨，故其病因病机，是由肾精亏乏，不能生髓滋骨所致。其证候特点，亦呈腰膝酸软，体倦乏力，骨松易折，肾精亏损，骨失所养的病理现象，此其病本；肾元亏损，不能鼓舞生机，温煦气血，而致气血涩少瘀滞，骨痹疼痛，此又由虚致瘀，是其病标。故本病的病因病机，是虚为本，瘀为标，表现虚瘀夹杂的特点。因而在治疗上，宜温肾助阳，鼓舞生机，滋肾填髓，强筋壮骨，益气养血，祛瘀逐痹。

处方：桂枝 90g，黄芪 200g，当归 90g，丹参 90g，赤芍、白芍各 90g，鸡血藤 200g，延胡索 200g，淫羊藿 200g，骨碎补 200g，狗脊 120g，怀牛膝 120g，补骨脂 120g，巴戟天 120g，明天麻 90g，全蝎 60g，党参 200g，生龙骨、生牡蛎各 300g，甘草 90g，熟地黄 90g。上方药研细，炼蜜为丸，重 9g，日服 3 丸。

适应证：骨质疏松引起的腰膝酸软，疲倦乏力，周身或骨折部位骨痛，肢体活动障碍，肢体某部位骨折，肌肉萎缩等。

【病案举例】

李某，女，65 岁。1996 年 7 月来诊。自述腰膝酸软疼痛不适一年余，于上楼梯或活动时疼痛加重。伴疲倦乏力，夜间抽筋等症。诊其脉沉细无力，舌淡苔薄。经腰椎正侧位 X 线拍片诊为：腰骶椎间盘病变伴腰椎前移症（峡部型）；腰第 2 椎椎体陈旧性压缩骨折。中医辨证属肾元亏损，骨失所养，气血瘀滞。治宜温肾助阳，鼓舞生机，滋肾填髓，强筋壮骨，益气养血，祛瘀逐痹。服上方配制的丸药，每日早、中、晚各服 1 丸，并配合服用钙剂与维生素 D 类药。病人坚持服药 3 个月余，疼痛大为缓解，症状好转。嘱其连续服药 3 个月，适度体育活动，以资巩固疗效。

局限性脑萎缩

本病为一种慢性进行性器质性痴呆,发病都在40~60岁,故亦为早老性痴呆的一种。但其特点是局限性脑皮质萎缩,女性的发病率较高于男性,或是后者的两倍。

本病起病隐微,进展缓慢,一般病程2~10年。主要是渐进性的高级智能障碍,最终发展到完全痴呆。初期的症状不自知有病,表现注意力不集中,记忆力不良,兴趣减退,不想活动,懒惰,联想力差,抽象的思维困难,对衣着等生活细节不注意,渐渐对家务或工作、社交不能胜任,但也有表现欣快和动作增多,道德观念混乱者。在神经系统局限体征方面则表现语言障碍以至完全的运动性失语,有的表现健忘性失语和难于理解复杂语句。亦有的表现失认、失用和书写、诵读的困难。概括地说,都是以智力障碍与语言障碍为其显著的症状,渐发展至痴呆。

【辨证施治】

本病病位在脑。脑位于颅内,由髓汇集而成。《灵枢·海论》谓:"脑为髓之海",而肾主藏精,生髓而通于脑。故脑之生理病理归属于五脏肾之范畴。而心主神明,脑为元神之府,故其生理病理又与心脏有关。本病的病因病机,是由肾元亏损,不能化生精髓,允养于脑所致。故本病的证候特点,表现出一派肾精亏损,脑髓空虚,元神失养的病理现象,如健忘,精神疲倦,意志衰退,兴趣淡漠等。渐至思维困难,失语,失认等,因而在治疗上,宜以益肾填髓为主。而心藏神主血脉,故又当辅以养心安神,补血通脉之法。通过养血通脉,促进血液循环,增加脑血流量,使滋养于脑,改善脑萎缩病理状态,故亦是非常重要的治疗原则。因本病主要表现神智障碍,故又当使佐以养心安神豁痰之法。

处方:熟地黄90g,枸杞子150g,女贞子150g,淫羊藿200g,补骨脂150g,五味子90g,当归90g,丹参200g,川芎150g,广地龙150g,桂枝90g,仙茅150g,远志90g,石菖蒲90g,郁金90g,炒酸枣仁200g,黄芪200g,天竺黄90g,甘草90g。上方药研细,炼蜜为丸,重9g,日服3丸。

功效:益肾填髓,和血通脉,养心安神,豁痰开窍。

【病案举例】

郑某,男,53岁。1997年3月20日初诊。家人代言,近3年来,其人变得古怪,不合群,凡事冷漠寡情,固执己见,对子女、朋友有一时失认。健忘,懒惰,郁郁寡欢,无所事事。有时则焦虑激动,吵闹不休,夜不安寐,日夜颠倒。语言迟顿,难于理解复杂语句,判断能力减退。曾做CT查为脑供血不足。核磁共振诊为:局限性脑皮质萎缩。曾去精神病院治疗,仍无好转,遂慕名前来求诊。观其人精神疲倦,表情淡漠,神情呆滞。家人云:过去有头痛头晕,高血压病史。诊其脉弦细,舌红少苔。中医辨证属肾元亏损,脑髓空虚，元神失养。治宜益肾填髓，和血通脉，养心安神，豁痰开窍。服上方配制的丸药，每日早、中、晚各服 1 丸，3 个月为 1 个疗程。连续服药 3 个月，性情渐趋稳定，夜能安寐，可与家人和睦相处。又嘱服药 3 个月，病人可与朋友交谈往事，茶余饭后能看报看电视，自述对其过去有一种羞耻感。嘱其继续服药，以巩固疗效。到目前，病人可操持家务，与过去判若两人。

皮疹、瘙痒

皮疹、瘙痒是指临床常见的湿疹、荨麻疹、风疹、脓疱疮、带状疱疹等以瘙痒症状为主的皮肤病而言。

【病因病机】

由于皮肤病的临床症状多表现在皮肤表面，而且以瘙痒症状为主，有的症兼疼痛、灼热、麻木等。故对其发病原因和病机，多从风邪外侵，湿热内蕴，营卫失和来进行分析。《诸病源候论》卷三十七谓："风瘙痒者，是体虚受风，风入腠理，与血相搏，而俱往来于皮肤之间，邪气微不能冲击为痛，故但瘙痒也"，对痒的病因病机分析得很具体。由此可见，瘙痒的致病因素主要是风邪侵表，与血气相搏。风邪善行而数变，故其痒常流窜不定，遍发全身，迅发速消。现代医学认为本病的发病机制主要是变态反应所致。除风邪外，引起瘙痒的致病因素还可因湿胜所致。故其痒多见于人体下部的皮肤病，其皮疹损害常伴糜烂、溃疡、脓水淋沥，如湿疹。而且皮疹痛痒多好发于暑夏湿盛季节。这些都应从湿胜来辨证。血分有热，营卫失和亦是引起皮疹、瘙痒的主要病因。《内经》谓："诸痛痒疮，皆属于心。"这里所言之心，是代表火与血脉而言。张景岳谓："热甚则疮痛，热微则疮痒。"可见，皮肤疮疡症见痛痒，其病因病机亦多属心火盛、血分有热，热郁肌肤、营血之中，热甚则痛，热微则痒。皮肤病热盛作痒，则皮损多见色红、灼热、化脓、痒痛相兼，入晚或得热尤甚。由此可见，本病的发生，总的来讲，多系素体血热，湿热内蕴，风邪外侵，风、湿、热三邪搏于肌肤，以致血行不畅，营卫失和而发生。

【辨证施治】

对本病的治疗，一般是以疏风祛湿，清热解毒，凉血和营为大法。再根据临床症状表现，随症加减化裁。根据我的临床经验，拟处方如下。

基本处方：白鲜皮20g，地肤子9g，苦参20g，板蓝根20g，土茯苓20g，浮萍9g，蝉蜕9g，赤芍20g，丹参20g，紫草20g，防风9g，蒺藜20g，何首乌20g。水煎服。

方解：本方有疏风祛湿，清热解毒，凉血和营的作用。方中以防风、浮萍、蝉蜕疏风止痒。经验证明，浮萍、蝉蜕有抗过敏的作用，临床多用于治疗荨麻疹和各种皮肤瘙痒之证；以白鲜皮、地肤子、苦参清热利湿，此三味药相伍，以治疗各种皮疹瘙痒证见长；以板蓝根、土茯苓清热解毒；赤芍、丹参、紫草凉血和血；何首乌有补血益精之功，临床常用于治疗瘰疬痰核及各种皮肤病等，老年性皮肤瘙痒尤为适宜；本方用蒺藜是取其清风热抗过敏之作用，以治疗皮疹瘙痒。

加减运用：若热毒壅盛，皮肤呈潮红、灼热、化脓，加金银花20g，连翘20g；皮疹瘙痒难忍，加蛇床子20g，全蝎6g。

【病案举例】

高某，男，35岁。1998年12月26日初诊。3周前，前胸及两臂皮肤潮红焮热，且有红色丘疹，散在分布，边缘清楚，瘙痒难忍，遇热更甚，难以入睡，皮肤抓破呈条状血痂，伴口干，心烦身热，大便干结，小便短赤，舌质红、苔薄黄，脉弦数。中医辨证属风邪外侵，湿热内蕴，营卫失和。治宜疏风祛湿，清热解毒，凉血和营。处方：白鲜皮20g，地肤子9g，苦参20g，板蓝根20g，土茯苓20g，浮萍9g，蝉蜕9g，赤芍20g，丹参20g，紫草20g，防风9g，蒺藜20g，生地黄20g。水煎服，日3次。服药1剂，疹痒即减，连服5剂，疹消痒退，诸症悉除，病愈。

头痛

头痛常见为血管神经性头痛，包括偏头痛、丛集性头痛、紧张性头痛等。中医学认为，本病的原因和发病机制由外感、内伤诸种因素而致风痰阻络，经络闭塞，清阳不达，浊阴翳蔽，因而发生头痛。故治宜疏风通络，化瘀止痉。如肝阳上亢者，也可酌加潜镇之品，如珍珠母、生龙骨、生牡蛎等。亦要考虑非辛味无以通闭散结，宜少佐细辛、薄荷等轻清灵动之品为宜。

基本处方：川芎30g，白芷20g，菊花20g，僵蚕9g，白芍20g，茺蔚子20g，蔓荆子20g，蝉蜕9g，藁本9g，胆南星6g，白附子6g，生龙骨、生牡蛎各30g，石决明30g，细辛4g，薄荷9g。水煎服。

加减运用：川芎辛温走窜，活血化瘀，散风止痛，为治头痛之主药，病情严重者，可用至40~50g；风寒头痛者，加川草乌各6g，荜茇可用至25g；久痛入络，亦可加地龙20g，全蝎粉3g（冲服），蜈蚣2条（焙研粉冲服），以增加入络搜邪之功；风火上攻者加生石膏40g。有人用川芎、僵蚕、延胡索制成头痛灵糖浆治疗血管神经性头痛有效。

【病案举例】

王某，男，22岁。1994年12月20日初诊。自1988年患头痛，疼痛部位为右侧太阳穴及眼眶和前额部。每次发作疼痛剧烈难忍，持续时间达数小时。每四五天发作一次。多在夜晚入睡前和精神紧张时发作。做颅脑CT诊断为血管性头痛。服他药无效，慕名来诊。诊其脉弦滑，苔白腻，入睡前下肢有颤动现象。中医辨证属风痰阻络，经络闭塞，清阳不升，浊阴翳蔽。治宜疏风通络，祛瘀止痉。处方：川芎20g，白芷20g，桑叶9g，菊花20g，白芍20g，延胡索20g，蔓荆子20g，藁本9g，全蝎6g，僵蚕9g，茺蔚子20g，生龙骨、生牡蛎各30g，石决明30g，胆南星6g，白附子6g，薄荷9g。水煎，日1剂，服3次。服药7剂，头痛明显减轻，原方胆南星、白附子各加至15g，继服7剂，诸症悉除。后多次随访，至今未再复发。

红斑狼疮

红斑狼疮是一种较为常见的自身免疫性疾病，多发生于15~40岁的妇女。其症状特点，主要表现为面部持久不退的红斑，此红斑界限十分清楚，看上去有如盘碟，特名"盘状红斑"，分布于两颊或其他部位。且全身性红斑狼疮常伴有发热、关节痛、血沉加快及内脏损害。中医学认为，其病因和发病机制系风湿内舍，酿热成毒，营卫失调，血脉瘀滞，累及脏腑，脾肾受损。治宜补肾益气，清热解毒，祛瘀通络，调和营卫。

基本处方：桂枝9g，黄芪30g，当归9g，赤芍、白芍各9g，丹参20g，鸡血藤20g，紫草20g，淫羊藿20g，桑寄生20g，补骨脂20g，巴戟天20g，白花蛇舌草20g，半枝莲20g，板蓝根20g，乌梢蛇9g，全蝎6g。水煎服。

【病案举例】

穆某，女，36岁。1994年3月15初诊。自1993年5月面颊两侧出现蝴蝶斑，曾诊断为"盘状红斑性狼疮"，经激素治疗后缓解。1994年2月开始发热不退，体温持续在38℃左右，下肢关节疼痛，腰痛，尿常规检查：尿蛋白（＋＋），红细胞15~20/HP，白细胞3~5/HP，管型2~3/HP。血沉60mm/h，红斑狼疮细胞试验（＋）。西医诊断为：系统性红斑狼疮肾病期。经激素及免疫抑制剂对症治疗，有缓解，欲求中医治疗，慕名而来。症见：面浮肢肿，神疲乏力，头发稀疏，纳差便溏，尿少，月经不调，舌胖嫩、质稍红、苔白、边有齿痕，脉沉细稍数。中医辨证属风湿内舍，酿热成毒，营卫失调，血脉瘀滞，脾肾虚损。治宜补肾益气，清热解毒，祛瘀通络，调和营卫。处方：桂枝9g，黄芪30g，当归9g，赤芍、白芍各9g，鸡血藤20g，紫草20g，淫羊藿20g，桑寄生20g，补骨脂20g，丹参20g，巴戟天20g，白花蛇舌草20g，半枝莲20g，板蓝根20g，全蝎6g，益母草20g，茯苓20g，车前子20g。水煎，日服1剂。随症加减，共服中药45剂，诸症除，病情稳定。化验查：尿常规正常，血沉20mm/h，红斑狼疮细胞有少量。嘱继续服药半月余，以巩固疗效。

口腔溃疡（口疮）

口腔溃疡属中医学"口疮"范畴。临床以复发性口腔溃疡为多见。其症状表现，主要是口舌出现单个或多个黄白色的溃疡点，多发于唇内侧，其次是舌尖、舌缘、舌腹、两颊、舌底、上腭等部位，通常每次只出现一个或几个，初起为细小的红点，局部灼热，随后红点逐渐扩大并溃烂，形成黄豆大的有凹、黄、红、痛四个特征的溃烂点。一般溃疡10天左右逐渐愈合，不留瘢痕。但如调治不当，多延久不愈，或此起彼伏，反复发作。中医辨证，一般属心脾积热、外感邪热、阴虚火旺、阳虚浮火四型。我认为复发性口腔溃疡的发病机制，主要是脾虚气弱，营卫失调所致。因此在治疗上，我主张以健脾益气，和血调营，托里生肌为大法，再结合虚热、虚寒的不同，随症加减。

基本处方：党参20g，炒白术9g，黄芪20g，当归9g，丹参20g，赤芍15 g，紫草20g，三七粉5g（早、晚分冲），白及9g，生地黄20g，板蓝根20g，白芷9g，甘草9g，水煎服。

方解：方中参、术、芪、草有补中益气，健脾生血，托里生肌之功。现代药理研究表明，参、芪、草具有抗溃疡的作用，能改善微循环，增加血流量，提高机体抵抗力，以促进口腔溃疡早日愈合。当归、丹参、赤芍、紫草等和血调营之品，具有促进血液循环，起到活血生肌的作用，且赤芍、紫草又有凉血止痛之功。再配以有清热解毒作用之板蓝根，尤适宜于虚火浮动，溃疡局部表现红肿灼痛之症。三七为化瘀止血之品，配以有止血生肌作用之白及，可收相得益彰之功。生地黄滋阴养血，白芷消肿止痛，对治疗本病均起到良好作用。以上各种药物有机结合，综合运用，共奏补中益气，和血生肌，清热解毒之效，以达到整体调节之目的。

【病案举例】

杨某，男，45岁。1995年9月28日初诊。患口腔溃疡30多年，每年复发十余次，每次迁延半月至1个月。病人极为痛苦，多处求医无效来诊。症见：两侧舌缘有多个黄白色溃疡点，局部灼热，伴口干，疲乏等症，舌红、苔薄黄、脉沉细数。中医辨证属脾虚气弱，营卫失调，虚火上炎。治宜健脾益气，和血凉营，托里生肌。处方：党参20g，炒白术9g，黄芪20g，当归9g，丹参20g，赤芍20g，紫草20g，板蓝根20g，三七粉5g（早、晚分冲），白及9g，生地黄20g，牡丹皮9g，甘草9g。水煎，日1剂，分3次服。服1剂溃疡点有减，不痛。连服5剂，舌缘两侧溃疡点仅剩一两个。继服3剂，溃疡点消失，病愈。嘱忌辛辣炙煿之品。以后多次随访，本病未再复发。

梅尼埃综合征（眩晕）

梅尼埃综合征又称内耳眩晕病，是由内耳膜迷路水肿所引起的自身或周围景物旋转性衡感觉失常为主要和突出症状的疾病。属中医学"眩晕"证范畴。

【病因病机】

目前大多数学者认为，本病的发病机制主要是痰饮内停，上蒙清窍所致。有的报道从挟肝气上逆立论，用旋覆代赭汤加减治疗。亦有人根据《金匮要略》"心下有支饮，其人苦冒眩，泽泻汤主之"的记载，从支饮冒眩立论，并结合西医学内耳膜迷路水肿的认识，提出本病属中医学饮邪范围，以泽泻汤为基本方，随症加减施治。

【辨证施治】

本人认为，结合本病头晕目眩、耳鸣、呕吐、病发巅顶的症状特点，其发病机制，应从肾元虚损，下虚上实，肝气上逆，挟饮上泛来辨证论治。所谓病发于上，其本在下，即《内经》所谓："是以头痛颠疾，下虚上实，过在足少阴、巨阳，甚则入肾。徇蒙招尤，目瞑耳聋，下实上虚（吴鹤皋曰："下实，肝胆自实，上虚，经脉虚也。"），过在足少阳、厥阴，甚则入肝"。因此，我对本病的治疗，以平肝降逆，滋阴潜阳，蠲饮化痰为大法，以达到治晕止呕之目的。我一般用羚角钩藤汤、天麻钩藤汤、镇肝息风汤、泽泻汤、温胆汤等方药来加减施治。根据我的临床经验，拟处方如下。

基本处方：生地黄20g，桑叶9g，菊花20g，钩藤20g，明天麻20g，蒺藜20g，茺蔚子20g，胆南星9g，川芎9g，生龙骨、生牡蛎各30g，石决明30g，泽泻20g。水煎服。

加减运用：呕吐严重者加半夏、竹茹各9g。在眩晕缓解期间，可上方加参芪以巩固疗效。

【病案举例】

杨某，男，46岁。1995年11月27日初诊。主诉头晕、耳鸣、视物旋转，病时发作一年余，伴恶心、呕吐、腰膝酸软之症。血压：150/100mmHg，西医诊为梅尼埃综合征。服他药诸症无减，慕名来诊，求中医治疗。诊其脉弦滑，舌质红、苔黄腻。中医辨证属肾元虚损，下虚上实，肝气上逆，挟饮上泛。治宜平肝降逆，滋阴潜阳，蠲饮化痰。处方：生地黄20，桑叶9g，菊花20g，钩藤20g，明天麻9g，蒺藜20g，茺蔚子，胆南星9g，川芎9g，生龙骨、生牡蛎各30g，石决明30g，泽泻20g，陈皮9g，半夏9g，生姜3片。水煎，每日1剂，服3次。服药6剂，诸症悉除，血压正常。2年内随访，未再复发。